高等中医院校创新教材
供助产学、护理学专业用

# 中医围产护理学

主　编　裘秀月　肖雯晖

副主编　方　针　张　婷

编　委（按姓氏笔画排序）

方　针（浙江中医药大学附属第三医院）

肖雯晖（浙江中医药大学）

张　婷（浙江中医药大学附属第一医院）

陆旭亚（浙江中医药大学）

勇入琳（浙江中医药大学）

楼数慧（浙江中医药大学）

裘秀月（浙江中医药大学）

人民卫生出版社
·北　京·

**图书在版编目（CIP）数据**

中医围产护理学 / 裘秀月，肖雯晖主编. -- 北京：
人民卫生出版社，2025. 2. -- ISBN 978-7-117-37680-8

I. R248. 3

中国国家版本馆 CIP 数据核字第 2025Y09U28 号

| | | |
|---|---|---|
| 人卫智网 | www.ipmph.com | 医学教育、学术、考试、健康，购书智慧智能综合服务平台 |
| 人卫官网 | www.pmph.com | 人卫官方资讯发布平台 |

中医围产护理学

Zhongyi Weichan Hulixue

主　　编：裘秀月　　肖雯晖
出版发行：人民卫生出版社（中继线 010-59780011）
地　　址：北京市朝阳区潘家园南里 19 号
邮　　编：100021
E - mail：pmph @ pmph.com
购书热线：010-59787592　010-59787584　010-65264830
印　　刷：天津市光明印务有限公司
经　　销：新华书店
开　　本：787×1092　1/16　　印张：20
字　　数：438 千字
版　　次：2025 年 2 月第 1 版
印　　次：2025 年 4 月第 1 次印刷
标准书号：ISBN 978-7-117-37680-8
定　　价：68.00 元
打击盗版举报电话：010-59787491　E-mail：WQ @ pmph.com
质量问题联系电话：010-59787234　E-mail：zhiliang @ pmph.com
数字融合服务电话：4001118166　E-mail：zengzhi @ pmph.com

# 编写说明

围产服务质量直接关系到母婴健康,助产士在保护和促进母婴健康工作中发挥着重要作用。我国助产学专业高等教育恢复不足十年,还在模仿发达国家助产士的培养模式,课程设置、学科建设等方面也均尚处在探索和完善阶段。建设符合中国国情、具有中国特色的高级助产士培养模式是助产学专业发展亟待解决的问题。

中医药学是中华民族的伟大创造,中医药学中有许多关于妇产科疾病诊治、围产保健等宝贵经验,为中华民族繁衍生息作出了巨大贡献。新中国成立以来,中医药在临床及预防保健等领域发挥着重要作用,党中央医疗卫生工作的重要指示强调坚持中西医并重,推动中医药和西医药相互补充、协调发展,充分发挥中医药防病治病的独特优势和作用,为建设健康中国、实现中华民族伟大复兴的中国梦贡献力量。因此,将中医药知识和方法融入助产士培养,是社会的需求,也是时代的召唤。近年来,包括围产保健、生殖健康在内的中医药特色治疗和护理方法不断被挖掘、整理和逐步推广应用,但尚缺少完整、系统的,符合高校人才培养要求,特别是助产士培养要求的相关教材。

编者所在高校自 2017 年起在助产学专业开设中医围产护理学课程,该课程融合了中医围产基本知识、中医围产护理基础理论、围产中医护理技术的应用、围产中医保健及围产临证护理等。通过学习,学生初步具备了中医辨证施护的思维,掌握了围产常用的中医护理技术。经过 6 届学生的教学实践,学生反响良好,也得到了用人单位的一致好评,对提高助产教育质量,提升助产士的服务能力大有裨益。

因此,本教材在人民卫生出版社策划下,以课程讲义为基础,认真总结和吸取授课过程中的经验,结合临床中医围产护理实践的实际需要组织编写,力求在内容和体例上体现继承与创新相结合,适应助产学专业及护理学专业教学实际,体现教材的科学性、专业性和实用性,为学生今后的中医护理临床实践奠定必要的基础。

本教材内容包括绪论、女性生殖解剖与生理、围产病证的病理特点、围产病证的诊断概要、围产病证的治护概要、预防与保健、妊娠准备期常见病证护理、妊娠期常见病证护理、分娩期常见病证护理、产褥期常见病证护理、哺乳期常见病证护理,以及围产常用中医护理技术基础知识与基本方法。需要特别说明的是,从我校的教学经验看,助产学专业的中医护理模块课程学时较少,缺少中医护理技术的专门课程,而中医护理技术又是临床开展中医护理最为常见的重要手段。因此,本教材增加了附篇"围产常用中医护理技术基础知识与基本方法",介绍经络腧穴基本知识和围产常用中医护理技术。教学目标是通过学习,使学生理解中医学对女性生理、病理的认识,初步掌握围产保健和常见病证中医护理的方法和技能,培养学生的中医思维,在临床实践中运用所学知识开展中西医结合护理和健康教育。

　　教材的编写出版是全体参编人员共同努力的结果,全体编写人员以科学、严谨的态度和极大的热忱编写本教材,在此向各位编者和所有支持和帮助本教材编写的人士表示诚挚的感谢!

　　由于水平有限,书中难免存在不足或问题,恳请广大读者提出批评和意见,以便进一步修正完善。

裘秀月　肖雯晖

2024 年 2 月

# 目　录

# 第一章 绪 论

## 第一节 中医围产护理学的定义与范围

中医围产护理学是运用中医学理论研究围产女性生理、病理特点,防治与护理围产女性特有疾病的一门临床学科。中医理论包括阴阳五行学说、脏腑经络学说、气血津液学说、病因病机、四诊八纲、辨证施治等。中医围产护理学就是要运用这些基本理论,以整体观念为主导思想,系统地研究围产女性生理病理特点和特有疾病的病因、病机、症状、诊断、护治和预防。

中医围产护理学是中医学的重要组成部分之一,是中医妇科学和中医护理学的交叉学科。人体脏腑经络气血的活动规律,男女基本相同,但女性在脏器方面有胞宫,在生理上有月经、胎孕、产育和哺乳等特有的功能,必然在病理上就会发生经、带、胎、产、杂等特有的疾病。如唐代孙思邈《备急千金要方·求子》载:"夫妇人之别有方者,以其胎妊生产、崩伤之异故也……所以妇人别立方也。"由此说明,女性脏腑、经络、气血的活动有其特殊的方面,必须进行专门的研究和讨论。《医宗金鉴·妇科心法要诀》对中医妇科疾病范围进行了高度概括和总结:"男妇两科同一治,所异调经崩带癥,嗣育胎前并产后,前阴乳疾不相同。"

中医围产护理学着眼于维护围产女性的健康,以关注生殖健康为主,故与传统中医妇科学相比,其研究范围虽大致相同,但亦有所侧重,包括调经、种子、崩漏、带下、临产、产后、杂病等项目中与生殖健康关系密切的病证。概括来说,中医围产护理学的研究范围涵盖了经、带、胎、产、杂等几大类病证中主要疾病的预防、诊治和护理。

## 第二节 中医围产护理学的起源与发展

中医围产护理学是中医学的重要组成部分之一,它是在中医学的形成和发展中逐渐建立和充实起来的。我国古代重视繁衍产育,逐步设立产科和妇科。护理伴随着医疗而产生和发展,历来医护不分,又有"医护合一"之说。因此,中医围产护理学是与中医妇科学及中医妇科护理学同步形成和发展起来的,之前虽未明确提出中医围产护理学的学科名称,但其研究内容、发展轨迹散见于各部中医著作之中。

从医学的源流和发展过程可以了解专科的历史发展轨迹,探求学科发展的规律,从而继承和发扬其学术精华,推动学科的进一步发展与创新。

## 一、夏商周时期(约前 2070—前 771)

夏、商、西周时期,中医围产护理学已有了萌芽,主要是关于难产、种子和胎教理论的记载。围产疾病的最早记载见于公元前 13—公元前 12 世纪,在殷墟出土的甲骨文记载的 21 种疾病中就有"疾育"一项。《易经·系辞》指出,"男女媾精,万物化生"。《易经·爻辞》中有"妇孕不育"和"妇三岁不育"等记载。约在公元前 11 世纪成书的《诗经》《山海经》中分别记载了一些"食之宜子"或"使人无子"的药物。《国语》曰:"同姓不婚,恶不殖也"。《史记·夏本纪》有关于难产的记载。《列女传》说:"太任者,文王之母……王季娶为妃……及其有娠,目不视恶色,耳不听淫声,口不出傲言,能以胎教……而生文王。"提出了胎教理论的雏形。

## 二、春秋战国时期(前 770—前 221)

春秋战国时期已有专门治疗女性疾病的医生,《史记·扁鹊仓公列传》曰:"扁鹊……过邯郸,闻贵妇人,即为带下医。""带下医"即是最早的妇产科医生。据《史记·扁鹊仓公列传》记载,太仓公淳于意首创"诊籍",其中韩女"内寒,月事不下"(闭经)及"王美人怀子而不乳"(难产)的病案,是妇产科最早的病案。

当时在难产和人工助产方面也有史料记载。《史记·楚世家》记载了最早的手术助产:"陆终生子六人,坼剖而产焉。"《左传·隐公元年》曰:"庄公寤生,惊姜氏。"这是臀位难产的记录。《左传·僖公十七年》记录了双胎并过期妊娠的案例,"梁嬴孕过期,卜招父与其子卜之,其子曰:将生一男一女"。古人亦注意到近亲婚配不利于生育。《左传·僖公二十三年》指出,"男女同姓,其生不蕃"。

## 三、秦汉时期(前 221—公元 220)

成书于秦汉时期的中医典籍《黄帝内经》(以下简称《内经》)标志着中医学理论体系基本形成。《内经》阐述了女性的解剖、月经生理、妊娠诊断等基本理论,论述了生殖功能由初发、旺盛以至衰竭的过程。《素问·上古天真论》提出:"女子七岁,肾气盛,齿更发长;二七而天癸至,任脉通,太冲脉盛,月事以时下,故有子……七七,任脉虚,太冲脉衰少,天癸竭,地道不通,故形坏而无子也。"这是中医妇科理论与实践的重要理论渊源。《内经》还论述了生命之本。《灵枢·本神》曰:"生之来谓之精,两精相搏谓之神。"《灵枢·经脉》曰:"人始生,先成精。"《灵枢·决气》云:"两神相搏,合而成形,常先身生,是谓精。"《内经》初步论述了一些女性疾病的病理,如血崩、月事不来、带下、不孕、肠覃、石瘕等,还记载了第一个治疗血枯经闭、调经种子药方——四乌贼骨一芦茹丸,为中医围产护理学的发展奠定了理论基础。

《难经》首先提出左肾右命门之说,并系统地论述了奇经八脉的循行、功能和病证。对于妇产科理论的研究有较大的指导意义。

《神农本草经》是我国现存最早的药物学专著,记载了 365 种药物,包括妇产科药物88 种,禹余粮条下首见"癥瘕"之名,紫石英条下首见"子宫"之名。秦代始有"医籍"。

汉代张仲景《金匮要略》中记载了妇人病三篇，论述了月经病、带下病、妊娠病、产后病和妇科杂病之辨证论治，奠定了妇科治疗学基础。其治法不仅有内治，还有外治，如以狼牙汤沥阴中，以蛇床子裹成锭剂纳阴中等，开创了妇科外治法的先河。华佗以针刺与药物配合以下死胎。

在医事制度发展上，汉代开始设有"女医"。

### 四、魏晋南北朝及隋代（220—618）

这一时期脉学和病源证候学的成就，推动了妇产科的发展。晋代王叔和著成的《脉经》使诊脉的理论与方法系统化、规范化，其中在妇产科方面，提出了"居经""避年"之说，指出"尺中不绝，胎脉方真"及脉辨男女，描写了产时"离经脉"。

南齐褚澄著《褚氏遗书》，从摄生角度提出了节育及晚婚的主张。《褚氏遗书·问子》提出："合男女必当其年，男虽十六而精通，必三十而娶，女虽十四而天癸至，必二十而嫁，皆欲阴阳气完实而后交合，则交而孕，孕而育，育而为子，坚壮强寿"。《褚氏遗书·本气》云："合男子多，则沥枯虚人；产乳众，则血枯杀人"。北齐徐文伯著有专书《疗妇人瘕》，并曾针刺引产成功。北齐徐之才的《逐月养胎法》明确指出怀胎十月养生和调摄的注意事项。这些论述奠定了妊娠期保健的基础。

隋代巢元方等编著的《诸病源候论》中有妇人病8卷，逐项讨论了其病因、病机及临床所见，内容颇为丰富。

### 五、唐代（618—907）

唐代继隋制建立了比较完备的医事制度，设立了"太医署"，这是唐朝最高的医学教育机构和医疗机构，专门培养医药人才。自晋至唐，临床医学日益兴盛，发展特点是逐渐趋向专科化。

当时的著名医家孙思邈，兼长内、妇、儿各科，所著《备急千金要方》将妇人胎产列于卷首，曰："今斯方，先妇人、小儿，而后丈夫、耆老者，则是崇本之义也"。以示对女性的重视。此书载有妇人方上、中、下3卷，包括求子、妊娠疾病、月经病、带下病、妇科杂病等的证治。王焘《外台秘要》有"妇人方"2卷，收集480余方。咎殷所著的《经效产宝》是我国现存第一部理法方药较完备的产科专著，提出"因母病以动胎，但疗母疾，其胎自安；又缘胎有不坚，故致动以病母，但疗胎则母瘥"，这一原则至今仍有指导意义。

### 六、宋代（960—1279）

宋代妇产科已发展成为独立专科，在国家医学教育规定设置的九科之中就有产科，设有产科教授，这是世界医事制度上妇产科最早之独立分科。

妇产科学在宋代得到了迅速发展，出现多部重要专著或专论。其中，影响最大的当属陈自明的《妇人大全良方》。全书分调经、众疾、求嗣、胎教、妊娠、坐月、产难、产后8门，汇集了南宋以前40余种医籍中有关妇产科的理论和临证经验，共260余论；提出"妇人以血为根本"的观点，突出冲任损伤的病机"妇人病有三十六种，皆由冲任劳损而致"。杨子建著《十产论》,"十产"包括正产、伤产、横产、倒产、偏产等,并对各种异常胎位和助产方法做出叙述,对产科的贡献较大。朱端章著《卫生家宝产科备要》,集宋以前产科的各家论著,明标出处,明确记载了产后"三冲"危证,即冲心、冲胃、冲肺的证候和预后,并附有新生儿护理和治疗。齐仲甫著《女科百问》2卷,将妇产科病归纳为100个问题,逐一解答,并附理法方药。

## 七、金元时期(1115—1368)

金元时期是医学百家争鸣时期,医学流派开始兴起,刘、张、李、朱四大家从不同角度对妇产科做出了贡献。元代医学设13科,有产科一门。

金元四大家的学术发展,开阔了对妇产科疾病的诊断和治疗的思路。刘完素著《素问病机气宜保命集·妇人胎产论》说:"妇人童幼,天癸未行之间,皆属少阴;天癸既行,皆从厥阴论之;天癸已绝,乃属太阴也",对女性生理做了规律性阐述。张子和著《儒门事亲》,善用汗、吐、下三法以祛病,这种观点也常用于妇科。李杲认为"内伤脾胃,百病始生",治病着重应用补脾升阳除湿之法,此法也广泛用于妇科而收到较好的效果。李杲著《兰室秘藏》所论:"妇人血崩,是肾水阴虚,不能镇守也。络相火,故血走而崩也。"对月经病(主要是功能失调性子宫出血)的治疗至今仍有指导意义。朱震亨在理论上提出"阳常有余,阴常不足"之说,治疗上重视保存阴精,另外,朱震亨著《格致余论·受胎论》说:"阴阳交媾,胎孕乃凝,所藏之处,名曰子宫,一系在下,上有两歧,一达于左,一达于右。"第一次明确描写了子宫的形态。

## 八、明代(1368—1644)

明代的医事制度和医学教育设13科,据《明史·百官志》记载有妇人科。明代妇科专著有薛己的《女科撮要》和《校注妇人良方》,赵献可的《邯郸遗稿》,万全的《广嗣纪要》和《万氏妇人科》,张介宾的《景岳全书·妇人规》,王肯堂的《证治准绳·女科》,武之望的《济阴纲目》等。万全在《广嗣纪要》提出"五不女"之螺、纹、鼓、角、脉乃女子生殖脏器与生理功能缺陷,是妨碍生育的因素。可见,当时已观察到禀赋异常的问题及其对生育的影响。张介宾的《景岳全书·妇人规》是一部系统性较强的妇科专著,其学术思想与薛己、赵献可等一脉相承,均重视肾与命门,是命门学说的代表人物。李时珍的《本草纲目》对女性的月经生理论述颇详:"女子,阴类也,以血为主,其血上应太阴,下应海潮,月有盈亏,潮有朝夕。月事一月一行,与之相符,故谓之月水、月信、月经。经者,常也,有常轨也"。

## 九、清代与民国(1616—1949)

清代将妇产科统称为妇人科或女科。清代妇产科的著作较多,流传也较广。傅山的《傅青主女科》认为妇人以精血为主,辨证以脏腑、气血、冲任督带立论,注重肾、肝、脾,强调七情内伤及房劳伤肾导致妇产科疾病,创制完带汤、清经散、两地汤、定经汤及生化汤等加减方,流传甚广。吴谦等编《医宗金鉴·妇科心法要诀》6卷,是医学入门书。萧埙的《女科经纶》,沈尧封的《女科辑要》,陈修园的《女科要旨》等,亦各有特色。此外,阎纯玺的《胎产心法》是近代产科专书,亟斋居士的《达生编》则属于产科的普及读物。

清代末期,西洋医学传入中国,出现"中西汇通"学派。唐容川、张锡纯、陆渊雷等是其中的代表,其中贡献比较大的著作有张锡纯著的《医学衷中参西录》,张山雷笺正的《沈氏女科辑要笺正》,著述中都有论及妇科的内容。

### 十、中华人民共和国成立至今(1949年至今)

中华人民共和国成立后,中医事业得到了很大的发展,中医妇产科学理论进一步得到整理和提高。1956年以后各省市相继建立了中医学院,连续编写了六版《中医妇科学》教材,出版了《中国医学百科全书·中医妇科学》、教学参考丛书《中医妇科学》,各地先后编写了一批内部教材和妇产科专著,开展了博士、硕士等不同层次的医学教育,培养了一大批中医妇产科专业人才。

同时,这一时期出现了许多中西医结合的新成果,如1964年,上海第一医学院藏象专题研究组的《肾的研究》,其中有关于"无排卵型功能性子宫出血病的治疗法则与病理机制的探讨"及"妊娠中毒症中医辨证分类及其治疗法则的探讨";20世纪60年代,山西医学院附属第一医院开展了"中西医结合治疗宫外孕"的相关研究及临床应用;1978年江西省妇幼保健院的"中药药物锥切治疗早期宫颈癌",以及针灸纠正胎位、防治难产等,都为中医妇产科学的发展提供了新的线索和途径。

随着进一步提高人口素质及国家调整生育政策的需要,我国的助产士培养进入了新的历史时期,于2014年开始在8所高等院校正式开设本科助产士教育。鉴于千百年来中医在维护女性围产健康中发挥的重要作用,从传统的中医妇产科学及中医护理学中挖掘、整理和完善相关内容汇编形成《中医围产护理学》,是一件十分具有意义的事情,也必将为女性的生育健康贡献独有的力量。回顾历史,面向世界,面向未来,中医围产护理学的发展前景充满光明。

## 第三节　中医围产护理学的特点与学习方法

中医围产护理学属于中医临床学科,其特色与优势是助孕、调经、安胎,以及带下、产后调治和养生保健。中医围产护理学传承中医妇产科学基础理论,发扬中医特色与专科优势,并结合中医护理学的基本原则和方法,有效防女性围产病证,对于保障女性生殖健康,提高人口素质,具有重要的意义。

学习中医围产护理学,首先要掌握中医基础理论,掌握中医护理基本知识与基本技能,理解围产的生理、病理特点,对常见围产疾病进行辨证和评估,并运用中医护理基本技能及中医护理技术开展综合的、有效的中医护理。

学习中医围产护理学应有良好的医德医风。在采集病历时,要尊重女性,和蔼、耐心地询问病史,注意保护隐私;在进行检查和实施护理措施时,要谨慎操作,认真负责,珍惜生命。

　　学习中医围产护理学还要有严谨的治学态度，积极实践、勇于创新的科学精神。既要注重学习理论知识，也要加强临床实践，通过案例分析、课间见习和毕业实习，在临证实践中掌握专科技能，提高临床思维能力与实际工作能力。

## 学习小结

### 1. 学习内容

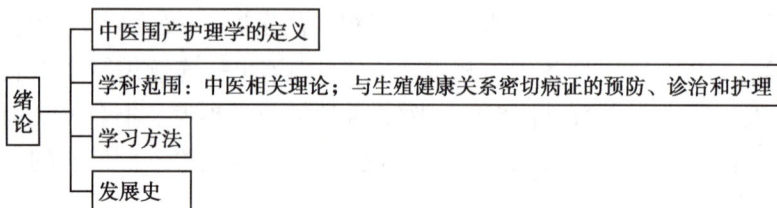

图 1-1　中医围产护理学绪论

　　**2. 学习目标**　以史为鉴，温故知新，从学科的发展轨迹，了解历史与现状。知晓中医围产护理学的定义与研究范围，理解和认可本学科的发展前景及重要性，树立专业思想，以正确的学习态度，掌握基础理论、专业知识及专业技能，为今后的临床护理工作奠定基础。

## 复习思考题

　　1. 中医围产护理学的特色与优势体现在哪些方面？

　　2. 试述中医围产护理学的定义及其与中医妇科学的关系。

　　3. 开创妇科辨证护治与外治法先河的是哪部著作？产科独立分科始于哪个朝代？

　　4. 如何理解当前历史背景下学习中医围产护理学的意义？

# 第二章　女性生殖解剖与生理

## 第一节　女性生殖器官解剖

解剖一词，最早见于两千多年前的《灵枢·经水》篇。《素问·五脏别论》把"女子胞"列为奇恒之腑，这是对女性生殖器官的最早记载。女性生殖器官主要有子宫、阴道等。

### 一、子宫

子宫即女子胞，又名胞宫、胞脏、子脏、子处、血脏，或简称脏或胞等，也有血室之称。子宫之名，首见于《神农本草经·紫石英》条"主女子风寒在子宫"。

#### （一）子宫的形态与位置

子宫位于小腹正中，带脉之下，前为膀胱，后为直肠，下接阴道。《类经附翼·求正录》指出子宫"居直肠之前，膀胱之后"。

其形态如合钵，上有两歧，下为子门。朱震亨在《格致余论·受胎论》中最早对子宫加以描述："阴阳交媾，胎孕乃凝。所藏之处，名曰子宫。一系在下，上有两歧，一达于左，一达于右。"而张介宾《景岳全书·妇人规·子嗣类》中引丹溪之言时补充了"中分为二，形如合钵"的描述。《类经·疾病类》又说："子门，即子宫之门也。"中医古籍中记载的子宫形态与现代解剖学所认识的子宫基本一致，其主体部分为子宫体，底部两侧为宫角，下部为子宫颈，子门相当于子宫颈口。

#### （二）子宫的功能

子宫的功能是排出月经和孕育胎儿。《类经·藏象类》说："女子之胞，子宫是也，亦以出纳精气而成胎孕者为奇。"《内经》把女子胞列为奇恒之腑，一方面以其形态似腑而功能似脏，另一方面因其对月经、妊娠有不同的定期藏泻作用，且无与其他脏腑表里相配，故称奇恒之腑。

子宫之中有胞脉，联系于子宫的还有胞络。《素问·评热论》指出，"胞脉者，属心而络于胞中……月事不来者，胞脉闭也。"《素问·奇病论》曰："胞络者系于肾。"《诸病源候论》谓胞络损伤则阴挺下脱。《校注妇人良方》谓冷入胞络则月水不通，说明胞脉、胞络联系子宫的脉络，与月经的藏泻有关。胞宫、胞脉、胞络互相作用，协调地完成其主月经和胎孕的功能。

### 二、阴道

阴道又称产道、子肠，是连接子宫与阴户的通道。《诸病源候论》有"产后阴道痛肿候"及"产后阴道开候";《妇人大全良方》有"子肠先出"的病名;《胎产心法》有"产后子肠不收"的病名和治法。中医学阴道的名称和位置与现代解剖学完全一致。

阴道的功能是保护胞宫免受外邪的侵袭;是排出月经、带下和恶露的通道,也是阴阳交媾和娩出胎儿的通道。

### 三、其他女性生殖器官

1. **阴户**　阴户又称四边、产户,是指女性外阴,包括阴道前庭及其两侧的大阴唇和小阴唇、前面的阴蒂和后面的阴唇系带、会阴。阴户具有保护女性生殖器官的作用,是抵御外邪的第一道关口。

2. **玉门**　玉门又称阴门、产门,即指阴道口,包括处女膜的部位。玉门是排出月经、带下的关口,是阴阳交合的出入口,也是娩出胎儿、排出恶露的关口。

3. **毛际**　毛际系前阴阴毛丛生之处,即阴阜。《素问·骨空论》云:"任脉者,起于中极之下,以上毛际,循腹里,上关元。"

4. **交骨**　交骨系指耻骨联合。临产有"交骨不开"之病证名。

## 第二节　女性生殖生理

女性生殖生理包括月经、带下、妊娠、产育和哺乳。了解女性的生殖生理特点,才能诊治和护理围产的经、带、胎、产、杂病。

### 一、月经生理

月经是子宫定期出血的生理现象,一般以一个阴历月为一个周期,经常不变。如同月相之盈亏,潮汐之涨落,故又称月事、月讯、月水。李时珍在《本草纲目·妇人月水》中指出,"女子,阴类也,以血为主。其血上应太阴,下应海潮。月有盈亏,潮有朝夕,月事一月一行,与之相符。故谓之月信、月水、月经。"

**（一）月经的生理现象**

1. **初潮**　第1次月经来潮称为初潮。月经来潮是女子发育趋于成熟并开始具有生育能力的标志,一般初潮年龄在13～14岁,可因地域、气候、营养等因素的影响而有差异,可以早至11～12岁或迟至16岁。

2. **周期**　月经有明显的节律,出血的第1天为月经周期的开始,两次月经第1天的间隔时间为1个月经周期,一般为28～30天。周期的长短因人而异,但应有规律性。

3. **经期**　每次月经的持续时间称为经期,正常为3～7天,多数为3～5天。

4. **经量、经色、经质**　经量一般在经期第2～3天较多。月经量难以准确测量,一般以月经垫的用量粗略估算,总量约为30～80ml,因个人体质的不同而有一定差异。经色呈暗红,初时较浅,量多时经色加深,将净时渐淡。经质稀稠适中,不凝固,无血块,无臭气。

5. **绝经**　女性到49岁左右,月经自然停止,称为绝经,以停经1年以上的最后1次月经为标志，绝经后一般不具备生育能力。绝经年龄一般在 45～55 岁，受体质、营养等因素的影响，也可早至 40 岁或晚至 57 岁。

6. **生理性停经** 女性在月经初潮后，1～2 年内月经或提前或推后，甚或停闭数月，这是身体发育尚未完善之故，一般可逐渐形成正常的周期。生育期女性在妊娠期月经停闭，哺乳期女性亦多数无月经来潮，这些均属于生理性停经。在绝经前也会出现月经周期的紊乱，一般历时 1～3 年，月经才逐渐停闭。

7. **特殊月经现象** 身体无病，定期 2 个月来潮 1 次者，古人称为"并月"；3 个月一潮者称为"居经"或"季经"；1 年一行者称为"避年"，终身不行经而能受孕者称为"暗经"；妊娠早期，个别女性仍按月经周期有少量出血而无损于胎儿者称为"激经"，又称"盛胎""垢胎"。这些个别的特殊月经现象，在临床上应以生育能力是否正常为主要依据，结合局部和全身情况判断其是否属于病态。

月经期间一般无特殊症状，部分女子在经前或经期可出现轻微的小腹胀、腰酸、乳胀或情绪不稳定，经后自然缓解，一般不影响其生活、学习和工作。

### （二）月经产生的机制

月经的产生是天癸、脏腑、气血、经络协调作用于子宫的生理现象。《素问·上古天真论》云："女子七岁，肾气盛，齿更发长；二七而天癸至，任脉通，太冲脉盛，月事以时下，故有子……七七，任脉虚，太冲脉衰少，天癸竭，地道不通，故形坏而无子也。"这说明肾气旺盛、天癸的产生、任通冲盛，对月经的来潮均有着极为重要和直接的作用。月经的主要成分是血。薛立斋在《女科撮要》中说："夫经水，阴血也，属冲任二脉主。上为乳汁，下为月水。"说明月经的产生与调节，还受血的盛衰直接影响。因此，要了解月经产生的机制，就必须从天癸、脏腑、血气、经络、子宫与月经的关系来阐述。

1. **天癸** 天癸源于先天，属阴精，具有促进人体生长、发育和生殖的作用。马莳注释《素问》时说："天癸者，阴精也，盖肾属水，癸亦属水，由先天之气蓄极而生，故谓阴精为天癸也。"男女皆有天癸，藏之于肾，在肾气的推动下趋于成熟。《景岳全书·传忠录·阴阳》谓："元阴者，即无形之水，以长以立，天癸是也，强弱系之，故亦曰元精。"由此可见，天癸虽禀受于父母先天之气，但要在肾气充盛的前提下，在特定的年龄阶段才能蓄极而生，发挥其作用。对女性而言，天癸使任脉所司的精、血、津、液旺盛充沛，与冲脉相资，冲脉又得肾精充实，聚脏腑一定之血，依时由满而溢于子宫，使月经按期来潮，并具有受孕能力。至七七之年，肾气渐衰，任脉虚，太冲脉衰少，天癸竭，便导致经断，形坏而无子。因此，天癸是月经产生的动力。

2. **脏腑与月经的关系** 脏腑是气血生化之源。五脏之中，心主血；肝藏血；脾统血；肾藏精，精化血；肺主气，气帅血。同时，肾气旺盛，使天癸成熟；肝气条达，使经候如期；脾胃健运，使血海充盈。故月经的产生，与肾、肝、脾（胃）的关系尤为密切。

（1）肾：为先天之本，元气之根，主藏精气。肾有肾精和肾气两个方面。肾主藏精。《素问·上古天真论》指出，"肾者，主水，受五脏六腑之精而藏之。"肾既藏先天之精，又藏后天之精，为生殖发育之源。精能生血，血能化精，精血同源而相互资生，成为月经的基础物质。精又能化气，肾精所化之气为肾气，肾气的盛衰，主宰着天癸的至与竭。

女性从童稚开始，肾气逐渐长养，到了二七之年，肾气盛实，促使天癸成熟，导致任通冲盛，月事以时下。肾气包含着肾阴和肾阳。肾之阴阳，既要充盛，也要相对地协调平衡，才能维持机体的正常。肾阴，又称"元阴""真阴"，是人体阴液的根本，对脏腑起着濡润、滋养的作用；肾阳又称"元阳""真阳"，为人体阳气的根本，对脏腑起着温煦生化的作用。《景岳全书·传忠录·命门余义》说，"命门为精血之海……为元气之根……五脏之阴气，非此不能滋；五脏之阳气，非此不能发。"张介宾所说的命门，实即指肾。《类经附翼·求正录》说，"是命门总主乎两肾，而两肾皆属于命门。"反映了肾在机体中的重要作用及其与其他脏腑的关系。此外，"胞络者，系于肾""冲任之本在肾"，肾藏精，生髓，脑为髓海，肾与脑相通，共主人体生理活动，包括月经的生理活动。

综上所述，月经的产生以肾为主导，故《傅青主女科》谓"经水出诸肾"。

（2）肝：肝藏血，主疏泄，具有贮存与调节血液、疏导气机的作用。肝经与任脉交会于曲骨，与督脉交会于百会，与冲脉交会于三阴交。肝气喜条达而恶抑郁，情志所伤往往影响肝经，导致肝气郁结而发生月经异常。

肝与肾同处于下焦，肾藏精，肝藏血，肾中精气充盛，则肝有所养，血有所充；肝血满盈，则肾精有所化生。精血互生滋养，使经血源源不断。又肾司封藏，肝主疏泄，一藏一泄，使经水行止有度。肾与肝相互协调，共同调节气血的藏泻，使血海按时满盈，则胞宫藏泻有期。

（3）脾：脾主运化，升提气机，统摄血液。脾与胃相表里，胃受纳、腐熟水谷，其精微经脾之运化而化生气血。脾气主升，具有统血之功，使血液循脉道而行，并维持子宫、胞脉的正常功能。胃气主降，足阳明胃经下行与冲脉交会于气街，冲脉赖此得到充养，而致"太冲脉盛"，是"月事以时下"的一个重要条件，故有"冲脉隶于阳明"。脾胃化生的气血，一方面充养肾精，另一方面又通过经络输注于胞宫，作为月经的主要来源。

肾为先天之本，脾为后天之本，先天与后天相互资生。肾阳温煦脾阳，以维持脾胃的运化功能。

（4）心：心主血，其充在血脉。《素问·评热病论》曰，"月事不来者，胞脉闭也。胞脉者，属心而络于胞中。今气上迫肺，心气不得下通，故月事不来也"。指出心与胞脉的联系。《仁斋直指方论》云："血藏于肝，流注子脏，而主其血者在心。"《素问·阴阳别论》曰："二阳之病发心脾，有不得隐曲，女子不月。"月经以血为本，胞脉不充或胞脉闭阻均可影响月经的正常来潮。

此外，心居于上焦而属火，肾居于下焦而属水，心肾相交，上下交通，水火相济，是维持脏腑阴阳平衡的重要因素。

（5）肺：肺主气，朝百脉，调节气机，通调水道，输布精微于周身，若雾露之溉。精、血、津、液皆赖肺气之输布而达于子宫。肺与任、督二脉也有经络上的联系。

心、肺皆处于上焦，心主血，肺主气，共同调节气血之运行。

在调节气血和产生月经的过程中，五脏是相互协调的。唐容川《血证论·阴阳水火气血论》曰："血生于心火，而下藏于肝，气生于肾水，而上主于肺，其间运上下者，脾也。"

**3. 经络与月经产生的关系**　冲、任、督三脉同起于胞中,一源而三歧,皆约于带脉,借十二经脉与脏腑相通,冲脉主血海,任脉主胞宫,带脉主约束,督脉为总督,各司其职,调节月经的产生和维持其正常生理现象。

（1）冲脉:冲脉下出于会阴,其上行者行于脊柱之内,与诸阳经相通;其外行者经气冲穴与足少阴经、足阳明经交会,沿腹部两侧上达咽喉,环绕唇口;其下行者与肾经相并,渗三阴,即间接联系于肝、脾。通过经脉的沟通,冲脉既受到先天之本的肾中真阴、真阳的资养,又得到后天之本脾胃气血的补充,为十二经气血汇聚之所,具有调节十二经气的作用。《灵枢·逆顺肥瘦》记载,"夫冲脉者,五脏六腑之海也"。故冲脉有"十二经之海""血海"之称。女性以血为本,月经以血为用,冲脉盛,则月事以时下。

（2）任脉:任脉亦起自胞中,下出会阴,向前沿腹部正中线上行,至咽喉,上行环唇,分行至目眶下。任脉与肾经交会于关元,与肝经交会于曲骨,与脾经交会于中极,与手三阴经亦有交会,还与胃经交会于承浆,得胃气之濡养。任脉主一身之阴,为"阴脉之海"。任脉之气通,子宫得到阴精之充养,则月经、孕育正常。王冰说,"谓之任脉者,女子得之以妊养也",故有"任主胞胎"之说。只有任脉之气通,才能促使月经来潮和孕育的正常。

（3）督脉:督有总督之意。督脉行人体脊背之后,上至头面,诸阳经与之交会,故有"阳脉之海"之称。任脉行人身之前,主一身之阴,任督交会于龈交穴,循环往复,维持着阴阳脉气的相对平衡,并调节月经正常来潮。

（4）带脉:带脉始于季肋,绕身一周,如束带焉,故名带脉。其功能是约束诸经,使经脉气血循行保持常度。

综上所述,月经是肾气、天癸、冲任、气血协调作用于胞宫,并在其他脏腑、经络的协同作用下使胞宫定期藏泻而产生的生理现象。肾为主导,天癸为促进生长、发育和生殖的阴精与动力,冲任汇集脏腑气血下达于胞宫,胞宫藏泻有期,则月经按时来潮。

## 二、带下生理

带下一词,首见于《素问·骨空论》,带下有广义和狭义之分。广义带下是泛指女性经、带、胎、产诸病而言;狭义带下是专指女性阴中排出的一种阴液,俗称白带。

### （一）带下的生理现象

健康女子,润泽于阴户、阴道内的无色无臭、黏而不稠的液体,称为生理性带下。即如《沈氏女科辑要》引王孟英语说:"带下,女子生而即有,津津常润,本非病也。"正常情况下女子在月经初潮后开始有带下分泌,其量不多,不致外渗,在经前、经间期和妊娠早期,其量略多,绝经后明显减少。带下对阴道和阴户起到濡润和充养的作用,并能抵御病邪的入侵。当外邪直中阴中,或侵袭胞宫、胞络,可出现带下异常。

### （二）带下产生的机制及其周期性变化

带下为津液的一种,由肾精所化生,是肾精下润之液。《素问·逆调论》云:"肾者水脏，主津液。"《灵枢·五癃津液别》指出，"五谷之津液，和合而为膏者，内渗入于骨空，补益脑髓，而下流于阴股。"《景岳全书·妇人规·白浊遗淋》云："盖白带出于胞宫，精之余也。"

带下的产生以肾气盛，天癸至，冲、任二脉充盛为前提。肾精充盛，在肾气和天癸的作用下，由任脉所司，达于胞中，经督脉的温化，带脉的约束，适量溢于阴道和阴户，以润泽前阴孔窍。生理性带下并有助于阴阳交媾，两精相搏。

带下的质量随着月经周期的变化而有周期性的改变。《血证论·崩带》说："盖带脉下系胞宫，中束人身，居身之中央，属于脾经。脾经土气冲和，则带脉宁洁，而胞中之水清和，是以行经三日后，即有胞水，黄明如金，是肾中天癸之水，得带脉脾土之制，而见黄润之色，乃种子之的候，无病之月信也。"说明经间期重阴转阳之时带下明显增多，是有利于受孕的征兆；而绝经以后，由于肾气渐衰，肾精亏虚，天癸已竭，带下明显减少，致使阴道干涩。

带下是脏腑、经络、津液协调作用于胞宫的生理现象。带下由津液所化，受肾气封藏，经脾气转输运化，肝气疏泄，任脉主司，带脉约束，布露于子宫，润泽于阴中，并受阴阳气血消长的影响，而有周期性变化。

### 三、妊娠生理

从受孕到分娩的过程，称为妊娠。《内经》有"妊子""怀子""有子""重身"等名称；《金匮要略》始称"妊娠"。

**（一）妊娠的生理现象**

女性受孕后，身体会发生一系列的生理性变化。

1. **停经**　月经正常的育龄期女性，有正常性生活，月经停止来潮，往往是妊娠的第一个征兆，是妊娠后脏腑经络之血下注冲任，以养胎元的标志。因此，妊娠期间整个机体出现"血感不足，气易偏盛"的生理特点。

2. **早孕反应**　妊娠初期，由于血聚于下，冲脉气盛，肝气上逆，胃气不降，则出现饮食偏嗜、恶心作呕、晨起头晕等现象。一般不严重，经过20～40天，症状多能自然消失。

3. **妊娠脉象**　妊娠2～3个月后，六脉平和滑利，按之不绝，尺脉尤甚。《金匮要略》说，孕60日应当"妇人得平脉，阴脉小弱"。《备急千金要方》说："妊娠初时，寸微小，呼吸五至，三月而尺数也。"西医学也认为，在妊娠10周以后心排出量开始增加，这与中医滑脉出现的时间是一致的。目前不能单凭脉象诊断早期妊娠，必须做妊娠试验或B超协助诊断。

4. **乳房变化**　妊娠早期，孕妇可自觉乳房胀大或触痛。妊娠3个月后，乳头乳晕颜色加深。

5. **子宫增大及腹部膨隆**　妊娠6周可扪及子宫增大、变软，尤以子宫峡部为明显。宫颈着色，呈蓝紫色。妊娠12周后可在小腹部扪及增大的子宫。随着子宫的增大，妊娠4～5个月后，小腹逐渐膨隆。妊娠36周，宫底达剑突下两横指。

**6. 胎儿发育情况**　妊娠 4～5 个月后,孕妇可以自觉胎动。一般在妊娠 5 个月后可用听诊器在孕妇腹部听到胎心音,在孕 12 周可利用超声多普勒仪测到胎心音。妊娠中、晚期,可通过腹部视诊和触诊判断胎头、胎体,确定胎位。

妊娠全过程为 10 个妊娠月。《备急千金要方·妇人方上》说:"妊娠一月始胚,二月始膏,三月始胞,四月形体成,五月能动,六月筋骨立,七月毛发生,八月脏腑具,九月谷气入胃,十月诸神备,日满即产矣。"说明前人对胎儿的发育、成熟有详细观察。

此外,孕妇还可出现带下增多、尿频、便秘,以及面部色斑(妊娠斑)、腹壁妊娠纹等生理性变化。

### (二)妊娠的机制

女子发育成熟后,月经按期来潮,就有了孕育的功能。受孕的机制在于肾气充盛,天癸成熟,冲、任二脉功能正常,男女两精相合,就可以构成胎孕。《灵枢·决气》说:"两神相搏,合而成形。"《女科正宗》说,"男精壮而女经调,有子之道也",说明了构成胎孕的生理过程和必要条件。另外,受孕须有一定时机,《证治准绳》引袁了凡语:"凡妇人一月经行一度,必有一日氤氲之候,于一时辰间……此的候也……顺而施之,则成胎矣。"这里所说的"氤氲之候""的候"相当于西医学所称之排卵期,正是受孕的良机。

## 四、产育生理

产育包括分娩、产褥与哺乳,是与女子生育后代联系紧密的三个阶段,在每个阶段里,女子的身体都发生着急剧的生理变化,了解这些生理变化对指导临床具有重要意义。孕期从末次月经第一天算起,以 28 天为一个妊娠月,约 280 日。明代李梴《医学入门·胎前》云:"气血充实,则可保十月分娩。"《妇婴新说》云:"分娩之期,或早或迟……大约自受胎之日计算,应以二百八十日为准,每与第十次经期暗合也。"预产期的计算是以末次月经第一天的日期为基数,月数加 9(或减 3),日数加 7(阴历则加 14),得出的年、月、日即为预产期。在预产期前后 14 天内分娩亦属正常范围。

### (一)分娩

**1. 临产的生理现象**　妊娠足月,发育成熟的胎儿和胞衣从母体娩出的过程,称为分娩。妊娠足月临产,古称"临盆",其征兆主要是:胎先露进入骨盆,故胎位下移,有释重感。《胎产心法·临产须知十四则》云:"临产自有先兆,须知凡孕妇临产,或半月数日前,胎胚必下垂,小便多频数已查证。"有些孕妇在临产前可出现一些疑似现象,应注意辨析。如妊娠八九月时,或出现腹中痛,可自行缓解者,称为"试胎",或称"试月"。如妊娠月数已足,腹痛或作或止而腰不坠痛者,称为"弄胎",均非真正的临产先兆,宜安心静待,不必慌张。《景岳全书·妇人规·产要》云:"凡孕妇临月,忽然腹痛,或作或止,或一二日,或三五日,胎水少来,但腹痛不密者,名曰弄胎,非当产也。又有一月前或半月前,忽然腹痛如欲产而不产者,名曰试月,亦非产也……但当宽心候时可也。"

分娩,又称正产。先有阵痛、见红,出现临产离经脉;继而子门大开,则胞衣破,浆水出,胎儿、胞衣依次娩出。分娩的全过程约半日,即12小时左右。

（1）见红:临产时,阴道有少量血性黏液排出,俗称"见红"。

（2）阵痛:腰腹阵阵作痛,小腹坠胀而有便意。阵痛的持续时间渐长、间隔时间渐短,子门渐开。

（3）离经脉:临产脉象会有变化,称为离经脉。《脉经·平妊娠分别男女将产诸证》指出,"妇人怀娠离经,其脉浮,设腹痛引腰脊,为今欲生也。"《景岳全书·妇人规》则说:"试捏产母手中指本节,跳动即当产也。"还有医者认为,离经脉的特点是脉象迟数的变化,即脉搏的次数明显加快或变缓。《产孕集》云:"尺脉转急,如切绳转珠者,欲产也。"离经脉对于判断产程进展有一定参考意义。

（4）子门开:子门开全,则胞衣破,浆水出。此时产妇应随着阵痛屏气用力,娩出胎儿,约半小时后娩出胎衣。

**2. 影响分娩的因素**　包括产力、产道、胎儿和产妇精神心理因素。各方面因素协调,则可以顺利度过自然分娩的过程。若产妇体质虚弱,或临产失于调护,或精神紧张,焦虑恐惧,可使子宫收缩乏力,或子宫收缩不协调,导致难产。若产道狭窄,或胎儿过大,或胎位异常,亦可影响产程进展,如产程过长,处理不当,可危及产妇及胎儿生命。故产前应充分评估产力、产道、胎儿情况,对产妇进行宣教,减少难产的发生。在影响分娩的诸因素中,产道和胎儿异常一般可以在产前检查中发现,如先天性产道狭窄、胎儿过大、胎位异常、畸形或连体双胎等,应及时处理,进行手术助产或剖宫产。

**3. 临产的调护**　分娩应注意调护,使产妇了解分娩的过程,消除紧张焦虑,保持心情舒畅,饮食均衡,充分休息,保存体力,顺应产程的进展。《达生篇》说:"此是人生必然之理,极容易之事,不必惊慌。"又提出"睡、忍痛、慢临盆"作为临产的六字要诀,具有临产指导意义。

**（二）产褥**

分娩结束后,产妇的全身脏腑、气血与胞宫逐渐恢复到正常未孕状态的一段时间称为产褥期,一般需要6周。产后第1周称为"新产后";产后1个月为"小满月";产后百日为"大满月"。

**1. 新产后的生理特点**　新产后的1周内,由于分娩时的体力消耗和产创出血,产妇的生理特点为阴血骤虚,阳气易浮。在产后1~2日,可出现微热、自汗、恶风等症状,是由于产妇元气虚弱,卫阳不固,易感风寒所致。《金匮要略·妇人产后病脉证治》云:"新产血虚,多汗出,喜中风,故令病痉;亡血复汗,寒多,故令郁冒;亡津液胃燥,故大便难。"痉、郁冒、大便难被称为"新产三病"。

**2. 恶露**　分娩后,子宫内的余血浊液经阴道排出,称为"恶露"。恶露初为暗红色或鲜红色的血性恶露,3~7天后转为淡红色的浆液性恶露,产后14天以后转为白色恶露。一般持续4~6周。血性恶露一般不超过10天。

**3. 子宫复旧**　产后子宫收缩,可有小腹阵痛,尤以哺乳时较明显,称为"产后痛"或"后阵痛"。产后1周内应注意检查宫底高度下降的情况。若子宫复旧不良,则常伴有恶露增多或持续时间延长。

**（三）哺乳**

新产后开始有少量乳汁分泌，正常分娩者一般产后半小时即可开始哺乳。产后早哺乳有利于子宫复旧，减少产后出血。母乳是婴儿最理想的天然食品，尤其是新产后7天内所分泌的初乳，呈淡黄色，质较稠，含有较多的蛋白质和免疫球蛋白，可增强新生儿的抗病能力。产妇每天的泌乳量可达1 000～3 000ml，6个月后逐渐减少。

母乳为气血所化生。《景岳全书·妇人规·乳少》指出，"妇人乳汁，乃冲任气血所化。故下则为经，上则为乳。"饮食正常，脾胃健旺，化生气血，冲任和调，则乳汁充盈。产妇在哺乳期多月经停闭，亦有部分产妇在哺乳期恢复月经，但往往经量较少，或周期先后无定期，或乳汁减少。故哺乳期并非绝对不会受孕，应采取避孕措施。

乳汁的分泌受到体质、营养、情志等因素的影响。凡体质虚弱、营养不良、情绪异常均可导致乳汁减少。此外，哺乳方法不当、乳房发育不良或乳头内陷、乳房疾病如乳痈等均可影响泌乳和哺乳。故哺乳期女性应保持精神舒畅，营养均衡，睡眠充足，并注意乳房清洁，避免感染。乳母的全身性疾病可影响乳汁的质量，甚或可以通过乳汁把疾病及药物传给婴儿，应加以注意。

母乳喂养的时间因人而异，世界卫生组织（WHO）建议母乳喂养最好能够达到2年，最少也要喂养6个月，并注意适时添加辅食和适时断乳。

## 学习小结

1. **学习内容** 女性特有的生理现象包括月经、带下、妊娠、产育和哺乳等，其发生与调节均与脏腑、天癸、冲任、气血、子宫有密切关系。

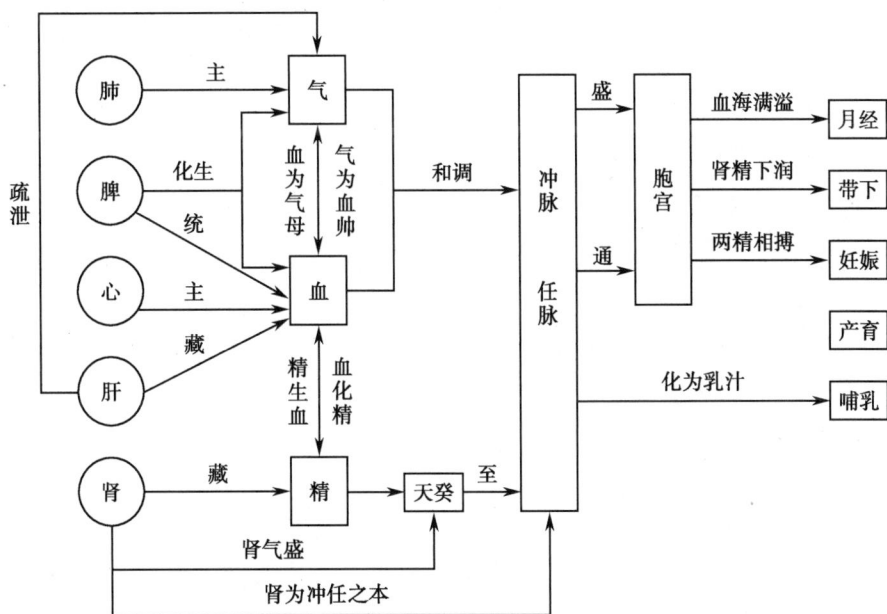

图2-1 **女性生殖脏器解剖与生理**

2. **学习目标**　根据中医有关脏腑、经络、气血功能及其相互调节的基础理论,认识胞宫的定期藏泻、天癸的按时至与竭、冲任二脉的盛与衰;理解肾、天癸、冲任、胞宫以及其他脏腑、经络在女性生殖调节方面的重要作用;理解月经周期中阴阳气血消长节律;了解带下、妊娠、产育的机制。

## 复习思考题

1. 月经产生及其周期调节的主要机制是什么?
2. 试述天癸在月经、带下、孕育生理调节方面的作用。
3. 试述月经周期节律中阴阳、气血的消长变化。

# 第三章　围产病证的病理特点

　　围产可出现经、带、胎、产和杂病诸方面的病证，直接或间接地影响育龄期女性的生育。这些病证与女性的生理特点密切相关，其病因、病机、转归等也都有独自的特点和规律，从而构建了围产病证的病理特点。

　　围产病证的病因有其特点。女性的月经、带下、胎孕、产育的生理活动中，容易受到寒、热、湿邪的伤害；女性的上述生理活动以血为用，且皆易消耗，机体常处于血感不足、气偏有余的状态，情绪易于波动；女性由于生儿育女的生活环境和乐于奉献的精神，容易受到各种生活因素的困扰；同时由于先天禀赋的不同，后天营养状态和生活习惯的影响，形成了不同类型的体质。这些因素综合作用导致围产病证的发生。特别值得注意的是，围产病证的病机与内科、外科等的病机有较大差异，其病位在胞宫、阴道和阴户，其病机必有冲、任、督、带（胞脉、胞络）的损伤。

　　围产病证在病因病机方面独具特点，与其他各科均有不同，构成了围产病证的病理特点。

## 第一节　围产病证的常见病因

　　引起围产病证的病因有淫邪因素、情志因素、生活因素和环境因素等。痰饮、瘀血等病理产物亦可影响冲、任而导致围产病证。此外，禀赋不足也是导致某些围产病证的重要体质因素。

### 一、淫邪因素

　　风、寒、暑、湿、燥、火是自然界的气候变化，正常情况下为"六气"，若非其时有其气，则成为致病因素，称为"六淫邪气"，因其从外而侵，又称外邪。《三因极一病证方论》认为火邪即热邪，"夫六淫者，寒暑燥湿风热是也"。另一方面，由于体内阴阳之偏胜、偏衰，脏腑、气血调节之失常，亦可产生风、寒、湿、燥、热等内生之邪。

　　各种淫邪因素皆可导致围产病证的发生，但由于女性的经、孕、胎、产均以血为用，而寒、热、湿邪尤易与血相搏而致病，故围产病证中以寒、热、湿邪较为常见。

**（一）寒邪**

　　1. **外寒**　外寒是指寒邪由外及里，伤于肌表、经络、血脉，或由阴户而入，直中胞中，影响冲任。寒为阴邪，易伤阳气；其性收引、凝滞，易使气血运行不畅。《素问·举痛论》云："寒气入经而稽迟，泣而不行……客于脉中则气不通。"如素体虚弱，腠理疏松，天气寒冷,当风受凉,以致感受寒邪,或适值经期、产后,血室正开,或冒雨涉水,以致寒邪由阴户上犯,与血相搏结,使胞脉阻滞,则可发生月经后期、月经过少、闭经、痛经、经行身痛、产后身痛、产后发热等。

2. **内寒**　内寒是因脏腑阳气虚衰,寒从内生,或过服寒凉泻火之品,抑遏阳气,阴寒内盛,血脉凝涩,冲任虚寒。内寒的产生,与脾肾阳虚关系较大。由于命门火衰,脾阳失于温煦;运化失职,开合失司,则阳不化阴,水湿、痰饮内停,常导致月经后期、闭经、崩漏、痛经、带下病、经行泄泻、经行肿胀、妊娠肿胀、不孕等。

### （二）热邪

1. **外热**　外热为外感火热之邪。热为阳邪,其性炎上,易动血、伤阴、生风。热邪为患,易耗气伤津,导致壮热,汗出,口渴;热扰神明则神昏谵语;热极生风则抽搐昏迷;热迫血行则血不循常道而出现各种出血证。在经期、孕期或产后,正气偏虚,热邪易乘虚而入,直中胞宫,损伤冲任,则可发生月经先期、月经过多、崩漏、经行发热、子淋、产后发热等;若热邪结聚冲任、胞中,使气血壅滞,热盛则肿、热盛肉腐,则导致盆腔炎或阴疮、孕痈等。

2. **内热**　内热多因脏腑之阴血津液不足,阴不维阳;或素体阳盛,或过食辛热温补之品,或七情过激,五志化火,以致火热炽盛,热伤冲任,迫血妄行,亦可导致月经先期、月经过多、经行吐衄、经行头痛、经行情志异常、胎漏、子痫、产后发热、阴疮等。

从热邪致病的证候而言,还有虚热、实热、热毒之分。临床上常把阴虚所致的内热称为虚热,可致月经淋漓不净、产后低热等;把情志化火、饮食不当,以及外感之热等称为实热,可导致月经过多、带下色黄、盆腔炎等;热毒乃邪热炽盛,蕴积成毒,如感染邪毒之产后发热、癥瘕恶证复感染热毒之带下病等。

### （三）湿邪

1. **外湿**　外湿多由气候潮湿、涉水淋雨或久居湿地而致。湿为阴邪,其性重浊黏滞,易困阻气机,损伤阳气,病情缠绵。湿性趋下,易袭阴位。《素问·太阴阳明论》指出,"伤于湿者,下先受之"。湿与寒并,则成寒湿;湿郁日久,转化为热,则为湿热;湿聚成痰,则成痰湿;湿热蕴积日久,或感受湿毒之邪,浸淫机体,以致溃腐成脓,则为湿毒。湿邪客于阴户,直中胞中,则导致围产病证。湿留日久,可随体质的阴阳盛衰发生寒化或热化,下注冲任,引起带下病、阴痒或盆腔炎等。

2. **内湿**　《素问·至真要大论》指出,"诸湿肿满,皆属于脾"。内湿多责之于脾,素体脾虚,或饮食不节、劳倦过度,脾阳不足,不能运化水湿,或肾阳虚衰,不能温煦脾土,亦不能化气行水,遂致湿从内生,久而酿成痰饮,痰湿停滞,流注冲任,伤及带脉。湿为有形之邪,湿邪为患,因其留滞的部位、时间不同,可导致经行浮肿、经行泄泻、闭经、带下病、子肿、子满、产后身痛、不孕症等。内湿与外湿又可相互影响,如湿邪外袭,每易伤脾;脾阳不足,湿气不化。脾虚之人,亦每易被湿邪入侵。

## 二、情志因素

喜、怒、忧、思、悲、恐、惊统称"七情",是人类对外界刺激的情绪反应,也是脏腑功能活动的表现形式之一。若受到突然、强烈,或持久的精神刺激,可导致七情太过,脏腑、气血失常，影响冲任，发生围产病证。《素问·阴阳别论》曰："二阳之病发心脾，有不得隐曲，女子不月。"《素问·痿论》曰："悲哀太甚，则胞络绝，胞络绝则阳气内动，发则心下崩。"指出七情内伤可导致闭经和血崩。张仲景在《金匮要略·妇人杂病脉证并治》中指出，"妇人之病，因虚、积冷、结气。"把"结气"列为妇科疾病的重要病因。《傅青主女科》有"郁结血崩""多怒堕胎""大怒小产""气逆难产""郁结乳汁不通""嫉妒不孕"等记载。

情志致病主要影响脏腑之气机，使气机升降失常，气血紊乱。《灵枢·寿夭刚柔》认为："忧恐忿怒伤气，气伤脏，乃病脏。"《素问·举痛论》云："百病生于气也。"情志因素之中，以怒、思、恐对冲任的影响较明显。

**（一）怒**

肝藏血，主疏泄。抑郁忿怒，则肝气郁结，疏泄失常。如《万氏女科·一月而经再行》云，"性急多怒气者，责其伤肝以动冲任之脉"，可致月经不调、闭经、崩漏、痛经、经行吐衄、胎动不安、堕胎、缺乳、癥瘕等。肝气横逆，则伤脾气，使胃失和降，导致妊娠恶阻。

**（二）思**

脾主运化、统血，为气血生化之源。忧思不解则气结。《妇科玉尺·崩漏》云："思虑伤脾，不能摄血，致令妄行。"脾虚血失统摄，则可引起月经过多、月经先期、崩漏、胎漏、胎动不安、产后恶露不绝等。脾失运化，气血生化乏源，可致月经过少、闭经、缺乳等。脾虚不能运化水湿，则水湿内停，或流注冲任，可导致经行泄泻、经行肿胀、子肿、子满、带下病等。

**（三）恐**

肾主封藏，藏精气；主水，司开合。惊恐过度，则气下、气乱，肾封藏失职，冲任不固，可导致崩漏、闭经、经行泄泻、经行肿胀、带下病、胎动不安、滑胎、子肿、不孕等。

七情内伤可导致围产病证，而围产病证也可引起情志变化，如闭经、崩漏、滑胎、不孕症等患者常有情绪低落、抑郁、悲伤等反应，加大治疗和护理的难度。故《景岳全书·妇人规》云："妇人之病不易治也……此其情之使然也。"

随着社会的发展，医学模式已由"生物医学"模式向"生物-心理-社会医学"模式转变，社会心理因素引起的心身疾病日益增多。中医学强调"形神合一"，对于诊断、辨证、治疗与护理均有重要的指导意义。

## 三、生活因素

生活失于常度，或生活环境突然改变，在一定条件下可使脏腑、气血、冲任的功能失调而导致围产病证。常见的病因有房劳多产、饮食不节、劳逸失常、跌仆损伤等。

**（一）房劳多产**

**1. 房事不节**　适时、适度的房事是健康成年人的正常需要，而房事过早、过频，则耗损肾精，损伤冲任。《褚氏遗书·本气》曰："合男子多，则沥枯虚人；产乳众，则血枯杀人。"《景岳全书·妇人规》曰："妇人因情欲房室，以致经脉不调者，其病皆在肾经。"在经期、产后血室正开之时房事，邪毒易乘虚而入，邪气蕴留阴户、阴道、子门，或直入胞宫，流注于冲任，导致围产病证。孕期不节房事，易伤动胎气，发生胎漏、胎动不安，甚或堕胎、小产。

**2. 孕产频多**  《经效产宝》指出,"若产育过多,复自乳子,血气已伤"。已查证生育过多或堕胎、小产过频,均可影响脏腑气血,导致月经不调、阴挺等。

### (二)饮食不节

**1. 饥饱失度**  均衡饮食是生命的基本需要。若饮食不足,或偏食、厌食,气血生化之源匮乏,后天不能充养先天,肾精不足,天癸不充,冲任失养,则导致月经过少、闭经、胎萎不长等。若饮食过度,暴饮暴食,膏粱厚味伤及胃气,脾失运化,中焦积滞乃生。《素问·痹论》曰:"饮食自倍,肠胃乃伤。"脾虚痰饮内蕴,可引起月经后期、闭经、不孕等。

**2. 饮食偏嗜**  若过食寒凉生冷,可致血脉凝滞,血行受阻,气血运行不畅,发生痛经、月经过少、闭经。《景岳全书·妇人规》谓:"凡经行之际,大忌寒凉等药,饮食亦然。"《妇科玉尺》也指出,"若经来时,饮冷受寒,或吃酸物,以致凝积,血因不流。"若过食辛辣燥热之品,则郁热内生,迫血妄行,引起月经先期、月经过多、崩漏、经行吐衄、胎漏、产后恶露不绝等。妊娠期饮食过度偏嗜,或烟酒过量,或药食不慎,可影响胎元,甚或引起堕胎、小产。

### (三)劳逸失常

适度的活动有助于气血的运行,合理的休息则可以舒缓疲劳,均为人体的需要。但过劳或过逸,均可成为致病的因素。女性在月经期、妊娠期和产褥期更应注意劳逸结合。《素问·举痛论》说:"劳则气耗。"经期过度劳累或剧烈运动,如体育比赛、长途负重行走等,气虚冲任不固,可致月经过多、经期延长、崩漏;妊娠期劳倦过度或负重攀高,气虚系胞无力,可致胎漏、胎动不安、堕胎、小产;产后过早负重劳动可导致恶露不绝、阴挺等。

此外,过于安逸也可导致气血运行不畅。《素问·宣明五气》谓:"久卧伤气,久坐伤肉。"《格致余论·难产论》提出"久坐……胞胎因母气不能自运",可致难产。

### (四)跌仆损伤

跌仆及手术创伤可直接损伤冲任,引起围产病证。若妊娠期起居不慎,跌仆闪挫,登高持重,或挫伤腰腹,可致堕胎、小产;若损伤头部,可引起经行头痛、闭经或崩漏;若跌仆损伤阴户,可致阴肿;手术、金刃所伤,亦可引起围产病证。

## 四、环境因素

随着社会的发展,城市化和工业化对自然环境造成影响,化学排放物对空气、水源和土壤的污染带来了危及人类健康的环境问题。环境污染已成为现代致病因素,亦可导致围产病证的发生。

环境中的某些化学物质,如农药、染料、洗涤剂、塑料制品、食品添加剂及包装材料,具有类似体内激素或抗体内激素的作用。这类物质可以通过食物或生物链进入人体内,干扰内分泌系统功能,对生殖功能产生影响,被称为"环境内分泌干扰物",可引起月经不调、堕胎、小产和不孕等。重金属污染亦可能对胎儿与儿童的神经系统发育产生不良影响。

噪声、放射线及辐射等物理因素对生殖的影响亦不容忽视。严重或长期的噪声污染易使孕妇焦虑、惊恐，引起各种并发症，影响胎儿发育。接触大剂量放射线可导致胎儿畸形、孕妇流产。

## 五、病理产物

疾病演变过程中可产生瘀血、痰饮等病理产物，病理产物稽留体内，又可以直接或间接影响冲任，阻滞胞宫、胞脉、胞络而导致妇科疾病。

### （一）瘀血

《内经》有"恶血""血实""留血"等论述，并提出了"疏其血气，令其调达""血实宜决之"等治则。张仲景在《金匮要略·惊悸吐衄下血胸满瘀血病脉证治》中首先提出了"瘀血"之词，并详述了瘀血产生的原因、主要症状和治法。

瘀血可因外感邪气、内伤七情、生活所伤、跌仆损伤而形成，具有"浓、黏、凝、聚"的特点。邪气与血相搏结，寒凝、热灼、湿阻均可致瘀；七情所伤，气机郁滞，血脉不畅，亦可成瘀；脏腑之气虚弱，血脉滞碍，也可致瘀；跌仆创伤，血溢脉外，遂成瘀血。瘀血阻滞冲任，血不归经，则引起月经过多、经期延长、崩漏、产后恶露不绝等；若冲任不畅，气血壅滞，则导致痛经、闭经、癥瘕等；若阻滞胞脉、胞络，冲任不能相资，两精不能相合，或胎无所居，则可致不孕、异位妊娠等。

### （二）痰饮

张仲景《伤寒杂病论》首先提出"痰饮"之名。痰饮是由于肺、脾、肾的气化功能失常，津液敷布失常，以致水湿停聚而成，其性黏腻，可阻遏气机。痰饮又可随脏腑、经络流动，变化多端。若痰饮下注，影响任带，使任脉不固，带脉失约，则发生带下病；痰饮壅阻冲任，使胞宫藏泻失常，则致月经后期、闭经、不孕等；痰饮积聚日久，或与瘀血互结，则成癥瘕。

## 六、体质因素

体质，亦称为"禀赋"，清代《通俗伤寒论》始有"体质"之词。体质禀受于父母，并受到后天环境、生活条件等因素的影响而逐渐形成。在疾病的发生、发展、转归、辨证论治及辨证施护过程中，体质因素均不可忽视。体质的差异，往往影响对某种致病因素的易感性，亦可影响发病后的证候表现及疾病的传变。清代吴德汉《医理辑要·锦囊觉后》云："要知易风为病者，表气素虚；易寒为病者，阳气素弱；易热为病者，阴气素衰；易伤食者，脾胃必亏；易劳伤者，中气必损。指出体质与发病类型有密切关系。

围产病证与体质关系密切。先天禀赋不足，可发生月经不调、闭经、崩漏、胎动不安、滑胎、不孕症等；素性抑郁者，易受七情内伤，发生肝郁、脾虚，引起月经先后无定期、痛经、妊娠恶阻、不孕症等；由于阴阳偏盛偏衰而导致的体质偏寒或偏热，亦可影响到发病后的寒化或热化。

然而，体质并不等同于中医证候。某些体质类型容易发生痛经或月经前后诸症，但在非行经期可一如常人，只是在月经期或月经前后阴阳气血变化较剧烈之时，又受到情志因素、生活因素等致病因素的影响，体质因素就会成为引发疾病的条件之一。

## 第二节　围产病证的主要病机

病机,即疾病发生、发展与变化的机制。围产病证的病机核心可概括为"冲任损伤",是致病因素在一定的条件下,导致脏腑、气血功能失常,直接或间接损伤冲任的结果。

### 一、脏腑功能失调

脏腑功能失调,以肾、肝、脾的病机与围产病证关系最为密切。

#### (一)肾的病机

若先天禀赋不足,或房劳多产,或久病大病,均可致肾虚而影响冲任。主要有肾精亏虚、肾气不固、肾阴虚、肾阳虚等病机。

1. **肾精亏虚**　肾精不足,天癸不能按期而至,冲任不盛,血海不充,胞宫失于濡养,可发生月经过少、闭经、痛经、不孕等。肾藏精,肝藏血,精亏则血少,可导致肝肾不足而发生围产病证。

2. **肾气虚**　肾气,概指肾的功能活动。肾气的盛衰亦直接影响天癸的至与竭,从而影响月经与妊娠。肾气虚,则封藏失职,冲任不固,胞宫藏泻失常,可致月经先期、月经过多、崩漏、闭经、产后恶露不绝等;冲任不固,胎失所系,可致胎漏、胎动不安、滑胎;冲任不固,系胞无力,则致阴挺;冲任不能相资,不能摄精成孕,可致不孕症。

3. **肾阴虚**　肾阴亏损,冲任亏虚,胞宫、胞脉失养,可发生月经后期、月经过少、闭经、胎萎不长、绝经前后诸证等;若阴虚带脉失约,则可致带下病、阴痒等;若阴虚生内热,热伏冲任,迫血妄行,则可致月经先期、经间期出血、崩漏、胎漏、胎动不安等;若素体肾阴不足,孕后阴血下聚冲任以养胎元,则阴虚益甚,阳气偏亢,可发为子晕、子痫。若肾阴虚不能上制心火,亦可致心肾不交。

4. **肾阳虚**　肾阳不足,则冲任虚寒,胞宫失于温养,可发生月经后期、闭经、妊娠腹痛、胎萎不长、不孕等;阳气虚微,封藏失职,以致冲任不固,则发为崩漏、带下病等;肾阳虚,气化失司,湿聚成痰,痰浊阻滞冲任、胞宫,可致闭经、不孕;若肾阳不足,不能温煦脾阳,致脾肾阳虚,可发生经行浮肿、经行泄泻、子肿等;肾阳虚,血脉失于温运,则发生肾虚血瘀,导致更为错综复杂的围产病证。

#### (二)肝的病机

肝藏血,主疏泄。肝体阴而用阳。妇人以血为本,经、孕、产、乳均以血为用。肝的病机主要有肝气郁结、肝火上炎、肝血不足、肝阳上亢等。

1. **肝气郁结**　肝气失于疏泄,冲任气机不畅,可发生月经先后无定期、痛经、闭经、经行乳房胀痛、经行情志异常、缺乳、不孕等;若肝气横逆犯脾,致肝郁脾虚,可发生月经过多或过少等;肝气上逆,经期、孕期冲脉之气较盛,挟胃气上逆,可发生经行呕吐、妊娠恶阻。

2. **肝经有热**　肝郁化热,冲任伏热,扰动血海,可出现月经先期、月经过多、崩漏、胎漏、产后恶露不绝;若肝火随冲气上逆,可发生经行头痛、经行吐衄、子晕、经行情志异常、乳汁自出等;若肝郁脾虚,湿热内生,肝经湿热下注,使任脉不固,带脉失约,可发生带下病、阴痒。湿热蕴结胞中,或湿热瘀结,阻滞冲任,冲任不畅,可发生不孕、盆腔炎、癥瘕等。

3. **肝阴不足** 肝血耗损,久则肝阴不足,冲任失养,可致月经过少、闭经、不孕症等;肝血不足,经期、孕期阴血下注冲任血海,阴血益虚,血虚化燥生风,则发生经行风疹块、妊娠身痒等。

4. **肝阳上亢** 肝阴不足,阴不维阳,则肝阳上亢,可发生经行头痛、经行眩晕、经行吐衄、子晕、乳汁自出等;肝阴不足,肝风内动,则发为子痫。

**（三）脾的病机**

脾主运化,为气血生化之源,后天之本。脾主升,有统摄之功。若素体虚弱,或饮食不节,或劳倦、思虑过度,则可导致脾虚而产生围产疾病。脾的病机主要是脾气虚弱、脾阳不振。

1. **脾气虚弱** 脾虚化源不足,冲任失养,血海不能按时满盈,可出现月经后期、月经过少、闭经、产后缺乳等;脾虚血少,胎失所养,则胎萎不长;脾虚统摄无权,冲任不固,可出现月经过多、经期延长、崩漏、胎漏、产后恶露不绝、乳汁自出等;脾虚中气下陷,则可见带下病、阴挺等。

2. **脾阳不振** 脾阳虚,不能升清降浊和运化水湿,导致水湿下注冲任,可致经行泄泻、经行肿胀、带下病、子肿、子满等;若湿聚成痰,痰饮壅滞冲任,可导致月经过少、闭经、不孕、癥瘕等;若脾阳不足,损及肾阳,亦可致脾肾阳虚。

**（四）心的病机**

心藏神,主血脉。胞脉者,属心而络于胞中。心的病机与围产疾病有一定关系。

1. **心气虚** 积想在心,忧思不解,心气不得下通,导致胞脉不通,冲任失常,可发生月经后期、月经过少、闭经、不孕等。

2. **心阴虚** 心阴不足,心火偏亢,心火与肾水不能相济,心肾不交,可发生经行口糜、产后郁证等。若心阴虚,虚热外迫,津随热泄,可发生产后盗汗。

**（五）肺的病机**

肺主气、主肃降,朝百脉,通调水道。若肺阴不足,阴虚火旺,经行阴血下注冲任,肺阴益虚,虚火灼伤肺络,则出现经行吐衄;若肺气虚,失于肃降,导致冲任气血升降失调,可发生子肿、子嗽、妊娠小便不通、产后小便不通等。

## 二、气血失常

经、孕、产、乳均以血为用,易耗伤阴血,导致气血相对不平衡的状态。《灵枢·五音五味》云:“妇人之生,有余于气,不足于血,以其数脱血也。”气血失调是导致围产病证的重要病机。

**（一）气分病机**

1. **气虚** 素体羸弱,或久病重病、忧思劳倦等,均可导致气虚。气虚冲任不固,则月经先期、月经过多、崩漏、带下病、胎漏、产后恶露不绝、乳汁自出、阴挺等。气虚卫外不固,易致产后发热、产后自汗等。若气虚血行不畅,则血脉涩滞,而产生血瘀诸疾。

2. **气滞** 情志抑郁,则肝气不舒,气机郁滞,冲任不畅,则月经先后无定期、痛经、闭经、不孕等；气机不畅，津液、水湿不化，则痰湿内生，可发生经行肿胀、子肿等；若气郁化火，火热上扰神明，可发生经行情志异常、产后郁证等；火热下迫冲任、血海，则可致月经先期、月经过多、崩漏、胎漏等。气滞血行不畅，瘀血壅滞胞宫，可发生癥瘕、不孕等。

**3. 气逆**　情志所伤，肝气疏泄过度，则肝气横逆，上扰肺胃。肺失肃降，则气上逆，可出现子嗽；胃失和降，胃气上逆，可致妊娠恶阻；怒则气上，肝气上逆，可致经行吐衄、经行头痛等。

**4. 气陷**　在气虚的基础上发展为中气下陷，冲任失于固摄，可发生阴挺。

**（二）血分病机**

**1. 血虚**　素体虚弱，久病失血，或饮食偏嗜，化源不足，或虫积为患，精血暗耗，则冲任失养，血海不盈，胞宫失于濡养，可发生月经后期、月经过少、闭经、痛经、妊娠腹痛、胎动不安、胎萎不长、产后血晕、产后发热、产后身痛、缺乳、不孕、阴痒等。

**2. 血瘀**　经期、产后余血未尽，离经之血留滞冲任、胞宫；或外感邪气，邪气与血相搏结，瘀阻胞中；或情志所伤，气机郁结，气滞血瘀；或气虚运血无力而成瘀，或手术留瘀。瘀血阻滞冲任，留滞或蓄积于胞中，使气血运行不畅，甚或阻塞不通，则可致痛经、闭经、异位妊娠、胎死不下、产后腹痛、产后发热、不孕等。若瘀阻胞脉，新血不得归经，则月经过多、经期延长、崩漏、胎动不安、产后恶露不绝等；若瘀积日久，可结成癥瘕。

**3. 血热**　素体阳盛或阴虚，或过食辛辣，或误服温补之品，或肝郁化火，则热伏冲任，迫血妄行，可致月经先期、月经过多、崩漏、经行吐衄、胎漏、胎动不安、产后发热、产后恶露不绝。火性炎上，热扰清阳，可致经行头痛、经行情志异常等。

**4. 血寒**　经期、产后感受寒邪，或素体阳虚，寒从内生，寒邪客于冲任、胞宫，血为寒凝，冲任不畅，则发生月经后期、月经过少、闭经、痛经、妊娠腹痛、产后腹痛、产后身痛、不孕症等。

由于气血相互资生、相互依存，在病机上往往气病及血，血病及气，或气血同病，虚实错杂。临床常有气血同病的见证，如气血俱虚、气滞血瘀、气虚血瘀等。故《素问·调经论》指出，"血气不和，百病乃变化而生。"

### 三、冲任损伤

冲任损伤是围产病证的核心病机。徐灵胎在《医学源流论》中指出，"冲任脉皆起于胞中……为经络之海。此皆血之所从生，而胎之所由系。明于冲任之故，则本原洞悉，而后其所生之病，千条万绪，可以知其所从起。"凡脏腑功能失常、气血失调，均可间接损伤冲任，导致冲任、胞宫、胞脉、胞络损伤，肾-天癸-冲任-胞宫轴失调；而先天禀赋不足、痰饮、瘀血、金刃、手术等，亦可直接影响冲任、胞宫，从而发生围产病证。

冲任损伤的主要病机有冲任虚衰、冲任不固、冲任失调、冲任阻滞、热蕴冲任、寒凝冲任和冲气上逆等。

胞宫、胞脉、胞络的病机主要有胞宫藏泻失司和胞宫闭阻。

肾-天癸-冲任-胞宫轴是以肾为主导、天癸为动力的生殖轴，其以冲任为调节枢纽，以胞宫为行月经与孕育之生殖脏器，其中任何一个环节的障碍，或虚或实，或虚实夹杂,皆可导致围产病证。

　　总而言之,围产病证的病机具有复杂性,以上三种病机不是孤立的,而是相互联系、相互影响的。气血来源于脏腑,经络是气血运行的通道,脏腑又需要气血的濡养。因此,脏腑功能失常、气血失调、冲任及胞宫的损伤亦可相互影响,出现气血同病、多脏受累、诸经受损的病机。临证须根据女性经、孕、产、乳等不同阶段的生理变化与病机特点,把握主要的病因病机,全面辨析,才能做出正确的判断。

## 学习小结

　　**1. 学习内容**　围产疾病的病因有淫邪因素、情志因素、生活因素、环境因素、病理产物、体质因素等,皆可引起脏腑功能失调、气血失常,直接或间接影响冲任,导致冲任损伤;胞宫、胞脉、胞络损伤;肾-天癸-冲任-胞宫轴失调,均可引起经、带、胎、产、杂病。(图3-1)

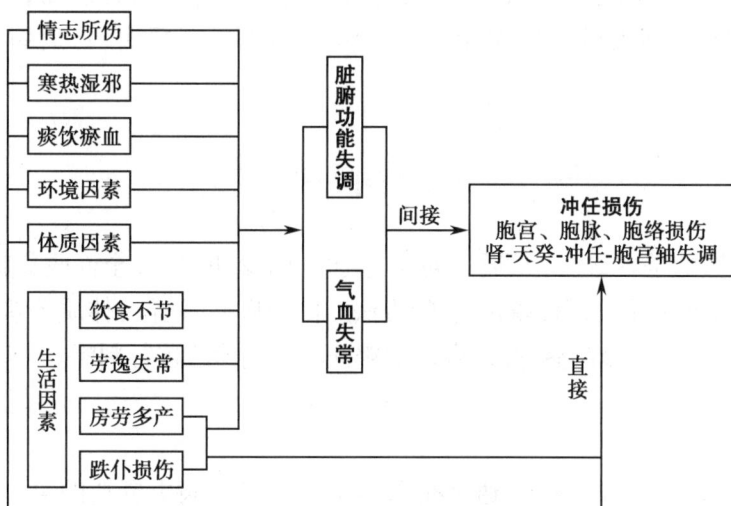

图 3-1　围产病因病机特点

　　**2. 学习目标**　复习中医基础理论中的"三因"学说,理解外感六淫与内生邪气的致病特点;七情所伤的致病条件;饮食、劳倦、房劳等生活因素,以及痰饮、瘀血等病理产物的致病特点。了解体质因素与围产疾病发病的关系。分析并理解脏腑功能失调、气血失常导致冲任损伤,从而引起围产疾病的病机特点。

### 复习思考题

　　1. 导致围产疾病的常见淫邪因素有哪些?
　　2. 情志因素易导致哪些围产疾病?其发病的特点是什么?
　　3. 脏腑功能失调引起围产疾病主要与哪些脏腑有关?试分析其原因。
　　4. 气血失常导致围产疾病的病机特点是什么?

# 第四章　围产病证的诊断概要

诊断和辨证是疾病治疗及护理的基础,围产病证的诊断遵循中医理论,以望、问、闻、切为主要方法,辅以相关的实验室检查以及器械检查等。在具体运用时,要注意诊查女性特有的生理、病理变化,如经、带、胎、产、乳,以及胞宫、阴道、子门、阴户等的病变。辨证以阴阳、表里、寒热、虚实为纲领,确定疾病的病位、病性及演变规律等。此外,亦应灵活运用气血、脏腑、冲任督带等特色的辨证思路,以清晰的临证思维方法对常见影响女性生殖功能的月经病、带下病、妊娠病、产后病、杂病等进行辨证。

## 第一节　围产病证的诊断要点

四诊是中医的基本诊法,是通过问诊、望诊、闻诊和切诊,全面收集就诊者的病历资料,并进行综合分析,从而诊断疾病的方法。由于病症、病位、体质等差异,四诊的运用有不同的重点,应四诊合参,并结合八纲辨证和现代诊法进行判断。

### 一、问诊

问诊是四诊中重要的一环,通常是采集主要症状与病史资料的第一步。《景岳全书·传忠录·十问》将问诊称为"诊治之要领,临证之首务"。医护人员要掌握问诊的基本方法,并应熟悉专科的基本知识,以和蔼的态度,耐心询问,适当启发,细心听取患者叙述,以便全面、客观地了解病情。但应避免主观臆测和不适当的暗示。对于危重患者,可通过其亲友了解病情,并抓紧时间进行诊治处理,以免贻误抢救。曾经其他医院诊治者,应了解既往诊治情况,参阅有关资料,以便参考。若患者有难言之隐,或因有他人在场而羞于启齿者,尤其是涉及性与生殖方面的病史,则应单独进行问诊,并告知相关病史对于诊断与治疗的重要性,以期得到患者的配合。

1. **年龄**　不同年龄的女性,由于生理上的差异,在病理表现上各有特点,年龄可作为诊断时的重要参考。一般来说,青春期常因肾气未充,易导致月经疾患。已婚女性由于胎产、哺乳,数伤于血,肝肾失养,常出现月经不调、胎前产后诸病。

2. **主诉**　主诉是患者就诊的原因,应该包括两个要素,即患者最感痛苦的症状或体征,以及持续时间。在问诊时,必须首先询问清楚患者主诉,可以通过主诉初步估计疾病的大致范围、类别和病情的轻重缓急,为进一步收集病历资料提供线索。在书写主诉时,要求文字简练、精确。围产病证常见的主诉有月经停闭、阴道流血、下腹疼痛、白带增多、下腹包块或不孕等。如有不止一个主要症状时,还应询问其发生的顺序,如"停经42天,小腹隐痛伴阴道少量出血2天,剧痛3小时"。

3. **现病史**　现病史是问诊的重要内容,应围绕主诉询问本次发病的过程,即开始出现主诉症状至就诊时疾病发生、发展和治疗的全过程,以及目前的自觉症状。要注意了解发病的起因或诱因、具体时间、病情变化,以及主要症状、伴随症状的部位、性质、程度及持续时间;发病后的诊治经过、疗效及不良反应等。询问时应结合围产病证的诊断和辨证,注重中医症状特点,如主诉为小腹疼痛,应了解疼痛发生在经前、经时或经后;疼痛的性质为刺痛、胀痛、冷痛、灼痛、绞痛或隐痛;疼痛程度及持续时间;是否有其他伴随症状,如恶心呕吐、肢冷汗出、肛门胀坠、月经不调等。此外,还需要询问其全身症状,如寒热、头身、胸腹、饮食、汗出、口味、睡眠、二便等,对于中医辨证具有重要参考价值。

4. **月经史**　详细了解月经初潮年龄,月经周期,经行天数,末次月经日期,经量、经色、经质的变化,经期前后的症状,如乳房胀痛、腹痛、腹泻、头痛、腰痛等。如提早绝经者,需了解绝经年龄,绝经前的月经情况,有无诱因,绝经后有无阴道流血、带下异常或其他不适等。

5. **带下**　询问带下的量、色、质、气味和伴随症状等情况,并结合望诊、闻诊进行辨证。若带下量明显增多,色白清稀,气味腥臭者,多属虚证、寒证;色黄或赤,稠黏臭秽者,多属热证、实证。同时,还应注意阴部有无坠胀、痒痛等情况。

6. **婚产史**　询问结婚年龄,配偶健康情况,孕产次数,有无堕胎、小产、难产、死胎、葡萄胎、胎前产后诸病,了解性生活情况以及避孕措施及使用时间等。

7. **既往史**　目的在于了解过去病史与现在围产病证的关系,尤其是妇产科疾病、内分泌疾病、结核病、血液病、高血压、肝肾疾病、阑尾炎等病史,腹部、子宫、宫颈、会阴等部位的手术史,以及药物过敏史。

8. **家族史**　着重了解有无遗传性疾病或具有家族发病倾向的病症,如地中海贫血、糖尿病、高血压、肿瘤等。另外,肝炎、肺结核等传染病与生活上的经常接触有关,也有一定家族性。

9. **个人史**　包括职业、工作环境、生活习惯、嗜好、家庭情况等。了解其生活和工作环境,出生地和居处,环境的变迁,饮食、烟酒等嗜好。

## 二、望诊

望诊,是通过对体外各部位、舌象以及神态的观察,了解体内脏腑、气血变化的诊法。《灵枢·本脏》云:"视其外应,以知其内脏,则知所病矣。"围产病证的望诊除观察神志、形态、面色、唇色、舌质、舌苔外,还应注意观察乳房、阴户形态,以及月经、带下、恶露及乳汁的量、色、质变化。

1. **望形神**　望形可以了解发育是否正常以及脏腑的虚实,望神可以了解精气的盛衰。形神合参,对诊断疾病的性质和病情的轻重有重要参考价值。若面色青白,表情痛苦,躬身抱腹,多为痛证;若头晕眼花,面色苍白,表情淡漠,甚至昏不识人,多为失血证；若面赤唇红，高热烦躁或谵语，多为热证；产前、产时或产后突然四肢抽搐、角弓反张、神昏口噤，多为子痫、产后痉证。

2. **望面色**　面色反映脏腑的虚实和气血的盛衰，如面色萎黄，为营血不足，可见于月经后期、月经过少、闭经等；面色戴红而颧赤者，为阴虚火旺，可见于月经先期、月经量多等；面色青紫，多为瘀血内停，可见于痛经、闭经、癥瘕等；面色晦暗，或面颊有暗斑，兼眼眶黧黑者，多为肾气虚衰，可见于闭经、崩漏、滑胎、不孕等；面部痤疮，尤以经前为甚者，多属肝经郁火或肺胃湿热。

3. **望舌象**　舌质反映脏腑寒热、虚实，邪气进退；舌苔反映邪气的性质、深浅，以及津液之盛衰。舌质红为热，舌质淡为气血两虚，舌质暗或见瘀点为血瘀；舌苔白多为寒，苔腻为痰湿，苔黄为热，苔黑而润为阳虚有寒，苔黑而燥为火炽伤津。此外，还要结合病程之新久进行分析。新病血瘀，如异位妊娠破裂之少腹血瘀、产后胎衣滞留则未必见舌暗有瘀象，而癥瘕、子宫内膜异位症等往往病程较长，瘀结成癥，可见舌暗或有瘀点、瘀斑。

4. **望毛发**　肾之华在发，发为血之余。产后血晕导致精血亏虚，可见毛发脱落，发色枯槁，月经停闭；痰饮壅盛，冲任阻滞者多见体毛增多，阴毛浓密，甚如男性化分布，亦有环唇须毛粗长者，多见于月经后期、闭经等的患者。

5. **望月经**　观察月经量、色、质的变化。经量明显增多或减少，往往是诊断月经病的依据，经色和经质改变则为辨证的依据。经量多，色深红或紫红，质黏稠者，多为阳盛实热；经量少，色鲜红，质较稀薄者，多为虚热；色淡红，质稀薄如水者，经量多则为气虚，经量少则为血虚；经量多，色暗红而有血块者，多为虚寒；经量多少不定，色紫暗有块者，多为血瘀。

6. **望带下**　带下量明显增多或减少，色、质、气味异常是诊断带下病的主要依据。带下量多，色白，质清稀者，多为脾虚或肾虚；带下量多，色黄，质黏稠者，多为湿热；带下量多，色赤白相兼，质稠如脓，或有臭气者，多为湿毒、热毒。

7. **望恶露**　产后恶露量、色、质一般与月经接近。若恶露明显增多，过期不止，色淡红，质稀薄，多为气虚；恶露量少，或排出不畅，有血块，多属血瘀；若恶露紫暗如败酱，气味臭秽，伴有发热、下腹疼痛，多为感染邪毒之征。

8. **望乳房和乳汁**　观察乳房发育情况，有无肿块，乳头有无凹陷、溢乳，皮肤有无异常。若有停经，应注意乳房是否增大，乳头、乳晕是否着色，哺乳期间乳汁量的多少，质稀或稠，乳房有无红肿等。

9. **望阴户、阴道**　主要观察阴户、阴道的形态、色泽与带下的情况。

### 三、闻诊

1. **闻声音**　观察语言的多寡，语音的高低，气息的强弱，以及痰鸣、太息等以辨病之寒、热、虚、实。对于孕妇，还要听胎心音，妊娠20周后用听诊器经孕妇腹壁能听到胎儿心音。要注意胎心音的强弱、频率、节律等。

2. **闻气味**　正常之月经、带下、恶露无特殊臭气，如有秽臭，多属感染淫邪或瘀热所致；若气味腐臭秽浊，多为热毒内蕴；恶臭难闻，则要警惕宫颈癌的可能。

## 四、切诊

1. **切脉**　一般情况下，女性脉象稍弱于男子，略沉细而柔软，这是女性生理特点决定的，若逢月经、带下、妊娠、临床、产后等变化，脉象则随之变化。

（1）月经脉：月经将至，或正值经期，脉多滑利有力，此乃月经常脉。若脉缓而细弱无力者，多属气虚、血虚；脉沉细者，多属肾气不足；脉细数者，多属肾阴不足或阴虚内热；脉沉迟而细弱者，多属肾阳不足；脉弦者，多属肝郁气滞；脉涩者，多属血瘀；脉滑者，多属痰湿；脉沉紧者，多属实寒；脉沉迟无力者，多属虚寒；脉沉濡者，多属寒湿；脉滑数、洪数者，多属湿热、血热；脉弦数有力者，多属肝郁化热。脉洪大而数，主冲任伏热，每见月经先期、量多；脉沉细或虚弱，主气血亏虚，每见月经过少、闭经；脉细数无力，主虚热津伤，阴亏血少，每见月经先期、量少、闭经、漏下。崩中初起，脉多浮弦数；暴崩下血，脉多虚大而芤；漏下日久，脉多细缓，若反见洪数者为逆，病多深重。

（2）妊娠脉：孕后六脉平和而滑疾流利，尺脉按之不绝，此乃妊娠常脉。若孕后脉沉细而涩，或两尺甚弱，多为肾气虚衰，冲任不足，常见于胎动不安、胎萎不长、胎死腹中、堕胎等；妊娠晚期脉弦而劲急，或弦细而数，多为肝阴不足，肝阳偏亢，应警惕发生子晕、子痫的可能。

（3）临产脉：临产之时六脉浮大而滑，欲产则尺脉转急，如切绳转珠，又称离经脉，同时可扪及中指本节、中节甚至末节两侧脉动应指。《脉经》云："怀娠离经，其脉浮。"《产孕集》曰："尺脉转急，如切绳转珠者，欲产也。"《薛氏医案·女科撮要·保产》说："试捏产母手中指中节或末节跳动，方与临盆，即产矣。"具有一定的临床意义。

2. **按诊**

（1）按肌肤：通过肌肤的温凉、润燥、肿胀或压痛等以辨寒、热、虚、实。

（2）按胸腹：按胸部主要是了解乳房形状、大小是否对称，有无结节、肿块及其大小、性质与活动度，有无触痛等，并观察有无溢乳、溢血。按腹部主要是了解腹部的软硬、温凉、肿胀或压痛，是否扪及包块及其大小、部位、性质、疼痛、活动度，以及与周围脏器的关系等。

（3）扪触盆腔：参考妇科盆腔检查。

总之，临床上宜四诊合参，必要时结合西医体格检查和辅助检查，抓住主症，分析病变所在，才能作出正确的判断。

## 第二节　围产病证的辨证要点

围产病证的辨证是根据经、带、胎、产的临床特征，结合全身症状、舌苔、脉象，按照阴阳、表里、寒热、虚实八纲辨证的原则，来确定其证型诊断。因此，围产病证的辨证，必须从局部到整体进行全面综合分析，才能辨别脏腑、气血的病变性质，作出正确诊断,为治疗和护理提供可靠的依据。

围产病证采用的辨证方法主要是脏腑辨证和气血辨证,个别采用卫气营血辨证,如产后发热的感染邪毒型,病变表现了温热病的发展全过程,此时用卫气营血辨证就较为合理。当然无论何种辨证方法,均以八纲辨证为纲领。

## 一、经、带、胎、产病证的辨证要点

### (一)月经病的辨证要点

月经病的辨证主要依据月经周期、经期、经量、经色、经质的变化,以及伴随月经周期而出现的症状。

1. **期**　月经先期而至的原因主要有气虚(脾气虚或肾气虚)和血热(阳盛血热、阴虚血热或气滞血热);月经后期而至的原因有肾虚、血虚、血寒(实寒或虚寒)及气滞;月经先后无定期多责之于肝郁或肾虚;经期延长的原因多为气虚、血热或血瘀。

2. **量**　月经过少的原因与月经后期相同,不同的是月经过少以阴血不足为最主要原因;月经过多的原因与月经先期相同,但月经过多以血热或血瘀为主。

3. **色**　一般而言,经色可以辨寒热虚实,色深者多属实,色淡者多属虚;色鲜红者多属热,色暗黑者多属寒。

4. **质**　质地黏稠,夹有血块者,属实;质地稀薄而无血块者,属虚。质黏有块者亦有不同,血块大而少者,多为气滞;血块大而多者,多为血瘀;腐肉状,或膜样,或黏腻痰浊样血块,多属于痰湿。如月经血或稀或黏,黏稀参半,或质稀如水,但又夹有大血块者,属虚实夹杂。

初步掌握月经期、量、色、质后,再结合全身症状及苔、脉,进行综合辨证分析。

### (二)带下病的辨证要点

带下病的辨证主要根据带下的量、色、质与气味的变化,并结合阴户、阴道的局部症状和其他全身症状。带下量增多、色白、质清稀如水者,属虚寒证;带下量多、色黄、质稠、气味臭秽者,多属实热证;带下量多、色白、质黏如涕如唾者,多属脾虚湿盛;带下色黄或赤、淋漓不尽者,多属肝经湿热;带下五色杂见,如脓如酱,气味恶臭者,多属湿毒、热毒;带下量明显减少,甚至阴道干涩,多责之于肾精虚,天癸早竭,任带虚损。

### (三)妊娠病的辨证要点

妊娠关乎母体与胎元两个方面。妊娠病的辨证,首要是辨胎病及母还是母病动胎;其次要辨明胎儿情况,以明确可安胎,还是应下胎益母,再结合病因、体质等因素,以脏腑辨证和气血辨证方法进行辨证。

### (四)产后病的辨证要点

产后病的辨证要注意"三审",即先审小腹痛与不痛,以辨有无恶露停滞;次审大便通与不通,以验津液的盛衰;再审乳汁的行与不行和饮食的多少,以察胃气的强弱。辨证时需参考妊娠期有无妊娠病、临产和分娩有无异常、产时出血的多少等情况,同时结合脏腑、气血进行辨证分析。

## 二、脏腑辨证要点

脏腑辨证是以脏腑的生理、病理为基础进行的辨证分析,以便掌握各脏腑病变的证候特征。脏腑辨证中与围产病证最为密切的是肾、肝、脾的辨证,辨证要点见表4-1、表4-2、表4-3。

表4-1　围产病证肾病辨证简表

| 证型 | 专科证候 | 全身证候 | 舌象 | 脉象 |
|---|---|---|---|---|
| 肾气虚 | 月经后期、先后无定期,崩漏、闭经,经量少,经色淡暗或淡红,质稀,胎漏,胎动不安,滑胎,不孕,阴挺 | 面色晦暗,头晕耳鸣,腰酸腿软,小便频数,性欲淡漠 | 舌淡或淡红,苔白 | 沉细弱 |
| 肾阴虚 | 月经先期,经色鲜红、质稠,崩漏,或闭经,绝经前后诸证,胎漏,胎动不安,胎萎不长,子晕,阴痒 | 头晕耳鸣,颧红,咽干,五心烦热,失眠盗汗,小便短赤,大便干结 | 舌红有裂纹,少苔,或无苔,或花剥苔 | 细数无力 |
| 肾阳虚 | 崩漏,经色淡暗,经行泄泻,带下清稀,妊娠水肿,胎动不安,不孕 | 腰膝冷痛,畏寒肢冷,小便清长,夜尿多,五更泄泻,性欲减退 | 舌淡嫩,苔白润 | 沉迟细弱,尺部尤甚 |

表4-2　围产病证肝病辨证简表

| 证型 | 专科证候 | 全身证候 | 舌象 | 脉象 |
|---|---|---|---|---|
| 肝郁气滞 | 月经先后无定期,色暗有块,痛经,经前乳胀,闭经,不孕,缺乳 | 胸胁胀痛,腹满,纳差,善太息,精神抑郁 | 舌质暗红,苔薄白 | 弦 |
| 肝郁化热 | 月经先期,量多,崩漏,经行吐衄,乳汁自出 | 头晕头痛,目眩,耳鸣,口苦咽干,心烦易怒,或目赤肿痛 | 舌边红,苔薄黄 | 弦数 |
| 肝经湿热 | 带下量多,色黄或黄白相间,质稠,臭秽,月经不调,面部痤疮,阴痒,外阴肿痛,阴疮等 | 胸闷胁痛,口苦纳呆,心烦易怒,小便黄赤、涩痛,大便溏 | 舌红,苔黄腻 | 滑数或弦数有力 |
| 肝阳上亢 | 子晕、先兆子痫、绝经前后诸证 | 头晕头痛,面红眼花,耳鸣耳聋,失眠多梦,震颤,烦满欲呕,四肢发麻 | 舌红,苔薄黄或少苔 | 弦细 |
| 肝风内动 | 子痫,产后痉证 | 头晕头痛,语言不利,颈项强直,昏不知人,四肢抽搐,痉厥 | 舌红或绛,无苔或花剥苔 | 弦细或细数 |

表 4-3　围产病证脾病辨证简表

| 证型 | | 专科证候 | 全身证候 | 舌象 | 脉象 |
|---|---|---|---|---|---|
| 脾失健运 | 脾虚血少 | 月经后期、量少,闭经 | 面色萎黄,头晕心悸,神疲肢倦,纳谷不香,失眠多梦 | 舌淡苔薄白 | 细弱 |
| | 脾虚湿盛 | 月经后期,闭经,不孕,经行泄泻,带下黄白,子肿 | 形体虚胖,头晕且重,胸脘痞闷,口淡腻,有痰涎,大便溏 | 苔薄白微黄腻 | 滑或缓滑 |
| 脾失统摄 | | 月经先期、量多,崩漏,乳汁自出 | 面色苍白,少气懒言,小腹坠胀 | 舌淡胖有齿印,苔薄白 | 缓弱 |
| 脾虚下陷 | | 崩漏,经色淡,质清稀,产后血晕,阴挺 | 面色无华,短气懒言,四肢倦怠,小腹空坠 | 舌淡苔白 | 沉弱 |

## 三、气血辨证要点

围产病证有病在气分和病在血分之别,而气分病和血分病又各有寒热、虚实之辨。临床需根据证候表现,结合全身症状、舌脉与体质情况进行综合分析。辨证要点见表4-4、表4-5。

表 4-4　血分病辨证要点

| 证型 | 专科证候 | 全身证候 | 舌象 | 脉象 |
|---|---|---|---|---|
| 血虚 | 月经后期、量少,经色淡,质稀,痛经,闭经,胎动不安,胎萎不长,产后腹痛,产后发热,产后身痛,缺乳,不孕 | 面色苍白,唇色淡白,头晕眼花,指甲无华,肌肤不润,心悸失眠 | 舌淡,苔薄白 | 细无力 |
| 血瘀 | 痛经,经量或多或少,经色紫暗,有血块。异位妊娠,胎死不下,产后恶露不绝,产后身痛,癥瘕,不孕 | 小腹疼痛或结块,肌肤甲错,口干不喜饮 | 舌质暗红,有瘀点或瘀斑 | 弦或弦涩 |
| 血热 | 月经先期,经色鲜红或紫红,质稠,经期延长,崩漏,胎漏,胎动不安,产后恶露不绝 | 面红唇赤,口干咽燥,发热,心烦胸闷,头痛目赤 | 舌红,苔黄或少苔 | 数或细数 |
| 血寒 | 月经后期,经量少,色暗滞有块,闭经,痛经,妊娠腹痛,产后胞衣不下,癥瘕,不孕 | 实寒者,面色青白,下腹冷痛,喜温拒按;虚寒者,下腹绵绵作痛,喜温喜按 | 实寒者,舌暗苔白;虚寒者,舌淡,苔白润 | 沉紧或沉迟无力 |

表 4-5 气分病辨证要点

| 证型 | 专科证候 | 全身证候 | 舌象 | 脉象 |
|---|---|---|---|---|
| 气虚 | 月经先期、量多,经期延长,经色淡,质稀。产后恶露不绝,产后自汗、小便不通,阴挺 | 面色不华,短气懒言,倦怠无力,头晕,汗多 | 舌淡,苔薄白 | 虚弱 |
| 气滞 | 月经后期、量少,经色暗有小血块,闭经,经行乳胀,子肿,产后缺乳,癥瘕 | 面色晦暗,胸闷不舒,少腹、两胁胀痛,或气聚成块,推之可移 | 舌淡红或暗红 | 弦 |
| 气逆 | 妊娠恶阻,经行吐衄 | 头晕头痛,烦躁,咳逆喘息,恶心呕吐 | 舌红 | 弦 |
| 气陷 | 崩漏、滑胎、阴挺 | 面色苍白,气短喘息,神疲乏力,小腹下坠 | 舌淡白 | 弱无力 |

## 学习小结

1. **学习内容** 见图 4-1、4-2。

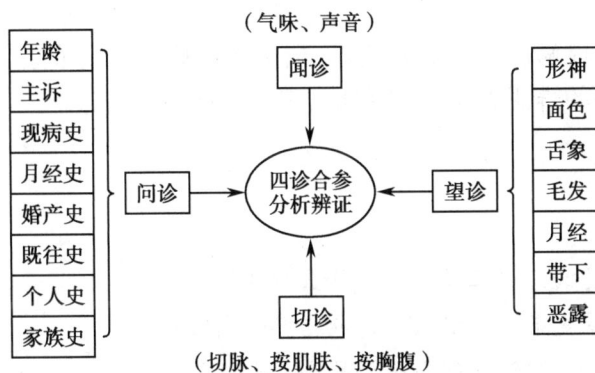

图 4-1 围产疾病的诊断概要

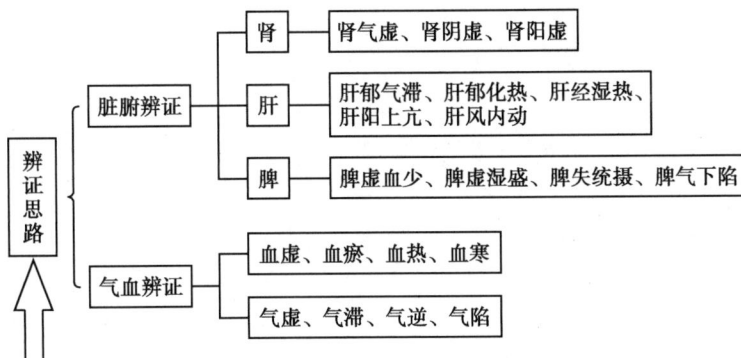

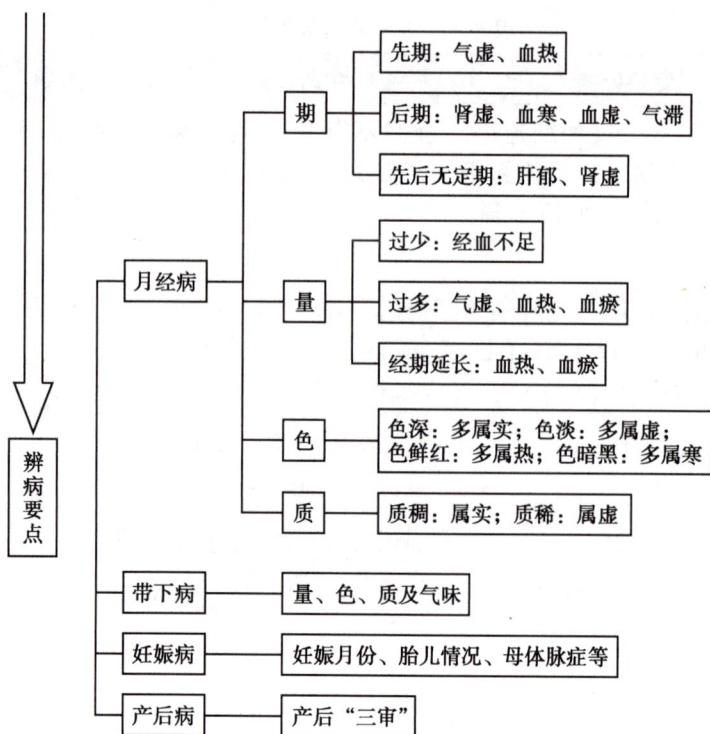

图 4-2 围产疾病的辨证概要

2. **学习目标** 能够应用四诊方法，完成围产疾病的病史采集、整理和书写；掌握经、带、胎、产、杂病的辨证要点，熟悉脏腑、气血辨证的要点。

## 复习思考题

1. 围产疾病的四诊内容与重点有什么特点？
2. 围产疾病病史采集与病历书写包括哪些内容？
3. 围产疾病脏腑辨证和气血辨证的要点有哪些？

# 第五章　围产病证的治护概要

中医围产病证的治疗，必须在遵循辨证论治的前提下，且须考虑西医对应疾病，辨证与辨病相结合，掌握"异病同治""同病异治"的两大原则，相互配合、灵活运用，以达到使患者的病理状态尽快恢复为生理状态的目的。中医治疗围产疾病，主要注重脏腑、气血、冲任的整体调摄，此属内治法；有时亦须采取局部疗法，此属外治法。若属脏腑气血病变，应以内服药为主；若系局部病变，则可单用或兼用外治法处理。另外，如血崩证、急腹痛证、高热证、厥脱证等危急重症，应遵循"急则治其标，缓则治其本"的原则。

## 第一节　内　治　法

内治法是中医围产病证的主要治疗方法，包括调理脏腑、调理气血、调理奇经和中药周期疗法。

### 一、调理脏腑

#### （一）滋肾补肾

补肾法是治疗围产病证最重要的治法，具体应用时又有滋养肾阴、温补肾阳和补益肾气之分。

**1. 滋养肾阴**　肾阴不足或肾精亏损，治宜滋肾养阴，填精益髓。常用药如熟地黄、黄精、墨旱莲、女贞子、龟甲胶、阿胶、紫河车、枸杞子、肉苁蓉、蛤蚧等，常用方如六味地黄丸、归肾丸、左归丸、左归饮、河车大造丸、大补阴丸等。

**2. 温补肾阳**　肾阳不足，命门火衰，治宜温补肾阳，即"益火之源，以消阴翳"。常用药如附子、肉桂、巴戟天、紫石英、淫羊藿、仙茅、补骨脂、菟丝子、鹿角霜、鹿茸、益智仁、蛇床子、覆盆子等，常用方如右归丸、右归饮、温中汤、桂枝附子汤、甘草附子汤等。

**3. 补益肾气**　肾气虚，封藏失司，治宜补益肾气。常用药如菟丝子、续断、桑寄生、金樱子、莲子肉、芡实之类，并加入人参、黄芪、炙甘草等补气药，使阳生阴长，肾气自旺。常用方如肾气丸、寿胎丸、归肾丸、固阴煎、集灵膏、两仪膏等。

肾阴阳两虚者，治宜肾阴阳并补，常用方如龟鹿二仙膏、肾气丸等。

滋肾补肾法是治疗围产疾病的一种重要治法，临证时除正确选用滋肾药或温肾药外，还须注意调节肾阴阳的平衡。《景岳全书·新方八阵》云："善补阳者，必于阴中求阳，则阳得阴助而生化无穷；善补阴者，必于阳中求阴，则阴得阳升而泉源不竭。"近代妇科领域对补肾法的研究最为广泛，在"肾主生殖"理论指导下，大量研究揭示了补肾中药对下丘脑 - 垂体 - 卵巢性腺功能有调节作用，并对神经 - 内分泌 - 免疫网络有重要影响，这正是补肾中药在调经、种子、安胎等疾病中的药效学基础。

### （二）疏肝养肝

疏肝养肝是治疗围产病证的重要法则，具体运用时又有疏肝解郁、清肝泻火、养血柔肝等法。

**1. 疏肝解郁**　肝气郁结，疏泄失常，则导致冲任气血失调，治宜疏肝解郁、理气调经。常用药如柴胡、郁金、川楝子、香附、青皮、橘叶、玫瑰花、白芍等。常用方如柴胡疏肝散、四逆散、越鞠丸、宣郁通经汤、定经汤等。凡肝郁气盛克脾土者，宜在疏肝方中，佐以健脾之品，常用方如逍遥散。

**2. 养血柔肝**　肝血虚，营阴不足，治宜滋阴补血，养肝调经。常用药如女贞子、熟地黄、白芍、桑椹子、枸杞子、墨旱莲、制首乌、当归、桑寄生、沙参、玉竹等。常用方有杞菊地黄丸、一贯煎、一阴煎、养精种玉汤等。

补肾法与养肝法往往同用。肝肾同源，肝主疏泄，肾司闭藏，一开一阖，一泄一藏，相互协调，以维持月经及妊娠的定期藏泻。此外，肝肾为冲任之本，冲为血海，与肝经关系密切；任主胞胎，与肾经直接有关，故临床上往往通过滋补肝肾以调养冲任。

### （三）健脾和胃

健脾和胃以助气血生化之源是围产病证常用的治法。

**1. 健脾益气**　脾虚则运化水谷不健，气血生化不足，治宜补脾益气。常用药如党参、白术、茯苓、扁豆、黄芪、砂仁、莲子肉、山药、大枣等。常用方如四君子汤、参苓白术散等。

**2. 益气升阳**　若脾虚甚而致中气下陷者，宜补中益气，升阳举陷，可重用黄芪、人参、白术，佐以升麻、柴胡以升阳，常用方如举元煎、补中益气汤等。

**3. 补脾摄血**　脾虚失于统摄，治宜补脾摄血，可于补脾益气药中加入姜炭、荆芥炭、艾叶、煅龙骨、煅牡蛎、山茱萸、五倍子、赤石脂等止血固涩之药，常用方如归脾汤、固本止崩汤。

**4. 健脾化湿**　脾虚水湿运化失调者，则湿从内生，治宜健脾化湿，可于补脾药中加入苍术、白芷、升麻、柴胡等燥湿升阳利水之品，常用方如完带汤等。

**5. 和胃降逆**　脾胃气虚之胃失和降，治宜和胃降逆止呕，常用方如香砂六君子汤、小半夏加茯苓汤等。

## 二、调理气血

女性机体常处于气血相对不平衡的状态之中形成了致病因素，易于侵扰气血；反之，如脏腑失调、经络失畅，又常影响气血，故调理气血为治疗围产疾病的重要大法之一。病在气分，以治气为主，治血为佐；病在血分，以治血为主，治气为佐；气血同病，当根据气或血病变的轻重主次，决定治法的主从而治之。

（一）补益气血

1. **补气固摄**　气虚冲任不固，治宜补气固摄。常用药如党参、白术、黄芪、炙甘草等，常用方如四君子汤、独参汤、举元煎、补中益气汤等。

2. **养血益精**　精血不足，冲任虚损，治宜补血填精。常用药如当归、制首乌、熟地黄、阿胶、枸杞子、龙眼肉、黄精、紫河车、鸡血藤、鹿茸等。常用方如四物汤、当归补血汤、滋血汤、人参养荣汤等。

（二）理气行滞

肝失条达，气机郁滞，冲任失调，治宜理气行滞。常用药如香附、乌药、木香、小茴香、橘叶、大腹皮、枳壳、川厚朴、紫苏梗等，常用方如逍遥散、金铃子散、加味乌药汤、香棱丸等。

（三）活血化瘀

瘀血内阻，冲任不畅可导致围产病证的发生。寒凝、热结、气滞、气虚均可导致血瘀。常用的治法有活血祛瘀、祛瘀消癥和祛瘀止血等。

1. **活血祛瘀**　瘀血留滞于胞宫、胞络、胞脉或脏腑、经络之间，则气血运行不畅，治宜活血祛瘀。常用药如桃仁、红花、当归尾、川芎、益母草、泽兰、赤芍、丹参、凌霄花、刘寄奴等。常用方如血府逐瘀汤、少腹逐瘀汤、膈下逐瘀汤、生化汤、失笑散等。

2. **祛瘀消癥**　瘀积日久，可结而成癥，遂致癥瘕、异位妊娠、子宫内膜异位症等，治宜活血化瘀，软坚散结，常用药如三棱、莪术、苏木、水蛭、虻虫等，常用方如桂枝茯苓丸、大黄䗪虫丸等。

3. **祛瘀止血**　瘀阻冲任，新血不得归经而致月经过多、崩漏、产后恶露不绝，宜佐用化瘀止血药以标本同治，即祛瘀止血法。常用药如三七、蒲黄、五灵脂、益母草、花蕊石、大蓟、小蓟、血竭、荆芥炭等，常用方如失笑散、花蕊石散等。

（四）温经散寒

寒邪客于冲任、胞宫、胞脉、胞络，血为寒凝致血行不畅，治宜温经散寒。常用药如肉桂、附子、桂枝、艾叶、小茴香、丁香、干姜、吴茱萸、荜茇等。常用方如温胞饮、温经汤、附子理中丸、当归四逆汤等。凡因虚寒内生致病者，多兼精血不足，治宜温经散寒，养血益精，可于温经散寒药中加入鹿茸、肉苁蓉、制首乌、熟地黄之类，常用方如右归丸、艾附暖宫丸等。

（五）清热凉血

血热有实热、虚热之不同，热邪与血搏结，损伤冲任，迫血妄行，导致月经先期、量多、崩漏、产后恶露不绝、产后发热等病，治疗宜清热凉血为主。常用代表方如清经散、两地汤之类。常用药物即清气泻热与凉血药物，如水牛角、生地黄、牡丹皮、玄参、白芍之类。

（六）祛湿化痰

痰湿内蕴，下注冲任，治宜利湿除痰。常用利湿药如泽泻、薏苡仁、通草、车前子、滑石、猪苓等。湿从寒化则为寒湿，治宜温化水湿，可在利湿药中加入苍术、生姜皮、大腹皮、草果、砂仁等温化之品，常用方如全生白术散、健固汤等；湿从热化则为湿热，治宜清热利湿,可在利湿药中加入茵陈、败酱草、萆薢等,常用方如止带汤、萆薢渗湿汤等。脾失健运,聚液成痰,治宜燥湿化痰,常用药如皂角刺、半夏、陈皮、石菖蒲、贝母等,常用方如苍附导痰丸、涤痰汤等。

## 三、调理奇经

冲、任、督三脉通过带脉的纽带作用与十二经、五脏六腑相联系,犹如江河与湖泽的关系,起到互相调节与滋养的作用,尤其冲任二脉,不仅与女性生理密切相关,而且在围产疾病的发病机制中占有重要地位。调理奇经以治疗围产疾病,主要在于调理冲、任、督、带,着重从调肝肾、暖胞宫、填精髓、通血脉等方面着手,常用治法有补益奇经、固摄奇经、通利奇经、镇安奇经等。如冲任虚寒,督脉虚损,治宜温督脉、补冲任、暖带脉,常用药如鹿茸、鹿角胶、鹿角霜、附子、肉桂、川椒、蛇床子、艾叶、桂枝、细辛、紫石英、补骨脂、续断、核桃仁、猪脊髓等,常用方如斑龙丸、温脐化湿汤、温冲汤等。

## 四、周期疗法

周期疗法是根据月经周期不同时期肾阴阳转化、消长节律和气血盈亏变化的规律,结合围产病证的病机特点进行分期用药,以调整肾-天癸-冲任-胞宫轴功能的一种治法。目前各中药周期疗法的应用与药物选择虽不尽相同,但多遵循滋肾养血-补肾活血-调补肾阴肾阳-活血化瘀的序贯立法原则,属于中医的时间治疗法,常用于月经不调、崩漏、闭经、不孕症等的治疗。

1. **经后期**　月经后血海相对空虚,经后期为胞宫在肾气作用下逐渐蓄积阴精之期,治法上以滋肾益阴养血为主,常用药如熟地黄、山茱萸、山药、当归、枸杞子、菟丝子、紫河车等,常用方如归肾丸等。

2. **经间期**　为重阴必阳的转化期,阴精充盛,由阴转阳,冲任气血活动旺盛,治宜促进阴阳转化,并疏通冲任血气,常用药如肉桂或桂枝、淫羊藿、当归、丹参、赤芍、桃仁、香附等。

3. **经前期**　为阳长期,治宜平补肾气,使阴充阳长,以维持肾阴阳相对平衡状态,常用药如菟丝子、续断、桑寄生、杜仲、熟地黄等,助孕者常用方如寿胎丸,调经者用定经汤等。

4. **行经期**　为重阳必阴的转化期,血海满盈而溢下,治宜活血调经,因势利导,推动气血运行,使经血通畅,常用药如当归、赤芍、熟地黄、香附、丹参、枳壳、泽兰、茺蔚子、牛膝、路路通、王不留行等,常用方如桃红四物汤。

周期疗法根据月经生理特点立法,临证时还应按不同病种的不同病理变化灵活运用。中医周期疗法并非局限于中药治疗,可根据周期疗法的原则,配合针灸、推拿等外治法,也具有良好的辅助作用。

围产病证内治法的应用,还应根据脏腑间的生克制化关系,注意脏腑、天癸、冲任之间的密切联系,脏腑与气血、经络综合调治,并参照女性不同年龄阶段及经、孕、产、乳不同时期的生理和病理特点,有所侧重地立法施治。

# 第二节　外　治　法

外治法是中医治疗学的重要组成部分之一,在围产病证临床治疗中的应用历史悠久,内容丰富。早在《金匮要略方论》中就有多种外治法的记载,如"少阴脉滑而数者,阴中即生疮,阴中蚀疮烂者,狼牙汤洗之",在用法上还详细记载了"以绵缠筋如茧,浸汤沥阴中,日四遍"。同时还记载了温阴中坐药——蛇床子散,"以白粉少许,和令相得,如枣大,绵裹内之,自然温"。后世妇科专著中对妇科外治法也有大量记载,如外阴熏洗、阴道冲洗、阴道纳药、肛门导入、外敷、热熨、灸治、针刺、割治、切开排脓等,根据病情设方取法,以取得杀虫、清热、解毒、止痒、止带、止痛、止血、祛寒、消肿、排脓、生肌等疗效。

近代围产病证的外治又有所发展,如敷贴、热熨、针灸、冲洗、药物离子导入法、中药宫腔内注入、中药保留灌肠、中药穴位注射、激光穴位辐照等治法,为中药治疗围产病证开辟了多方法、多途径给药的新思路,不仅可以达到治疗效果,还可减少药物对胃肠和肝肾的副作用。现在围产病证常用的外治法有外阴熏洗法、阴道冲洗法、阴道纳药法、贴敷法、热熨法、腐蚀法等,可使药物直达病所,取得疗效。

妇产科外治法最常用于前阴诸病,病变部位主要表现在前阴局部,但这些局部病变可累及全身,同样有些前阴病又是全身病变在外阴局部的反应。所以治疗上既要以外治法局部用药,又要结合内治法进行整体调治。

外治法一般在非行经期进行,凡阴道出血或患处出血、溃疡者禁用,妊娠期慎用。阴户熏洗、阴道冲洗等治疗期间应避免性生活,内裤、浴具需进行清洁消毒,必要时应同时治疗性伴侣,以免交叉感染而影响疗效。肛门导入、下腹部敷熨前最好排空直肠和膀胱,利于药物的渗透及吸收。

## 一、外阴熏洗

此法是将煎好的中药蒸气向阴户进行熏蒸,以及用温度适宜的药液进行淋洗和浸浴的一种外治方法。其机制主要是借助药液的热度温通经络,促使药物的渗透和吸收,达到清热解毒、止带消肿的目的,常用于阴疮、阴痒、带下病等。常用药物以清热解毒药为主,如白花蛇舌草、蒲公英、紫花地丁、虎杖、黄柏、连翘等。

使用注意:将所用药物包煎,煮沸 20～30 分钟后方可外用。同时将药水倾入专用盆内,趁热熏洗患部,先熏后洗,待温度适中可以洗涤外阴或坐盆,每次 10 分钟。

## 二、阴道冲洗

此法是用阴道冲洗器将中药药液注入阴道,在清洁阴道的同时使药液直接作用于阴道而达到治疗目的,常用于盆腔或阴道手术前的准备,以及带下病、阴痒等的治疗。冲洗药物应根据冲洗目的而选用。若为了手术前的准备,可用普通的皮肤、黏膜消毒剂,如 1∶1 000 苯扎溴铵溶液等;如用于治疗带下病、外阴瘙痒,则结合阴道分泌物检查结果选用中药。常用中药如忍冬藤、苦参、白鲜皮、蛇床子、蒲公英、黄柏等清热解毒、利湿杀虫药,以及荆芥、薄荷、防风、白芷等祛风止痒药。

使用注意:将所用药物包煎,煮沸 20～30 分钟后,待药水温度适宜(与体温基本一致)时,置阴道冲洗器内进行冲洗。月经期停用,妊娠期慎用。

### 三、阴道纳药

此法是用中药研成细末或制成栓剂、胶囊、膏剂等剂型,纳入阴道以达到治疗目的。常用于治疗带下病、阴痒等证,其主要机制是利用药物留置阴道内,使局部药物浓度较高,作用时间长,且直接接触患病部位,药物能发挥直接的治疗作用。常用清热解毒药如黄连、黄柏、虎杖等;解毒去腐药有百部、蛇床子、五倍子、硼砂、枯矾等;收敛生肌药有白及、珍珠末等;收敛止血药如炉甘石、炒蒲黄、血竭等。临床常根据病变的寒、热、湿、虫等不同病因和病变的不同部位配伍组方,或选用妇炎平胶囊、宫颈炎康栓等中成药。

使用注意:若为栓剂、片剂或胶囊等,可嘱患者清洗外阴后,自行放置于阴道后穹隆;膏剂可涂于无菌纱布上,粉剂及药液可以蘸在带线棉球上,由医务人员按常规操作置于创面上,棉线尾露出阴道口外 2～3cm,以便患者隔日取出。若带下量多,宜先行冲洗阴道,清除白带后再行纳药为佳。

### 四、中药外敷

此法是将外治药物的水剂或制成的膏剂、散剂等,直接贴敷在患部,达到解毒、消肿、止痛、利尿或托脓生肌等治疗作用的一种方法。常用于治疗围产痛证,如痛经、盆腔炎腹痛、产后腹痛、产后外阴肿痛、妇产科术后腹痛等,也用于产后尿闭、癥瘕和不孕症等。常用清热解毒、行气活血、温经散寒、消肿散结、通络止痛、生肌排脓类中药。

使用注意:用水剂时可将无菌纱布浸满药水,贴敷于患处;用散剂可直接撒布于破溃的创面上;膏剂可涂于无菌纱布上,贴敷于患处,然后覆盖纱布固定。每日或隔日换药 1 次,至痊愈为止。

围产病证的外治法种类繁多,主要包括妇产科外治技术和中医护理技术两大类,且随着临床新技术、新科技的研发,不断有新兴的结合中医药的外治法应用到临床,此处限于篇幅,仅重点介绍以上四种方法,本书附篇中较为详细地介绍了中医护理技术的基础和实践知识,可供补充和参考。

围产病证的外治法各有特点,临床上应根据具体病证灵活选择,交替应用或 2～3 种外治法为一组,同时注意配合内治法,以达到最佳的治疗效果。

## 第三节　围产病证临床护理的方法

中医临床护理的精髓是辨证施护,在围产病证的护理中亦应谨守辨证施护的基本原则和方法。辨证施护即从整体观出发,运用中医理论,将四诊所收集的有关资料进行综合分析,判断疾病的病因、病变部位、性质、邪正盛衰等情况,以及各种病变间的关系,从而制订相应的施护原则与方法。

因此,辨证与施护在围产病证的护理过程中是相互联系、不可分割的,辨证是施护的前提和依据。在长期的医疗及护理实践中,中医护理学形成了一套比较完整的辨证理论及辨证施护的体系,如八纲辨证、脏腑辨证、气血津液辨证等。围产病证以八纲辨证为纲领,采用的辨证方法主要是脏腑辨证和气血辨证,各种辨证方法相互独立又相互联系,具体内容及应用前章已有介绍,此处不再赘述。本节主要介绍辨证施护的程序和中医护理的基本措施。

## 一、辨证施护程序

### (一)收集辨证资料

通过望、闻、问、切四诊方法收集患者健康和疾病的资料,观察和了解病情,从而为提出护理问题、制订护理措施和进行辨证施护提供依据。资料信息包括患者的病史、症状、体征、医技辅助检查等,同时还要了解患者的生活习惯、饮食起居、情志状态、家庭状况、社会环境及患者对疾病的认知等。

正确、灵活地运用望、闻、问、切的方法,才能收集到可靠的资料,四诊合参进行辨证分析,以便采取适当的护理措施。如运用望诊可以观察患者全身和局部的情况,了解疾病的本质;运用闻诊可通过听患者的声音和闻其气味的变化,辨别疾病的虚实;运用问诊可以了解疾病的发生和发展经过、目前的症状及其他与疾病有关的情况,从而全面了解病情;运用切诊为患者切脉和接触肌肤、脘腹、四肢,可以探明疾病的性质。

### (二)分析判断病情

临床病证的病因病机不同,病情复杂多变,表现形式也因人而异。辨证时应根据四诊所得到的疾病和健康资料,运用八纲辨证、脏腑辨证等方法,分析辨清患者的病因、病位、病性,判断患者现存的和潜在的健康问题,为制订护理计划打下基础。

目前,中医护理问题的类型、组成形式以及陈述方式主要是参照西医护理问题的模式。在现代护理观和整体观的指导下,运用辨证分析的结果,按照先后、主次顺序归纳出需要通过护理手段来解决或部分解决的患者身心存在的和潜在的健康问题,即是形成中医护理诊断的过程。应优先解决生理需要,并以动态的、发展的眼光看待疾病,随着病情的变化随时修订护理问题。护理问题的提出可按 PES 公式(P 即 problem,护理诊断名称;E 即 etiology,相关因素;S 即 symptoms and sign,症状和体征)表述,需说明提出护理问题的依据、原因等,其原因最好用中医理论说明,如咳痰困难(与肺热壅盛、痰黄黏稠有关)。

### (三)制订护理方案

作出护理诊断后,要根据患者现存的或潜在的健康问题,制订出要达到的预期目标和解决健康问题的护理方案。护理方案的制订应遵循辨证施护的原则,牢牢把握病机特点,灵活地遵照同病异护、异病同护、顺者逆护、逆者正护等护理原则。患者病情多因时、因地、因人而异,故在护理时要根据患者的具体情况决定,不可千篇一律,体现出"因人、因地、因时制宜"的护理原则,所制订的护理措施要具体、切实可行,真正落实到患者身上。

### (四)实施护理措施

按照"急则护标,缓则护本,标本同护"的护理原则,根据不同的证型实施相应的系统化整体护理,并注意观察护理效果及病证转归情况,及时调整护理计划,在辨证施护原则指导下,三因制宜,采取个性化的、有效的护理措施。

### （五）客观评价记录

护理记录是患者在住院期间,护理人员对患者实施护理措施、进行整体护理全过程的记录,具有真实性、动态性,亦是评价患者的健康问题是否解决的记录。护理人员在按照护理计划制订的预期目标对患者实施护理措施的同时,应不断观察患者病情与情志的发展、变化等,通过各种反馈信息对施护效果进行评价。评价的目的是了解实施一系列有计划的护理措施后,患者健康问题是否得到真正的解决,现存的护理问题是什么,下一步应如何进行。因此,护理记录要及时、准确。虽然各医院的记录格式不同,但都包含护理问题、护理措施、评价结果。在临床上要根据具体情况修订或终止护理计划,以提高护理效果。

### （六）进行健康教育

健康教育是整体护理中的一项重要内容,通过健康教育可以使患者掌握自我调养、自我保健的方法。健康教育时必须遵循中医三因制宜的原则,针对每个患者的具体情况,从生活起居、情志调节、饮食调理、用药指导、运动保健、特殊指导等方面提出,以便患者在日常生活中使用,提高自我康复和保健的能力,促进患者机体恢复正常。

## 二、中医护理基本措施

中医护理基本措施包括预防护理、病情观察、生活起居护理、情志护理、饮食调护、用药护理和病后调护等。这些护理措施是辨证施护的重要内容之一,其实施恰当与否,直接影响疾病的发生、发展、转归及预后。

### （一）预防护理

"预防为先"是中医护理学的重要思想,也与现代医学理念不谋而合,是进行护理工作时必须贯彻始终的重要原则。

**1. 未病先防**    是指在疾病未发生之前,做好各方面的预防,以防止疾病的发生。未病先防必须从邪与正两个方面着手,确定具体的原则和方法。

（1）培养正气,提高抗病能力:正气的强弱是由体质决定的,它直接关系到人体的抗病能力。采取适当的方法调养身体、增强体质,使气血阴阳调和与充实,是培养正气、提高抗病能力的关键。培养正气的方法为顺应自然规律,天人相应;注重精神调养;饮食起居有常;重视身体锻炼;适当应用药物预防与人工免疫等。

（2）防止邪气的侵害:病邪疫毒是导致疾病发生的重要条件。要防止疾病的发生,除需平时注意增强体质、提高正气抗病能力外,还要注意防止病邪疫毒的侵害。饮食、环境要讲究卫生,防止水源、环境、食物被污染,避免病从口入。生活起居要"顺四时而适寒温",保持肌腠坚实,卫气固密,使邪气无隙可乘。在日常生活和劳作之中,要防止金刃、跌打、枪弹、虫兽咬伤等意外伤害。女性需注意外阴清洁,特别是月经期、产褥期等,同时避免此时进行性生活,以防贼邪趁宫口未闭之时侵袭人体。

**2. 既病防变**    是指疾病已经发生,则应力求做到早诊断、早治疗,防止疾病的发展和传变。

（1）早诊断、早治疗：疾病一旦发生，应立即进行诊断和治疗，可使疾病愈于初期阶段，这是防止疾病发展和传变的重要而有效的方法。《素问·阴阳应象大论》说："邪风之至，疾如风雨，故善治者治皮毛，其次治肌肤，其次治筋脉，其次治六腑，其次治五脏。治五脏者，半生半死也。"这说明外邪侵入人体，如果不做及时处理，病邪就步步深入，侵犯内脏，病情愈来愈重，治疗就愈困难。一些围产病证在发作前或初起之时，常会出现一些征兆，如能捕捉这些征兆，及早做出正确诊断，可收到事半功倍的效果。如子痫发生之前，常有头痛眩晕、面部肌肉跳动、眼花胸闷等症状，如能抓住这些征兆，及早治疗，可减少患者痛苦，增加母婴健康的机会。

（2）防止病情发展与传变：古称"先安未受邪之地"，是指根据五行生克乘侮原理，掌握疾病传变规律，先保护人体正气和未受病邪侵犯之处。《金匮要略》中首先提出："所谓治未病者，见肝之病，知肝传脾，当先实脾。"说明对传经的病变，在治疗和护理上需采取适当措施，防止未受邪之地被病邪侵害。如肝病未及脾时，护理上要注意调理脾胃，及时给予健脾之品以振中土，这样不但可杜邪传脾，防患于未然，而且可通过实脾以制肝木之横逆，同时，还可防止因脏腑病变，迁延日久，损至肾脏等。

**（二）病情观察**

病情观察是指护士在临床工作中积极启动感觉器官及辅助工具，有计划、有目的地考察某个患者、某种现象或事物，并结合大脑的积极思维，从而判断不同原因所致的变化和所需处理的过程。病情观察是护理工作中的一项重要内容，全面、细致、及时、准确地进行病情观察，发现病情变化，可为疾病的诊断、治疗和护理，以及并发症的预防提供依据。

**1. 病情观察的方法**

（1）运用四诊方法，观察病情变化：望、闻、问、切是通过感觉器官去了解疾病发生发展的四种方法，是中医诊察病情的基本方法。护理人员运用"四诊"的方法，结合现代护理的仪器设备，对患者进行有目的的病情观察，收集资料，为正确进行辨证施护提供依据。

（2）开展辨证分析，实施护理计划：将四诊所获得的病情资料，运用各种辨证方法进行分析，综合概括，进一步判断与确定疾病的原因、性质、部位，为制定护理计划和实施护理措施提供可靠依据。临床常用的辨证方法有八纲辨证、脏腑辨证、卫气营血辨证、三焦辨证、六经辨证、经络辨证、气血津液辨证等。在计划实施过程中，应每天观察患者的病情变化、情绪、药物治疗的效果和反应，各种技术操作前后患者的情志与身体上的一些变化，随时对计划进行修改和补充，使护理措施更为科学、合理、切实可行，进一步提高护理质量。

（3）中西融合，古今并用：病情观察的方法很多，除中医的望、闻、问、切和西医的视、触、叩、听、嗅外，随着医疗技术的发展，新的监测设备不断涌现，监测手段不断提高，我们不能拘泥于传统的观察方法，也不能完全依赖现代检测仪器，应本着灵活运用、择优选取、中西医结合、洋为中用、古为今用的态度，以便能及时发现患者机体和病情变化，有效提高医疗和护理质量，更好地为广大患者服务。

**2. 病情观察的内容**

（1）一般状况：包括神、面色、形体姿态、声音、气味、头面颈项、五官、四肢、齿、咽喉、皮肤、体温、脉搏、呼吸、血压、睡眠、饮食、体重等。这些内容简单易取,但却十分重要。例如,神的改变,得神与失神能反映机体正气的盛衰和脏腑功能的变化,对疾病的治疗和预后有较大的意义。

(2)主要症状与体征:须全面、详细地了解主要症状和体征发生的时间、部位、性质、诱发因素及伴随症状等,并及时注意其变化。对症状体征的观察和描述要准确、客观,如观察子肿者的水肿情况,在目测的同时应结合称体重、量腹围的方法。

(3)舌象与脉象:舌象是病情观察的重要内容,主要是望舌质和舌苔两方面。舌象的变化,能迅速客观地反映正气的盛衰、病邪的深浅、邪气的性质、病情的进展,是判断疾病转归和预后的重要依据。脉象能反映全身脏腑功能,气血、阴阳的生理病理信息,是窥视体内功能变化的窗口,可以判断疾病的病位与推断疾病的预后,从而为诊断提供重要依据。通过诊脉还可以了解围产女性气血的虚实、阴阳的盛衰、脏腑功能的强弱,以及邪正力量的消长等,结合其他观察内容可采取相应的护理措施。

(4)各种排泄物:通过观察排泄物如大小便、呕吐物、痰液、汗液,特别是女性经带、恶露等的形、色、量、质的变化,了解脏腑的病变和邪气的性质。

(5)药物或其他治疗手段的效果与反应:药物治疗以及针刺、艾灸、耳穴压豆、拔罐等中医护理技术是临床常用的治疗方法,护理人员应注意观察其疗效及副作用,如使用针刺有无晕针等情况,使用红花、三棱、莪术后有无异常阴道出血等症状。

(6)情志变化:各种异常的情绪改变可直接损伤脏腑而致病或加重原有病情,反之,各种疾病也会引起相应的情绪变化。如大怒会引起子痫的发生,胎动不安患者久卧病床也会引起抑郁、焦虑等情绪改变。因此护理人员应充分了解患者的精神状态及情绪变化。

**(三)生活起居护理**

生活起居护理是指患者在患病期间,护理人员根据病情予以相应的指导和护理,其目的是保养患者的正气,调整机体内外阴阳的平衡,增强机体抗御外邪的能力,促进疾病的治疗和康复。

**1. 起居有常**

(1)顺应四时,平衡阴阳:中医学认为,人与自然界是一个有机的整体,如《内经》所言,“人以天地之气生,合四时之法成”,因此应根据四时阴阳变化和自然界的规律指导患者生活起居。例如,在护理中应遵循“春夏养阳,秋冬养阴”的原则,春夏季节应指导患者夜卧早起,适当午睡,以顺应自然界阳盛阴衰的变化,保护阳气不要过分消耗;秋季应早卧早起,以顺应阳气之收,使肺气得以舒展;冬季阴气极盛,寒风凛冽,则需早卧晚起,保证充足的睡眠时间,以利于阳气潜藏,阴精积蓄。

(2)睡眠充足,适当锻炼:“服药千朝,不如独眠一宿”,睡眠不足,易损伤正气。患者应有充足的休息和睡眠时间,要督促患者养成按时就寝、按时起床的作息规律。重症患者则应卧床休息,但要避免昼息夜作,阴阳颠倒。睡前要神志安定,平心静气,可用热水泡脚、饮温热牛奶及足底按摩等,有助于睡眠。

在病情允许的情况下,凡能下床活动的患者每天都应保持适度的活动与锻炼。适度的活动能使气血流畅,筋骨坚实,提神爽志,增强抵御外邪的能力,有利于机体功能的恢复,尤其对脑力劳动者,适度的运动更能促进疾病的康复。

**2. 慎避外邪,形神共养**　患病之人正气虚弱,易于感受六淫或疫疠之气等外邪的侵袭。在生活起居护理中应遵循"虚邪贼风,避之有时"的原则,指导患者根据四时气候的变化及时添减衣物,在反常气候或遇到传染病流行时,要注意避之有时,或采取其他方式提高机体抗病能力,避免外邪的侵袭。

在生活起居护理中,既要注意形的保养,更要注意神的调摄。形是神的物质基础,神是形的外在表现,两者密切相关,相辅相成。所谓养形,是指通过适当的休息和活动,提供充足的营养和医疗条件,对人的五脏六腑、气血津液、四肢百骸、五官九窍等形体进行摄养和护理;所谓养神,是指应用各种方式调节患者的情志活动,使其达到情绪稳定、心平气和的精神状态,以利于疾病的康复。

**3. 劳逸适度**　精、气、神是人身三宝,正常的活动可使机体精气充沛而神旺,经络通畅,气血调和,肢节滑利,增强体质,提高抗病能力。孙思邈在《备急千金要方》中指出,"养性之道,常欲小劳,但莫大疲及强所不能堪耳"。护士应指导患者经常参加适度的劳作和运动,但不宜过于疲劳,不能勉强做力所不能及的运动;同时也应指导患者不能托病而久坐久卧,久卧则阳气不伸而伤气,久坐则血脉灌输不畅而伤肉。劳逸结合的程度应遵循"动静结合""形劳而不倦"的原则,根据病情的轻重和患者体质的强弱而定。妊娠期、产褥期、月经期或恢复期者每晨可做户外运动,如打太极拳、散步、慢跑、做保健操等,以舒筋活络,调和气血;急性期和危重患者则应卧床休息,病情好转后可在床上做适当的活动,如抬腿、翻身,以促进血脉流通,加快病情痊愈。

**(四)情志护理**

情志护理是指以中医基础理论为指导,以良好的护患关系为桥梁,应用科学的护理方法,改善和消除患者不良情绪状态,从而达到预防和治疗疾病目的一种方法。女多属阴,以血为先,其性多柔弱,一般比男性更易因情志为患。对于情志的刺激,以忧悲、哀思致病为多见。因此,更要重视对围产女性的情志护理。

**1. 情志护理的原则**

(1)诚挚体贴,全面照顾:由于角色、环境改变,患者常常产生焦虑、紧张、悲观、抑郁等情绪。护理人员应运用多学科的知识来处理患者的心理反应,了解患者日常生活情况、对疾病的看法、存在的思想问题、家庭角色关系、人际交往情况等,调动其主观能动性,帮助其树立战胜疾病的信心,以和蔼、诚恳的态度,同情、关怀的心情,协助患者适应新的社会角色。同时,还要注意病室内外环境的美化,饮食的照顾,睡眠的调节,社会支持系统的保障,从而使患者产生安全感和稳定、乐观的情绪,保持良好的精神状况,使脏腑、气血功能旺盛,促使疾病痊愈。

(2)因人施护,有的放矢:《灵枢·寿夭刚柔》中指出,"人之生也,有刚有柔,有弱有强,有短有长,有阴有阳。"患者由于家庭、职业、年龄、经济条件、知识经验、生活阅历、性格的不同,所患疾病及病程长短的不同,其心理状态也不同。因此,在情志护理过程中,应特别强调根据患者的体质、年龄、自然条件、社会环境、精神因素等特点因人施护。如新入院患者,由于环境陌生和生活不习惯,心情多显紧张或忧虑,担心自己的病情、工作或学习，对治疗有恐惧感。护理人员应主动向患者介绍自己的工作职责，用专业知识和技能照料患者，实事求是地引导患者和家属了解自己的疾病和预后，理解治疗和护理原则，以防期望过高造成失落、不信任、悲观失望。

（3）乐观豁达，怡情养性：孙思邈在《备急千金要方·养性序》中指出，"夫养性者，欲所习以成性，性自为善……性既自善，内外百病自然不生，祸乱灾害亦无由作，此养性之大经也。"修身养性，保持心情舒畅，能使机体神安气顺、心清形静、气血调和、脏腑功能平衡协调，从而有益于健康。对患者而言，不管其病情如何，乐观豁达的心情均可以促进疾病的康复。

（4）避免刺激，稳定情绪：人生病时，适应噪声的能力减弱，某些体质虚弱或痉证、痫证等的患者，听到轻微的声响就会坐立不安，心惊肉跳，影响睡眠与休息，甚至引起疾病发作。安静的环境则能使患者心情愉快、身体舒适、睡眠充足、饮食增加，有利于疾病的康复。因此护理人员在说话、行动与工作时应特别注意四轻，即说话轻、走路轻、操作轻、关门轻。对于前来探视患者的亲朋好友，可根据患者的具体病情，提醒探视者保持稳定情绪，言语平和，不要给患者带来各种不良刺激。

### 2. 情志护理的方法

（1）以情胜情法：以情胜情疗法创自于《内经》，是中医学独特的一种心理治疗方法。《素问·阴阳应象大论》指出，怒伤肝、悲胜怒；喜伤心、恐胜喜；思伤脾、怒胜思；忧伤肺、喜胜忧；恐伤肾、思胜恐。可见"以情胜情"的基本原理是"以偏纠偏"，就是有意识地采用另一种情志活动，去战胜和控制因某种情志刺激而引起的疾病，从而达到愈病的治疗方法。例如，恐胜喜，即是通过恐惧因素来收敛耗散的心神，克制大喜伤心，恢复心神功能的方法，本法常用于喜笑不休，心气涣散的病证及因过喜而致的情志失调。

在运用"以情胜情"方法时，要注意情志刺激的强度，使之超过或压倒致病的情志因素。如采用突然的刺激，或采用持续不断的强化刺激。此外，现代人领会上述方法的精神实质，可以采用其他相应方法，不可简单地生搬硬套。

（2）移情解惑法：移情，指排遣情思，使思想焦点转移至他处，在护理工作中，主要指采取一定的措施，将患者的精神注意力，从疾病转移到其他方面。常用的移情方法包括运动、音乐欣赏、书法绘画、读书赋诗、种花养鸟、弈棋垂钓，以及外出旅游等。在诸多方法中，音乐欣赏及书法绘画对陶冶情志最为有益。

解惑是通过一定的方法，解除患者对事物的误解和疑惑，从而恢复健康。俗语说，病者多疑，特别是性格抑郁、沉默寡言的患者更为突出。患者常常产生各种各样的疑惑或猜测，或小病疑大，或轻病疑重，或久病疑死，最终疑虑成疾，使无病之躯真的疑出一场大病。在护理工作中，应经常与患者一起分析病情，阐明本质，以解除其精神负担，使患者从迷惑中解脱出来。

（3）暗示法：暗示法是利用语言、动作或其他方式，也可以结合其他治疗方法，使被治疗者在不知不觉中受到积极暗示的影响，从而不加主观意志地接受心理医生的某种观点、信念、态度或指令，解除心理上的压力和负担，实现消除疾病症状或加重某种治疗方法效果的目的。暗示治疗的方法有很多，如言语暗示、药物暗示、手术暗示、情境暗示等。护理工作者对患者的鼓励、安慰、解释、保证等也都有暗示的成分。此外，患者还可以进行积极的自我暗示，如反复强化"一定能战胜疾病""吃药能治好病""医生能治好我的病""我能睡好觉"等意识，从而诱导脏腑功能向有序的方向发展。

（4）顺情从欲法：顺情从欲，是指顺从患者的意志、情绪，满足患者心身需要的一种治疗方法，适用于当某种个人欲望未能得到满足，遂致内怀深忧而生的情志病变。护理人员应鼓励患者毫无保留地进行倾诉，充分宣泄内心深处的心理矛盾和痛苦，将压抑已久的不愉快情绪、欲望与冲突等全部发泄出来，以排除心理障碍，恢复正常的情志活动，达到解除心理负荷的目的。

（5）情志导引法：中医认为，"心动则神摇""心静则神安"。情志导引法是我国古代将意疗与导引融为一体的独特制情方法，以自我训练为特点，具有调和气血之功，常用的具体疗法有气功疗法、以意导引法、吐音导引法、行为导引法等。

（6）药食法：选用适当的方药或食物，可调整五脏虚实，聪明益智，养心安神，疏肝理气，以达到调节情志活动的目的。

**（五）饮食调护**

**1. 饮食调护的基本要求**

（1）饮食有节，适时定量：饮食要适时、定量，不可过饥过饱，更不能暴饮暴食。过饥造成机体营养来源不足，影响健康；过饱会加重胃肠功能负担，影响消化和吸收。食无定时或忍饥不食，会扰乱胃肠消化的正常规律，使脾胃功能失调，消化能力减弱，影响营养的吸收和输送。

（2）合理膳食，不可偏嗜：食物有四气五味，各有归经，若饮食偏嗜则可导致人体脏腑阴阳失调而发生多种疾病。如过食肥甘厚味可助湿生痰、化热，或生疮疡、乳痈等病；过食生冷会损伤脾胃之阳气，而致寒湿内生，血脉凝滞，发生痛经、宫寒等寒证。因此患者的饮食应清淡，多样化，粗细相宜，寒热相适，质量兼顾，荤素搭配，比例适当，营养全面，三餐合理安排，做到饭、菜的色香味形俱全，美味可口，忌肥甘厚味，嗜食偏好。

（3）重视脾胃，注意卫生：脾胃为后天之本，气血生化之源，是人体消化饮食及生化气血的重要器官，脾胃功能的健全与否直接影响饮食的消化、吸收、输布。在饮食调护过程中，要重视脾胃功能的调理，不能片面追求营养摄入，强进滋补油腻之品，以免增加脾胃负担，导致病邪滞留，加重病势。

在饮食调护中还应注意食物宜新鲜，忌生冷、不洁食物，防止病从口入。进食的环境要整洁宁静，气氛要轻松愉快，以助于食物的消化吸收。指导患者饭前要洗手，饭后应漱口，不能食后即睡，饭后避免做剧烈运动，养成良好的饮食卫生习惯。

（4）辨证施食，相因相宜：病证有寒、热、虚、实之分，食物有四性五味之别。在饮食调护中应根据病证、病位、病性，以及人的年龄、体质、天时地理等诸多因素，结合食物的性味归经选择食物；遵循"寒者热之""热者寒之""虚则补之""实则泻之"的调护原则，注意不同疾病的饮食宜忌，做到因证施食、因时施食、因地施食和因人施食。如体胖者多痰湿，饮食宜清淡，多食蔬菜、瓜果，忌食肥甘厚腻、助湿生痰之品；脾胃功能虚弱者，如新产后，运化无力，宜食清淡、温热熟软之品，忌食生冷、黏硬、不易消化之品。

2. **食物的性味与功效**　食物同药物一样,具有四性五味、性味归经和升降浮沉的作用取向,只是其性能不如药物强烈。饮食必须根据患者的体质、疾病的性质,选择不同性味的食物进行调护,以促进疾病的康复。

（1）食物的性味:性是指食物具有的不同属性,包括寒、热、温、凉(平)等,习称"四气"。食物的性一般可以通过其功效来反应,如具清热作用的食物其性寒凉,具散寒作用的食物其性温热,反之,具寒凉特性的食物多有清热、润燥、生津等作用,具温热特性的食物多有温里、散寒、助阳等作用。平性的食物一般表现为作用缓和,无明显副作用。例如寒性食物性寒,具有清热、泻火或解毒的作用,适用于实热证,常见的寒性食物有薏苡仁、赤小豆、绿豆、苦瓜、冬瓜、丝瓜、西瓜、萝卜、葫芦、莴笋、荸荠、绿茶等。寒性食物易损阳气,故阳气不足、脾胃虚弱者应慎用。

（2）食物之味:食物的味包括辛、甘、酸、苦、咸(涩、淡)5种,习称"五味"。"药食同源",其中之一的含义即是指二者的性能功效具有相同的规律。因此,食物的五味与中药学所介绍的相同。例如辛味具有能散能行的特点,即具有行气、行血、散风寒、散风热的作用,如萝卜、洋葱行气;黑木耳行血;生姜散风寒;豆豉散风热等。

**（六）用药护理**

中药是中医临床治疗疾病最常用的手段和方法,中药的用药护理是护理人员重要的工作之一。护理人员应正确掌握各种药物的给药方法、给药途径及用药后的观察等,使其更好地发挥药物疗效,提高治疗效果。

1. **服药方法指导**

（1）给药途径:传统的中药给药途径主要是内服和外用两种,常用的汤药、粉药等通过内服给药,药物熏洗、药物外敷等通过外用给药。除此之外,还有静脉给药、口腔黏膜给药等。口服中药的剂型有汤剂、散剂、膏剂、丸剂等;外用剂型有膏剂、熏洗剂、栓剂、药条、锭剂等。近代中药给药途径又增加了注射剂、胶囊剂、气雾剂、膜剂等。

（2）给药时间:一般中药宜在进食前、后2小时服用,每日2~3次。急性病、热性病应随煎随服;围产女性常用滋补药,宜空腹服用;调经药宜行经前数日和经期服用;安神药宜睡前半小时服用;健胃药、制酸药宜饭前1小时服用;消导药、对胃肠有刺激作用的药物宜饭后1小时服用。病情急迫或严重者,可不拘于此。

（3）服药温度:服药温度一般指中药汤剂的药液温度,有温服、热服、冷服之分。

温服是指将煎好的汤药放温后服用。一般汤剂均宜温服,因过冷或过热均会对胃肠道产生不良刺激。一些对胃肠有刺激的药物,如乳香、没药等,易引起恶心、呕吐,温服则可减轻上述不良反应。中成药多用温开水、酒、药引等温热液体送服。

热服是指将刚煎好的药液趁热服下。寒证宜热药热服,属"寒者热之"。真热假寒证宜寒药热服,属"治热以寒,温而行之",以减少患者服药格拒。回阳补益药、发汗解表药、活血化瘀药等宜热服。

冷服是将煎好的汤剂放冷后服下。热证宜寒药冷服,属"热者寒之"。真寒假热证宜热药冷服,属"治寒以热,凉血行之"。止血、收敛、清热、解毒、祛暑等之剂宜冷服。服药呕吐者宜先口服少量姜汁或嚼少许陈皮,然后再冷服。

（4）服药剂量：一般疾病服药，多采用每日1剂，早晚2次或早中晚3次分服，每次约200～250ml。病情急重者，可每隔4小时左右服药1次，昼夜不停，使药力持续，有利于顿挫病势。应用药力较强的药，如发汗药、泻下药时，服药应中病即止，以免汗、下太过，损伤元气。呕吐患者服药宜小剂量频服。

（5）妊娠禁忌：妊娠期间，应避免使用具有动胎、堕胎或其他有碍胎儿及孕妇健康的药物。根据药物对胎元损害程度的不同，可分为禁用药和慎用药两种。①禁用药，大多毒性强、药性猛烈，如巴豆、牵牛、斑蝥、麝香、虻虫、水蛭、三棱、莪术、芫花、大戟、甘遂、商陆、水银、轻粉、雄黄、砒霜等。②慎用药，主要有活血破血、攻下导积、行气破滞以及大辛大热之品，如桃仁、红花、乳香、没药、王不留行、大黄、枳实、附子、干姜、天南星、半夏等。凡禁用药一般都不能使用，慎用药应根据孕妇病情酌情使用。如孕妇患病非用不可，应遵循安全、有效的原则，把握剂型、剂量、炮制及配伍等环节，尽量避免或减轻药物对胎儿及孕妇的危害。

另外，患者在产褥期、月经期等，气血变化较为急剧或者气血相对不足，一般用药宜和缓，需告诫患者谨慎用药，遵医嘱用药。

**2. 服药护理**　服药后应休息一会儿，观察药物反应，特别是峻烈的药物，初服之后更应注意。不同患者和服用不同药物，在护理上有不同的要求。

（1）服发汗药后，应多饮热开水、热汤或稀粥，以助药力、助汗。仔细观察患者的出汗情况，只宜周身微汗，不可大汗，否则易耗伤津液，甚则出现虚脱。汗出过多时，应及时用干毛巾或热毛巾擦干，注意避风寒。服药期间，饮食宜清淡、易消化，忌食酸性和生冷、油腻的食物。

（2）滋补药一般宜在饭前空腹服用，以利药物吸收，但急症可不受此限。服药期间忌食辛辣、油腻、生冷和纤维素多不易消化的食物，以及萝卜、莱菔子、浓茶等。

（3）重症患者服药后，应严密观察其神志、瞳孔、生命体征、四肢寒温及唇面颜色的变化。闭证患者，可用鼻饲法服药。

（4）服药后出现异常情况，如腹痛、气短、面色苍白、大汗出、脉沉细等，应及时处理。

**（七）病后调护**

病后调护是指在患者病后正气渐复，邪气已衰，脏腑功能逐渐恢复，病情好转，已趋于痊愈时期的调护。在这个时期，由于患者脏腑功能尚未完全恢复，气血尚未平复，应加强患者情志护理，给予合理的饮食调护，鼓励适当锻炼以增强体质，使病邪彻底清除，脏腑功能完全恢复。若护理不当，易使病邪重在体内复燃，导致脏腑气血紊乱，阴阳失调，使疾病复发。

**1. 防止因风邪复病**　风邪，泛指六淫之邪。大病初愈之人，气血未复，正气尚虚，机体的卫外防御功能低下，常易感受六淫之邪而引起疾病的复发。因此，做好起居、饮食等方面的护理，对于防止虚邪贼风的侵袭有着十分重要的意义。

（1）扶正护卫：人体的卫气布散于体表，是抵御外邪侵袭的主要力量。病后初愈时要扶助正气，增强体质，提高机体卫外抗病能力。卫气来源于脾胃运化的水谷精微，所以合理饮食，加强营养，补益脾肾是培补正气的重要措施。可利用日光晒浴背部或全身,以补人体的阳气。除冬季外,一般以晨起阳光温煦不烈的日光浴为最佳。还可通过皮肤与冷空气的经常接触(以不凉为宜),使卫外的开合能力更加灵敏,来提高卫气的反应能力。进行适当的锻炼,如散步、慢跑、气功、太极拳等,以增强体质。

(2)慎避风邪:患者在病后恢复阶段,气血阴阳平衡渐渐恢复,适应能力较弱,生活起居应做到顺应四时,根据气候变化而随时增减衣被,以防风寒之邪的侵入。如春季不可遇天气转暖而顿减衣被,夏天炎热,不能纵意当风,以防"贼风"所袭;冬天严寒,不可轻出,以免触冒风寒。保持居室内适宜的温度、湿度,以防风邪相兼他邪而复感。做好个人卫生,汗出后及时更衣,防止复感外邪。

**2. 防止因食复病**　脾胃为后天之本,气血化生之源。病后初愈,余邪未尽,脾胃虚弱,不可强食、纵食、暴食,否则饮食不节易导致疾病复发,即所谓食复,如《素问·热论》所说:"热病少愈,食肉则复,多食则遗,此其禁也。"

(1)合理膳食:由于病后初愈者具有阴阳平衡不稳及正虚邪恋的特点,在饮食调补时,应防止偏补太过或因补滞邪。应做到饮食结构合理,荤素搭配,营养丰富;饮食宜清淡、易消化,少食多餐,定时定量;饮食应卫生,避免生冷、炙煿、坚硬、不洁饮食。辨证施养,如寒病者,偏于温养,但不宜过燥;热病者,应防其过寒。

(2)注意忌口:对于病后初愈之人,由于病邪余焰未熄,所以凡有助于增邪伤正的饮食,皆应忌口。如热病者忌食温燥辛辣之品,水肿者忌盐,瘾疹者忌食鱼虾海鲜等。

**3. 防止因劳复病**　劳复是指病后初愈,因形体劳倦、劳神劳心及劳房过度等引起疾病的复发。

(1)防形体劳倦:病后初愈之人劳动、锻炼均应量力而行,亦不可足不出户,久坐久卧。可进行必要的形体活动,如散步、打太极拳等,使气血流畅,有助于彻底康复。但应以"小劳不倦"为原则。

(2)防劳神劳心:劳神劳心过度,会伤及心脾两脏,耗尽气血。所以,应及时消除各种不良致病因素,让患者安心静养,调整生活制度,做一些轻微的体力劳动和脑力劳动,保持心情舒畅。

(3)防劳房复病:病后初愈,应分别对患者及配偶强调在身体完全康复之前宜静养,不犯劳房,以免肾精损伤而致病情反复。

(4)防止因情复病:情志所伤可引起气机紊乱,脏腑气血阴阳失调,直接导致相应的脏腑发生疾病。在病证后期应注意调畅患者的情志,避免情志刺激,以免因情复病。

总之,围产病证的中医护理以辨证施护为核心,在中医学理论指导下,根据护病求本、调整阴阳、扶正祛邪、同病异护和异病同护、三因制宜的原则,结合现代护理程序,制订切实可行而有效的护理计划,并在实施护理措施时密切观察患者病证的动态变化,及时采取或调整护理措施。

## 学习小结

1. **学习内容**　本章介绍中医治疗和护理围产病证的方法(图5-1)。内治法是中医围产病证的主要治疗方法,包括调理脏腑、调理气血、调理奇经和中药周期疗法等。外

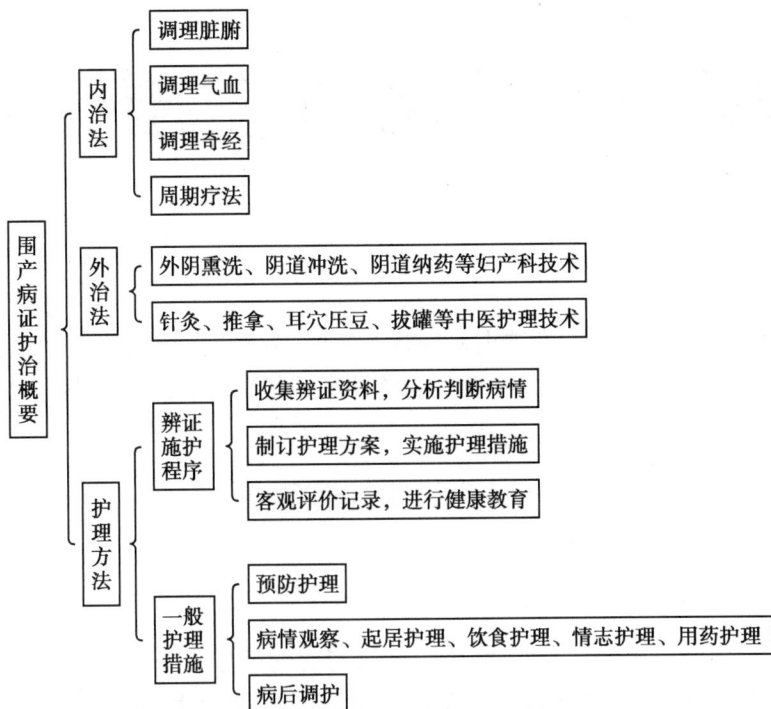

图 5-1　围产病证治护概要

治法是中医治疗学的重要组成部分之一，又由于女性生理结构的特点，中医外治法在围产病证的临床治疗中应用广泛、效果显著，主要包括妇产科外治技术和中医护理技术两大类。临床中医护理必须在中医理论指导下，并结合现代护理的护理程序，方能发挥良好的护理效果。

2. **学习目标**　以中医辨证思维为核心，系统地、充分地理解围产病证的内治法、外治法，能够说出中医辨证施护程序，并能在学习具体病证知识后，运用辨证施护程序为孕产妇和病患提供整体护理。

## 复习思考题

1. 围产病证的内治法有哪些？
2. 围产病证的外治法有哪些？
3. 围产应如何实施中医护理技术？与其他临床科室应用中医护理技术有何不同？
4. 中医辨证施护程序是什么？应如何与现代护理程序相结合？
5. 中医护理的措施一般从哪些方面考虑？

# 第六章 预防与保健

为保障女性的生殖健康，必须重视妊娠准备期、妊娠期、分娩期、产褥期、哺乳期等各个阶段的保健，预防为主，以把女性疾病的发生控制在临床前阶段为目标。

## 第一节 妊娠准备期保健

### 一、经期保健

月经又称"月信""信水"，是女性生殖健康与否的信号之一。准备受孕的女性需特别关注月经情况，做好经期保健。应学习和掌握月经期卫生知识，如有闭经、月经不调、痛经等问题时，须及早检查和治疗。

行经期间，冲任气血下注，血室正开，邪气易于入侵，若失于调摄，每易受病。同时，月经期气血变化较大，情绪容易波动，机体抵抗力下降，若调摄不当即可引起疾病。故行经期间的预防与保健，应注意以下几方面。

1. **防御外邪** 经期气随血泄，气虚则卫外功能不固，易受风、寒、热等淫邪侵袭，致经行感冒、痛经、月经不调等，故不宜贪风受凉、淋雨涉水和坐卧湿地。又经期血室正开，邪气易乘虚而入，滋生疾病，因此必须保持外阴和月经垫的清洁，并禁止房事、盆浴、阴道灌洗和游泳等。

2. **调畅情志** 月经期间，阴血偏虚，肝气易于偏旺，若经期伤于七情，易使气血紊乱，导致经量增多、经期延长甚或崩漏。因此应保持心情舒畅，消除紧张、烦闷或忧郁、恐惧心理。

3. **劳逸结合** 正常情况下，月经期可以从事一般的工作和学习，但劳力过度则耗气血，可致月经不调或经期延长，故经期要避免剧烈运动、重体力劳动。

4. **饮食有节** 月经期宜食清淡而有营养之品，过服辛辣香燥，易致血分蕴热，迫血妄行，导致月经过多；过食苦寒生冷，易凝涩胞脉，使血行受阻，经行不畅或紊乱等。

### 二、孕前优生保健

孕前的优生保健对于孕期母胎的健康和出生人口素质都非常重要，因此孕前应采取优生保健措施。

1. **卫生宣教** 为孕前女性进行宣教，把握最佳的受孕年龄，选择双方身心健康、家庭及工作环境适宜的情况下受孕，了解出生缺陷及其预防的相关知识。

2. **孕前检查**　孕前男女双方应进行孕前检查,排除不宜受孕的情况,如发现疾病及时诊治,待条件合适时再受孕。

3. **生活调摄**　改变不健康的生活方式,如戒烟、控制饮酒;避免接触有害有毒物质;饮食营养丰富、健康,孕前开始补充叶酸;调畅情志,避免紧张焦虑;适当锻炼,保持脏腑功能正常及气血调畅。

# 第二节　妊娠期保健

妊娠期保健是以普及妊娠期保健知识和健全产前检查制度为重点,通过对孕妇和胎儿的系统监护和保健,及时发现并治疗母体和胎儿病变,结合孕妇和胎儿的具体情况,确定分娩方式,以保障孕妇和胎儿的健康。妊娠期保健包括以下几方面。

## 一、谨慎房事

妊娠早期胎儿稚弱,房事不节易耗损肾气,伤动胎气,致胎漏、胎动不安,甚至发生堕胎;妊娠中、晚期,胎儿逐渐增大,若房事过度,也易致小产、早产。故叶桂《叶氏女科证治》提出保胎以绝欲为第一要策,若不知慎戒,而触犯房事,三月以前,多犯暗产,三月以后,常致胎动小产。

## 二、产前检查

产前检查是保障母子健康的重要措施,通过检查可以及早发现妊娠期疾病和了解胎儿发育情况并予以治疗或处理,避免妇产科危重疾病的发生和畸形儿的出生。正常产前检查应从孕12周开始至28周内每月1次;28~36周,每2周1次;36周后每周1次,直至临产。

1. **劳逸有度**　孕期不适宜剧烈运动和从事负担过重的体力劳动,亦不宜过于安逸,过度安逸会导致气滞,缺乏适当的活动,尤其是长期卧床,对胎儿和生产均不利。正如《灵枢·九针论》指出,"久卧伤气,久坐伤肉"。因此,孕期应注意适当的活动,尤其是妊娠中期以后,更要注意。

2. **饮食宜忌**　孕妇的饮食宜清淡,易于消化和富于营养,饥饱适度,素荤搭配适当。若营养不足,可致胎萎不长,过食肥腻甘味可致胎儿过大,易致难产。妊娠水肿者以低盐饮食为主,辅以赤小豆、扁豆、鲤鱼、鲫鱼、砂仁等饮食以健脾利水。孕期忌嗜食辛热、苦寒、滑利峻泻之食物。孕期患病,要特别注意用药,虽"有故无殒",但须注意药物对胎儿的影响。同时孕期宜戒烟酒,烟酒对胎儿的发育均有较大的不良影响。

3. **注重胎教**　胎儿是人生之始,孕妇的情绪、心态、言行等对胎儿均有影响,古称"胎教"。《叶氏女科证治》指出,"胎前静养乃第一妙法。不较是非,则气不动矣。不争得失,则神不劳矣。心无嫉妒,则血自充矣。情无淫荡,则精自足矣。安闲宁静,即是胎教。"孕妇应静心休养,生活起居有规律,多听柔和悦耳的乐声,保持平静愉悦的心境,有助于胎儿的正常发育。

**4. 用药宜慎**　妊娠期禁用剧毒、破气、破血、通利之类的药品,中医学早已列有妊娠禁忌药物,并编有歌诀,虽然有"有故无殒,亦无殒也"之说,但用药仍应十分谨慎。近年已证实很多药物(包括西药)有致畸作用。特别是妊娠早期(10周内),应禁用有毒药物,尤其应禁用有致畸作用的药物,以保证胎儿的健康发育。

# 第三节　分娩期保健

## 一、临产护理

妊娠足月时,孕妇本人及家属需做好临床准备。

**1. 认识分娩**　孕妇对分娩要有正确认识,《达生篇》说:"天地自然之道,莫过于生人养人……生与养皆有自然之道也,无难也。"说明分娩是一种自然的生理现象,应帮助孕妇消除恐惧和惊疑的心理。

**2. 产室要求**　产室要安静整洁,不宜喧哗或围观私议,以利分娩顺利进行。《备急千金要方》说:"凡欲产时,特忌多人瞻视,惟得三二人在傍,待总产讫,乃可告语诸人也。若人众看视,无不难产。"

**3. 养息精力**　有临产征兆时,忍痛勿慌,养息精力,不宜用力过早,以防难产。《达生篇》提出的"睡、忍痛、慢临盆",至今仍有着重要的临床意义。

**4. 清洁阴部**　清洁外阴,必要时灌肠,防止邪毒感染,并促进宫缩,以利分娩。

## 二、产时卫生

产时宫缩频作,腹痛剧烈,产妇精神紧张,尤应注意监护与指导。

**1. 观察产程**　严密观察产程进展,了解宫缩情况,听取胎心,记录破膜时间,测量血压。切忌产门尚未开全临盆过早。

**2. 正确助产**　产门开全,"腰腹作阵疼痛,相次胎气顿陷……谷道挺进",胎头着冠之时,指导产妇正确运用腹压,配合医生接生操作。

**3. 处理新生儿**　胎儿娩出后,立即清理呼吸道,使其建立呼吸并啼哭,处理脐带。

**4. 娩出胎盘**　胎盘完全剥离娩出时,应检查胎盘、胎膜的完整情况。

**5. 减少出血**　胎盘娩出后,可例行催产素10U肌内注射,产创要及时缝合,以减少出血。同时要继续观察阴道流血情况。

# 第四节　产褥期保健

产妇分娩结束后,到全身器官(除乳房外)恢复至未孕状态时的一段时间,称为产褥期。产褥期需6~8周,一般为6周。产妇由于产时耗气、失血、伤津,导致产后阴血骤虚,营卫不固,胞宫、阴户未复,故最易受病。因此,产褥期保健应以促进胞宫及全身脏腑、气血的早日康复为目的。

1. **保持清洁** 产后宫口未闭,恶露未尽,淫邪易入侵胞中而致产后病变,故易勤洗阴户,注意洁具和卫生垫的消毒清洁。产后汗多,要经常擦浴及换洗内衣。

2. **调摄生活** 产后表虚不固,易为风邪所袭,故要慎避风寒,凉温适宜。产后元气未复,故要充分休息,不宜过早及过度操劳,以致中气下陷发生阴挺下脱或产后血崩、恶露不绝。但亦不可过度安逸或长时间卧床,一般而言,顺产后第二天、剖宫产后第三天即可下床稍作活动,产妇可根据自身情况安排适度的活动,如做产后保健操、散步等。产后要注意补养气血,适当增加蛋、肉、豆类等食物,帮助产后早日康复,亦有助于提高乳汁的质量。但不宜过于滋腻,以免胃肠积滞而变生他病。

3. **调和情志** 产妇要保持情绪愉悦,切忌暴怒或忧思,以免气结血滞,引起腹痛、缺乳等病变。

4. **定期检查** 产后 6 周应到医院做产后健康检查,了解子宫、阴户等复原情况,及时发现乳房、阴户、子宫,以及产科手术切口的异常情况,给予指导与治疗。

5. **计划生育** 产褥期内需谨戒房事。产后 6 周后若已恢复性生活,应采取避孕措施,哺乳者应以工具避孕为宜,切不可将哺乳作为避孕方法。

# 第五节 哺乳期保健

哺乳期保健工作包括宣传母乳喂养的好处和指导母亲以纯母乳喂养婴儿两方面。母乳营养丰富,最适合婴儿的消化吸收而且含多种免疫物质,能增强婴儿的抗病能力,因而母乳是婴儿最理想的食物。纯母乳哺乳有益于产妇的康复和新生儿、婴儿的发育,应积极推广。

1. **生活宜忌** 乳汁为气血所化生,泌乳与肝的疏泄功能相关,故哺乳期要保持情志舒畅,要有充足的睡眠、营养丰富的饮食。哺乳期间,产妇用药应谨慎,避免使用对乳儿有影响的药物。

2. **乳房保健** 注意清洁卫生,每次哺乳前,产妇要洗手,并用温开水清洗乳房和乳头,以预防乳房疾病的发生。哺乳前按摩乳房以刺激排乳反射。若乳汁过多而致乳房胀痛者,可用吸奶器将乳汁吸空或热敷,以免壅积,发生乳络阻塞者应及时处理,以免发展成为乳痈。若出现乳头皲裂,哺乳后将少许乳汁涂在乳头和乳晕,穿戴宽松衣服,如乳头皲裂疼痛,可暂时停母乳喂养 24 小时,将乳汁挤出用小杯或小匙喂养。

3. **按时哺乳** 产后半小时可开始哺乳,一般每隔 3～4 小时哺乳 1 次,哺乳时间约 15～20 分钟,亦可根据婴儿的需要调整哺乳时间。6 个月开始适时添加辅食,哺乳期限应在 10 个月至 1 年为宜,过长时间哺乳会耗伤精血,可使乳母发生月经不调或闭经;或因乳汁不足,不能满足婴儿生长发育的需要,而使婴儿生长发育受到影响。

## 学习小结

1. **学习内容** 见图 6-1。

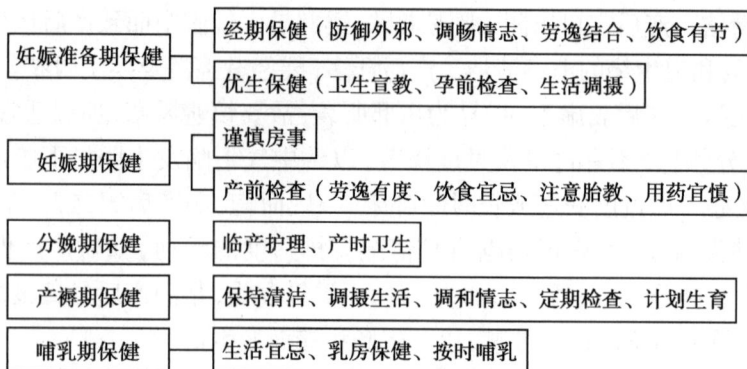

图 6-1　预防与保健

2. **学习目标**　根据女性在孕前、孕期、分娩期、产褥期、哺乳期的生理活动,认识保健的重要性,掌握以上各个生理时期的保健方法,预防围产疾病的发生。

**复习思考题**

1. 女性在妊娠准备期应如何进行保健?
2. 妊娠期与产褥期女性的生理特点有何不同?保健的侧重点各是什么?

# 第七章　妊娠准备期常见病证护理

女性的生殖健康应从青春期即开始重视，以预防为主，即"未病先防"；同时及早检查和治疗常见的可能会影响女性生育功能的病证，做到"既病防变"，把"治未病"的思想落到实处，对维护广大女性的健康及提高人口素质具有重大的意义。

传统中医将妇科疾病归纳为经、带、胎、产、杂五类，其中孕前对女性生育能力可能造成影响的妇科病证主要包括三类：经、带、杂病，即月经病、带下病和妇科杂病。

凡月经的周期、经期或经量异常，或伴随月经周期出现各种症状为特征，或在经断前后出现一系列症状的疾病，统称为月经病。月经又称"月信""信水"，可见月经正常与否往往是反应女性健康的一个重要信号，妊娠准备阶段对于月经不调、闭经、痛经等病证，应积极进行治疗和调护。本章主要讨论可对女性生育能力造成影响较大的病证，因篇幅有限，故经行头痛、经行感冒、经行身痛、经行发热、经行泄泻等一类月经前后诸证略去不述。

带下病是指带下量明显增多或减少，色、质、气味异常，或伴全身或局部症状者。女性的阴道炎、宫颈炎等生殖道炎症，或者内分泌功能失调等都可能导致带下病的发生，故在妊娠前如发生带下异常，应积极诊察，找准病因，中西医结合及时护治，以免对生育功能造成影响。

凡不属经、带、胎、产疾病，而又与女性的解剖、生理、病理特点密切相关的疾病，统称为妇科杂病。妇科杂病的表现复杂，亦可影响经、带、胎、产，本章选取癥瘕、不孕症等病证进行介绍。随着社会的发展和疾病谱的变化，在中医古籍中未见记载的疾病，如盆腔炎性疾病、子宫内膜异位症及多囊卵巢综合征等，目前已成为临床常见病、多发病，严重影响女性健康，中医护治此类疾病又独具特色和优势，故也将这部分内容纳入本章学习。

## 第一节　月经失调

月经失调是指育龄期非妊娠女性异常子宫出血，表现为月经周期、经期或经量异常的一类病证，包括月经先期、月经后期、月经先后无定期、经期延长、月经过多、月经过少等 6 个病证。其中，月经先期是指周期缩短，月经提前 7 天以上，甚至 20 天左右一行者；月经后期是指周期延长，月经延后 7 天以上，甚至 3～5 个月一行者，后者又称月经稀发；月经先后无定期是指月经周期时或提前、时或错后 7 天以上，并连续出现 3 个周期以上者；月经过多是指每次行经血量较平常明显增多者；月经过少是指每次行经血量较平时明显减少,或行经时间缩短至 1～2 天,经量亦少者;经期延长是指行经持续时间超过 7 天,甚至淋漓 2 周方净者。这 6 个病证既可单独发生,也可相兼出现,如月经先期伴月经过多或过少,月经过少伴经期延长,月经后期伴月经过少或过多等,若月经期、量同时异常,严重者可发展为崩漏或闭经。

月经先期、月经量多、经期延长同属于漏经类病证,月经后期、月经量少可归于闭经类病证,同类病证在辨证施护方面有许多相通之处,故本节主要介绍月经先期、月经后期和月经先后无定期 3 个病证。

如月经期、量异常偶尔发生一次;或月经初潮后 1～2 年月经周期不准,或前或后但量不多、出血短期内能自止;或年届绝经而周期稍有提前、延后、经量不多,经检查排除了妊娠和器质性病变者,均暂不作月经不调病论。

西医学育龄期非妊娠女性异常子宫出血(abnormal uterine bleeding, AUB),包括功能失调性子宫出血(有排卵型或无排卵型),子宫肌瘤,子宫腺肌病,人工流产术后子宫内膜损伤,放置宫内节育器后月经期、量异常等,在做出鉴别诊断的同时,可参照本病辨证施护。

【病因病机】

月经不调的病因不外乎内因、外因和不内外因,其病位在冲任、胞宫,发病机制为脏腑、气血、冲任失调,胞宫藏泻失常,从而引起月经周期、经期、经量出现异常。

1. **气虚**　素体脾胃虚弱,饮食不节,劳倦思虑过度,损伤脾气,脾气虚弱,统摄失职,冲任不固,不能制约经血,以致月经先期,或经量过多,或经期延长。

2. **血热**　脏腑阴阳失衡,热邪内生,热扰冲任,迫血妄行,血海不宁,以致月经先期、月经过多或经期延长。

(1)阳盛血热:阳盛,或过食辛温助阳之品,或感受火热之邪,热伏冲任,血海不宁,以致月经先期或经量过多。

(2)肝郁血热:情志郁结,肝失疏泄,气郁化火,木火妄动,下扰冲任,迫血妄行,亦致月经先期或经量过多。

(3)阴虚血热:素体阴虚,或产多乳众,或久病失血伤阴,阴虚生内热,热扰冲任,血海不宁,亦致月经先期或经期延长。

3. **血寒**　经期产后调摄失宜,外感寒邪,或过食生冷,或冒雨涉水,寒湿内侵,或素体阳虚,虚寒内生,寒积冲任,凝滞胞脉,血海充盈延迟,以致月经后期。

4. **血瘀**　情志不遂,肝气郁结;或经行产后,感受外邪,阻滞气机,或手术、异物所伤,瘀血内留胞宫,旧血阻滞冲任,新血不得归经,以致月经过多,或经期延长;若瘀血阻塞胞脉,冲任不畅,经血下行受阻,则月经过少。

5. **血虚**　素体气血不足,或久病失血,或堕胎多产,数伤于血,或饮食劳倦,思虑忧伤,损伤脾胃,化源不足,冲任亏虚,血海不能按时满盈,以致月经后期或经量过少。

6. **肾虚**　先天禀赋素弱,或胎产房劳伤精耗血,肾气不足,肾失封藏,血海蓄溢失常,则月经先后无定期;或精血亏虚,冲任失养,血海不满,以致月经后期、量少。

7. **肝郁**　情志所伤,欲念不遂,肝气郁结,疏泄不及,则月经后期;疏泄太过,则月经先期；肝失疏泄，太过与不及交错，血海蓄溢与胞宫藏泻失常，则月经先后无定期。

8. **痰湿**　素体肥胖，痰湿壅塞，脂溢胞宫胞脉，或脾失健运，水湿停留，凝而成痰，痰湿下注冲任，壅塞胞宫胞脉，气血运行受阻，血海难以满盈，以致月经后期或经量过少。

【诊断要点】

（一）月经先期

1. **症状**　月经周期提前 7 天以上，或 20 天左右一行，连续 2 个周期或以上发生周期提前。

2. **检查**

（1）妇科检查：一般无明显的阳性体征。

（2）辅助检查：因黄体功能不全而月经先期者，基础体温监测（BBT）呈双相型、但黄体期少于 12 天，或 BBT 上升缓慢；月经前 3～7 天卵巢激素测定，孕酮水平较低；月经前 1 天或来潮 6～12 小时内诊断性刮宫并宫内膜病理检查，子宫内膜呈分泌不良表现。

（二）月经后期

1. **症状**　月经周期推后 7 天以上，甚至 3～5 个月一行，或伴有经量或经期的异常。

2. **检查**

（1）妇科检查：一般无明显异常，或子宫略小或卵巢体积增大。

（2）辅助检查：BBT、性激素测定及 B 超等检查有助于诊断。如月经 3～5 个月一行伴月经量少者，临床又称月经稀少，应查血清性激素及胰岛素释放试验，以明确有无高雄激素、高泌乳素、高胰岛素血症，并结合 B 超检查综合判断是否为多囊卵巢综合征或卵巢储备功能下降等。

（三）月经先后无定期

1. **症状**　月经周期或提前或错后 7 天以上，二者常常交替出现，连续 3 个周期或以上出现。

2. **检查**

（1）妇科检查：一般无明显异常。

（2）辅助检查：BBT、生殖激素测定有助于判断卵巢有无排卵和黄体功能是否正常。

【鉴别诊断】

1. **月经先期与经间期出血鉴别**　经间期出血发生在两次月经之间，出血量明显少于一次月经量，一般出血时间较短，属于排卵期突破性出血；月经先期是月经周期提前，每次出血量均相同于月经量。

2. **月经后期与早孕鉴别**　育龄女性月经后期，应首先排除妊娠。对有月经后期或月经先后无定期病史者，更须注意。早孕者，尿妊娠试验阳性，或血清人绒毛膜促性腺激素（HCG）水平升高，B 超探查可见子宫增大，宫内有胎囊、胎芽等。

3. **月经后期与病理性妊娠鉴别**　多有停经史，而后不规则阴道出血（见妊娠期常见病证护理章节）。

**4. 月经先后无定期与崩漏相鉴别**　二者均有月经周期紊乱,但崩漏出血完全没有周期性,并同时出现经期和经量紊乱,月经先后无定期只有周期不规则,而经期、经量基本正常。

【治疗思路】

月经失调的治疗原则重在治本调经。治本,即抓住各病证的基本病机消除病因;调经,即运用各种治疗方法平衡脏腑阴阳,调和气血,使月经恢复正常。

首辨月经病、他病的不同,如因他病致月经失调者,当治他病,病去则月经自调;若因月经不调而生他病者,当予调经,经调则他病自愈。次辨病之缓急,根据急则治其标,缓则治其本的原则,病急势危,则速当治标以救急。如暴崩下血之际,亟需塞流止血以治标,待病情缓解后则辨证求因以治本。再辨月经周期各阶段的不同,以指导用药。经期血室正开,大寒大热之剂宜慎用;经前血海充盛,勿滥补,宜予疏导;经后血海空虚,勿强攻,宜予调补。

调经之法,重在补肾调肝,健脾和胃,调理冲任气血,其中补肾为首要治法。补肾重在补益肾精和温养肾气;调肝重在理气解郁,通调气机,养血柔肝;健脾重在运脾除湿,益气摄血。遣方用药时,须根据证候的属性与月经期量的异常灵活化裁。

【辨证施护】

（一）辨证要点

主要根据月经的期(周期、经期)、量、色、质,结合全身症状和舌脉综合分析,以辨其寒、热、虚、实的证候属性。一般而言,经血量多、色淡、质清稀,多为气虚;量少、色淡红、质清稀,多为血虚;经血量少、色鲜红、质黏,多为虚热;量多、色深红、质稠,多为实热;量少、色淡暗、质清稀,多为虚寒;量多,色暗红有块,多为实寒;经量多少不定,色紫暗有块,多为血瘀。

（二）证候分型

**1. 脾气虚**

证候表现:月经周期提前,经量或多或少,色淡红,质清稀,面色萎黄,神疲乏力,四肢倦怠,气短懒言,小腹空坠,纳呆,便溏,脘腹胀闷,舌淡红,苔薄白,脉细弱。

证候分析:脾主中气而统血,脾气虚弱,统血无权,冲任不固,故月经提前而量多;气虚火衰,血失温煦,则经色淡,质稀;脾虚中气不足,故神疲乏力,小腹空坠;运化失职,则纳差便溏;舌淡红,苔薄白,脉细弱均为脾虚之征。

护治法则:健脾益气,固冲调经。

代表方药:补中益气汤。

**2. 肾气虚**

证候表现:月经提前,或延后,或先后无定期,经量或多或少,色暗淡,质清稀,或带下清稀,精神不振,面色晦暗,腰骶酸软,头晕耳鸣,小便频数清长或夜尿频,舌质淡,苔白,脉沉细弱。

证候分析:肾气不足,封藏失司,冲任不固,故月经提前,经量增多;肾气不足,肾阳虚弱,血失温煦,则经色淡暗,质稀;外府失荣,筋骨不坚,故腰膝酸软;头晕耳鸣,面色晦暗，舌淡暗，脉沉细均为肾虚之征。

护治法则：补肾益气，养血调经。

代表方药：固阴煎。

### 3. 阳盛血热

证候表现：月经提前，经量多或正常，色鲜红，或紫红，质黏稠，面色红，唇赤，或口渴，或心烦，小便短黄，大便燥结，舌质红，苔黄，脉数或滑数。

证候分析：阳盛则热，热扰冲任、胞宫，冲任不固，经血妄行，故月经提前来潮，经量增多；血为热灼，故经色深红或紫红，质稠；热邪扰心则心烦；热甚伤津则口干，小便黄，大便燥；面红唇赤，舌红，苔黄，脉数，均为热盛于里之象。

护治法则：清热凉血，养阴调经。

代表方药：清经散。

### 4. 阴虚血热

证候表现：月经提前，经量或少或多，色深红，质稠，伴有颧红，潮热，盗汗，五心烦热，口燥咽干，舌质红，苔少，脉细数。

证候分析：阴虚内热，热扰冲任，冲任不固，经血妄行，故月经提前；阴虚血少，冲任不足，故经血量少；若虚热伤络，血受热迫，经量可增多；血为热灼故经色红而质稠，虚热上浮则两颧潮红；手足心热，咽干口燥，舌红，苔少，脉细数，均为阴虚内热之征。

护治法则：滋阴清热，养血调经。

代表方药：两地汤合二至丸。

### 5. 肝郁血热

证候表现：月经提前，经量或多或少，色深红或紫红，质稠，经行不畅，或有血块，或烦躁易怒，或胸胁胀闷，乳房、小腹胀痛，或口苦咽干，舌质红，苔薄黄，脉弦数。

证候分析：肝郁化热，热扰冲任，经血妄行，故月经提前；肝郁疏泄失调，血海失司，故经量或多或少；热灼于血，故经色深红或紫红；气滞血瘀，则经行不畅，或有血块；气滞肝经则少腹、胸胁、乳房胀痛；烦躁易怒，口苦咽干，舌红，苔薄黄，脉弦数，均为肝郁化热之象。

护治法则：疏肝解郁，清热调经。

代表方药：丹栀逍遥散。

### 6. 血虚

证候表现：月经延后，经量少，色淡红，质清稀，或伴有小腹绵绵作痛，面色苍白或萎黄，头晕眼花，心悸失眠，唇舌淡白，脉细弱。

证候分析：营血亏虚，冲任不充，血海不能如期满溢，故经期错后；营血不足，血海虽满而所溢不多，故经量少；血虚赤色不足，精微不充故经色淡红，经质清稀；血虚不能上荣于头面，故头晕眼花，面色萎黄或苍白无华；血虚胞脉失养，故小腹空痛，绵绵作痛；血虚不能养心，故心悸失眠，舌淡；血不充于脉则脉细弱。

护治法则：补血填精，益气调经。

代表方药：大补元煎。

### 7. 血寒

（1）虚寒

证候表现：月经周期延后，经量少或正常，色淡，质清稀，畏寒肢冷，小腹隐痛，喜温喜按，腰膝酸软无力，小便清长，大便溏薄；舌淡胖嫩，苔白，脉沉迟或细弱。

证候分析：阳气不足，阴寒内盛，不能温养脏腑，气血生化不足，气虚血少，冲任不充，血海满溢延迟，故经期错后，量少；阳虚血失温煦，故经色淡红，质稀；阳虚不能温煦子宫，故小腹隐痛，喜暖喜按；阳虚肾气不足，外府失养，故腰酸无力；小便清长，大便稀溏，舌淡，苔白，脉沉迟或细弱，均为阳虚失煦，不能生血行血，血脉不充之象。

护治法则：温经散寒，养血调经。

代表方药：温经汤（《金匮要略》）或艾附暖宫丸。

（2）实寒

证候表现：月经周期延后，经量少或正常，色暗有块，可伴有面色青白，畏寒肢冷，小腹冷痛拒按，得热痛减，舌质淡暗，脉沉迟。

证候分析：外感寒邪，或过食寒凉，血为寒凝，冲任滞涩，血海不能按时满溢，故经期错后，量少；寒凝冲任，故经色暗，有块；寒邪客于胞中，气血运行不畅，"不通则痛"，故小腹冷痛；得热后气血稍通，故小腹痛减；寒邪阻滞于内，阳不外达则畏寒肢冷，面色青白；舌暗，脉沉迟或紧，均为实寒之征。

护治法则：温经散寒，活血调经。

代表方药：温经汤（《妇人大全良方》）。

### 8. 气滞

证候表现：月经周期延后或先后无定期，经量或多或少，色质正常或紫红质稠，或有血块，可伴精神抑郁，善太息，经前胸胁、乳房、小腹胀痛，经来痛减，舌质正常或红，苔薄白或薄黄，脉弦或弦数。

证候分析：抑郁伤肝，疏泄不及，气机不畅，血为气滞，胞宫、血海不能按时满溢，故经期错后，经量减少，或有血块；肝郁气滞，经脉壅阻，故小腹、胸胁、乳房胀痛；脉弦为气滞之征，若肝郁化热则舌红，苔微黄，脉弦数。

护治法则：理气活血，行滞调经。

代表方药：乌药汤。

### （三）护理措施

1. **起居护理** 调适寒温，居室湿度、温度适宜，经前及经期尤须注意避免受凉、冒雨涉水等。劳逸结合，睡眠充足，非经期加强锻炼，行经时适度活动。经量多或腹痛严重时，应卧床休息；肾虚者，注意节制房事，以防耗损肾精肾气；血虚者坐卧起立时，动作宜缓慢，以防眩晕跌仆。

2. **病情观察** 观察患者月经的量、期、色、质等情况，以及神志、血压变化。若经血量多者，应观察面色和甲床有无苍白，有无活动后心悸等，及时发现和纠正贫血；一旦出现面色苍白、汗出、肢冷、血压下降等血脱症状，应及时报告医生，并做好抢救准备。若月经淋漓不尽或阴道不规则出血者,应嘱随访,以排除妊娠及其他妇科疾病。非规律性月经期延迟应排除早孕。月经异常并有腹痛者应及早就诊。

**3. 饮食护理**　饮食宜清淡、易消化、富含营养,多食奶、蛋、鱼、瘦肉等。气虚者宜常食黄芪、山药、薏苡仁等食物,以益气生血摄血,忌油腻生冷;血热者宜予以清热、滋阴、止血、补血食品,如丝瓜、黄瓜、黑木耳、莲子、莲藕等,忌食辛辣、温燥助阳之品;血寒者宜食温经活血行滞之品,如艾叶生姜煮鸡蛋,忌食生冷、苦寒、酸涩之品;肝气郁滞者宜食疏肝理气食物,如陈皮、柑橘等,忌食油腻酸涩、产气多的食物。

**4. 情志护理**　本病的发生与情志因素有密切的关系。应尽量避免情绪激动、暴怒等。平时要调节情绪,保持心情舒畅,避免七情过极,五志化火,热扰冲任而经行先期。鼓励患者参加娱乐活动,减少不良情绪刺激。

**5. 用药护理**　遵医嘱服药,观察患者用药后症状缓解情况,并注意服药后的不良反应。患者为虚证者,滋补药宜久煎,饭前服用;寒证者,汤剂宜热服;热证者,汤剂宜凉服,补益药宜热服。

**6. 中医护理技术**　可根据不同证候类型选用针灸方法。气虚者,可针刺血海、三阴交、足三里等穴;血虚者,可加用气海、天枢等穴,针、灸并用;肝经血热者,可针刺气海、三阴交等穴;气滞者,可加用归来、血海等穴;肾虚者,可针刺三阴交、气海、血海、肾俞等穴;血寒者,可艾灸气海、关元等穴,伴小腹疼痛者,可用暖水袋温熨。还可用王不留行子行耳穴贴压,选子宫、卵巢、内分泌、肾等穴,气虚配脾穴,血热配耳尖穴,血瘀配膈穴。

【健康教育】

1. 做好月经期卫生保健,注意经期及产后卫生,避免受寒、淋雨、涉水及过食生冷。劳逸结合,平时应加强锻炼以增强体质,但需避免过劳及剧烈运动。

2. 保持心情舒畅,避免恐惧、焦虑、郁怒等不良情绪的刺激。

3. 出血期间注意休息和保暖。

4. 节制房事,合理选用有效的节育方法,避免意外妊娠行人流而损伤冲任。

## 第二节　经间期出血

在两次月经中间,出现周期性的少量阴道流血者,称为"经间期出血"。其特点是阴道流血发生在经间期,即氤氲之时,且量甚少,一般1～2天即自止。

中医古籍中对本病并无专篇记载。但关于"氤氲之时",早在明代以前,古人已认识到此期是女子受孕的"的候",相当于"排卵期"。明代王肯堂《证治准绳·女科·胎前门》引袁了凡先生云:"天地生物,必有氤氲之时。万物化生,必有乐育之时……此天然之节候,生化之真机也……《丹经》云,一月止有一日,一日止有一时。凡妇人一月经行一度,必有一日氤氲之候,于一时辰间,气蒸而热,昏而闷,有欲交接不可忍之状,此的候也……顺而施之则成胎矣。"

若经间期仅见点滴出血,1～2天即净,偶尔发生,且无其他症状者,对生育尚无影响。但若反复每月发生,或出血量多,持续时间较长,不及时治疗,进一步发展可致崩漏,或将影响排卵,甚至影响生育,应积极调治。

西医学的围排卵期出血可参照本病辨证施护。

【病因病机】

月经周期中气血阴阳的消长转化具有节律,周而复始,循环往复。月经来潮,经血下泄,经后期精血渐充,阴血渐复,是阴长之期。经间期则由阴转阳,精化为气,阴转为阳,氤氲之状萌发,"的候"到来,是月经周期中阴阳转化的重要时期,此时,若阴阳顺利转化,则达到新的平衡,若转化不利,阴阳失衡,热扰血海,则有动血之虞。本病的发生即与月经周期中的气血阴阳消长转化有密切关系,主要病因病机是阴虚、湿热、气虚或血瘀等致病因素,使阴阳转化不协调,冲任不固,血溢脉外,遂发生经间期出血。

1. **肾阴虚**　禀赋不足,天癸未充,或欲念不遂,阴精暗耗,或房劳多产,精血耗损,肾阴不足,虚火偏盛,氤氲之时,阳气内动,虚火与阳气相煽,热扰冲任,迫血妄行。血出之后,阳气外泄,阴阳又趋于平衡,故出血停止。

2. **湿热**　外感湿热之邪,或情怀不畅,肝气郁结,横逆犯脾,脾失运化,水湿停滞,流注下焦,蕴而生热。经间期阳气内动,引动湿热,热扰冲任,以致出血。湿热随经血外泄,冲任复宁,出血停止,下次周期又再复发。

3. **脾气虚**　素体脾虚,或劳倦过度,或饮食不节,损伤脾气,以致中气不足,冲任不固,于氤氲之时,阳气内动而动血,血失统摄,而出现经间期出血。阳随血泄,阴阳又趋平衡,故血能自止。

4. **血瘀**　经期产后,失于调摄,瘀血内留,阻滞冲任胞脉;或七情所伤,气机阻滞,血行不畅,久而成瘀,氤氲之时,阳气内动,瘀血与之搏于冲任,血不循经,以致出血。瘀随血泄,冲任暂宁,出血停止,下次周期又再复发。

【诊断要点】

1. **病史**　多见于青年女性,可有月经不调史,或堕胎、小产史。

2. **症状**　在两次月经中间,一般是周期的第 12～16 天,出现少量阴道流血,持续 2～3 日或数日自止,反复发生。

3. **检查**

(1)妇科检查:宫颈黏液透明,呈拉丝状,夹有血丝。

(2)其他检查:测量基础体温,在低温相抬高转为高温相的交替之时出血,一般在基础体温升高维持稳定后,出血停止。血清雌、孕激素水平通常偏低。

【鉴别诊断】

经间期出血属于西医学的围排卵期出血,是排卵性功能失调性子宫出血的一种特殊类型,主要应与月经不调中的月经先期以及带下病中的赤带相鉴别。

1. **月经先期**　月经先期的特点是周期缩短,经量正常,或伴有经量过多、过少,在基础体温由高温下降时出血;而经间期出血较月经量少,出血时间有规律地发生于基础体温高低温交替之时。

2. **赤带**　赤带与月经周期无明显的关联,持续时间较长或反复发作;经间期出血有周期性,一般 2～3 天可自行停止。赤带可表现为接触性出血,妇科检查可见宫颈柱状上皮异位或有赘生物。

【治疗思路】

本病的治疗,关键不在于止血,而应重视经间期之前的预防调理,促进阴阳的顺利转化,亦即是促进顺利排卵,从而避免经间期再次发生出血。治疗原则以平衡阴阳为主,根据阴阳互根互用的关系,注意阳中求阴,补阴不忘阳。治疗一般以滋肾养血为主,热者清之,湿者除之,瘀者化之,气虚者补之,出血时适当配伍一些固冲止血的药物。治疗时机重在经后期,一般在月经干净后开始治疗,并连续治疗 3 个周期,以巩固疗效。

【辨证施护】

(一)辨证要点

根据出血的量、色、质,结合全身症状与舌脉辨虚实。若出血量少,色鲜红,质黏者,多为肾阴虚证;若出血量稍多,赤白相间,质稠者,多为湿热证;若出血量时多时少,色暗红,或紫黑如酱,或夹有小血块,则为血瘀证。

(二)证候分型

1. 肾阴虚

证候表现:两次月经间阴道少量出血,色鲜红,质黏,头晕耳鸣,夜寐不宁,五心烦热,腰膝酸软,大便秘结。舌红少苔,脉细数。

证候分析:经间期氤氲之时,阳气内动,肾阴不足,虚火内生,虚火与阳气相搏,损伤阴络,冲任不固,则阴道少量出血,色鲜红而质黏;阳亢于上,则头晕耳鸣;虚火扰心,则夜寐不宁,五心烦热;肾虚则腰膝酸软。舌红少苔,脉细数为肾阴不足之征。

护治法则:滋肾养阴,固冲止血。

代表方药:两地汤合二至丸。

2. 湿热

证候表现:两次月经间阴道少量出血,色深红,质黏腻,平时带下量多,色黄,小腹作痛,神疲乏力,胸胁满闷,口苦纳呆,溺黄便溏。舌红,苔黄腻,脉滑数。

证候分析:湿热蕴结于任带下焦,经间期阳气内动,引动湿热,扰动冲任、血海、胞宫,固藏失职,则阴道少量出血;湿热与血搏结,则色深红,质黏腻;湿热蕴结胞宫,则小腹作痛;湿热下注,任带失约,则带下量多而色黄;湿阻经络,则神疲乏力;湿热熏蒸,则胸胁满闷,口苦纳呆。舌红,苔黄腻,脉滑数,均为湿热之象。

护治法则:清利湿热。

代表方药:清肝止淋汤。

3. 脾气虚

证候表现:经间期出血,量少,色淡,质稀,神疲体倦,气短懒言,食少腹胀,舌淡苔薄,脉缓弱。

证候分析:脾气虚弱,冲任不固,于氤氲之期,脾气不足,不能统摄气血,因而出血;脾虚化源不足,故经量少,色淡质稀;脾气虚弱,中阳不振,故神疲体倦,气短懒言;运化失职,则食少腹胀。舌淡,苔薄,脉缓弱,也为脾气虚弱之征。

护治法则:健脾益气,固冲摄血。

代表方药:归脾汤。

**4. 血瘀**

证候表现:经间期出血,血色紫暗,夹有血块,小腹疼痛拒按,情志抑郁,舌紫暗或有瘀点,脉涩有力。

证候分析:瘀血阻滞冲任,于经间期阳气内动,引动瘀血,血不循经,因而出血,血色紫暗,夹有血块;瘀阻胞脉,故小腹疼痛拒按;瘀血内阻,气机不畅,故情志抑郁。舌紫暗或有瘀点,脉涩有力,也为血瘀之征。

护治法则:活血化瘀,理血归经。

代表方药:逐瘀止血汤。

**(三)护理措施**

**1. 起居护理** 出血期间注意休息,避免过度劳累,忌性生活。内裤宜柔软透气,注意外阴清洁卫生,防止感染发生。平时加强体育锻炼,可以促进血脉运行,提高新陈代谢,改善中枢神经系统的功能。

**2. 病情观察** 观察月经的周期、经期、量、色、质,以及经间期出血的时间、量、色、质等,通常经间期出血量少于正常月经量,持续时间短,能自行停止。建议患者测量、记录基础体温及出血时间,以判断疾病轻重及进展。

**3. 饮食护理** 宜选用富有营养、清淡的饮食,如牛奶、鸡蛋、猪肉、猪肝等。忌辛辣香燥之品,如辣椒、花椒、生葱、生蒜、酒、油炸食品、小茴香、肉桂等。本病为氤氲之时,阴阳转换不协调而发病,辛辣香燥之品容易温热助火,引动阳气,损伤血络而引发经间期出血,宜忌食。根据不同证型选择食材,肾虚者,宜适当多食甲鱼、猪腰、禽蛋类食品;血瘀者忌食生冷、酸涩之品;湿热者少食膏粱厚味之品。

**4. 情志护理** 紧张、焦虑等不良情绪易导致肝气不舒,气郁化火,更加重病情。因此,须注意调节患者情绪,保持心情舒畅,使气血调和。告知患者本病的相关知识,使之正确认识本病,消除恐惧心理。

**5. 用药护理** 告知患者本病的治疗关键不在于止血,不可在血止以后即擅自停药,而应遵医嘱规律地按周期服药,通常需中药调理3个月经周期。不可擅自服用性激素或西药止血药,以免引起月经紊乱。

**6. 中医护理技术**

(1)毫针刺法:取穴关元、气海、子宫、中极、大赫、三阴交、足三里、太溪。每日1次,10次为1个疗程。

(2)耳针或耳穴压豆:取子宫、盆腔、屏间、肝、脾、肾、附件、脑,每次取2~3穴。

**【健康教育】**

1. 出血期间应适当休息,避免过度劳累。保持外阴局部清洁,严禁性生活,防止感染。

2. 注意调节情绪,保持心情舒畅,加强体质锻炼。饮食宜清淡且富有营养,忌食油腻、辛辣、燥热的食物。节制房事，注意避孕，避免房劳多产伤肾。

3. 遵医嘱规律用药治疗，不可在血止后擅自停药。

# 第三节　崩　漏

　　女性不在行经期间，阴道突然大量出血，或淋漓下血不断者，称为"崩漏"。前者称为"崩中"，后者称为"漏下"。崩与漏的出血情况虽不相同，但其发病机制是一致的，而且在疾病发展过程中常相互转化，所以临床上常常崩漏并称。本病为女性常见病，常因崩与漏交替，因果相干，致使病变缠绵难愈，或可成为疑难重症，如血崩日久，气血耗伤，可变成漏；久漏不止，病势日进，也能成崩。崩漏虽属妇科危急重症，但只要治疗得当，并坚持善后调理，预后一般较好。

　　崩，始见于《素问·阴阳别论》："阴虚阳搏谓之崩"；漏，始见于《金匮要略方论·妇人妊娠病脉证并治》："妇人有漏下者，有半产后因续下血都不绝者，有妊娠下血者"。其后各家对本病的因机证治多有论述。《万氏妇人科·崩漏章》："妇人崩中之病，皆因中气虚，不能收敛其血，加以积热在里，迫血妄行，故令经血暴下而成崩中。崩久不止，遂成漏下……治法有三，初止血，次清热，后补其虚，未有不痊者也。"《医宗金鉴·妇科心法要诀》："妇人经行之后，淋漓不止，名曰经漏；经血忽然大下不止，名为经崩。"

　　有关崩漏的范畴，古人把凡阴道下血证，其血势如崩如漏者皆归属于崩漏。但是，当下对于本病的认识多限定在月经病范畴，因明显器质性病变，或妊娠期、产褥期表现为如崩似漏的下血证，在诊断崩漏时应进行鉴别。

　　西医学无排卵性功能失调性子宫出血可参照本病辨证施护。

【病因病机】

　　崩漏的主要病机是冲任损伤，不能制约经血。引起冲任不固的病因可概括为虚、热、瘀三个方面。

　　1. **肾虚**　先天肾气不足，少女肾气稚弱，更年期肾气渐衰，或早婚多产，房事不节，损伤肾气。若耗伤精血，则肾阴虚损，阴虚内热，热伏冲任，迫血妄行，以致经血非时而下；或命门火衰，肾阳虚损，封藏失职，冲任不固，不能制约经血，亦致经血非时而下，遂成崩漏。

　　2. **脾虚**　忧思过度，或饮食劳倦损伤脾气，脾气亏虚，统摄无权，冲任失固，不能约制经血而成崩漏。如《妇科玉尺·崩漏》云："思虑伤脾，不能摄血，致令妄行。"

　　3. **血热**　素体阴虚，或久病失血伤阴，阴虚内热，虚火内炽，扰动血海，加之阴虚失守，冲任失约，故经血非时妄行；血崩失血则阴愈亏，冲任更伤，以致崩漏反复难愈。素体阳盛，肝火易动；或素性抑郁，郁久化火；或感受热邪，或过服辛温香燥助阳之品，热伏冲任，扰动血海，迫血妄行而成崩漏。

　　4. **血瘀**　情志所伤，肝气郁结，气滞血瘀；或经期、产后余血未尽又感受寒、热邪气，寒凝热灼而致血瘀，瘀阻冲任，旧血不去，新血难安，发为崩漏；也有因元气虚弱，无力行血，血运迟缓，因虚而瘀或久漏成瘀者。

【诊断要点】

1. **病史** 详细询问病史,需排除与妊娠和产褥有关的病变、全身性或器质性疾患。

（1）既往多有月经先期、先后无定期、经期延长、月经过多等病史。

（2）年龄、孕产史、目前采取的避孕措施、激素类药物的使用史。

（3）肝病、血液病、高血压,以及甲状腺、肾上腺、脑垂体病史。

2. **症状** 月经不按周期而行,出血量多如山之崩,或量少淋漓,漏下不止。出血情况可有多种表现形式,如停经数月而后骤然暴下,继而淋漓不断;或淋漓量少而累月不止,突然又暴下量多如注;或流血时断时续、血量时多时少。常常继发贫血,甚至发生失血性休克。

3. **检查** 目的是排除生殖器官器质性病变、与妊娠和产褥有关的各种病变,判断病情轻重及有无恶性病变。

（1）妇科检查:出血来自子宫腔。生殖器官无器质性病变。无妊娠迹象。

（2）辅助检查:①B超检查可了解子宫大小及内膜厚度,排除妊娠、生殖器肿瘤或赘生物等;②血液检查,如血常规、血小板计数、出凝血时间和凝血功能检查等以了解贫血程度并排除血液病;③卵巢功能及激素测定。基础体温呈单相型;血清雌、孕激素及垂体激素测定等。有性生活史者,应做妊娠试验;④诊断性刮宫,可止血并明确诊断。

【鉴别诊断】

应与月经不调、某些出血性妊娠病、生殖道外伤及内科血证鉴别。

1. **月经失调** 月经失调者,出血都有一定周期性,出血一般在2周之内自然停止,周期的缩短一般在7天以上2周以内,与崩漏的出血无定时且持续出血不能自然停止,周期长短不一显然有别。

2. **经间期出血** 经间期出血与崩漏同为非月经期的出血,但经间期出血常发生于两次月经的中期,出血时间多持续2～7天左右,能自然停止;而崩漏的出血其周期、经期和血量都没有规律性。

3. **胎漏** 胎漏与漏下都有阴道少量出血,但胎漏者有早孕反应,妊娠试验阳性,B超检查可见宫内孕、胎芽、胎心搏动;而漏下则无上述妊娠征象。

4. **异位妊娠** 异位妊娠有早孕反应,妊娠试验阳性,或有停经后少腹部疼痛的病史,B超检查可见孕囊在子宫腔以外部位,有盆腔内出血时,后穹隆穿刺阳性;崩漏则无上述阳性改变。

5. **堕胎、小产** 堕胎、小产者,月经停闭一段时间后出现阴道出血,应与崩漏相鉴别。堕胎、小产者或曾有早孕反应,或妊娠试验阳性,出血伴有小腹部阵发性疼痛,有胚胎物的排出;崩漏则无上述改变。

6. **外阴、阴道外伤出血** 外阴、阴道的损伤出血,应有外阴、阴道的创伤史或粗暴性交史,妇科检查可见外阴阴道伤口,有活动性出血,宫颈口未见有血液自宫腔内流出,与崩漏的非时子宫出血不难鉴别。

7. **内科血证** 心血管疾患、肝脏疾病和血液病等导致的不正常子宫出血,通过详细的病史询问、体格检查、妇科检查、血液分析、肝功能以及凝血因子测定、骨髓细胞分析等,不难与崩漏鉴别。

【治疗思路】

崩漏的治疗应根据病情的缓急轻重、病程长短和血量多少,遵循"急则治其标,缓治其本"的原则,灵活运用塞流、澄源、复旧三法。

塞流即是止血,是治疗本病的当务之急,为"急则治其标"。具体运用时,还要注意崩与漏的不同点。治崩宜固摄升提,不宜辛温行血,以免失血过多导致阴竭阳脱;治漏宜养血行气,不可偏于固涩,以免血止成瘀。塞流用药在补气摄血的基础上可酌用十灰散、云南白药、紫地宁血散等收敛固涩之品,还可配合针灸加强止血之功。血势不减者,宜输血输液救急。对绝经过渡期血势汹涌者,应采用诊断性刮宫止血并排除子宫内膜恶性病变。

澄源即是求因治本。崩漏是由多种原因引起的,针对引起出血的具体原因采用补肾、健脾、清热、理气、化瘀等法,使崩漏得到根本上的治疗。塞流、澄源两法常是同步进行的。如出血淋漓日久不尽,B超提示子宫内膜仍厚达0.8cm以上者,为瘀血不去,新血难安,治以活血化瘀,止血调经。

复旧即是调理善后。崩漏在血止之后,应理脾益肾以善其后。历代诸家都认为崩漏之后应调理脾胃,化生气血,使之康复。"经水出诸肾",肾气盛,才能月事以时下,对青春期、育龄期的虚证患者,补肾调经则更为重要。

总之,塞流、澄源、复旧有分别,又有内在联系,必须结合具体病情灵活运用。

【辨证施护】

（一）辨证要点

崩漏以无周期性的阴道出血为证候特点,临证时结合出血的量、色、质变化和全身症状,辨明寒、热、虚、实。一般经血非时崩下,量多势急,继而淋漓不止,色淡,质稀,多属虚;经血非时暴下,血色鲜红或深红,质地黏稠,多属实热;淋漓漏下,血色紫红,质稠,多属虚热;经来无期,时来时止,时多时少,或久漏不止,色暗夹血块,多属瘀滞。出血急骤多属气虚或血热,淋漓不断多属虚热或血瘀。

（二）证候分型

**1. 肾虚**

（1）肾阴虚

证候表现:经血非时而下,出血量少或多,淋漓不断,血色鲜红,质稠,头晕耳鸣,腰膝酸软,手足心热,颧赤唇红,舌红,苔少,脉细数。

证候分析:肾阴不足,虚火内炽,热伏冲任,迫血妄行,故经血非时而下,出血量少或多,淋漓不断;阴虚内热,故血色鲜红,质稠;肾阴不足,精血衰少,不能上荣孔窍,故头晕耳鸣;精亏血少,不能濡养外府,故腰膝酸软;阴虚内热,则手足心热;虚热上浮,则颧赤唇红。舌红,苔少,脉细数,也为肾阴虚之征。

护治法则:滋肾益阴,固冲止血。

代表方药:左归丸。

（2）肾阳虚

证候表现：经血非时而下，出血量多，淋漓不尽，色淡质稀，腰痛如折，畏寒肢冷，小便清长，大便溏薄，面色晦暗，舌淡暗，苔薄白，脉沉弱。

证候分析：肾阳虚衰，冲任不固，血失封藏，故经乱无期，经血量多，淋漓不断；肾阳不足，经血失于温煦，故色淡质稀；肾阳虚衰，外府失荣，故腰痛如折，畏寒肢冷；膀胱失于温化，故小便清长；肾阳虚不能上温脾土，则大便溏薄。面色晦暗，舌淡暗，苔薄白，脉沉弱，也为肾阳不足之征。

护治法则：温肾助阳，固冲止血。

代表方药：右归丸。

2. 脾虚

证候表现：经血非时而下，量多如崩，或淋漓不断，色淡质稀，神疲体倦，气短懒言，不思饮食，四肢不温，或面浮肢肿，面色淡黄，舌淡胖，苔薄白，脉缓弱。

证候分析：脾气虚陷，冲任不固，血失统摄，故经血非时而下，量多如崩，或淋漓不断；脾虚气血化源不足，故经色淡而质稀；脾虚中气不足，故神疲体倦，气短懒言；脾主四肢，脾虚则四肢失于温养，故四肢不温；脾虚中阳不振，运化失职，则不思饮食；甚或水湿泛溢肌肤，故面浮肢肿。面色淡黄，舌淡胖，苔薄白，脉缓弱，也为脾虚之象。

护治法则：健脾益气，固冲止血。

代表方药：固冲汤。

3. 血热

证候表现：经血非时而下，量多如崩，或淋漓不断，血色深红，质稠，心烦少寐，渴喜冷饮，头晕面赤，舌红，苔黄，脉滑数。

证候分析：热伤冲任，迫血妄行，故经血非时而下，量多如崩，或淋漓不断；血为热灼，故血色深红，质稠；邪热内炽，津液耗损，故口渴喜饮；热扰心神，故心烦少寐；邪热上扰，故头晕面赤。舌红，苔黄，脉滑数，为血热之象。

护治法则：清热凉血，固冲止血。

代表方药：清热固经汤。

4. 血瘀

证候表现：经血非时而下，量多或少，淋漓不净，血色紫暗有块，小腹疼痛拒按，舌紫暗，或有瘀点，脉涩或弦涩有力。

证候分析：瘀滞冲任，血不循经，故经血非时而下，量多或少，淋漓不断；冲任阻滞，经血运行不畅，故血色紫暗有块，"不通则痛"，故小腹疼痛拒按。舌紫暗或有瘀点，脉涩或弦涩有力，也为血瘀之征。

护治法则：活血祛瘀，固冲止血。

代表方药：逐瘀止崩汤。

（三）护理措施

1. 起居护理　出血多时，应卧床休息，防止因活动、劳累而加重出血，外出时应有人陪同,体位变换宜和缓,防止因眩晕而跌仆或昏倒,必要时可取头低足高位。出血期间做好会阴护理,尽量避免或减少宫腔手术。崩漏患者易发生贫血,抵抗力低,需慎避风寒,如因虚汗出,须及时擦干,以防风寒邪气乘虚而入。平时需加强锻炼,增强体质,以防止复发。

2. **病情观察**　严密观察阴道出血的量、色、质,有无血块及小腹疼痛等伴随症状。严密监测患者的生命体征、舌象、脉象、神志、二便等,若出现面色苍白、神情烦躁、汗出肢冷、脉细数、血压下降等征象,应立即报告医生,采取积极措施予以止血,必要时做好输血准备,以防发生阴血暴亡,阳气外脱危象。

3. **饮食护理**　饮食宜高蛋白、易消化,忌煎炸、辛辣、活血等食物。肾阳虚者宜食羊肉、韭菜等补阳之品,忌生冷食物;肾阴虚者宜食甲鱼、紫菜、黑木耳等滋阴之品,可常饮藕汁、梨汁等,忌食葱、姜、辣椒等助火刺激之品;脾虚者宜食瘦肉、薏苡仁、山药、鸡蛋等补益脾胃之品;血崩者宜食动物肝脏、乳类、瘦肉类等含铁及钙质丰富的食物;血瘀者宜食山楂、橘皮、佛手等行气活血之品。

4. **情志护理**　患者常因失血过多,担心预后,产生恐惧、忧郁等不良情绪,应关心体贴,加强精神调摄。鼓励患者参加适度的活动,消除不良情志刺激,保持平和的心境。

5. **用药护理**　虚证及血瘀者,中药汤剂宜饭后温热服;血热者,宜饭后偏凉服。根据出血情况,及时调整中药汤剂,出血过多时不宜应用活血通经药。血崩者服用止血药物,可伴有恶心呕吐,可将姜汁滴于舌面,以缓解呕吐。需要服用性激素治疗者,不得擅自改变给药剂量、时间与方法。

6. **中医护理技术**　止血可选用神阙、隐白穴针刺或艾灸,或耳穴贴压子宫、内分泌、皮质下等穴。出现厥脱症状时,针刺水沟、合谷、断红穴,艾灸百会、神阙、气海等穴,密切观察患者出血量和生命体征变化。

【健康教育】

1. 经期注意休息与保暖,避免着凉,起居有规律。注意经期卫生及生活调摄,劳逸结合,适度运动,增强体质。

2. 平时加强饮食调养,少食辛辣、生冷、油腻、刺激性食物,保护胃气。

3. 日常生活中注意调节情志,保持平和的心态。

4. 避免早婚、房劳、多产、频繁人流等诱发因素。

# 第四节　闭　经

女子年满 16 周岁,月经尚未来潮,或月经已来潮又中断 6 个月以上,或根据自身月经周期计算停止 3 个周期以上者,称为闭经。前者为原发性闭经,约占 5%;后者为继发性闭经,约占 95%。青春期前、妊娠期、哺乳期、绝经后期的月经不来潮以及月经初潮后 1 年内月经数月停闭不行,若无其他不适者均属生理性停经,不属闭经范畴。因先天生殖器官发育异常,或后天器质性损伤而无月经者,药物难以奏效,不属本节讨论的范畴。

闭经病因复杂,病程较长,预后与转归常与病程、病因、病性、患者年龄有关。年龄较轻,闭经时间较短者,一般预后较好。年龄较大,闭经时间长,则治疗较困难,预后差,可造成不孕症和早发绝经。

闭经首载于《内经》,《素问·阴阳别论》称"女子不月",《素问·评热病论》称"月事不来"。该书所载第一首妇科处方"四乌贼骨一芦茹丸"即为"血枯经闭"而设。其后各医家对本病的因机证治多有论述。《金匮要略·妇人杂病脉证并治》:"妇人之病,因虚、积冷、结气,为诸经水断绝。"《诸病源候论·月水不通候》:"妇人月水不通者,由劳损血气,致令体虚受风冷,风冷邪气客于胞内,伤损冲任之脉。"《丹溪心法·妇人》:"躯脂满经闭者,以导痰汤加黄连、川芎,不可服地黄,泥膈故也。"《医学入门》将闭经分为"血枯""血滞"两大类。

西医学的闭经及多囊卵巢综合征引起的闭经等均可参照本病辨证施护。

【病因病机】

闭经的病因病机复杂,但归纳起来不外乎虚实两端。虚者多为精血不足,冲任不充,血海空虚,无血可下;实者则为气滞血瘀、痰湿阻滞冲任胞宫,血海阻隔,经血不得下行。

**1. 肾气亏虚**　禀赋不足,肾气未盛,精气未充,肝血不足,天癸不能应时产生,导致冲脉不盛、任脉不通乃至月经不行;或因房劳多产,肾精耗损,或久病及肾,肝血亦虚,精血匮乏,源断流竭,胞宫无血可下而成闭经。

**2. 气血虚弱**　脾胃素弱,或饮食劳倦,或忧思过度,损伤心脾,营血不足;或大病久病,或吐血、下血、堕胎、小产等数脱于血,或哺乳过长过久,或患虫积耗血,以致冲任失养,血海空虚,胞宫无血可下而成闭经。

**3. 阴虚血燥**　素体阴虚,或失血伤阴,或久病耗血,或过食辛燥灼伤津血,或日久病深,精亏阴竭,以致血海燥涩干涸而成闭经。

**4. 气滞血瘀**　因七情内伤,肝气郁结,气滞血瘀;或经、产之时血室正开,感受风冷寒邪,或内伤生冷寒凉,血为寒凝;或因内外热邪煎熬,均可使血结成瘀,冲任胞脉壅塞,经血阻隔不行而成闭经。

**5. 痰湿阻滞**　肥胖之人,躯脂壅塞,多痰多湿,痰湿壅阻经脉;或脾阳失运,湿聚成痰,痰湿阻滞冲任,胞脉闭塞而经不行。

【诊断要点】

闭经是多种病因影响到生殖内分泌功能而出现的严重月经失调,是临床常见病和疑难病,在诊断时必须全面收集和分析病情资料,方能找准病因,明辨闭经类型。已婚女性须首先排除妊娠,再分清原发性或继发性闭经。

**1. 病史**

(1)原发性闭经:应了解其生长发育及健康状况,既往有无急、慢性疾病及其他内分泌疾病史,有无周期性下腹疼痛,其母及同胞姐妹的月经情况等。

(2)继发性闭经:应了解其既往月经史,如初潮年龄,月经期、量、色、质,闭经前有无精神创伤、体重骤然增减、营养严重缺乏、剧烈运动、环境改变、服用药物(避孕药、镇静药、激素药、减肥药)、放疗或化疗等诱因,有无近期分娩、产后出血、宫腔手术史等。

### 2. 症状

(1)月经无初潮或停闭:女子年满 16 周岁,或第二性征出现 2 年以上月经尚未初潮,或年满 14 周岁仍无第二性征发育,或已经建立月经周期后又因病停经 6 个月以上,或根据自身月经周期计算停经 3 个周期以上。

(2)相关症状:注意有无周期性下腹胀痛、头痛及视觉障碍,有无溢乳、厌食、恶心等,有无体重变化(增加或减少)、畏寒、潮红或阴道干涩等,对于寻找闭经原因有所帮助。

### 3. 检查

(1)全身检查:了解患者体质、发育、营养状况、毛发分布、第二性征发育情况。

(2)妇科检查:了解患者外阴、阴道、子宫、卵巢的发育情况,有无缺如、畸形和肿块。对原发性闭经患者要注意有无处女膜闭锁,有无阴道、子宫、卵巢缺如或畸形。

(3)实验室及其他检查:卵巢激素($E_2$、P、T)、促性腺激素(FSH、LH)、催乳素(PRL)测定,以及甲状腺、肾上腺功能测定,对下丘脑 - 垂体 - 卵巢轴功能失调性闭经的诊断有意义。行 B 超检查以了解内生殖器官及卵泡发育情况;BBT、宫颈黏液结晶检查、阴道脱落细胞检查有助于卵巢性闭经的诊断;诊断性刮宫、子宫碘油造影、宫腔镜、腹腔镜、蝶鞍 X 线摄片、CT 或 MRI 增强扫描检查等均可协助判断闭经的原因。

【治疗思路】

闭经是一个症状,可见于多种疾病,治疗前应首先明确是原发性还是继发性闭经,并排除生理性停经。本病的治疗关键在于找到导致闭经的原因,方能有针对性地确定治疗方案。如人工流产造成的子宫性闭经,产后大出血引起的垂体性闭经,卵巢早衰引起的卵巢性闭经等,往往需要中西医结合治疗。因过度节食导致神经性厌食症,或滥用避孕药、减肥药等引起的闭经则应首先纠正其诱因。

闭经临证有虚实之分,但以虚证为多。中医治疗应谨守"虚者补而充之,实者泻而通之"的原则,或补益肝肾,或调补气血,或活血化瘀,或理气行滞,或化痰除湿。虚实夹杂者当补中有通,泻中有养。切不可不分虚实,滥用猛攻峻伐之方药,以"通经见血"为快。闭经原因复杂,病程较长,属慢性难治病证,需告知患者不可急于求成。

【辨证施护】

（一）辨证要点

闭经的辨证,首当分清虚实。一般而言,禀赋不足,初潮较晚,或月经后期量少而逐渐停闭,并伴有腰膝酸软,头晕眼花,面色萎黄,五心烦热,或畏寒肢冷,舌淡脉弱等虚象者,多属虚证;以往月经正常而突然停闭,或伴有形体肥胖,胸胁胀满,小腹疼痛,或脘闷痰多,脉象有力等实象者,多属实证。

（二）证候分型

1. 肝肾亏虚

证候表现：月经初潮来迟，或由月经后期、量少逐渐至经闭；腰酸腿软，头晕耳鸣；舌淡红，苔少，脉沉弱或细涩。

证候分析：禀赋素弱，肾中精气不足，天癸未至，冲任未通，则月经迟迟不潮；或肝肾不足，精血亏虚，冲任不充，则月经逐渐延后量少而至停闭；腰酸头晕耳鸣，舌淡红苔少，脉沉弱涩，均为肝肾亏虚之征。

护治法则：补肾益精，养血调经。

代表方药：大补元煎。

2. 气血虚弱

证候表现：月经逐渐后延，量少，经色淡而质薄，继而停闭不行；头晕眼花，或心悸气短，神疲肢倦，食欲不振，毛发不泽或易脱落，身体羸瘦，面色萎黄；舌淡，苔少或薄白，脉沉缓或虚数。

证候分析：各种原因数伤于血，或心脾受损，化源不足，血虚气弱，冲任失养，血海空虚，则月经停闭。其余诸证、舌脉均为气血亏虚、不能荣濡之象。

护治法则：补气健脾，养血调经。

代表方药：人参养荣汤。

3. 阴虚血燥

证候表现：月经量少而渐至停闭；五心烦热，两颧潮红，盗汗，或骨蒸劳热，或咳嗽唾血；舌红，苔少，脉细数。

证候分析：阴虚内热，热灼津血，血海干涸，则月经渐少以致停闭；阴血亏虚，虚火内炽，则五心烦热，盗汗颧红，骨蒸潮热，或咳嗽唾血。舌红、苔少、脉细数均为阴虚内热之征。

护治法则：养阴清热，润燥调经。

代表方药：加减一阴煎。

4. 气滞血瘀

证候表现：月经数月不行，精神抑郁，烦躁易怒，胸胁胀满，少腹胀痛或拒按。舌边紫暗，或有瘀点，脉沉弦或沉涩。

证候分析：肝气郁结，气机不畅，气滞血瘀，冲任不通，则经闭不行；肝气不舒，气滞不宣，则精神抑郁，烦躁易怒，胸胁胀满；瘀血内停，冲任受阻，则少腹胀痛拒按；舌紫暗，有瘀点，脉沉弦或沉涩亦为瘀滞之象。

护治法则：理气活血，祛瘀通经。

代表方药：血府逐瘀汤。

5. 痰湿阻滞

证候表现：月经停闭，形体肥胖，胸胁满闷，呕恶痰多，神疲倦怠，或面浮足肿，或带下量多色白。苔腻，脉滑。

证候分析：素体肥胖，痰湿阻滞，气血不畅，冲任壅塞，则月经停闭；痰湿困脾，则胸闷呕恶、神疲倦怠；湿浊下注，则带下量多色白；痰湿内阻，水湿不运，则面浮足肿，苔白腻，脉滑亦为痰湿之征。

护治法则：化痰除湿，活血调经。

代表方药：苍附导痰丸。

**（三）护理措施**

1. **起居护理** 生活作息规律，劳逸结合，寒温适宜，经期注意保暖，平时加强体育锻炼，增强体质，提高健康水平。维持标准体重，避免因过胖或过瘦而影响机体代谢，甚至导致月经失调。

2. **病情观察** 闭经往往是继发于多种疾病的一个症状，须通过密切观察患者的症状、体征，结合各种检查，找到原发病或病因，以便对因处理。如患者既往月经尚规律，近期压力过大或遭遇重大精神刺激等后出现闭经，多为调节生殖内分泌中枢功能紊乱的下丘脑性闭经；如患者闭经发生于人流术或其他宫腔手术之后，子宫性闭经的可能性大；如患者乳房溢液，应为高催乳素血症导致的闭经，需进一步检查是否有垂体腺瘤等疾病。闭经患者还需观察其体质、发育、营养、第二性征、白带情况等等。总之，密切的病情观察对闭经的诊治、护理至关重要。

3. **饮食护理** 加强营养，宜选择低热量、高维生素、高矿物质饮食，少食或禁食生冷瓜果，防止伤气耗血，或寒凝血瘀，减少发病的不利因素。肝肾不足者宜多食甲鱼、猪肝、猪腰等；气血虚弱者宜多吃红枣、桂圆、山药等；肥胖之人饮食宜清淡，忌食肥甘厚味；血瘀之人忌食生冷酸敛之品等。

4. **情志护理** 本病病因繁杂，病程长，检查项目多，诊治较为困难，为妇科的疑难病。情志刺激是闭经常见的发病因素之一，闭经患者又常为病情所困扰，思想负担重，故应重视情志护理。医护人员应鼓励患者表达，耐心听取患者的叙述，详细了解病情，针对情况多做解释工作，消除患者的思想负担，积极配合治疗。避免一切精神刺激，保持心情舒畅，减少致病因素。

5. **用药护理** 中药治疗周期较长，鼓励患者坚持服药。本病的治疗常需中西医结合进行，如使用激素治疗，应将药物的作用、副反应、剂量、具体服法等情况，详细告知患者，叮嘱患者严格遵医嘱服药，避免发生错误。

6. **中医护理技术** 根据不同的证型选择相应的穴位实施中医护理技术。血枯经闭者用毫针法，采取补法，同时可施灸，以养血调经。取足三里、关元、归来为主穴，气血不足明显者，加胃俞、气海、脾俞；肝肾不足症状严重者，加肾俞、肝俞；伴潮热盗汗者，加太溪穴；伴心悸者，加内关穴；纳呆者，加中脘穴等。血滞经闭者毫针法宜用泻法，以活血调经，取中极、三阴交、归来为主穴，气滞明显者，加血海、合谷、太冲；痰湿阻滞症状明显者，加阴陵泉、丰隆等。

**【健康教育】**

1. 向患者及家属讲解影响月经周期的因素、闭经的原因，告知患者闭经的相关检查流程、治疗方案及意义等，提高患者的配合度。

2. 督促患者注意生活起居，保持心情舒畅，饮食清淡有节，适当锻炼，保持正常体重。

### 📖 知识拓展

#### 多囊卵巢综合征

【疾病概述】

**1. 概念**　多囊卵巢综合征（polycystic ovary syndrome，PCOS）是青春期及育龄期女性最常见的一种内分泌紊乱性疾病，以生殖功能障碍和糖代谢异常并存为特征。

**2. 临床表现**　PCOS的临床表现有月经紊乱、月经稀发或闭经、肥胖、多毛、不孕、痤疮、双侧卵巢多囊样改变等，是导致女性不孕的主要原因之一，妊娠后自然流产的风险也较高，远期并发症包括子宫内膜癌、乳腺癌、糖尿病、高血压、心血管疾病等。

**3. 中医范畴**　根据PCOS的临床表现，中医对本病的护治散见于月经后期、闭经、崩漏、癥瘕、不孕症等疾病中。

【治护概要】

**1. 基本病机**　中医学认为本病的发生主要是肾-天癸-冲任-胞宫轴功能失调，与肾、肝、脾三脏功能失常密切相关，尤其是肾虚为PCOS发病的基本因素。肾虚则天癸迟至；脾虚则内生痰湿，阻塞冲任；肝失疏泄，气机不畅，血行瘀滞。虚、痰、瘀、热互结，虚实错杂，冲任不能相资，胞宫藏泻失职，以致月经停闭。

**2. 辨证机要**　本病证候以虚实夹杂为多，实有痰湿、瘀血、郁火，虚为肾虚、脾虚，辨证需根据临床表现、体征及舌脉，辨清标本虚实，孰轻孰重。主要证型有肾虚证、脾虚痰湿证、气滞血瘀证及肝经郁火证。

**3. 护治思路**　根据不同年龄段，青春期患者重在调经，以调畅月经为先，恢复周期为本；育龄期以助孕为要。PCOS患者应把加强生活调摄置于首要，积极锻炼，控制体重；调整饮食，饮食清淡，戒除烟酒；起居有节，作息规律；调畅情志。在此基础上，配合中医治疗，以滋肾补肾为基本策略，再根据肾虚证、脾虚痰湿证、气滞血瘀证、肝经郁火证的不同而分别采取补肾调经、健脾化痰除湿、行气活血、疏泄肝火等法，还可配合针灸治疗提高疗效。对于迫切要求生育而中医药促排卵未有明显效果者，可联合西药促排卵治疗，必要时行腹腔镜探查术。

# 第五节　痛　经

女性正值经期或行经前后，出现周期性小腹疼痛，或痛引腰骶，甚至剧痛晕厥者，称为"痛经"，亦称"经行腹痛"。若经前或经期仅有小腹或腰部轻微的胀痛不适，不影响日常工作和生活者，则属经期常见生理现象，不作病论。

本病以经行小腹疼痛，伴随月经周期而发作为其临床特征，属临床常见病，分为原发性和继发性。原发性痛经无盆腔器质性病变，也称功能性痛经，常见于未婚未产女性。继发性痛经指盆腔器质性病变导致的痛经,如盆腔炎性疾病后遗症、子宫内膜异位症、子宫腺肌病等引起的月经期疼痛,多发生于育龄期女性。原发性痛经经及时、积极、准确的辨证治疗,常能痊愈。继发性痛经,病情复杂,病程缠绵,难获速效,但经对证施治,并坚持治疗,也可取得较好的减轻疼痛的作用,或有治愈之机。

本病始见于《诸病源候论·月水来腹痛候》:"妇人月水来腹痛者,由劳伤血气,以致体虚,受风冷之气,客于胞络,损冲、任之脉……其经血虚,受风冷,故月水将来之际,血气动于风冷,风冷与血气相击,故令痛也。"其后各家对本病的因机证治多有论述。《景岳全书·妇人规》:"经行腹痛,证有虚实。实者或因寒滞,或因血滞,或因气滞,或因热滞。虚者有因血虚,有因气虚。然实痛者,多痛于未行之前,经通而痛自减。虚痛者,于既行之后,血去而痛未止,或血去而痛益甚。大都可按、可揉者为虚,拒按、拒揉者为实。"《傅青主女科·女科》认为痛经有肝郁、肾虚、寒湿等不同证候,当分别治以宣郁通经汤、调肝汤、温脐化湿汤。

西医学原发性痛经、子宫内膜异位症、子宫腺肌病及盆腔炎性疾病等引起的继发性痛经可参照本病辨证施护。

【病因病机】

痛经的发生与冲任、子宫的周期性生理变化密切相关,主要病机在于邪气内伏或精血素亏,更值经期前后,冲任二脉气血的生理变化急骤,导致胞宫的气血运行不畅,"不通则痛";或冲任、胞宫失于濡养,"不荣则痛",其病位在冲任、胞宫,变化在气血,表现为痛证。

1. **气滞血瘀**　素性抑郁,或恚怒伤肝,肝郁气滞,气滞血瘀,瘀阻胞宫、冲任。经期气血下注冲任,胞宫气血更加壅滞,"不通则痛";或复伤于情志,肝气更为郁结,气血壅滞更甚,经血运行不畅,发为痛经。

2. **寒湿凝滞**　多因经期冒雨、涉水、游泳,或经水临行贪食生冷,内伤于寒,或过于贪凉,或久居阴湿之地,风冷寒湿客于冲任、胞宫,以致胞宫、冲任气血凝滞。经前、经期气血下注冲任,胞宫气血更加壅滞不畅,"不通则痛",导致痛经。

3. **湿热瘀阻**　宿有湿热内蕴,或于经期、产后(包括堕胎、小产后)摄生不慎,感受湿热之邪,湿热与血相搏结,流注冲任,蕴结于胞宫,阻滞气血,经前、经期气血下注冲任,胞宫气血壅滞更甚,发为痛经。

4. **阳虚内寒**　素禀阳虚,阴寒内盛,冲任、胞宫失于温煦,经期气血下注冲任,寒凝血脉,使经血运行迟滞,发为痛经。

5. **气血虚弱**　脾胃虚弱,化源不足,或大病久病,或大失血后,气血俱虚,冲任气血虚少,经期、经后血海气血更加空虚,冲任、胞宫失于濡养;兼之气虚血滞,无力流通,因而发生痛经。

6. **肝肾亏损**　禀赋素弱,肝肾本虚,或因多产房劳,损及肝肾,精亏血少,冲任不足,胞宫失养,经期、经后血海更虚,冲任、胞宫失于濡养,而致痛经。

【诊断要点】

1. **病史**　素体虚弱,或大病久病史,或情志内伤史,或感受寒湿史,或有不节房事等情况,或盆腔炎性疾病、宫腔手术史等。

2. **症状**    经期或经行前后小腹疼痛,伴随月经周期规律性发作,腹痛多发生于行经第1～2天或经期前1～2天,可呈阵发性、痉挛性,或胀痛下坠感,疼痛可引及全腹或腰骶部,或外阴、肛门坠痛,可伴发恶心、呕吐、腹泻、头晕、乏力等症状,严重者可出现面色苍白、出冷汗、手足发凉等晕厥现象。

3. **检查**

(1)妇科检查:无阳性体征者属功能性痛经,部分患者可见子宫体极度屈曲或宫颈口狭窄;如盆腔内有粘连、包块、结节、附件区增厚或子宫体均匀增大者,可能是盆腔炎性疾病后遗症、子宫内膜异位症、子宫腺肌病等病所致。

(2)辅助检查:B超、腹腔镜、宫腔镜检查,子宫输卵管造影有助于明确痛经的原因。

【鉴别诊断】

本病应与发生在经期的内、外、妇诸科有腹痛症状的疾病,如急性阑尾炎、结肠炎、膀胱炎、卵巢囊肿蒂扭转等鉴别。重点应与阴道流血伴有小腹疼痛的异位妊娠、胎动不安相鉴别。

1. **异位妊娠**    异位妊娠多有停经史或早孕反应。阴道不规则流血,突然一侧少腹撕裂样疼痛,甚至晕厥或休克。腹部检查下腹一侧或全腹压痛、反跳痛,肌紧张不明显,可有移动性浊音。妇科检查,后穹隆饱满,宫颈摇举痛,子宫稍大而软,宫旁可扪及痛性包块,后穹隆穿刺可抽出不凝血。HCG阳性,血红蛋白下降,红细胞计数正常或稍高。B超示宫内无妊娠囊,宫外有混合性包块。痛经虽可出现剧烈的小腹疼痛,但无上述妊娠征象。

2. **胎动不安**    胎动不安多有停经史,阴道少量流血,腰酸腹痛或下腹坠胀,但不严重。妇科检查子宫增大与孕周相符。HCG阳性,B超可探及宫内妊娠囊,可有胎芽、胎心。痛经则无上述妊娠征象。

【治疗思路】

中医药治疗痛经有一定优势和良好的治疗效果,前提是要做到诊断明确、辨证准确,对于继发性痛经,应在中西医结合积极治疗原发疾病的基础上,应用中医药缓解经行腹痛。痛经实证多而虚证少,实证痛经疼痛剧烈,影响工作、生活,亟需止痛为要,可以针灸迅速止痛。中药亦需本着"急则治其标",或"标本同治"的原则,配伍相应止痛药以协助止痛,并应在经前2～3天开始服用。平时辨证求因以治本,以调理冲任、胞宫气血为主,或补虚,或泻实,根据不同的月经周期阶段各有侧重地调治,月经期调血止痛以治标;平时辨证求因以治本。一般以3个周期为1个疗程,务必注意巩固疗效,方可收到较好的治疗效果。

【辨证施护】

(一)辨证要点

痛经是以疼痛为主症,故辨证首先当识别痛证的属性。根据疼痛发生的时间、性质、部位,以及疼痛的程度,结合月经期、量、色、质及兼症、舌脉,并根据素体情况,参考发病相关因素等辨其寒热虚实。一般痛在经前,经期之初、中多属实;痛在月经将净或经后多属虚。疼痛剧烈、拒按、绞痛、掣痛、刺痛、灼痛多属实;隐隐作痛、坠痛、喜揉喜按多属虚。痛甚于胀,血块排出则疼痛减轻,或刺痛、持续作痛者多为血瘀;胀甚于痛,时痛时止者多为气滞。绞痛、冷痛得热痛减多属寒;灼痛,得热痛增多为热。痛在两侧少腹多为气滞,病多属肝;痛在小腹正中多属血滞;痛在腰际病多属肾。

### (二)证候分型

#### 1. 气滞血瘀

证候表现:经前或经期小腹胀痛拒按,经血量少,行而不畅,血色紫暗有块,块下痛暂减;乳房胀痛,胸闷不舒;舌质紫暗或有瘀点,脉弦。

证候分析:肝失条达,冲任气血郁滞,经血不利,不通则痛,故经前或经期小腹胀痛拒按,经量少,经行不畅,色暗有块;血块排出,瘀滞减轻,气血暂通,故疼痛暂缓;肝郁气滞,经脉不利,故乳胀胸闷。舌紫暗有瘀点、脉弦,均为气滞血瘀之征。

护治法则:理气行滞,化瘀止痛。

代表方药:膈下逐瘀汤。

#### 2. 寒湿凝滞

证候表现:经行小腹冷痛,得热则舒,经量少,色紫暗有块;形寒肢冷,小便清长;苔白,脉细或沉紧。

证候分析:寒湿之邪重浊凝滞,客于冲任、胞宫,与经血搏结,使经血运行不畅,故于经前或经期小腹冷痛;血为寒凝,故经色紫暗有块;得热则凝滞稍减,故疼痛减缓。苔白腻,脉沉紧均为寒湿内闭,气血瘀滞之征。

护治法则:温经散寒除湿,化瘀止痛。

代表方药:少腹逐瘀汤。

#### 3. 湿热瘀阻

证候表现:经前或经期小腹灼热胀痛,拒按,经色暗红,质稠有块;平素带下量多色黄,或平时小腹痛,经来疼痛加剧,或伴低热起伏,小便黄赤;舌紫红,苔黄而腻,脉滑数或涩。

证候分析:湿热之邪,盘踞冲任、胞宫,气血失畅,经前血海气血充盈,湿热与血热胶结,故小腹灼热胀痛,拒按;湿热扰血,故经色暗红,质稠有块;湿热壅遏下焦,故小便黄赤,损伤任带,故带下量多色黄;湿热缠绵,故低热起伏,或平时小腹亦痛。舌紫红,苔黄而腻,脉滑数或涩,均为湿热瘀阻之征。

护治法则:清热除湿,化瘀止痛。

代表方药:清热调血汤。

#### 4. 阳虚内寒

证候表现:经期或经后小腹冷痛,喜按,得热则舒,经量少,经色暗淡;腰腿酸软,小便清长;舌淡胖、苔白润。

证候分析:肾为冲任之本,胞脉系于肾而络于胞中,肾阳虚弱,虚寒由生,冲任胞宫失煦,虚寒滞血,故经期或经后小腹冷痛,经少色暗淡;寒得热化,故得温则舒;非实寒所凝滞,故喜揉喜按;肾阳不足,故腰腿酸软,小便清长。脉沉,苔白润为虚寒之象。

护治法则:温经扶阳,暖宫止痛。

代表方药:温经汤(《金匮要略》)。

### 5. 气血虚弱

证候表现:经期或经后小腹隐隐作痛,喜按或小腹及阴部空坠不适,月经量少,色淡,质清稀;面色无华,头晕心悸,神疲乏力;舌淡,脉细无力。

证候分析:气血不足,冲任亦虚,经行之后,血海更虚,胞宫、冲任失于濡养,故经期、经后小腹隐隐作痛,喜揉按;气虚下陷,故小腹及阴部空坠;气虚阳气不充,血虚经血不荣,故经量少而色淡质薄;气血虚不能上荣头面,故面色萎黄不华,头晕;血虚心神失养,故心悸;气血虚弱,脾阳不振,故神疲乏力。舌淡,脉细弱为气血两虚之象。

护治法则:益气养血,调经止痛。

代表方药:圣愈汤。

### 6. 肝肾亏损

证候表现:经期或经后小腹绵绵作痛,经行量少,色暗淡,质稀薄;腰膝酸软,头晕耳鸣;舌淡红,苔薄,脉沉细。

证候分析:肝肾不足或亏损,冲任俱虚,精血本已不足,经行之后,血海空虚,胞宫更失濡养,故经期或经后小腹疼痛绵绵,经量少而色暗淡,质稀薄;肾虚故腰酸耳鸣,脑失所养,故头晕。舌淡红,苔薄,脉沉细均为肝肾亏损之征。

护治法则:益肾养肝,缓急止痛。

代表方药:调肝汤。

### (三) 护理措施

**1. 起居护理**　注意经期卫生,腹痛剧烈者,注意休息,严禁房事。寒凝血瘀者,经期注意避寒保暖,可用热水袋敷于腹部,以免因寒而血滞;湿热瘀阻者,忌冒雨涉水、坐卧湿地等;虚证患者劳逸结合,避免过劳,以免耗伤正气。

**2. 病情观察**　注意观察患者腹痛的性质、程度、持续时间、伴随的症状,以及月经量、色、质的变化,辨别虚实寒热。如患者出现疼痛剧烈难忍,坐卧不宁,面色苍白,冷汗淋漓,四肢厥冷,血压下降,应立即采取平卧位,并注意保暖,及时采取急救措施。

**3. 饮食护理**　宜食有营养、易消化的食物,避免生冷食品,以免诱发或加重痛经,经期忌食辛辣等刺激性食物及酸性食品,如青梅、杨梅、酸枣等。气血虚弱者可选择补益气血的食物,如桂圆、大枣、枸杞子、山药等;寒凝血瘀者宜食温经散寒食物,如羊肉、狗肉等;气滞血瘀者宜食理气活血食物,如胡萝卜、枳实、橘皮、佛手等;湿热瘀阻者宜食清热利湿之品,如薏苡仁、苦瓜、冬瓜等;肝肾亏损者宜食补益肝肾之品,如黑芝麻、核桃、菟丝子粥、猪肝等。

**4. 情志护理**　情志与痛经关系密切。对紧张、恐惧者,应予疏导、劝慰,或采用转移法进行情志调适,消除紧张、恐惧心理。郁郁寡欢者,可采用以情胜情法进行调摄。鼓励患者平时多参加娱乐活动,以改善心境,避免因情志加重症状。

**5. 用药护理**　注意观察用药后症状缓解情况。切忌盲目止痛,坚持周期性治疗。

寒凝血瘀者,中药汤剂应温热服,也可服生姜红糖水,或艾叶煎汤或饮黄酒适量,以温经散寒,行血止痛;湿热蕴结者,中药汤剂宜在经前5~7天开始服,药温宜偏温凉;气滞血瘀者经前可服用益母草膏,以活血化瘀,助经血排出。

6. 中医护理技术

(1)毫针:实证用泻法,留针15~20分钟。虚证用补法,寒证用温针和灸法。寒湿凝滞者取穴中极、水道、地机;气滞血瘀者取穴气海、太冲、三阴交、内关;湿热瘀阻者取穴次髎、阴陵泉;气血虚弱者取穴命门、肾俞、关元、足三里、照海。剧痛晕厥时,应迅速平卧,取头低足高位,保持呼吸道通畅,同时针刺或按压合谷、内关、水沟等穴,以快速缓解症状。

(2)艾灸:隔姜灸神阙、命门、关元、足三里、三阴交、肾俞,适用于阳虚寒凝型痛经。

(3)耳穴压豆:子宫、卵巢、内分泌、交感、肾、脾、肝、神门等。根据证型每次选2~4穴,或各穴位交替使用,适用于各型痛经。

(4)敷脐法:肉桂、细辛、吴茱萸、延胡索、乳香各等份,共研细末备用。经前3天取药粉2~3g,用醋调成糊状,纳入脐中,外用胶布固定,2天换药1次,连用3次。适用于寒凝血瘀型痛经。

(5)热熨法:青盐150g,炒热后用布包好温熨小腹,待不烫皮肤时,包扎于小腹上。适用于寒证痛经。

【健康教育】

1. 养成良好的生活习惯,经期注意保暖,避免过劳或剧烈运动,避免冒雨涉水。讲究个人卫生,保持外阴清洁,勤换内裤。经期忌盆浴、房事和游泳。

2. 学会自我调节情绪,避免不良情绪的刺激,以免诱发或加重腹痛症状。

3. 经期注意饮食调摄,忌贪凉饮冷。小腹可用热水袋热敷。指导患者遵医嘱合理使用止痛药,防止成瘾。

4. 积极治疗原发病。坚持周期性、系统性治疗,标本结合。

## 知识拓展

### 子宫内膜异位症

【疾病概述】

1. 概念　子宫内膜异位症是指具有生长功能的子宫内膜组织出现在子宫被覆黏膜以外的身体其他部位所引起的一种疾病。卵巢型子宫内膜异位症形成囊肿者,称为子宫内膜异位囊肿(俗称"巧克力囊肿")。本病多发于25~45岁,发病率为该年龄段女性的10%~15%,为常见的妇科疾病。

2. 临床表现

(1)疼痛:继发性、进行性加重的痛经,少数患者可有长期的下腹痛,经期加重。

（2）月经异常：多表现为经量增多、经期延长、月经淋漓不尽或经前点滴出血。

（3）不孕：约40%的患者伴有不孕，妊娠后亦有约40%的患者发生自然流产。

（4）其他症状：根据异位部位的不同，可表现出不同症状，如肠道子宫内膜异位症者可见腹痛、腹泻或便秘，甚至周期性少量便血；尿道子宫内膜异位症者，可见周期性尿血；呼吸道子宫内膜异位症者，可见经期咳血及气胸，等等。

（5）体征：较大的卵巢内膜异位囊肿在腹部可扪及，若病变累及腹壁及切口、脐部等，在相应部位可触及硬韧、不活动、边界不甚清楚的触痛性结节。子宫多后倾，活动度降低或固定，盆腔异位部位可见蓝紫色小点或出血点。

**3. 中医范畴**　根据子宫内膜异位症的临床表现，可参照"痛经""月经过多""经期延长""癥瘕""不孕"等病证辨证施护。

【治护概要】

**1. 基本病机**　瘀血阻滞是子宫内膜异位症的主要病机。由于外邪入侵、情志内伤、素体因素或手术损伤等原因，导致机体脏腑功能失调，气血失和，冲任损伤，导致部分经血不循常道而逆行，"离经"之血瘀积，留结于下腹，阻滞冲任、胞宫、胞脉、胞络而发病。

**2. 辨证机要**　根据疼痛发生的时间、性质、部位，月经的情况和结块的大小、部位，以及体质和舌脉辨别寒热虚实，把握瘀血产生的根本。主要证型有气滞血瘀证、寒凝血瘀证、热灼血瘀证、气虚血瘀证及肾虚血瘀证。

**3. 护治思路**　中医治疗以活血化瘀为主。瘀血为有形之邪，但久病多虚，临床上以虚实错杂多见，当攻补兼施。同时注意辨病与辨证相结合，以痛经为主者重在祛瘀止痛；月经不调或不孕者要配合调经、助孕；癥瘕结块者要散结消癥。

药物治疗尚不能根治本病，而手术治疗复发率高，中医药的优势在于减轻症状、降低复发率，且不抑制排卵功能，瘀则化之，寒则温之，热则清之，虚则补之，还可配合中药外敷、中药灌肠及针灸等中医护理技术提高疗效。

# 第六节　带　下　病

带下病指带下量明显改变，增多或减少，色、质、气味异常，可伴有局部或全身症状者。《素问·骨空论》载："任脉为病……女子带下瘕聚"，首见"带下"之名。带下有广义、狭义之分。广义带下泛指经、带、胎、产、杂等妇科疾病，因其多发生在带脉以下，故古人称妇产科医师为带下医。狭义带下又有生理、病理之别，生理性带下是润泽于阴户和阴道的一种阴液，无色透明，黏而不稠，无特殊气味，即《沈氏女科辑要》引王孟英语："带下，女子生而即有，津津常润，本非病也。"带下量明显增多，色、质、气味异常，或伴全身、或局部症状者，即为狭义之带下病，现统称为带下病。本章所讨论的是狭义的带下病，包括带下过多和带下过少。

带下病的病因病机，主要是任、带二脉损伤，以致带脉失约或失养。根据带下量、色、质、气味的异常，结合全身、局部证候及舌象、脉象等辨其寒热虚实。

带下病的治疗原则，宜辨病与辨证相结合，重在调理任带二脉。内治以调理脏腑，或除湿止带，或滋阴润泽；外治以祛邪、解毒、杀虫。必要时中西医结合，以提高疗效。

## 一、带下过多

带下过多指带下量明显增多，色、质、气味异常，或伴有局部及全身症状者。

带下过多历代医家均有论述。《神农本草经》称"沃""白沃""赤沃"，又称"漏下赤白"。《金匮要略》称"下白物"。《诸病源候论》始称"五色带"，即白带、赤带、黄带、青带、黑带，又称"白崩"。《女科证治约旨》曰："若外感六淫，内伤七情，酝酿成病，致带脉纵弛，不能约束诸脉经，于是阴中有物，淋漓下降，绵绵不断，即所谓带下也。"对带下过多的病因、病机及症状作了系统论述。《傅青主女科·带下》以此列为首篇，提出"夫带下俱是湿证"，并根据带下颜色的不同，分述了白、黄、赤、青、黑五色带下的论治。

西医学的阴道炎、宫颈炎、内分泌功能失调（尤其是雌激素水平偏高）及部分妇科肿瘤等疾病引起的阴道分泌物异常增多，可参照本病辨证施护。

带下过多及时治疗多可痊愈，预后良好。若治疗不及时或不彻底，或病程迁延不愈，反复发作，或病情加重，可引起癥瘕、不孕症等。若癥瘕恶疾复感邪毒所致带下过多，五色杂下，臭秽难闻，形体消瘦者，预后不良。

【病因病机】

带下过多的主要病机是湿邪伤及任、带二脉，任脉不固，带脉失约。病因以湿邪为主，包括内湿和外湿，内湿缘于脏腑功能失调，水湿失运，流注任带；外湿自外而侵，往往是经期、产后乘虚而入，或摄生不慎，感受湿邪，蕴为湿热、热毒。

1. **脾虚**　素体脾虚；或劳倦过度；或忧思气结，损伤脾气，水失运化，聚而成湿，流注下焦，伤及任带，以致任脉不固，带脉失约，而为带下过多。

2. **肾阳虚**　素体肾气不足，或恣情纵欲，房劳多产，肾阳虚损；或年老体虚，久病伤肾，命门火衰，气化失常，水湿停聚，下注任带，以致任脉不固，带脉失约，或肾气不固，封藏失职，阴液滑脱，而致带下过多。

3. **阴虚夹湿**　素体阴虚，或年老体弱，真阴渐亏；或久病失养，暗耗阴津；肾阴不足，相火偏旺，阴虚失守，复感湿邪，伤及任带，以致任脉不固，带脉失约，发为带下过多。

4. **湿热下注**　久居阴湿之地，感受湿邪；或经行产后涉水冒雨，或摄生不洁，湿邪乘胞脉空虚而入，湿滞体内日久化热，伤及任带，以致任脉不固，带脉失约；或肝郁化热，肝气乘脾，脾虚失运，肝火挟脾湿流注下焦，伤及任带而发病。

5. **热毒蕴结**　经期产后，胞脉空虚，房事不洁，或手术损伤，致湿热乘虚直犯阴户、胞宫，酿而成毒；或因热甚化火成毒；或湿热遏久成毒，热毒损伤任带，以致任脉不固，带脉失约，发为带下过多。

【诊断要点】

1. **病史**　经期、产后摄生不洁；或术后感染病史。

2. **症状**　带下量明显增多，色、质、气味异常，或伴有外阴、阴道瘙痒、灼热、疼痛等局部症状，或伴有全身症状。

3. **检查**

（1）妇科检查：可有阴道炎、宫颈炎、盆腔炎及妇科肿瘤相应的体征。

（2）其他检查：阴道、宫颈分泌物涂片检查阴道清洁度Ⅲ度，或培养可见大量白细胞，或滴虫、假丝酵母菌等病原体。可行宫颈细胞学检查，必要时行阴道镜或宫颈活组织检查，以明确诊断。

【鉴别诊断】

1. **赤带需与经间期出血、漏下鉴别**　赤带即血性白带，表现为白带呈红色，常需与阴道出血性疾病相鉴别。

（1）经间期出血：是在两次月经中间出现少量规律性阴道出血，血液出自胞宫。而赤带出自阴道，无周期性，其月经一般正常。

（2）漏下：是指经血非时而下，或行经时间超过2周，淋漓不尽，为月经周期、经期、经量异常，属月经病的范畴。

2. **赤白带或黄带淋漓需与阴疮、子宫黏膜下肌瘤鉴别**　赤白带为白带当中混有血丝；黄带是指妇女阴道中排出的黄色黏液，黏稠而淋漓不断，或有腥臭味，甚至如脓样。赤白带或黄带常见于阴道炎、子宫颈炎、盆腔炎性疾病等妇科炎症，依据临床症状，并结合妇科检查、白带常规检查、B超等可作出诊断。赤白带、黄带尚需与阴疮、子宫黏膜下肌瘤感染等非女性生殖道炎症相鉴别。

（1）阴疮：指阴户生疮，红肿热痛，或化脓腐烂，脓水淋漓。

（2）子宫黏膜下肌瘤：当子宫黏膜下肌瘤突入阴道伴感染时，可见脓性白带或赤白带，伴臭味。通过妇科检查或B超可鉴别。

3. **带下呈白色时需与白浊鉴别**　白浊出自尿窍，混浊如米泔，可伴尿频急涩痛、淋漓不尽；而带下出自阴道。

【治疗思路】

带下过多是妇科临床的常见病、多发病，是多种疾病的共同症状。临证时首先应明确引起带下过多的原因，对于赤带、赤白带、五色杂下，气味秽臭者，需先排除恶性病变。中医治疗以利湿为主，"诸湿肿满，皆属于脾"，故健脾利湿之法始终贯穿带下过多的各个证型治疗之中。除内服中药外，配合外治法，方能提高临床疗效。对于反复发作的带下过多，应综合治疗，增强体质。治疗期间，应注意外阴、阴道清洁，避免盆浴、游泳，防止交叉感染。

【辨证施护】

（一）辨证要点

带下过多的辨证主要是根据带下的量、色、质、气味特点，结合局部及全身症状、舌脉象等，辨其虚实、寒热；同时，需注意辨证与辨病相结合。一般而言，带下量多，色白或淡黄,质稀薄,无臭气,绵绵不断者,为脾虚证;带下量多,质稀薄如水,无臭气者,为肾阳虚证;带下量多,色黄或赤白相兼,质黏稠,有气味者,为阴虚夹湿证;带下量多,色黄或黄绿,呈脓性,质黏稠,或如泡沫,或如豆渣,有臭气者,为湿热下注证;带下量多,色黄绿如脓,或混浊如米泔,或赤白相兼,或五色杂下,质黏稠,臭秽难闻者,为热毒蕴结证。临证时,还需结合病史、全身症状及舌脉等进行全面分析,综合辨证。

**（二）证候分型**

**1. 脾虚**

证候表现:带下量多,色白或淡黄,质稀薄,无臭气,绵绵不断;神疲倦怠,面色㿠白或萎黄,四肢不温或浮肿,纳少便溏;舌淡苔白或腻,脉缓弱。

证候分析:脾气虚弱,运化失职,水湿下注,伤及任带,使任脉不固,带脉失约,则带下量多,色白或淡黄,质稀薄,无臭气;脾虚中阳不振,清阳不升,则神疲倦怠,面色㿠白或萎黄,四肢不温;脾虚失运,则纳少便溏;脾虚湿浊内盛,泛溢四肢,则四肢水肿;舌淡苔白或腻,脉缓弱,均为脾虚湿困之征。

护治法则:健脾益气,升阳除湿。

代表方药:完带汤。

**2. 肾阳虚**

证候表现:带下量多,色白清冷,质稀薄,淋漓不断;腰酸如折,畏寒肢冷,小腹冷感,小便频数清长,夜间尤甚,大便溏薄;舌质淡润,苔薄白,脉沉迟。

证候分析:肾阳不足,命门火衰,封藏失职,使任脉不固,带脉失约,故带下量多,色白清冷,淋漓不断;腰为肾之外府,肾虚外府失养,故腰酸如折;肾虚命火不足,阳气不能外达,则畏寒肢冷;肾阳虚衰,不能温煦胞宫,则小腹有冷感;肾阳虚上不温脾阳,下不暖膀胱,故大便溏薄,小便频数清长;舌淡,苔薄白,脉沉迟,亦为肾阳不足之征。

护治法则:温肾培元,固涩止带。

代表方药:内补丸。

**3. 阴虚夹湿**

证候表现:带下量多,色黄或赤白相兼,质黏稠,有气味,阴部灼热或瘙痒;腰膝酸软,头晕耳鸣,烘热汗出,五心烦热,咽干口燥,失眠多梦;舌红,苔少或黄腻,脉细略数。

证候分析:肾阴不足,相火偏旺,损伤血络,复感湿邪,损伤任带,致任脉不固,带脉失约,故带下量多,色黄或赤白相兼,质黏稠,有气味,阴部灼热或瘙痒;肾主骨、腰为肾之外府,肾阴虚则腰膝酸软;阴虚生内热,则五心烦热,咽干口燥;阴虚则阳失潜藏,虚火上扰则头晕耳鸣,烘热汗出;肾水亏损,不能上济于心,故失眠多梦;舌红,苔少或黄腻,脉细略数为阴虚夹湿之征。

护治法则:滋肾益阴,清热利湿。

代表方药:知柏地黄丸。

**4. 湿热下注**

证候表现:带下量多,色黄或呈脓性,质黏稠,有臭气,外阴瘙痒;胸闷纳呆,口苦而腻,小腹疼痛,小便短赤;舌红,苔黄腻或厚,脉濡数。

证候分析:湿热蕴积于下,损伤任、带二脉,故带下量多,色黄或呈脓性,质黏稠,有臭气,外阴瘙痒;湿热内阻中焦则胸闷纳呆,口苦而腻;湿热蕴结,阻遏气机,则小腹疼痛;湿热伤津,则小便黄赤;舌红、苔黄腻或厚、脉濡数均为湿热之征。

护治法则:清利湿热止带。

代表方药:止带方。

**5. 热毒蕴结**

证候表现:带下量多,黄绿如脓,或赤白相兼,或五色杂下,质黏腻,或如脓样,臭秽难闻;小腹作痛,腰骶酸痛,口苦咽干,烦热头晕,大便干结或臭秽,小便短赤;舌红,苔黄或黄腻,脉滑数。

证候分析:热毒损伤任、带二脉,故带下量多,赤白相兼,甚或五色杂下;热毒蕴蒸,则带下质黏如脓样,臭秽难闻;热毒蕴结,瘀阻胞脉,故小腹疼痛,腰骶酸痛;热毒伤津,故烦热头晕、口苦咽干、尿黄便结;舌红、苔黄或黄腻、脉滑数,均为热毒壅盛之征。

护治法则:清热解毒除湿。

代表方药:五味消毒饮。

**(三)护理措施**

**1. 起居护理**　居室整洁,温湿度适宜,忌潮湿环境。注意保暖,防止感受寒湿。指导患者注意个人卫生,特别是经期及产后需保持阴部清洁干燥,每日用温水清洗外阴。勤换内裤,保持柔软、宽松,宜用热水烫洗以及常在户外日晒。加强体育锻炼,增强体质,避免过劳。

**2. 病情观察**　注意观察带下的量、色、质、气味及其伴随症状。如带下呈灰黄色泡沫状,质稀薄有臭味,伴有外阴瘙痒,经检查见滴虫者,为滴虫性阴道炎。带下呈乳白色,豆腐渣样,外阴奇痒,镜检见真菌者,为真菌性阴道炎。带下色白或黄,或呈脓性,或夹血,伴有腰酸,检查见宫颈有糜烂者,为宫颈柱状上皮异位。伴有下腹坠胀,牵引痛,腰骶酸痛,检查子宫活动度差,附件增厚或有包块者,为慢性盆腔炎。带下血性或水样,有恶臭,伴有不规则出血,宫颈有菜花状突起,应考虑宫颈癌,需活检确诊。如出现高热,寒战,头痛,食欲不振,甚至恶心呕吐,腹胀腹泻,腹痛拒按,下腹部扪及包块等为重症患者,应立即报告医生。如发现有外阴糜烂、溃疡或全身皮疹等,应警惕性病的可能。

**3. 饮食护理**　饮食宜清淡,易消化,富于营养。忌肥甘厚味及甜腻食品,以免生湿助痰。脾虚者宜食健脾除湿之品,如山药、莲子、薏苡仁等;肾阳虚者宜食温肾助阳之品,如羊肉、狗肉、禽蛋等,可选用桂圆莲子红枣汤或韭菜粥;阴虚夹湿者宜食滋阴利湿之品,如土茯苓煲龟;湿热下注者可用绿豆薏苡仁粥;或饮绿茶、新鲜果汁等;湿毒蕴结者,可选用冬瓜、薏苡仁、新鲜蔬菜、水果等。

**4. 情志护理**　带下病具有"湿邪"致病的典型特点,病程迁延,易反复发作,患者易产生抑郁、恼怒等负性情绪。向患者及家属宣教带下病相关知识,帮助患者了解病情,避免思虑过度而伤及脾胃,坚持配合治疗,增强治疗的信心。

5. **用药护理**　中药汤剂一般宜饭后温服,体内有虚热、湿热或湿毒者,中药汤剂宜偏凉服。服药后观察有无不良反应,可配合使用外治法,如保留灌肠、阴道塞药或涂布中药。阴道局部瘙痒者,可用黄柏、白鲜皮、蛇床子散等中药煎汤坐浴、熏洗。忌用刺激性药物或热水清洗外阴。行经期间暂停中药灌洗阴道、坐浴和塞药治疗。阴部干涩者,可用紫草油外擦。

6. **中医护理技术**　肾虚者可行针刺疗法,取带脉、气海、三阴交、关元、肾俞等穴,用补法;脾虚湿困者可选针灸疗法,取足三里、三阴交、关元、带脉、气海、脾俞、胃俞等穴,用补法,注意保暖。夜寐不宁者,可行耳穴压豆,取神门、交感、心等穴。外阴瘙痒者,可局部压法止痒,忌用热水烫洗或搔抓。小腹冷痛者,可行热熨法。

【健康教育】

1. 养成良好的卫生习惯,保持外阴清洁,每日用温水清洗外阴。加强锻炼,选择适宜的运动方式,以助正气。

2. 加强女性保健,勿久卧或久坐湿地,避免长期涉水作业。做好计划生育,避免早婚、多产或多次人工流产。定期进行妇科检查,及早发现,及时治疗。

3. 正确认识疾病和用药。治疗期间,避免盆浴、游泳,防止交叉感染,必要时夫妻同治。若带下五色杂陈或奇臭,应排除恶变的可能,以免延误病情。

---

### 知识拓展

#### 急性盆腔炎

【疾病概述】

1. **概念**　女性内生殖器及其周围的结缔组织、盆腔腹膜发生炎症,称为盆腔炎。按其发病过程、临床表现可分为急性盆腔炎与慢性盆腔炎,其中急性盆腔炎发病突然、发展迅速、症状明显,呈急性病反应,有可能引起弥漫性腹膜炎、败血症,甚至导致感染性休克等严重后果。炎症可局限于一个部位,也可同时累及几个部位,主要有子宫内膜炎、输卵管炎、输卵管卵巢炎等。

2. **临床表现**　常见症状是下腹部疼痛、发热和带下量多臭秽。腹痛为持续性,活动或性交后加重;发热为高热;带下为脓性,臭秽难闻。月经期发病者,可见经量增多、经血有异味、经期延长。若有腹膜炎可见恶心、呕吐、腹胀、腹泻等消化系统症状。若有脓肿形成,可有下腹部包块及压迫刺激症状。患者可有不洁性交,或产褥期感染,或宫腔、盆腔手术创伤,或盆腔炎性疾病发作等病史。

3. **中医范畴**　中医古籍无急性盆腔炎之名,在"热入血室""带下病""产后发热"等病证中有散在记载。

【治护概要】

1. **基本病机**　急性盆腔炎的主要发病机制为热、毒、湿交结,与气血相搏,邪正相争,导致发热腹痛,积脓成块,甚至泛发腹膜炎、感染性休克。病变部位在胞宫、胞脉,常见病因为热毒炽盛和湿热瘀结。

2. **辨证机要**　本病为感染湿热、湿毒之邪所致，多为实证。急性期以热毒壅盛为多见，高热寒战，带下量多，色黄脓样；疾病后期湿热下注，带下色黄，质稠臭秽，以瘀热互结为多见。

3. **护治思路**　急性盆腔炎发病急，病情重，传变快，因此治疗需及时、彻底，以免病势加重，危及生命；或转为后遗症，反复发作，可导致不孕、异位妊娠等不良后果。治疗以西医治疗为主，可根据病原体培养和药敏试验，以及患者的药物过敏史、肝肾功能等综合分析，联合应用抗生素，补充足量的液体。如脓肿已形成，应切开排脓，并保持引流通畅。同时配合中药治疗，以清热解毒为主，利湿化瘀为辅。停用抗生素后，还需继续中药治疗一段时间，可显著减少后遗症的发生。

急性盆腔炎发病期间，患者发热、腹痛、带下量多，做好生活护理十分重要。保证患者得到充分的休息和睡眠，急性期卧床休息，可采取半卧位以利于脓液引流。注意个人卫生，保持外阴清洁、干燥。外阴有湿疹、糜烂者，每日用 1:5 000 高锰酸钾溶液坐浴 2 次。评估生命体征，尤其是体温，评估下腹疼痛的程度，有无压痛或反跳痛。患者宜进食高热量、高蛋白、高维生素、易消化的食物，多饮水。指导患者坚持治疗，避免因治疗不彻底迁延成慢性盆腔炎。

## 二、带下过少

带下量明显减少，甚或全无，以致阴中干涩痒痛，甚至阴部萎缩者，称为"带下过少"。带下过少在古代文献中没有专论，可散见于绝经前后诸证、闭经、不孕、阴痒、阴痛等病证中。西医学的严重卵巢炎、希恩综合征、卵巢早衰、手术切除双侧卵巢、盆腔放射治疗、肿瘤化疗及其他药物性损伤等导致雌激素水平低落，可参照本病辨证施护。带下过少若为非器质性病变者，经适当治疗，一般可好转，预后良好。若因手术切除或放射治疗引起卵巢功能衰退，伴见月经过少、闭经和不孕，则疗效较差。

【病因病机】

带下过少的主要病机是任带失养，肝肾亏损、血枯瘀阻是导致带下过少的主要原因。

1. **肝肾亏损**　禀赋不足，肝肾阴虚，精血不足；或房劳多产，大病久病，以致精血匮乏；或年老体弱，肾精亏损；或七情内伤，肝阴暗耗。肝肾亏损，精亏血少，阴液不充，任带失养，不能滋润阴窍，发为带下过少。

2. **血枯瘀阻**　素体脾胃虚弱，化源不足；或大病久病，或产后血晕，阴血耗损；或经产感寒，余血内留，新血不生，均可致精亏血枯，瘀血内停，阻滞血脉，阴津不得敷布、滋润阴窍，导致带下过少。

【诊断要点】

1. **病史**　可有卵巢早衰、手术切除双侧卵巢、盆腔放疗、肿瘤化疗、产后大出血等病史。

2. **症状** 带下过少,甚至全无,阴道干涩、痒痛,甚至阴部萎缩。或伴性欲低下、性交疼痛,烘热汗出,月经错后、稀发、经量偏少,甚至闭经、不孕等。

3. **检查** 主要通过妇科检查和必要的辅助检查明确诊断。

(1)妇科检查:阴道黏膜皱褶明显减少或消失,或阴道壁菲薄充血,分泌物极少,宫颈、宫体或有萎缩。

(2)辅助检查:阴道脱落细胞涂片提示雌激素水平较低。卵巢功能低下者,促卵泡生成素(FSH)、促黄体生成素(LH)水平升高,而雌二醇($E_2$)水平下降;希恩综合征者,垂体、卵巢激素水平均下降。

【鉴别诊断】

育龄期女性带下过少,往往是卵巢功能低下的征兆,应进一步检查激素水平以明确诊断。自然绝经后带下减少属于生理现象。

【治疗思路】

由于发生率低,且受传统观念影响,以带下过少为主诉就诊的患者并不常见,往往伴见于月经过少、闭经者。但带下过少通常是卵巢功能低下的征兆,应积极诊治,需行激素检查,以明确原因。治疗以滋阴养血为主,待阴血渐充,自能濡润阴窍。不宜滥用苦寒清热或滑利泻下之品,以免犯虚虚之戒。若属卵巢早衰,闭经日久,阴道干涩者,可配合雌激素或人工周期治疗。此外,辅以饮食调理,少进辛辣温燥之品;避免过度焦虑、紧张,亦有助于提高疗效。

【辨证施护】

(一)辨证要点

本病的基本病机为阴液不足,不能润泽阴户,病性以虚为主,涉及的脏腑主要是肝、肾。辨证的关键是根据证候特点及舌脉辨别患者的病证是精血亏虚的单纯虚证,还是兼有瘀阻或热邪的虚中夹实证,并判断脏腑亏损的程度等。

(二)证候分型

1. **肝肾亏损**

证候表现:带下量少,甚至全无,阴部干涩灼痛,或伴阴痒,阴部萎缩,性交疼痛;头晕耳鸣,腰膝酸软,烘热汗出,烦热胸闷,夜寐不安,小便黄,大便干结;舌红少苔,脉细数或沉弦细。

证候分析:肝肾亏损,血少津乏,阴液不充,任带失养,不能润泽阴窍,发为带下过少;阴虚内热,灼津耗液,则带下更少,阴部萎缩,干涩灼痛,阴痒;精血两亏,清窍失养,则头晕耳鸣;肾虚外府失养,则腰膝酸软;肝肾阴虚,虚热内生,则烘热汗出,烦热胸闷,夜寐不安,小便黄,大便干结;舌脉均为肝肾亏损之征。

护治法则:滋补肝肾,养血益精。

代表方药:归肾丸。

2. **血枯瘀阻**

证候表现:带下量少,甚至全无,阴中干涩,阴痒;面色无华,头晕眼花,心悸失眠,神疲乏力,或经行腹痛,经色紫暗,夹有血块,肌肤甲错,或下腹有包块;舌质暗,边有瘀点瘀斑,脉细涩。

　　证候分析:精血不足且不循常道,瘀阻血脉,阴津不得敷布,则带下过少,甚至全无,阴中干涩,阴痒;血虚不能上荣于头面,则面色无华,头晕眼花;血虚心失所养,则心悸失眠;血虚气弱,则神疲乏力;瘀血内阻,气机不畅,不通则痛,则经行腹痛;瘀血凝滞,则经色紫暗夹血块;瘀血内阻,肌肤失养,则肌肤甲错;瘀积日久,结为肿块,故下腹部有包块;舌脉均为血枯瘀阻之象。

　　护治法则:补血益精,活血化瘀。

　　代表方药:滋血汤。

　　（三）护理措施

　　**1. 起居护理**　患者需顺应四时,按时起居,避免熬夜,以免进一步耗伤阴液。保持卧室安静,温湿度适宜,创造舒适的睡眠环境,保证充足睡眠。宜持之以恒地科学运动以激发身体功能。运动强度和运动量不宜过大,可选择中小强度的有氧运动,如散步、慢跑、太极拳、太极剑、瑜伽、集体舞等。避免汗出过多而损耗阴液,锻炼时应多补充水分。同时避免在炎热季节、闷热环境中健身。保持外阴清洁,但不可过度清洗,尤其禁冲洗阴道。

　　**2. 病情观察**　观察带下的量、色、质、气味及其伴随症状,观察带下量有无周期性变化。观察月经的周期、经期、经量、质地、颜色等表现。还可以通过观察咽喉、口唇、鼻腔、眼窍、皮肤、毛发及大便等有无干涩症状,来判断病情之轻重。

　　**3. 饮食护理**　饮食调理以滋阴养血为原则,多吃水果、蔬菜,多饮水,宜食芝麻、糯米、豆腐、银耳、绿豆、牡蛎、海蜇、蛤蜊、甘蔗、蜂蜜、牛奶、山药、枸杞子、桑椹等,条件允许可食用燕窝、海参、鲍鱼、龟肉、冬虫夏草及老鸭等。少食辛辣燥烈之品,如姜、葱、蒜、韭菜及辣椒等,忌烟酒。

　　**4. 情志护理**　本病涉及患者隐私,常常使之自卑,对病情羞于启齿,而阴虚之人遇事容易多思虑,常表现为急躁易怒,心烦失眠,因此,许多患者都存在情绪问题。应帮助患者了解疾病知识,勇敢表达内心想法,充分认识自我个性,培养乐观开朗的性格,学会采取积极的心理暗示应对压力。

　　**5. 用药护理**　中药汤剂宜饭后温凉服,具有安神助眠功效的汤药宜睡前服用。如患者症状较为严重,或伴月经量少、月经稀发,甚至闭经者,可中西医结合治疗,应用人工周期或激素替代疗法。外阴、阴道局部干涩瘙痒症状明显者,可以局部应用外用药以缓解症状,如雌激素软膏或具有保湿作用的中药洗剂等。

　　**6. 中医护理技术**

　　（1）穴位按摩:主穴三阴交、足三里,肝肾亏虚者加肾俞、太溪、涌泉、关元、气海等;血枯瘀阻者加膈俞、血海、中脘、关元等。如患者无虚火表现,也可艾灸上述穴位。

　　（2）中药熏洗:地肤子、白鲜皮、凌霄花、当归、白芷等,煎水熏洗,每日2次,每次20～30分钟,适用于外阴瘙痒者。

　　【健康教育】

　　1. 作息规律,避免熬夜,适当锻炼,调畅情志。

2. 保持外阴清洁,但不可过度清洗,不可冲洗阴道。

3. 多饮水,多食蔬菜、水果、牛奶、鸡蛋、豆制品等,禁辛辣燥热之品。

## 知识拓展

### 卵巢早衰

【疾病概述】

1. **概念**　卵巢早衰是指已形成规律月经周期的女性,由于卵巢功能衰退,而早于 40 岁出现持续性闭经和性器官萎缩的情况。卵巢早衰在人群中发病率为 1%～3%,在闭经患者中占 2%～10%,近年来发病率呈上升趋势。卵巢早衰导致生育力丧失及低雌激素状态,成为影响女性生殖健康的重要因素之一。

2. **临床表现**　①月经失调:40 岁前出现月经稀发、经期缩短、经量减少渐至闭经。②不孕:根据发病时间早晚不同,表现为原发性或继发性不孕。③雌激素缺乏表现:常有促性腺激素水平的上升和雌激素的下降,临床伴见不同程度的潮热多汗、阴道干涩、性欲下降、失眠等绝经前后的症状。另外,由于过早绝经,机体长期处于低雌激素水平,还会出现骨质疏松、高胆固醇血症等并发症。

3. **中医范畴**　中医无卵巢早衰的病名,但其发病特点在中医古籍中早有记载,属"血枯""不孕""经水早断""绝经前后诸证""闭经"等范畴。

【治护概要】

1. **基本病机**　本病的病因病机尚无统一认识。一般认为本病的根源在肾,其本为虚,涉及心、肝、脾。主要是因禀赋有异;或多产房劳;或久病及肾,导致肾气不足,冲任亏虚,精血匮乏,血海不能按时满溢,从而出现经水早断。肾为先天之本,内蕴元气,元气为各脏腑功能的原动力,故本病虽根源在肾,但常可累及其他脏腑,尤其是心、肝、脾,从而出现心肾不交、肝肾亏虚、脾肾两虚等病理情况。本病病性以虚为主,亦常可因虚致实,产生气滞、瘀血、痰湿等实邪,阻滞胞宫,血海阻隔,经血不得下行,虚实夹杂,使病情更为复杂。常见证型有肝肾亏虚、肾虚肝郁、肾虚血瘀、脾肾两虚、肾阴阳两虚等。

2. **辨证机要**　本病病程长,临床表现复杂多端,临证需辨病与辨证相结合,除明辨证候类型外,还需以疾病分期、疾病轻重为辨证要点。一般而言,本病初起多以月经延后或闭经就诊,如有情志致病者,多为肾虚肝郁;如形体肥胖者,多为肾虚痰阻;如无明显症状表现者,都可责之于肾虚精亏。随着病情发展,患者可表现为以失眠、心悸、不孕、尿频等为主症,需根据全身脉症,综合辨证,准确判断除肾外,病变部位在心、肝或是脾;以及是否有虚火、气滞、瘀血、痰湿等邪气内生。

3. **护治思路**　卵巢早衰必须早发现、早治疗,以免生殖内分泌抑制及雌激素水平低下日久后,造成诸多难以纠正的严重后果。中医治疗本着扶正固本、标本兼顾的原则,以补肾养血、活血调经、疏肝理气为主,并随证加减。卵巢早衰病程长,药食同疗在漫长的治疗中能发挥重要作用,可以结合补肾益精、健脾养血的血肉有情之品进行食疗。嘱患者要积极配合护治，对治疗保持信心，按时服药。配合治疗的同时，患者需加强自我调养、自我保健，劳逸结合，保证睡眠，起居规律，并且坚持适当的体育锻炼和劳动。避免不良的精神刺激，保持心情舒畅，情绪乐观开朗。

# 第七节　癥　瘕

女性下腹胞中有结块，伴有或胀，或痛，或满，或阴道异常出血者，称为"癥瘕"。癥者，坚硬成块，固定不移，推揉不散，痛有定处，病属血分；瘕者，痞满无形，时聚时散，推揉转动，痛无定处，病属气分。

瘕始见于《素问·骨空论》："任脉为病……女子带下瘕聚"。癥始见于《金匮要略·妇人妊娠病脉证并治》："妇人宿有癥病，经断未及三月，而得漏下不止，胎动在脐上者，为癥痼害。"书中还提出了治疗妇科癥瘕的第一方——桂枝茯苓丸。

西医学的女性生殖系统肿瘤、盆腔炎性包块、卵巢子宫内膜异位囊肿等引起的盆腔肿块，可参照本病辨证施护。盆腔良性肿瘤和炎症包块经中医护治，可改善症状，控制其肿块增长，或使肿块缩小，预后良好。恶性肿瘤则须早期发现并及时手术治疗，或配合放疗、化疗和中医治疗，亦有较好的疗效。恶性肿瘤晚期，或体质较差，则预后不良。癥瘕有良性和恶性之分，本节主要讨论良性癥瘕的辨证施护。

【病因病机】

主要病机是脏腑不和，气机阻滞，从而形成瘀血、痰饮、湿浊，停聚于小腹，日积月累而成癥瘕。

1. **气滞血瘀**　情志内伤，肝气郁结，阻滞经脉，血行受阻，气聚血凝，积而成块。

2. **寒凝血瘀**　经行产后，血室正开，寒邪侵袭，血脉凝涩不行，邪气与余血相搏结，积聚成块，逐日增大而成癥瘕。

3. **痰湿瘀结**　脾阳不振，饮食不节，脾失健运，水湿不化，凝而为痰，痰浊与气血相搏，凝滞气血，痰湿瘀结，积聚不散，日久渐成癥瘕。

4. **湿热瘀阻**　经行产后，胞脉空虚，正气不足，湿热之邪内侵，与余血相结，滞留于冲任胞宫，气血循行不利，湿热瘀阻不化，久而渐生癥瘕。

5. **肾虚血瘀**　肾藏精，主生殖，妇人以血为本，气血之根在于肾，先天肾气不足或后天伤肾，或瘀血久积，化精乏源，均成肾虚血瘀，阻滞冲任胞宫，日久成癥瘕。

【诊断要点】

1. **病史**　有情志抑郁、经行产后感受外邪、月经不调、带下异常等病史。

2. **临床表现**　可有下腹胀满，或伴有带下增多、月经不调、痛经，或伴有不孕、贫血、压迫症状，如尿频尿急、大便改变等。

3. **检查**

（1）妇科检查：可扪及包块，质地或硬或软，或有压痛，或推之活动，或推之不移。

（2）辅助检查：B 超、CT、MRI 等影像学检查，检测肿块的形态、大小、部位、性状，有助于鉴别肿块性质；血清肿瘤标志物检查，有助于诊断卵巢恶性肿瘤；宫颈细胞学检查、宫颈或子宫内膜活检，有助于早期诊断癌前病变；宫腔镜、腹腔镜检查，有助于确诊盆腔炎性包块、子宫内膜异位症或盆腔肿瘤等。

【鉴别诊断】

**1. 妊娠子宫**　有停经史，尿 HCG 阳性，妇科检查宫颈呈紫蓝色，子宫增大与停经月份相符，质软。B 超宫内见孕囊。

**2. 尿潴留**　月经正常，有尿道梗阻病史，表现为尿液不能排出或不能完全排空，膀胱胀满。肿块位于下腹部，较表浅固定，触之有明显囊性感，界限不清。导尿有助于鉴别。

【治疗思路】

治疗大法以活血化瘀，软坚散结为主，佐以行气化痰，兼调寒热。病在气者，以理气行滞为主，佐以理血；病在血者，以活血破瘀散结为主，佐以理气。癥瘕的病程往往较长，病情复杂，虚实并见，治疗时要注重扶正与消坚、化瘀与止血。新病体质较强者，宜攻宜破；久病体质较弱者，可攻补兼施，或先攻后补，或先补后攻，随证施治。经量过多致血虚者，需攻补兼施，止血和养血并举，祛瘀不破血，止血不留瘀。需遵循"衰其大半而止"的原则，不可猛攻峻伐，以免损伤元气。

癥瘕恶证应尽快手术，术后或放、化疗期间，可配合中医药治疗。良性肿瘤之瘤体较大，也需手术切除。育龄期有生育要求者，既要控制肿瘤的生长，又须兼顾消癥和助孕，在孕育过程中，需定期观察癥瘕的变化，警惕肿瘤变性。

【辨证施护】

**（一）辨证要点**

重在辨善恶、虚实，气病、血病，新病、久病。

**1. 辨气血**　如见结块固定不移，推之不动，结块坚硬牢实；结块刺痛，常无休止且拒按者，为血瘀不行，病在血分。结块推之可移，或上或下，或聚或散；结块胀痛，时痛时止，痛无定处者，为气机不畅，聚而成块，主病在气分。

**2. 辨寒热虚实**　病属初起，一般情况无变化，但经检查盆腔有实块者多为实证。病久消瘦，面色不华或黧黑、神疲纳少，癥瘕块渐渐增大者为虚象。若面色苍白，畏寒肢冷，痛处喜按喜暖，脉缓，苔薄白、质淡者为寒象；面色潮红，肌肤灼热，口干便秘，脉数，苔少或黄腻，质红或紫红者为热象。

**3. 辨善恶及预后**　癥瘕发展缓慢，按之柔软、活动者则多属善证，预后较好；若癥瘕伴有长期不规则阴道出血，或五色带下，且闻恶臭，或者形体渐趋消瘦，面色晦暗者，则多属恶证，预后不良。

**（二）证候分型**

**1. 气滞血瘀**

证候表现：胞中结块，触之有形，小腹胀满，月经先后不定，经血量多有块，经行难净，色暗；精神抑郁，胸闷不舒，面色晦暗，肌肤甲错；舌质紫暗，或有瘀斑，苔薄白，脉沉弦涩。

证候分析：气血瘀结，滞于胞宫冲任，则胞中结块，触之有形；气机紊乱，则小腹胀满，月经先后不定，经行难净；经期凝血下行，则经血量多有块，色暗；肝气郁结，气机不畅，瘀血阻滞，则精神抑郁，胸闷不舒，面色晦暗，肌肤甲错；舌脉皆为气滞血瘀之象。

护治法则：行气活血，化瘀消癥。

代表方药：香棱丸。体质壮实者，可用大黄䗪虫丸。

### 2. 寒凝血瘀

证候表现：胞中结块，积块坚硬，小腹冷痛，得温痛减，月经后期、量少，经行腹痛，有血块，色暗淡；面色晦暗，形寒肢冷，手足不温；舌质淡暗，边有瘀点瘀斑，苔白，脉弦紧。

证候分析：寒凝血瘀，结于冲任胞宫胞脉，日久聚而成癥。冲任气血运行不畅，故见月经后期量少，经行腹痛，经色暗淡，有血块；寒邪内盛，郁遏阳气，故经色暗淡，形寒肢冷，手足不温；舌暗淡，边见瘀点瘀斑，苔白，脉弦紧等均为寒凝血瘀之象。

护治法则：温经散寒，祛瘀消癥。

代表方药：少腹逐瘀汤。

### 3. 痰湿瘀结

证候表现：胞中结块，触之不坚，固定难移，经行量多，淋漓难净，经间带下增多；胸脘痞闷，腰腹疼痛；舌体胖大、紫暗，有瘀点、瘀斑，苔白厚腻，脉弦滑或沉涩。

证候分析：痰湿结于下腹，气血运行不畅，故胞中有结块；包块系痰湿所凝结，故触之不坚，固定难移；痰湿下注，故经间带下增多；脾肾阳气不足，故胸脘痞闷；舌脉均为痰湿瘀结之象。

护治法则：化痰除湿，活血消癥。

代表方药：苍附导痰丸合桂枝茯苓丸。

### 4. 湿热瘀阻

证候表现：胞中结块，热痛起伏，触之痛剧，痛连腰骶，经行量多，质黏稠，经期延长，带下量多，色黄如脓，或赤白兼杂；身热口渴，心烦不宁，大便秘结，小便黄赤；舌暗红有瘀斑，苔黄腻，脉弦滑数。

证候分析：湿热之邪与余血相搏结，瘀阻胞宫冲任，故胞中结块；邪正交争，病势进退，则热痛起伏；邪热内扰，血失统摄，则经行量多；湿热下注则带下量多，色黄如脓，或赤白兼杂；邪热留恋伤津，则身热口渴，心烦不宁，大便秘结，小便黄赤；舌脉均为湿热瘀结之象。

护治法则：清热利湿，化瘀消癥。

代表方药：大黄牡丹皮汤。

### 5. 肾虚血瘀

证候表现：胞中结块，触之疼痛，月经后期，量或多或少，经色紫暗有块，经行腹痛较剧，婚久不孕或反复流产；腰酸膝软，头晕耳鸣；舌暗，苔薄白，脉弦细或沉涩。

证候分析：先天肾气不足或房劳多产伤肾，肾虚血瘀，血行受阻，胞脉阻滞，故胞中结块；气血瘀滞，不通则痛，故经来腹痛；肾主生殖，肾虚血瘀则婚久不孕或流产；腰为肾之外府，肾主骨生髓，脑为髓海，肾虚故腰酸膝软，头晕耳鸣；舌脉均为肾虚血瘀之象。

护治法则：补肾活血，消癥散结。

代表方药：肾气丸合桂枝茯苓丸。

**（三）护理措施**

1. **起居护理**　患者多体质虚弱，宜注意保暖，病室向阳，随气候变化及时增减衣被，以防外邪侵袭，更生他病。注意休息，勿劳累，可适当活动，禁止剧烈运动。体质虚弱经常头昏，或贫血较重者，应卧床休息。

2. **病情观察**　观察癥瘕的大小、性质、活动度及发展趋向，有无压痛，边缘是否光滑等。如癥瘕较大，质地坚硬，不能活动，按之或有作痛，表面凹凸不平，发展迅速，预后多不良；若包块较小，质地尚好，活动，光滑，无明显压痛，生长缓慢，预后较好。月经量多者观察月经情况，有无面色苍白或萎黄，口唇、爪甲色淡，头晕乏力等贫血征象。

3. **饮食护理**　宜多食瘦肉、禽、蛋类等优质蛋白增强患者体质，还可适当多进食活血化瘀、消积除癥之品，如海带、海蜇、木耳、山楂、紫菜、裙带菜等。忌生冷辛辣酸涩之品，以免损脾凝血。激素依赖型的癥瘕，如子宫肌瘤等，须避免摄入燕窝、蜂王浆、阿胶、豆浆等动植物雌激素含量高的食物，并慎用滋养型保健品。

4. **用药护理**　汤药宜温服，服化瘀消癥之药，注意观察服药后有无腹痛及胃肠道不适等反应，有剧烈疼痛时，应及时报告医生处理，尤其血瘀患者，服化瘀消癥药后，须密切观察有无阴道出血等情况，不可随意外出，以免阴道突然出血，发生意外。病情较为稳定的患者，可遵医嘱选择中成药治疗，如痰湿瘀结证可用桂枝茯苓胶囊；气滞血瘀证可用大黄䗪虫丸；经血过多并有瘀血块下者，可用云南白药。

5. **情志护理**　癥瘕病程长，如不行手术治疗，通常很难完全消除，患者易出现忧虑、抑郁等不良情绪。告知患者疾病相关知识，安慰患者消除忧虑，稳定情绪，帮助其保持心情舒畅，树立乐观精神，以利癥瘕消除。由于病程长，部分患者会出现对病情麻痹大意、放任不管的态度，须教育其重视日常调护，并及时随访。

6. **中医护理技术**

（1）针灸：取穴关元、气海、气冲、足三里、三阴交、合谷、隐白等。

（2）中药外敷：选用活血化瘀，消癥散结药物，如肉桂、川芎、吴茱萸、延胡索、乌药、没药等，各等分研细末，凡士林调膏，纱布固定，敷贴关元穴，每日1次。

（3）中药保留灌肠：选用理气活血消癥药物，如红藤、丹参、赤芍、皂角刺、紫草、败酱草、延胡索、牡丹皮、三棱、莪术、白花蛇舌草、乳香、没药等，浓煎至100~150ml，临睡前排便后，保留灌肠，经期停用。

**【健康教育】**

1. 起居有常，调畅情志，慎避风寒，适当锻炼，控制体重。

2. 饮食有节，禁食含有雌激素的食品、药品或补品。

3. 口服药物的患者，应了解各类所服用药物的作用、剂量和用法，按医嘱服用，切不可自行停药或增减药量。

4. 告知患者随访时间、目的及联系方式等,按时随访。

> ### 知识拓展
>
> #### 盆腔炎性疾病后遗症
>
> **【疾病概述】**
>
> 1. **概念**　盆腔炎性疾病后遗症是盆腔炎症的遗留病变,反复迁延日久,又称为"慢性盆腔炎"。本病可造成输卵管阻塞、输卵管增粗、输卵管卵巢肿块、输卵管积水或输卵管卵巢囊肿、盆腔粘连或子宫固定,是临床导致异位妊娠或不孕的常见原因之一。
>
> 2. **临床表现**　下腹部疼痛或坠胀痛,痛连腰骶,常在劳累、性交后及月经前后加剧或复发。可伴有低热起伏,带下增多,月经紊乱,痛经,经量过多,肛门坠胀,异位妊娠或不孕等。妇科检查子宫常呈后倾后屈,活动受限或粘连固定;子宫一侧或两侧附件片状增厚或条索状增粗、轻压痛,或可触及囊性肿块,活动多受限;宫底韧带常增粗、变硬、压痛。
>
> 3. **中医范畴**　根据临床表现,本病可参照中医癥瘕、痛经、月经失调、不孕症等进行辨证护治。
>
> **【治护概要】**
>
> 1. **基本病机**　盆腔炎性疾病后遗症的主要病机是正气未复,余邪未尽,风寒湿热、虫毒之邪乘虚而入,导致气机不畅,瘀血阻滞,蕴结胞宫、胞脉,反复进退,耗伤气血,缠绵难愈。常见的证型有湿热瘀结、气滞血瘀、寒湿凝滞、气虚血瘀和肾虚血瘀。
>
> 2. **辨证机要**　本病病程较久,常见虚实夹杂,寒热互结,病情较为复杂,需根据全身与局部症状、病史,结合体质及舌脉等情况辨别寒热虚实。虚证常表现为下腹疼痛,痛连腰骶,倦怠乏力,苔白,脉弦无力;实证表现为腹痛拒按,带下量多黄稠,苔黄腻,脉弦数。
>
> 3. **护治思路**　盆腔炎性疾病后遗症,以中医药治疗为主,可内外合治。内服以活血化瘀为主;外治可采用中药保留灌肠、外敷、针灸、穴位注射及肛门纳药等,必要时选用手术治疗。同时,要加强锻炼,增强体质,配合生活饮食调摄,扶正祛邪。无生育要求者应注意避孕,减少宫腔操作,避免复感外邪。

# 第八节　不　孕　症

女子婚后,夫妇同居1年以上,配偶生殖功能正常,未避孕而不受孕者;或曾孕育过,未避孕又1年以上未再受孕者,称为"不孕症"。前者称为"原发性不孕",古称"全不产"；后者称为"继发性不孕"，古称"断绪"。

阻碍受孕的因素包括女方、男方或男女双方。本节着重讨论女方不孕因素的诊断及治疗，但治疗前应对男女双方同时进行相关检查，以便提高治疗效果。古代医籍对女性先天生理缺陷和畸形造成的不孕总结为"五不女"，即螺、纹、鼓、角、脉，其中除脉之外，均非药物治疗所能奏效，故不属本节论述范畴。

本病始见于《素问·骨空论》："督脉者……此生病……其女子不孕"。其后各家对本病的因机证治多有论述。《诸病源候论·无子候》："然妇人挟疾无子，皆由劳伤血气，冷热不调，而受风寒，客于子宫，致使胞内生病，或月经涩闭，或崩血带下，致阴阳之气不和，经血之行乖候，故无子也。"《宋氏妇科秘书·求嗣门》："妇人之道，始于求子，求子之法，莫必先调经。"

西医学由于排卵障碍、输卵管因素及免疫因素等所致的不孕症，均可参照本病辨证施护。

【病因病机】

不孕症的主要病机为肾气不足，冲任气血失调。《医宗金鉴》云："女子不孕之故，由伤其任、冲也。"

1. **肾虚**　禀赋素弱，肾气不充；或房劳多产，久病大病，损伤肾气；或年逾五七，冲任耗损，难于成孕。若肾气不足，精不化血，则冲任虚衰，不能成孕；若肾阳亏虚，命门火衰，则冲任虚寒，胞宫失煦，致令不孕；若肾阴亏虚，天癸乏源，血海空虚，胞宫失养，或阴虚内热，热扰冲任，均可致不孕。

2. **肝郁**　素性抑郁，情怀不畅，肝郁气滞，疏泄失常，气血失和，冲任失调，以致不孕。

3. **痰湿内阻**　素体肥胖，恣食肥甘，躯脂满溢，痰湿内盛，胞脉受阻，致令不孕；或脾阳不振，运化失职，水湿下注，湿聚成痰，壅滞冲任，不能成孕。

4. **瘀滞胞宫**　经行产后感邪，寒凝血瘀或热灼血瘀；或房事不节，邪入胞宫致瘀；或气血失和致瘀，或气虚运血无力而致瘀，瘀滞冲任、胞宫、胞脉，以致不孕。

【诊断要点】

通过夫妇双方全面检查寻找不孕原因，作出病因诊断，是诊断不孕症的关键。

1. **病史**　可有月经失调、带下病、异常胎产史，还需注意患者的年龄、婚史、性生活情况、手术史及既往相关内、外科疾病史等。

2. **症状**　未避孕，性生活正常，同居 1 年或曾孕育后（包括足月产、早产、流产、异位妊娠、妊娠滋养细胞疾病等）未避孕 1 年而未孕。

3. **检查**

（1）体格检查：包括一般检查与妇科检查。一般检查需观察患者的身高、体重（计算体重指数）、第二性征、体毛分布、乳房有无溢乳、甲状腺有无肿大等；妇科检查注意内外生殖器官发育、有无畸形、炎症及肿瘤等。

（2）特殊检查

1）卵巢功能检查：了解排卵及黄体功能状态。包括 BBT、B 超监测排卵，子宫颈黏液结晶检查、子宫内膜活检、生殖内分泌激素测定等。

2）其他检查：B超检查；输卵管通畅试验；抗精子抗体、抗子宫内膜抗体等免疫学检查；宫腔镜、腹腔镜检查；CT检查蝶鞍部排除垂体病变等。

【治疗思路】

不孕症往往不是单独的一个病证，而是多种疾病的结局，可见于多囊卵巢综合征、子宫内膜异位症、高催乳素血症、盆腔炎性疾病后遗症、崩漏及闭经等。排卵功能的障碍、输卵管阻塞及免疫因素等为不孕症常见的相关因素，还有相当一部分不孕症与情志因素密切相关，或者为不明原因的不孕症。因此，必须综合分析，男女同治，辨病与辨证相结合，妇科与内、外科疾病相结合等，以明确病因、病位、病证等，从而提高临床疗效。在此基础上，应充分发挥中医治疗的特色和优势，以准确的辨证论治化繁为简，达到较好的治疗效果。治疗以温养肾气，调理气血为主，使经调病除，则胎孕可成。此外，还须调畅情志，房事有节，择氤氲之时而合阴阳，以利于成孕。

【辨证施护】

（一）辨证要点

不孕症的辨证，主要是依据月经的变化、带下病的轻重程度，其次依据全身症状及舌脉进行综合分析，辨病与辨证相结合，明确脏腑、气血、寒热、虚实，以指导治疗和护理。

（二）证候分型

**1. 肾虚**

（1）肾气虚

证候表现：婚久不孕，初潮延迟，月经不调或停闭，量多或少，色淡暗质稀；腰酸腿软，头晕耳鸣，神疲肢倦，小便清长；舌淡暗，苔白润，脉沉弱。

证候分析：肾气不足，冲任虚衰，不能摄精成孕，故婚久不孕；肾气虚，天癸迟至，故初潮延迟；肾气虚冲任不调，血海失司，故月经不调或停闭，量多或少；肾主骨生髓，脑为髓海，腰为肾之外府，肾气虚则腰酸腿软，头晕耳鸣，神疲肢倦；肾气虚气化失常，故小便清长；经色淡暗质稀，舌淡暗，苔白润，脉沉弱均为肾气虚之征。

护治法则：补肾益气，温养冲任。

代表方药：毓麟珠。

（2）肾阳虚

证候表现：婚久不孕，初潮延迟，月经周期推后，量少色淡质稀，甚至闭经，带下量多，质稀；腰膝酸软，性欲淡漠，大便溏薄，小便清长，面色晦暗；舌淡苔白，脉沉细或沉迟。

证候分析：肾阳不足，命门火衰，冲任虚寒，胞宫失煦，故婚久不孕；阳虚内寒，天癸不充，冲任血海空虚，故初潮延迟，月经后期，量少色淡，甚至闭经；阳虚不能化气行水，水湿下注任带，故带下量多，质稀；腰为肾之府，肾虚则腰膝酸软，火衰则性欲淡漠；火不暖土则大便不实；膀胱失约则小便清长；面色晦暗，舌淡苔白，脉沉细或沉迟均为肾阳不足之征。

护治法则：温肾助阳，调补冲任。

代表方药：右归丸。

（3）肾阴虚

证候表现：婚久不孕，月经周期提前，量少色红质稠，或闭经；腰酸腿软，头晕心悸，或形体消瘦，口干失眠，五心烦热；舌淡或舌红，少苔，脉细或细数。

证候分析：肾阴亏虚，天癸乏源，血海空虚，胞宫失养，故婚久不孕；阴虚火旺，热扰冲任，故月经周期提前；阴虚血亏则经量少，甚或闭经；腰为肾之府，肾虚则腰膝酸软；精亏血少，清窍失荣，血不养心，故头晕心悸；阴虚火旺，故形体消瘦，口干烦热；舌淡或舌红，少苔，脉细或细数均为肾阴虚之征。

护治法则：补肾益精，滋阴养血。

代表方药：养精种玉汤。

### 2. 肝郁

证候表现：婚久不孕，月经先后无定期，量或多或少，色暗，有血块，经前胸胁、乳房胀痛，或经行腹痛；精神抑郁，或烦躁易怒；舌淡红，苔薄白，脉弦。

证候分析：情怀不畅，肝气郁结，疏泄失常，冲任失和，故婚久不孕；肝失条达，血海蓄溢失常，故经行先后无定期，量或多或少；气郁血滞，则经色暗，有血块；肝脉循少腹布胁肋，经脉不利，故经前胸胁、乳房胀痛，或经行腹痛；郁久化火则烦躁易怒；舌淡红、苔薄白、脉弦均为肝郁之征。

护治法则：疏肝解郁，养血理脾。

代表方药：开郁种玉汤。

### 3. 痰湿内阻

证候表现：婚久不孕，月经周期延后或闭经，带下量多，质黏稠；形体肥胖，头晕心悸，胸闷泛恶；舌淡胖，苔白腻，脉滑。

证候分析：肥人多痰，冲任阻滞，或脾阳不振，湿聚成痰，壅滞冲任，故婚久不孕；痰阻冲任胞宫，则月经周期延后或闭经；湿浊下注，则带下量多，质黏稠；痰湿中阻，清阳不升，则胸闷泛恶，头晕心悸；舌淡胖、苔白腻、脉滑均为痰湿内停之征。

护治法则：燥湿化痰，理气调经。

代表方药：苍附导痰丸合佛手散。

### 4. 瘀滞胞宫

证候表现：婚久不孕，月经周期延后，经行不畅，色紫黑，有血块，或经行腹痛；平素小腹或少腹疼痛，或肛门坠胀不适；舌质紫暗，边有瘀点，脉弦涩。

证候分析：瘀血内停，冲任、胞宫阻滞，故婚久不孕，月经周期延后，经行不畅；瘀血阻滞，血行不畅，故经色紫黑，有血块；血瘀气滞，不通则痛，故经行腹痛，或肛门坠胀不适；舌质紫暗，边有瘀点，脉弦涩均为血瘀之征。

护治法则：活血化瘀，止痛调经。

代表方药：少腹逐瘀汤。

### （三）护理措施

**1. 起居护理**　夫妻双方均应做到劳逸适度，养成良好的生活习惯。加强体育锻炼,选择适合自己的体育项目,如跑步、散步、健身等,以增强体质,维持标准体重。女方平时注意经期卫生,保持外阴清洁,每日以温开水清洗外阴,但切不可随意冲洗阴道,避免破坏阴道的自然防御功能。节制性生活频率,不可过频,以免耗伤肾精。

2. **病情观察**　观察月经情况及证候表现、舌脉等,观察 BBT、排卵周期及治疗情况。预测排卵期,指导适时同房,提高受孕概率。

3. **饮食护理**　合理膳食,加强营养,宜进食高蛋白、高维生素、高纤维素及富含钙、镁的食物,不可偏食、挑食。饮食需有节制,不可暴饮暴食,戒烟、戒酒。肾阳虚者,可常服食羊肉、猪腰、动物胎盘等,以温阳补肾;肾阴虚者可食用甲鱼、黑鱼、黑木耳、银耳等;肝郁者,少食酸涩收敛之品,可用佛手花、合欢花等煎汤代茶饮,以疏肝解郁;痰湿者,忌食肥甘甜腻之品。

4. **情志护理**　加强情志护理,针对不同的情志问题,提供有效的情志护理,帮助患者及家属尽快度过不良的心理反应期。认真听取患者倾诉,建立良好的护患关系,了解其存在的心理问题及隐私,给予患者同情、安慰和劝导,帮助患者积极面对现实,积极查找原因并介绍科学的处理方案。重视家庭、社会支持系统对患者心理的影响,帮助患者与家人、朋友进行良性沟通,使患者能获得亲友的关心、理解和支持。帮助患者认识女性价值,女性不是生育工具,不孕也不仅是女性单方面的原因,鼓励她们走出家门,接触社会,参与义工、运动等有意义的活动,放下包袱,保持愉悦、自信的心情配合治疗。对于绝对不孕或常规治疗效果不佳者,可以适时向患者介绍各种辅助生育技术的优缺点及适应证,协助其选择最佳治疗方案,重获治疗的信心。

5. **用药护理**　不孕症的原因繁杂,用药亦较为复杂且周期长,需指导患者遵医嘱正确按时服药。调经中药应按月经周期规律服药,治疗带下病的中药通常较为寒凉,宜饭后温凉服。中西药同时服用者,中药与西药的服用时间需间隔半小时到一小时。告知患者药物的作用及副反应,严密观察药物的不良反应。

6. **中医护理技术**

(1)针灸:排卵障碍所致的不孕症,可应用针刺促进卵泡发育及排卵,体针取关元、中极、三阴交为主穴,随证加减。

(2)外治法:因输卵管慢性炎症及阻塞或盆腔粘连所致不孕者,可应用中药保留灌肠、外敷热熨、穴位离子导入、导管介入配合中药灌注等方法治疗。

【健康教育】

1. 夫妻双方作息规律,积极锻炼,增强体质,维持适当体重,戒烟戒酒。

2. 注意经期卫生,行经期间及余血未净时禁止同房。性生活频次适当,学会预测排卵期适时同房。

3. 保持心情舒畅,心境平和,耐心有序地接受各种检查,积极配合治疗。

## 附:病案举例

[病历摘要]

张某,女,20岁,学生,未婚。

主诉:月经周期延迟2年余,月经停闭8个月。

病史:患者16岁初潮,开始1年余周期基本正常,量中等,无痛经。近2年多来,患者月经周期延迟,每60天~3个月一行,经量少,色淡质黏腻,3天净。月经推迟时,肌内注射黄体酮能来月经。末次月经8个月前,至今月经不潮,伴腰酸、肢重乏力,时有耳鸣,体重增加,带下量多、色白黏滞,便溏。既往体健,否认糖尿病、肺结核等重大疾病史。平素嗜食甜腻食物。

查体:形体肥胖,毛发较浓密,面部有痤疮。心肺无殊。乳房发育可,无溢乳。腹平软,肝脾(-)。舌淡红,苔白腻,脉细。

妇科检查(肛查):外阴正常,子宫略小,活动可,双附件未扪及异常。

理化检查:

①性激素测定:FSH 7.83mU/ml(正常值4~13mU/ml),P 0.12ng/ml(正常值0~40ng/ml),$E_2$ 181.00pg/ml(正常值48~309pg/ml),LH 24.55mU/ml(正常值0.4~20mU/ml),PRL 22.3ng/ml(正常值1.39~24.2ng/ml),T 1.02ng/ml(正常值0.02~0.94ng/ml)。②B超:双侧卵巢多囊样改变。

中医诊断:闭经(肾虚夹痰证)。

西医诊断:继发性闭经,多囊卵巢综合征。

[辨证施护]

1. **辨病依据** ①主症:月经周期由延迟逐渐发展为8个月不行。②兼症:腰酸,肢重乏力,耳鸣,形体肥胖,面部痤疮,带下量多、色白黏滞,便溏。③病史:月经初潮较迟。④检查:子宫较小;血清LH升高,LH/FSH大于3;B超提示双侧卵巢多囊样改变;舌淡红,苔薄白,脉细。根据病史、临床表现及检查诊为闭经,肾虚夹虚证。

2. **证候分析** 患者先天禀赋不足,肾气未充,故月经初潮较迟;肾气不足,冲任虚亏,血海空虚致月经周期延后,经量少,渐致闭经,腰酸耳鸣为肾气亏虚之征。肾气不足,脾失温煦而失司健运,加之患者嗜食甜腻之品,更为碍胃伤脾,聚湿生痰,痰湿阻滞,故见形体肥胖,肢重乏力;痰湿下注,壅滞冲任,有碍血海满盈,以致月经停闭;痰湿伤及任带,则带下量多、色白;痰浊壅聚于局部,则见卵巢多囊样变、面部痤疮。舌淡红,苔白腻,脉细,亦为肾虚夹痰之象。本证以虚证为主,夹有痰湿,为虚实夹杂之证。

3. **病证鉴别** 根据闭经的定义,本病不难诊断,继发性闭经应首先与早孕鉴别,本例无性生活史,可予排除。闭经的诊断关键在于区分闭经类型。闭经可分为子宫性闭经、卵巢性闭经、垂体性闭经、下丘脑性闭经及其他内分泌功能异常闭经。子宫性闭经多因人工流产刮宫过度或炎症导致宫腔粘连或放疗破坏子宫内膜而导致,本例无以上病史,且既往用黄体酮后有子宫撤退性出血,故闭经部位不在子宫。高催乳素血症也是常见的闭经原因,但患者无溢乳,PRL水平正常,故不考虑高催乳素血症诊断。结合病史、临床表现及各项检查,垂体性闭经也暂不考虑。患者各项症状、体征及检查符合多囊卵巢综合征诊断,因此,目前考虑患者闭经为该病引起。

4. **护治法则** 益肾调冲,燥湿化痰,活血调经。

### 5. 护理要点

（1）加强体育锻炼。患者形体肥胖，减重减脂对其十分重要，保持正常体重是改善内分泌的前提和基础。鼓励和督促患者选择适合自己运动方式，并长期坚持，推荐八段锦、健步走、瑜伽、游泳等有氧运动。

（2）注意饮食调养。饮食宜清淡，忌食肥甘厚味。宜选择低热量高维生素高矿物质饮食，少食或禁食生冷瓜果，防止伤气耗血，或寒凝血瘀。必要时请临床营养师根据具体情况搭配健康减脂餐，以饮食疗法促进患者早日康复。

（3）监测病情变化及疗效。经治疗后，患者应该会月经来潮。此后，需帮助患者建立自主的、规律的月经周期。观察月经的周期，行经天数，量、色、质等，观察面部痤疮、体毛等体征改善情况。定期检测盆腔B超及血清性激素六项，并嘱患者自我监测体重和BBT。

（4）及时疏导不良情绪，做好情志护理。患者年纪轻，对本病重视程度不够，月经停闭8个月方来就诊。需向患者说明疾病的危害和及时治疗的重要性，使之积极配合诊治。本病病程长，治疗周期亦较长，应及时消除患者的思想负担和急躁情绪。

（5）遵医嘱坚持用药。本病治疗常需中西医结合进行，使用激素治疗时详细告知患者药物的作用、副反应、剂量、具体服法等，消除其不必要的顾虑，并遵医嘱坚持服药。中药汤剂温热服，与西药服用时间间隔半小时至一小时。

（6）可选用中医护理技术加强疗效。如艾灸关元、中极、足三里、三阴交、归来等穴；耳穴压豆选穴肾、肾上腺、内分泌、卵巢等。

## 学习小结

### 1. 学习内容　见图7-1。

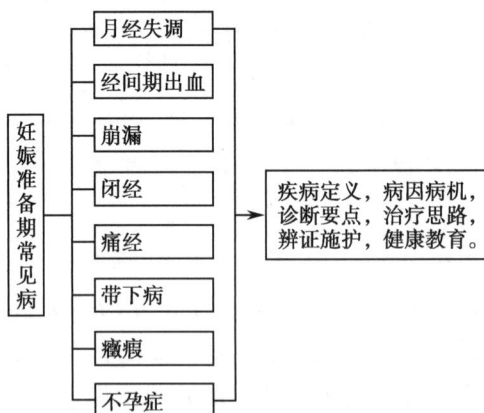

图7-1　妊娠准备期常见病证护理

### 2. 学习目标
在熟悉中医关于女性生理、病理的基本知识和基本理论（如月经与带下产生及调节机制、经带生理等）的基础上，学习妊娠准备期常见病证的护理。学生需能说出每个病证的概念，理解病因病机、诊断要点及治疗思路，记住辨证施护的辨证要点及各个证型,并能应用所学知识为患者提供个体化的护理措施。

## 复习思考题

1. 月经不调类病证和崩漏、闭经如何鉴别?
2. 试述痛经的辨证要点。
3. 试述带下病的范畴及其对生育的影响。
4. 试述癥瘕的范畴及其诊断思路和治疗思路。
5. 试述闭经的分类和原因,PCOS 的中医病因病机。
6. 试述不孕症的病因及诊断和治疗思路。

# 第八章　妊娠期常见病证护理

妊娠期间，发生与妊娠有关的疾病，称妊娠病，亦称胎前病。妊娠病不但影响孕妇的健康，还可妨碍胎儿的正常发育，甚至造成堕胎、小产，因此必须注意平时的预防和发病后的调治与护理。

妊娠病大致分为3类：一是因孕而发，如妊娠恶阻、妊娠腹痛；二是因病动胎，如胎漏、胎动不安；三是因孕加重痼疾，如子悬等。临床常见的妊娠病有妊娠恶阻、妊娠腹痛、胎漏、胎动不安、滑胎、胎死不下、胎萎不长、胎水肿满、子肿、子晕、子痫、胎位不正、妊娠身痒、妊娠贫血、妊娠小便淋痛、子淋、子嗽等。本章就这些疾病加以论述，其中子肿、子晕和子痫的发病与发展有着密切的联系，作为类病进行论述。另外，异位妊娠、鬼胎亦为妊娠期常见病证，但因其处理措施以西医为主，临床中医护治不具优势或特色，故略去不论。

妊娠病的发病原因，不外乎外感六淫、情志内伤以及劳逸过度、房事不节、跌仆闪挫等。其发病机制可概括为四个方面：其一，由于阴血下注冲任以养胎，出现阴血聚于下，阳气浮于上，甚者气机逆乱，阳气偏亢的状态，易致妊娠恶阻、子晕、子痫等；其二，由于胎体渐长，致使气机升降失调，形成气滞、气逆、痰郁的病理变化，可致子肿、胎水肿满等；其三，胞脉系于肾，肾主藏精而关乎生殖，因此肾气亏损，则胎元不固，易致胎动不安、滑胎等；其四，脾胃为气血生化之源，而胎赖血养，若脾虚血少，胎失所养，可致胎漏、胎动不安、胎萎不长等。

妊娠病的诊断首先要明确是否妊娠，根据停经史、早孕反应、乳晕着色，以及脉滑，尺脉尤甚等临床表现，结合妇科检查及辅助检查，如妊娠试验、BBT、B超等判断是否妊娠，并注意与激经、闭经、癥瘕等鉴别。再根据孕月、胎儿情况、孕妇的全身症状及舌苔、脉象等，运用四诊八纲进行综合分析，确定其诊断，其中要注意胎元殒与未殒，或有无胎元异常。

妊娠病的治疗原则是治病与安胎并举。如因病而致胎不安者，当重在治病，病去则胎自安；若因胎不安而致病者，应重在安胎，胎安则病自愈。具体治疗大法有三：其一，补肾，目的在于固胎之本，用药以补肾益阴为主；其二，健脾，目的在于益血之源，用药以健脾养血为主；其三，疏肝，目的在于通调气机，用药以理气清热为主。若胎元异常，胎殒难留，或胎死不下者，则安之无益，宜从速下胎以益母。妊娠期间，凡峻下、滑利、祛瘀、破血、耗气、散气，以及一切有毒药品，都宜慎用或禁用。但在病情需要的情况下，如妊娠恶阻也可适当选用降气药物，所谓"有故无殒，亦无殒也"；唯须严格掌握剂量，并"衰其大半而止"，以免动胎、伤胎。

妊娠期为女性特殊生理时期,应注意摄生调护。《产孕集》云:"凡妊娠,起居饮食,惟以和平为上。不可太逸,逸则气滞;不可太劳,劳则气衰。"饮食有节、起居有常、情志调畅、劳逸适度、房事有度,可达到防病治病的目的。

# 第一节　妊娠恶阻

妊娠恶阻是指以妊娠早期出现恶心呕吐,头晕厌食,甚则食入即吐为主要症状的病证,又称"妊娠呕吐""子病""阻病""病儿"等。妊娠早期若出现轻度恶心择食、晨起偶尔呕吐等为早孕反应,不作病论,一般孕3个月后逐渐消失。

本病最早见于汉代张仲景的《金匮要略》。《金匮要略·妇人妊娠病脉证并治》曰:"妇人得平脉,阴脉小弱,其人渴,不能食,无寒热,名妊娠,桂枝汤主之。"又提出:"妊娠呕吐不止,干姜人参半夏丸主之。"隋代巢元方《诸病源候论·妊娠恶阻候》首次提出恶阻病名,并明确提出素体不足,又感受风冷兼之有孕系本病的主要原因。明代张介宾《景岳全书·恶阻》指出,"凡恶阻多由胃虚气滞,然亦有素本不虚,而忽受胎妊,则冲任上壅,气不下行,故为呕逆等证"。《傅青主女科》则认为"肝血太燥""肝急则火动而逆也""故于平肝补血之中,加以健脾开胃之品……宜用顺肝益气汤。"

西医学中的妊娠剧吐,可参照本节辨证施护。

【病因病机】

本病的发生,主要是由冲脉之气上逆,胃失和降所致。临床常见的原因有脾胃亏虚及肝胃失和等,严重者可发展为气阴两虚的恶阻重症。

1. **脾胃亏虚**　孕妇素体脾胃亏虚,受孕后,血聚胞宫养胎,因冲脉起于胞宫而隶属阳明,此时冲脉之气较盛,冲脉之气循经上逆犯胃,胃失和降,发为恶阻。

2. **肝胃失和**　孕妇素有情志不遂,肝失疏泄,气郁化火,暗耗阴血。孕后血聚养胎,肝血愈虚,肝火愈旺,肝火横逆犯胃,胃失和降,遂致恶阻。

呕吐日久,水谷难入,加之呕吐伤气耗阴,必致气阴两虚,尤以胃及肝肾气阴亏虚多见。胃的气阴亏虚,推动及濡润不能则便秘,便秘则腑气不通,气机上逆,加重呕吐;肝肾阴伤则肝失柔和之性,肝失疏泄,气机逆乱,呕吐愈甚,如此因果相干,最后演变为气阴两虚之恶阻重症。

【诊断要点】

1. **病史**　有停经史及早期妊娠反应。

2. **症状**　呕吐发作频繁,厌食,甚则恶闻食气,食入即吐,不食亦吐。甚则可出现全身乏力,精神萎靡,明显消瘦。严重者可出现血压降低,体温升高,黄疸,嗜睡甚或昏迷。

3. **检查**

(1)妇科检查:子宫增大如孕周大小。

(2)实验室检查:妊娠试验阳性。测定尿酮体,血红细胞计数,血细胞比容,血浆二氧化碳结合力,钾、钠、氯等电解质,以及凝血功能、肝肾及甲状腺功能、心电图等,有助于协助诊断,并可判断疾病的严重程度。

【鉴别诊断】

1. **葡萄胎**　停经后呕吐较甚,可伴有不规则阴道出血,或有水泡样物排出。子宫增大超过妊娠月份,血 HCG 异常升高,B 超检查可明确诊断。

2. **妊娠期合并病毒性肝炎**　恶心呕吐伴腹胀腹泻及肝区痛,或发热、黄疸;检查肝功能、血清胆红素等有助于鉴别。

3. **孕痈(妊娠合并急性阑尾炎)**　转移性右下腹疼痛,伴恶心、呕吐、腹泻,可有发热;麦氏点压痛、反跳痛及腹肌紧张;白细胞计数增高。

4. **妊娠合并急性胃肠炎**　多有饮食不洁史,呕吐宿食,伴腹痛、腹泻,粪便检查可见白细胞及脓细胞。

5. **妊娠合并急性胆囊炎**　进食油腻食物后右上腹绞痛,向右侧肩背部放射,恶心呕吐,右上腹压痛、肌紧张、墨菲征阳性,常伴发热,白细胞计数增高。

【治疗思路】

治疗大法以调气和中,降逆止呕为主,同时注意固护胎元。用药宜平和,忌辛燥、升散之品,并注意调节饮食和情志。病情重者,出现气阴两虚之证,应配合补液,纠正电解质和酸碱平衡紊乱。

【辨证施护】

（一）辨证要点

主要根据呕吐物的性状,结合全身证候、舌脉进行综合分析,以辨其寒、热、虚、实。呕吐清涎或食糜,口淡者,为脾胃虚弱;呕吐痰涎,口中黏腻者,为脾虚痰饮;呕吐酸水或苦水,口干、口苦者,为肝胃不和;干呕或呕吐物有血丝,口渴不欲饮者,为气阴两虚之重症。

（二）证候分型

1. **脾胃虚弱**

证候表现:妊娠早期,恶心呕吐,甚则食入即吐;口淡,呕吐清涎或食糜,纳呆腹胀;头晕体倦,怠惰思睡;舌淡,苔白,脉缓滑无力。

证候分析:脾胃素虚,孕后阴血下聚养胎,冲气上逆,胃失和降,冲气挟胃气上逆,则呕吐不食,或食入即吐;脾胃虚弱,运化失职,故呕吐清涎或食糜,纳呆腹胀;中阳不振,清阳不升,则头晕体倦,怠惰思睡;舌淡,苔白,脉缓滑无力,为脾胃虚弱之征。

护治法则:健脾和胃,降逆止呕。

代表方药:香砂六君子汤。

2. **肝胃不和**

证候表现:妊娠早期,呕吐酸苦水,口苦咽干,头晕目眩,胸胁满闷,嗳气叹息,便秘溲赤,舌红,苔薄黄,脉弦滑。

证候分析:素体肝旺,孕后阴血聚以养胎,肝失血养,肝体不足而肝火偏亢,又冲脉附于肝,肝脉挟胃贯膈,冲气挟肝火上逆犯胃,胃失和降,故恶心呕吐;肝胆互为表里,肝气上逆则胆火随之上升,胆热液泄,则呕吐酸苦水、口苦咽干;肝火上逆,热扰清窍,故头晕目眩；热盛伤津,则便秘溲赤；胸满胁痛、嗳气叹息、舌红、苔薄黄、脉弦滑为肝热犯胃之征。

护治法则：清肝和胃,降逆止呕。

代表方药：加味温胆汤。

上述二型都可因呕吐不止,不能进食,而导致阴液亏损、精气耗散,出现精神萎靡、形体消瘦,眼眶下陷,双目无神,四肢无力,严重者可有呕吐带血样物,发热口渴,尿少便秘,唇舌干燥,舌红,苔薄黄或光剥,脉细滑数无力等气阴两亏的严重证候(尿酮体常呈强阳性反应),护治法则以益气养阴,和胃止呕为宜。必要时,采用中西医结合治疗,以纠正酸中毒及电解质紊乱。

### (三)护理措施

#### 1. 起居护理

(1)病室环境宜清洁、安静、空气流通,温度、湿度适宜。妊娠初期嗅觉过敏,有"恶闻食气"的现象,故要清除一切诱发呕吐的因素,保持室内空气清新和卫生清洁,及时清除呕吐物,避免各种气味的刺激。

(2)生活规律,充分休息。恶阻轻证者,可适当活动；重证者,宜绝对卧床休息。注意口腔护理,每次呕吐后应用温开水或淡盐水漱口,以保持口腔清洁。

#### 2. 病情观察

(1)观察并记录呕吐的次数,呕吐物的内容、颜色、量等,注意呕吐与饮食、情志、劳倦的关系。观察呕吐物、大便及腹部情况,必要时记录24小时出入量。

(2)观察是否出现腰腹酸痛、阴道出血等情况,防止出现胎漏、胎动不安、堕胎等。

(3)注意全身症状及小便情况,如发现精神萎靡,呼吸急促,反应迟钝,呕吐物混有血液,尿酮体阳性等酮症酸中毒的临床表现,应立即报告医生进行处理。

(4)如治疗无好转,患者体温持续38℃以上,心率超过120次/min,或出现持续性黄疸、蛋白尿,韦尼克综合征等,可危及孕妇生命,应考虑终止妊娠。

#### 3. 饮食护理

(1)一般饮食：以软、烂、热、少渣、富营养、易消化、少食多餐为原则,应经常调换饮食、蔬菜品种,适当根据患者的喜好选择食物。忌生冷、肥甘、油腻、辛辣、煎炸、香燥、硬固食物,忌烟、酒、浓茶等刺激性食物。鼓励患者进食,不可因惧怕呕吐而减少进食,需保证正常进食量,以扶助正气。

(2)辨证施食：①脾胃亏虚者,应补益脾胃,宜多食鱼类、瘦肉、莲子、大枣、山药、牛奶、鸡蛋等食物；可食生姜鸡肉汤、参芪粥、姜汁砂仁粥等。②肝胃失和者,应清肝和胃,宜多食水果蔬菜,如金橘、橙子、苹果、柚子、萝卜等；可饮菊花茶、梅花粥、砂仁粥、竹茹粥等。③气阴两虚者,应益气养阴,宜多食鱼肉、银耳、苹果、梨等；可用太子参、枸杞子、麦冬、玉竹等加粳米煮粥服用。剧吐不止者应暂禁食,予静脉补充营养,纠正水、电解质紊乱及酸碱平衡,待病情缓解后再逐渐恢复饮食。

#### 4. 情志护理
妊娠恶阻的发生与情志失调有密切关系,应稳定患者情绪,消除各种不良因素刺激,避免紧张、激动、焦虑、忧愁等,减轻妊娠呕吐症状。家属应该多给予精神安慰,多交流沟通,尽可能增加欢乐气氛,转移和分散孕妇的注意力,可逐步增强孕妇的情绪自制能力。

5. **用药护理** 应尽量让患者不拒药、不吐药,以保证治疗效果。汤药宜浓煎,少量频服,切忌大量药液吞服,易致药入即吐。药液温热可随患者喜恶而异,一般宜偏凉为佳,以免温度高而散发浓烈药味,而使患者产生不适感。可用生姜和药兑服;或以生姜汁涂舌面或漱口后再服药,也可取干净生姜1片含服后再服药,或服药后含生姜片,可有效减少呕吐。若肝火犯胃,呕吐酸苦水者,可在汤药中加入数滴鲜竹沥汁后再服用。

6. **中医护理技术**

(1)穴位按摩:可交替按摩双侧内关和足三里,每穴每次按揉5~10分钟。

(2)艾灸:脾胃亏虚者,用艾灸法灸足三里。肝胃失和者,用艾灸法灸太冲。每穴每次灸10~15分钟。

(3)拔罐:可用负压罐或中号火罐吸附于中脘穴,10分钟后进食或服药,食后10~20分钟起罐,可减轻呕吐。

(4)耳穴贴压:以胃、脾、食道、贲门、神门及交感为主穴,呕吐酸苦水者加肝。嘱患者每日按压3~5次,每次30~60秒,中等刺激强度,3~5日更换1次,双耳交替。

【健康教育】

1. 调摄情志,保持乐观开朗的心情,可采用转移注意力的方法缓解恶心呕吐的症状。

2. 注意饮食调摄,养成良好的饮食卫生习惯,不可因恶心呕吐而拒绝进食。可适当根据自己的口味偏好选择食物,少食生冷、油腻、辛辣、煎炸之物,戒烟酒。

3. 充分休息,适当活动,居室环境清洁幽雅,避免不良气味等刺激引发症状。

# 第二节 妊娠腹痛

妊娠期间,出现小腹疼痛者,称为妊娠腹痛,亦名胞阻,又称痛胎、胎痛、妊娠小腹痛等。"胞阻"之名,首见于《金匮要略·妇人妊娠病脉证并治》:"假令妊娠腹中痛,为胞阻,胶艾汤主之。"若仅腹中痛,不伴下血者,以当归芍药散主之。《诸病源候论·妇人妊娠病诸候》中详述胞阻的病因病机,如"妊娠小腹痛者,由胞络宿有冷,而妊娠血不通,冷血相搏,故痛也。痛甚亦令动胎也。"并指出本病可致胎动不安的转归。《傅青主女科》有"妊娠少腹作疼……谁知是脾肾之亏乎"之论,补充了对妊娠腹痛病因病机的认识。

本病病位在胞脉,尚未损及胎元,病情较轻,经及时有效治疗和护理,预后较好。若痛久不愈,病势渐进可损伤胎元,而变生胎漏、胎动不安,甚至发展为堕胎、小产。

妊娠期引起腹痛的原因很多,胞阻论述的腹痛单指排除异位妊娠、胎动不安及孕期内外科疾病等引起的腹痛,西医学先兆流产以腹痛为主要症状者,或无器质性病变的孕期功能性腹痛可参照本病辨证施护。

【病因病机】

妊娠腹痛的主要病机是胞脉阻滞或胞脉失养,气血运行不畅,不通则痛或不荣则痛。《金匮要略心典·妇人妊娠病脉证治》曰:"胞阻者,胞脉阻滞,血少而气不行也。"本病病变仅在胞脉,尚未损及胎元,但严重时亦可因血脉不畅,导致胞胎失养而影响胎元。

1. **血虚**　素体血虚或脾虚化源不足,孕后血聚胞宫以养胎,阴血愈亏,胞脉失养致小腹疼痛。若血虚气弱,气血运行不畅,则胞脉迟滞而作痛。

2. **气滞**　孕后血聚胞宫养胎,肝血偏虚,肝失血养而有碍疏泄,若孕妇素性忧郁,或孕后情志内伤,肝失条达,疏泄失司;或因胎体渐大,阻滞气机;气滞血阻,胞脉不通,遂致小腹疼痛。

3. **虚寒**　素体阳虚,孕后胞脉失于温煦,气血不能畅行,致小腹疼痛。

4. **血瘀**　宿有癥瘕,阻滞气血运行,孕后胎体渐大,气血运行愈滞,胞脉不通,致小腹疼痛。

【诊断要点】

1. **症状**　妊娠期间,出现以小腹疼痛为主症,或小腹隐隐作痛,或小腹冷痛,或小腹连及胸胁胀痛,疼痛程度不甚,病势较缓。

2. **检查**

(1)妇科检查:子宫增大如孕周,腹部柔软而不拒按。

(2)辅助检查:妊娠试验阳性。B超检查示宫内妊娠,胚胎或胎儿大小与停经时间相符,一般妊娠7周以上可见胚胎原始心管搏动。

【鉴别诊断】

本病须与能引起腹痛的其他妊娠疾病,以及发生于妊娠期间的内、外科腹痛性疾病相鉴别。

1. **异位妊娠**　有停经史、小腹疼痛。未破裂时疼痛程度较轻,输卵管妊娠破裂或流产时,腹痛较重,呈突发撕裂样或刀割状剧痛,常伴晕厥或休克。体征有下腹部压痛、反跳痛,尤以患侧为甚。腹腔内出血较多者,腹部胀满,叩诊有移动性浊音;妇科检查有宫颈举痛,一侧附件区可及质软且压痛的包块。B超、后穹隆或腹腔穿刺等可协助鉴别。

2. **胎动不安**　胎动不安也有小腹疼痛的症状,但腹痛之前多有下坠感,且其腹痛常与腰酸腰痛并见,或伴阴道少量流血。

3. **堕胎、小产**　小腹疼痛加重,呈阵发性,且伴阴道流血增多,或有胎块排出,妇科检查、B超可协助鉴别。

4. **妊娠期卵巢黄体破裂**　有停经史,突发一侧下腹疼痛,可波及全腹,腹肌紧张,压痛,反跳痛,子宫增大变软,与停经时间相符。阴道后穹隆穿刺可抽出不凝血。β-HCG阳性。B超示宫内可见妊娠囊。一侧附件区低回声包块,盆腔积液。有时与异位妊娠难以鉴别,须借助腹腔镜进一步明确。

5. **妊娠合并卵巢肿瘤蒂扭转**　妊娠期间卵巢肿瘤蒂扭转多发生于妊娠中期,突然出现一侧下腹部绞痛,甚至晕厥,或伴恶心呕吐。通过病史、妇科检查、B超等可作出鉴别。

**6. 孕痈(妊娠合并急性阑尾炎)** 腹痛特点是自中上腹部或脐周转移至右下腹,常伴恶心、呕吐、发热恶寒,体温升高,腹部检查腹肌紧张,麦氏点区域压痛、反跳痛,血白细胞计数增高。

【治疗思路】

首先应排除各种器质性病变导致的腹痛,如异位妊娠、胎漏、胎动不安及孕期内、外科疾病等引起的腹痛。本病的病机为气血不畅,治疗以调畅气血为主,治疗大法为调理气血、止痛安胎。对于血瘀所导致的妊娠腹痛,化瘀行血之品宜把握轻重,谨记治病与安胎并举,化瘀而不伤胎,瘀去而胎自安。用药期间应密切观察药后反应,以便及时调整用药及治疗思路。

【辨证施护】

（一）辨证要点

本病以孕期小腹疼痛为主症,痛势往往不剧,辨证主要根据腹痛的性质、程度等,结合兼症及舌脉辨其虚实。小腹绵绵作痛者多责之于血虚;小腹胀痛或伴胸胁胀满者,多属气滞;小腹冷痛,喜温喜按者,多为虚寒;小腹隐痛不适,或刺痛,或素有癥瘕者,多属血瘀。

（二）证候分型

**1. 血虚**

证候表现:妊娠后小腹绵绵作痛;面色萎黄,头晕目眩,或心悸少寐;舌质淡,苔薄白,脉细滑弱。

证候分析:素体血虚,孕后血聚养胎,气血愈虚,胞脉失养,故小腹绵绵作痛;血虚不能上荣于颜面,故面色萎黄;心失血养则心悸少寐;舌质淡苔薄白、脉细滑弱均为血虚之象。

护治法则:养血安胎止痛。

代表方药:当归芍药散。

**2. 气滞**

证候表现:孕后小腹胸胁胀满疼痛,或少腹胀痛;情志抑郁,或急躁易怒;苔薄黄,脉弦滑。

证候分析:孕妇素性忧郁,或情志内伤,孕后血聚养胎,肝血不足,肝气易郁,且胎体渐大,阻滞气机,气滞血阻,胞脉不通,故小腹胀痛;肝脉布胸胁,肝气郁结,故胸胁胀痛;肝郁化火,故急躁易怒;苔黄为肝郁化热之候,脉弦病在肝,滑为有孕之象。

护治法则:疏肝解郁,止痛安胎。

代表方药:逍遥散。

**3. 虚寒**

证候表现:妊娠期间,小腹冷痛,绵绵不止,喜温喜热,得热痛减;形寒肢冷,面色㿠白,纳少便溏;舌淡,苔薄白,脉沉细弱。

证候分析：素体肾阳偏虚，寒从内生，胞脉失于温煦，气血运行不畅，故孕期小腹冷痛，绵绵不止，喜温喜热，得热痛减；阳虚阳气不能外达，故形寒肢冷，面色㿠白；肾阳虚不能温煦脾阳，脾失健运，故纳少便溏；舌淡、苔薄白、脉沉细弱均为虚寒之象。

护治法则：暖宫止痛，养血安胎。

代表方药：胶艾汤。

### 4. 血瘀

证候表现：妊娠期间小腹隐痛不适，或刺痛，痛处不移；或宿有妇科癥瘕；舌暗有瘀点，脉弦滑。

证候分析：宿有癥瘕，或寒凝气滞，阻滞气血运行，孕后气血失于调畅，胞脉阻滞不通，故小腹隐痛不适，甚或刺痛，痛处不移；舌暗有瘀点、脉弦滑均为血瘀之征。

护治法则：活血化瘀，补肾安胎。

代表方药：寿胎丸或圣愈汤。

### （三）护理措施

**1. 起居护理**　注意生活起居，卧床休息为主，减少活动，保证充足睡眠，宜采取左侧卧位，以缓解妊娠期因子宫右旋增大而引起的疼痛。避免劳累、持重、登高等，避免盆腔操作，禁止房事。病室内空气清新流通，但避免直接吹风以防外邪乘虚而入。养成良好的排便习惯，保持大便通畅。

**2. 病情观察**　本病之腹痛通常不剧烈，需注意观察腹痛的性质、持续时间、程度等，监测血压，并详细记录之。观察腹痛的同时需密切注意伴随症状，若腹痛加剧，腰酸腹坠胀，并见阴道流血，需慎防流产；若见腹痛剧烈，阴道不规则出血，面色苍白，汗出淋漓，四肢厥冷，脉微欲绝，血压下降，应考虑异位妊娠或胎盘早剥等急性大出血，须立即报告医生，并做好输液、输血和手术的准备，并积极配合抢救。观察妊娠进展，必要时测量胎心、胎心监测、B超检查等，以确保顺利妊娠。

**3. 饮食护理**　注意饮食调节，宜食易消化且富营养之品，忌食辛辣刺激动火之品。

（1）血虚者可常服桂圆、大枣等食品，可选以下食疗方。①红枣糯米粥：红枣10个，糯米100g，煮粥常服，具有养血健脾之功效。②安胎鲤鱼粥：鲤鱼一尾（重约500g），苎麻根30g，糯米150g。用水1 500ml先煎苎麻根，取汁1 000ml，去渣，下米、鱼煮粥，加调味品，空腹食之。常服具有养血健脾安胎的功效。

（2）虚寒者可多食生姜、羊肉等，以达温阳止痛之目的。忌食生冷瓜果、田螺、蚌肉、螃蟹等寒凉之物。食疗方可用人参艾叶煲鸡蛋，以人参10g，艾叶12g，鸡蛋2枚，用瓦罐文火慢煎，蛋熟后去壳继续煲30分钟，饮汤食蛋，每日1剂，连服10日。有补气养血，暖宫安胎之功效。

**4. 情志护理**　加强与孕妇的沟通交流，做好心理护理，调和情志，消除紧张情绪，以免气血失调，不利于养胎。

**5. 用药护理**　血虚证和虚寒证者中药以补益剂为主，宜文火久煎，饭前空腹温热服；血瘀证者中药宜饭后温热服。药后注意观察效果。大便秘结者，每日早晚服蜂蜜1匙，或麻仁丸，每晚5g，以利润肠通便，禁用攻下药。

**6. 中医护理技术**　本病的调治以药物治疗和食疗为主,中医护理技术的应用应以安全为第一要义。选用针灸法,取主穴中脘、足三里,虚寒者加肾俞;血虚者加脾俞、血海;气虚者加气海、关元;气滞者加内关;血瘀者加蠡沟、肝俞。腹部腧穴不宜深刺,或斜刺进针,虚证者可配合艾灸,每日1次,每次留针20～30分钟,10次为1个疗程。

【健康教育】

1. 本病病情较轻,告知患者不宜焦虑,调畅情志以利于胎儿生长发育。

2. 作息规律,以休息为主,建议采取左侧卧位。

3. 如腹痛加剧,或出现其他症状,及时就诊。

# 第三节　胎漏、胎动不安

妊娠期阴道少量出血,时下时止,或淋漓不断,而无腰酸、腹痛、小腹下坠者,称"胎漏",亦称"漏胎"或"胞漏";若妊娠期仅有腰酸,腹部胀坠作痛,或伴有少量出血者,称"胎动不安"。

胎漏、胎动不安者,若胎元正常,多数患者经保胎治疗,阴道流血停止,腰酸腹痛消失,妊娠得以继续。若病情进一步发展,或因胎元缺陷,胚胎不能成形者,最终将导致堕胎或小产。

早在汉代《金匮要略·妇人妊娠病脉证并治》中即有"妊娠下血"的记载。隋代《诸病源候论·妊娠漏胞候》中已明确肾与胞胎的关系。《诸病源候论·妊娠数堕胎候》中指出"妊娠而恒腰痛者"为"喜堕胎"之候。宋代《妇人大全良方·妊娠门》进一步归纳、阐述了外感、饮食起居、跌仆闪挫、七情失宜、脾气虚弱等病因。明代《景岳全书·妇人规》强调辨证论治安胎,完善了妊娠病"治病与安胎并举"和"下胎"两大治则。清代张锡纯创制寿胎丸治疗滑胎,至今成为安胎首选方剂。

西医学之先兆流产、先兆早产、前置胎盘等可参照本节进行辨证施护。

【病因病机】

胎漏、胎动不安的主要病机是冲任受损,胎元不固。病因有母体与胎元两方面。中医将母、胎之间的微妙关系以"胎元"来概括,胎元包括胎气、胎儿、胎盘三个方面,任何一方有问题,均可发生胎漏、胎动不安,常见的病因有肾虚、气血虚弱、血热和血瘀。

**1. 肾气亏虚**　禀赋素虚,先天不足,肾气虚弱;或多产、房劳、孕后房事不慎,损伤肾气,冲任不固,胎失所系,而成胎漏、胎动不安。

**2. 气血虚弱**　素体气虚血弱,或劳倦过度,饮食失宜,或孕后恶阻所伤,或因他病损伤气血,致脾胃气弱,化源不足,致气虚不能载胎,血虚不能养胎,胎元不固而成胎漏、胎动不安。

**3. 血热内扰**　素体阴虚,孕后阴液聚于冲任以养胎元而使阴虚更甚,阴虚则生内热;素体阳盛,或七情郁结化热,或外感邪热,均导致热扰冲任,损伤胎气,而成胎漏、胎动不安。

**4. 血瘀阻络**　素有癥瘕占据子宫,或孕后跌仆闪挫,或孕期手术创伤,均可使气血失和而直接动胎,胎元不固而成胎漏、胎动不安。

【诊断要点】

1. **症状**　妊娠期间出现少量阴道不规则出血,或时作时止,或淋漓不净,而无腰酸腰痛症状,可诊断为胎漏。妊娠期间出现腰酸、腰痛、下腹坠胀,或伴有阴道少量流血者,可诊断为胎动不安,诸症不必俱悉,但见二三症便是。

2. **病史**　有停经史,可伴有早孕反应,常有人工流产、自然流产、癥积、孕后跌仆闪挫或不节房事病史。

3. **检查**

(1)妇科检查:必要时在常规消毒后进行妇科检查。阴道流血来自宫腔,量少,色鲜红或暗红,子宫颈口闭合,子宫增大与孕周相符。

(2)辅助检查:妊娠试验阳性;B超检测提示宫内妊娠,胚胎大小符合孕周,孕7周左右可见胚胎原始搏动。

【鉴别诊断】

本病应与堕胎、小产、胎死不下、异位妊娠、葡萄胎相鉴别(表8-1)。此外,胎漏、胎动不安还应与宫颈出血(如宫颈赘生物、急性炎症、宫颈上皮内瘤样病变、宫颈癌等)相鉴别。如妇科检查见宫颈活动性出血或赘生物接触性出血者,常考虑为宫颈急性炎症、宫颈上皮内瘤样病变,甚至宫颈癌,必要时进一步检查。

【治疗思路】

本病治法以安胎为大法,因肾主生殖,且为肾系,故以补肾固肾为基本治法,再根据不同情况配合健脾益气、补血养阴、清热凉血、化瘀固冲等治法。因母病而致胎动者,治母病则胎自安;因胎病而致母病者,当安胎则母病自愈。临证时,严密观察病情发展和治疗效果,根据病史、症状、妇科检查、血 β-HCG 测定等,结合超声检测胚胎及胎心发育情况,判断胚胎是否陨堕,一旦确诊为胎殒难留或胎堕不全,即行下胎益母法,速去其胎,必要时行清宫术。

【辨证施护】

(一)辨证要点

本病根据阴道流血、腹痛、腰酸、下坠的性质,结合全身症状及舌脉进行辨虚、热、瘀及转归,并重视患者禀赋、体质、情志因素及其他病史、服药史、生育史、有无外伤史等情况。一般妊娠期间阴道出血量少、色暗或淡红、质稀,或伴有腰酸腹坠者为虚;若妊娠期间阴道流血色鲜红,伴有小便短黄、大便秘结为热;若妊娠期有外伤史或素有癥瘕史,阴道少量暗红色出血者为瘀。

(二)证候分型

1. **肾气不足**

证候表现:妊娠期,阴道漏红,量少色淡,腰酸腹坠,头晕耳鸣,神疲肢倦,小便频数,眼眶暗黑,或有流产史,舌淡,苔白,脉沉滑尺弱或沉弱。

证候分析:肾主闭藏,系胞,为冲任之本,肾气虚则冲任不固,蓄以养胎之阴血下泄,故阴道少量出血;肾失温煦,血失阳化,故血色淡;肾气不足胎元不固,有下堕之势,

表 8-1　孕早期阴道出血性疾病鉴别表

| 病名 | 主要症状 | | | 妇科检查 | | | | 辅助检查 | |
| --- | --- | --- | --- | --- | --- | --- | --- | --- | --- |
| | 出血 | 小腹痛 | 组织物排出 | 宫颈 | 宫体大小 | 附件 | 妊娠试验 | B超 |
| 胎漏 | 少量,淡红暗红或鲜红 | 无 | 无 | 未扩张 | 符合孕周 | (−) | (+) | 有胎心搏动 |
| 胎动不安 | 少量,淡红暗红或鲜红 | 有 | 无 | 未扩张 | 符合孕周 | (−) | (+) | 有胎心搏动 |
| 堕胎/小产 | 少量淋漓,或大出血,或停止 | 加剧,或减轻,或消失 | 部分或全部 | 已扩张,或有组织物堵塞,或已闭 | 小于孕周,或正常,或略大 | (−) | (−) | 部分残留妊娠组织或无 |
| 胎死不下 | 无或咖啡色 | 无 | 无 | 闭或松 | 小于孕周 | (−) | (−) | 胚囊变形、无胎心搏动 |
| 异位妊娠 | 点滴状咖啡色 | 少腹隐痛或突发剧痛 | 无或有蜕膜组织 | 闭合,抬举痛 | 正常,或略大 | 可有小包块,触痛 | (+) | 宫内无胚胎,一侧附件低回声,其内可见妊娠囊 |
| 葡萄胎 | 不规则少量出血或大出血 | 无或胀痛 | 无或有葡萄状胎块 | 松或有葡萄状胎块堵塞 | 多大于孕周 | 可有囊肿 | 强(+) | 有葡萄状胎胎块 |

故腰酸腹坠；肾虚则胎失所系，故有流产史；头晕耳鸣，小便频数，眼眶暗黑，脉沉滑尺弱或沉弱，均为肾气亏虚之象。

护治法则：固肾安胎，佐以益气。

代表方药：寿胎丸。

### 2. 气血亏虚

证候表现：妊娠期，阴道漏红，量少，色淡质薄，腰酸腹坠，神疲肢软，心悸气短，面色苍白或萎黄，舌质淡，苔薄白，脉细滑或沉细弱无力。

证候分析：气血亏虚，冲任匮乏，不能载胎养胎，气不摄血，胎元不固，故见阴道出血；气血虚弱，本源不足，故血色淡质稀薄；腰酸腹坠，神疲肢软，心悸气短，面色苍白或萎黄，为气虚系胞无力，血虚失于濡养所致；舌质淡，苔薄白，脉细滑或沉细弱无力均为气血亏虚之征。

护治法则：补气养血，固肾安胎。

代表方药：胎元饮。

### 3. 血热内扰

证候表现：妊娠期，阴道漏红，色鲜，或腹痛下坠，心烦不安，手心灼热，口干咽燥，大便秘结，或形体消瘦，舌红，苔黄而干或少苔，脉滑数或细数。

证候分析：热邪直犯冲任、子宫，扰动胎元，胎元不固，故妊娠期阴道出血；血为热灼，故色鲜红；热邪内扰，胎气不安，故腹痛，胎系于肾，胎动欲堕，故见腰酸；心烦不安，手心灼热，口干咽燥，大便秘结，舌红，苔黄而干或少苔，脉滑数或细数，均为血热之象。

护治法则：滋阴清热，养血安胎。

代表方药：保阴煎。

### 4. 血瘀阻络

证候表现：素有癥积，孕后常有腰酸腹痛下坠，阴道不时少量出血，色暗红，或妊娠期外伤后腰腹坠胀作痛，阴道漏红，舌暗红，或有瘀斑，苔白，脉弦滑或沉弦。

证候分析：癥积结于胞宫，阻滞气血，孕后胎体渐长，阻滞更甚，不通则痛，故腰酸腹痛下坠；血瘀阻络，血不循经，故阴道不时少量出血、色暗红；或跌仆闪挫，气血失和，胞宫脉络瘀滞，损伤冲任，胎元不固，故腰酸腹痛下坠，阴道漏红、色暗；舌暗红，或有瘀斑，苔白、脉弦滑或沉弦均为血瘀阻络之象。

护治法则：补气和血，固肾安胎。

代表方药：圣愈汤。

### （三）护理措施

#### 1. 起居护理

（1）胎动不安患者需绝对卧床休息，直至阴道流血停止3～5天后，方可适当下床活动。既往有流产史者，即使孕后无胎漏、胎动不安之症状，亦应卧床休息，其休息时间一般需超过前几次流产中发生最晚的日期。

（2）病室温暖，阳光充足，避免冷风直吹，防止外邪侵袭。孕妇素体虚弱，抵抗力不足,应注意随气候变化及时增减衣物,预防感冒。避免一切不良刺激,为孕妇提供良好的休息环境。

（3）避免不必要的盆腔操作,暂禁性生活,避免负重及幅度过大的动作,如腰部后伸、用力咳嗽等。卧床时,腰部可垫一软枕,以减轻腰部酸痛坠胀的不适。经常巡视病房,及时了解患者生活所需。呼叫器及日常生活用品放在患者触手可及之处,以便拿取。

（4）患者外出检查及如厕应有人陪同,尽量使患者适应使用便盆,以收集和观察排出物、出血的量、色、质等情况,并做好记录。保持外阴清洁,做好会阴护理,每天用温水或高锰酸钾溶液清洗外阴。

**2. 病情观察**

（1）观察并记录阴道流血的量、色、质、血块等,检查血块中有无葡萄样组织排出,是否有妊娠组织及其是否完整。

（2）密切观察出血、腹痛、腰酸、胎动及神色、舌脉等变化,综合全身情况以判断安胎效果及预后。如早孕反应逐渐明显,阴道流血减少或停止,腰酸腹痛消失,脉滑有力,说明安胎有效,妊娠继续。结合血或尿中的人绒毛膜促性腺激素含量变化及B超检查,及时了解胚胎发育情况,以确定治疗及护理措施。

（3）若见阴道出血增多,腰腹坠胀,腹痛阵阵加剧,或见有胎块排出,应立即报告医生,同时做好输液、输血及行刮宫术的准备。若出现阴道大流血,患者面色苍白、出冷汗、四肢厥冷等,易导致阴血暴亡,元阳无所附的"阴阳离决"危象,应立即采取抢救措施。

**3. 饮食护理**

（1）一般饮食:饮食宜清淡易消化,富于营养。注意饮食均衡,饮食有节,多补充牛奶、蛋类、肉类、新鲜蔬果等,忌肥腻、辛热、炙煿、滑利或生冷之品。

（2）辨证施食:①肾气不足者,宜补肾固胎为主,可食用山药、黑豆、猪腰、核桃等补肾之品;可饮用桑寄生红枣茶、杜仲核桃汤等。②气血亏虚者,宜益气养血安胎为主,多食蛋、肉等血肉有情之品,如瘦肉、鱼肉、肝脏、牛奶等;可用党参、白术、黄芪、红枣、花生加糯米适量煮粥食用。饮食规律,特别注意禁忌生冷,以免损伤脾阳,影响气血化生。③血热内扰者,宜滋阴清热为宜,如西瓜、梨、李子、甘蔗、甲鱼、豆腐、瘦猪肉、鸡蛋、鸭等。口干、心烦者,可用麦冬泡水代茶饮,夏季可饮用绿豆汤以除烦止渴。忌食姜、韭菜、香菜等辛热食物。④血瘀阻络者,可适当食用金橘饼、陈皮茶或阳春砂仁蜜等以理气行滞,忌食酸涩碍气或辛辣刺激之品。

**4. 情志护理**    加强心理调护。孕妇及家属见到阴道出血,都很恐慌和焦虑,原有流产史者更加紧张。向其介绍不良的情志变化可成为致病因素,直接影响脏腑和气血功能,使孕妇从有利于胎儿的角度,控制情绪,静心养病,配合治疗,达到良好的安胎效果。对于确已发展至胎死腹中,或胎元不良没有保胎价值者,应耐心说服其去胎益母。

**5. 用药护理**    安胎药多为补益之品,中药汤剂宜文火煎煮约30～40分钟,以便将有效成分煎出。虚证方药宜饭前温服,血瘀伤胎者方药宜饭后温服,血热扰胎者宜饭后凉服。跌仆损伤者不得擅自使用治伤药物,伤势严重者,须遵医嘱用药。腰腹以下受伤者,严禁外用伤湿止痛膏、狗皮膏及红花油等。服后静卧少动,观察药后疗效。

**6. 中医护理技术**

(1)中药浴足:可用菟丝子 50g,桑寄生 50g,杜仲 30g,黄芪 50g,清盐 30g,煎水沐足,每晚 1 次。

(2)艾灸:可用艾灸温和灸足三里、隐白等穴,每穴 5～10 分钟,每日 1 次。血热内扰者不宜艾灸。

【健康教育】

1. 保持心情舒畅,避免紧张、恐惧、忧虑、悲观等,安心养胎。注意保暖,及时添加衣服,并少去人多拥挤的公共场所,防止外感时邪。孕期不可劳累,避免攀高举重,跌倒闪挫,涉水远游等。孕期节制房事。

2. 加强饮食调理,如食糯米红枣粥、艾叶鸡蛋等,可预防流产。保持大便通畅,多食新鲜蔬菜及水果。

3. 孕期谨慎用药,严格在医生指导下使用。避免接触 X 线、放射性物质、有机汞、铅、砷等可能导致胎儿畸形及流产的有害因素。经治疗后,血止胎安,诸症消失,但仍需观察 2 周,经各项检查证实为正常妊娠后方为治愈。

4. 若安胎失败,嘱患者至少避孕 3～6 个月后再受孕,以利于肾气复原。妊娠前加强身体锻炼,增强体质,消除紧张心理。做好生理、心理两方面准备,提高再次妊娠的成功率。反复流产者,嘱男女双方都应详细检查,寻找原因,进行针对性治疗。

# 第四节　堕胎、小产

凡妊娠 12 周内,胚胎自然殒堕者,称为"堕胎";妊娠 12～28 周内,胎儿已成形而自然殒堕者,称为"小产",亦称"半产"。堕胎与小产都以胚胎自然殒堕为特点,二者的区别在于堕胎发生于妊娠早期,而小产发生于妊娠中期。

堕胎首载于《脉经》,半产之名首见于《金匮要略》。《医宗金鉴·胎不安小产堕胎》云:"五月成形名小产,未成形象堕胎言。"说明了堕胎、小产的区分。《普济方·半产附论》提出半产的概念和原因:"夫妊娠日月未足,胎气未全而产者,谓之半产……或颠仆闪坠,致气血损动,或因热病温疟之类,皆致半产"。《叶氏妇科证治·暗产须知》曰:"唯一月堕胎,人皆不知有胎,但谓不孕,不知其已受孕而堕也。"指出孕一月左右而自然殒堕者,可能为西医学的"生化妊娠"。

西医学早期流产、晚期流产可参照本病辨证施护。

【病因病机】

堕胎、小产的病因病机基本与胎漏、胎动不安相同,为冲任损伤,胎元不固,终致殒堕离胞而下。本病常从胎漏、胎动不安发展而来,亦有直接发生堕胎、小产者。

**1. 肾气虚弱**　禀赋不足,肾气不充;或孕产频多,或久病体虚,损伤肾气;或年逾五七,肾气渐虚,则冲任不固,胎失所系,故堕胎、小产。

**2. 气血不足**   素体气血虚弱，或饮食、劳倦伤脾，化源不足，或大病久病，耗气伤血，则不能载胎、养胎，冲任不充，胎元不固，以致堕胎、小产。

**3. 热病伤胎**   摄生不慎，感受热邪，热伏冲任，扰动血海，故致堕胎、小产。

**4. 跌仆损伤**   素有癥瘕，或跌仆损伤，瘀阻胞宫，损及胎元；或瘀血阻滞，冲任失调，胎失所养，则堕胎、小产。

此外，父母一方或双方之精气不足，两精虽能结合，但胎元不健，禀赋薄弱，不能成实，故致堕胎、小产。

【诊断要点】

**1. 病史**   有停经史，或曾有胎漏、胎动不安病史，或有妊娠期热病史、外伤史等。

**2. 症状**   临床多见阴道出血量增多，腹痛加重，可见妊娠物部分或全部排出；甚则大量阴道出血，伴随汗出肢冷、头晕心慌等症；或随着妊娠物完全排出，阴道出血减少和腹痛减轻。

**3. 检查**

（1）妇科检查：阴道出血量多，宫颈口已开，或见羊水流出，有时可见妊娠物堵塞于子宫口，子宫大小与停经月份相符或略小于停经月份；若妊娠物完全排出，子宫明显小于妊娠月份或接近正常。

（2）B超检查：可见妊娠囊下移，或宫腔内妊娠物残留等。

【鉴别诊断】

**1. 胎动不安**   胎动不安与堕胎、小产均可有小腹坠痛及阴道流血，但后者腹痛剧，阴道出血量多，借助B超或HCG检查可资鉴别。

**2. 异位妊娠**   两者均有停经、腹痛、阴道出血史，妊娠试验阳性。但堕胎、小产之阴道出血量与症状的严重程度相符，异位妊娠以腹腔内出血为主，出血多时可见失血性休克。异位妊娠破裂时腹痛剧烈。后穹隆穿刺可见不凝固血。妇科检查与B超可助鉴别。

【治疗思路】

一旦确诊为胎殒难留或胎堕不全时，宜即行下胎益母法，速去其胎，必要时可采用刮宫术或钳刮术下胎。注意对每一例妊娠排出物标本进行病理检测、染色体核型分析等。若殒堕过程中突然阴血暴下，出现气随血脱之象，应急予补液输血等急救措施，中药急宜补气固脱，方用人参黄芪汤（人参、黄芪、当归、白术、白芍、艾叶、阿胶），同时迅速手术清除宫内物。若胎堕完全者，则按产后处理。堕胎、小产发生之后，均需重视调养，以调理气血为主，且不忘祛瘀生新，慎防留瘀，以备再次顺利妊娠。

【辨证施护】

（一）辨证要点

根据腹痛，阴道流血量、色、质，妊娠物排出等情况，结合妇科检查、全身症状、舌象、脉象等，综合分析，明辨虚实，分型护治。在发生堕胎、小产的过程中，必须严密观察殒堕经过，正确判断胚胎是否完全排出，有无稽留未尽。通常而言，胎堕难留而未排出者，证属气滞血瘀；胎殒之后，已排出部分妊娠组织而未完全排出者，证属气虚血瘀。

（二）证候分型

1. **气滞血瘀**

证候表现：多由胎漏、胎动不安发展而来，阴道流血增多，腹痛腹坠加重，或有羊水溢出；舌紫暗或边有瘀点，脉沉弦。

证候分析：因故胎殒，胞脉受损，故有阴道流血增多；胎殒胞宫，故有羊水溢出；胞宫瘀阻，欲排不能，不通则痛，故有腹痛腹坠加重；舌紫暗或边有瘀点，脉沉弦，为瘀血阻滞之征。

护治法则：祛瘀下胎。

代表方药：脱花煎。

2. **气虚血瘀**

证候表现：胎殒之后，尚有部分残留宫腔内，阴道流血持续不止，甚至大量出血，腹痛阵作；舌淡红，苔薄白，脉沉细无力。

证候分析：胎殒已堕，堕而不全，瘀阻胞宫，新血不得归经，故阴道流血持续不止，甚至大量出血；胎堕不全，留而为瘀，瘀阻胞宫，不通则痛，块物排出腹痛稍减，故腹痛阵作；出血过多，气随血脱，舌暗红，苔薄白，脉沉细无力，则为气虚血瘀之征。

护治法则：益气祛瘀。

代表方药：生化汤。

（三）护理措施

1. **起居护理**　胚胎尚未排出前以卧床休息为主，自我感觉能耐受者可下床适当活动，可有助于气血运行。嘱患者阴道若有组织物排出，应保留排出物，遵医嘱送病理检查，并做好刮宫术的准备。保持会阴部清洁，每日用温水清洗外阴。小产之后，宜按产后进行调护，建议至少休养半个月，须注意起居有常，充分休息，避免寒凉。

2. **病情观察**　密切观察腹痛、阴道出血等情况，以及神色、血压、脉象的变化，还需借助现代检测技术，严密观察殒堕经过，根据病史、症状、妇科检查等，特别是超声监测胚胎及胎心的发育情况，明确判断胚胎是否殒堕，以及其妊娠物排出情况。小产或行刮宫术后，应注意观察排出之胚胎组织物是否完整及宫缩、阴道出血等情况。若患者出现阴道出血量较多，面色苍白，头晕眼花，手足厥冷，口唇淡白，脉微细无力等症状，应警惕发生气随血脱的危候，及时报告医生并配合处理。

3. **饮食护理**　胚胎排出之前，应给予患者高热量、易消化的食物，以便及时补充能量，切忌因腹痛或恐惧而拒绝进食。胚胎排出之后饮食要均衡，营养丰富，多食鱼、肉、蛋、动物内脏及蔬菜、水果等，忌生冷、寒凉食物，忌烧烤、油炸及辛辣刺激性食物。少食酸味食物，少盐，食物以清淡为主。食物一定要煮熟，宜温热食用。

4. **情志护理**　发生胎殒不留，患者会出现紧张、愤怒、恐惧、悲伤、不甘等不良情绪，特别是未经胎漏、胎动不安而突然发生胎殒的患者，对突如其来的打击更加难以接受。医护人员应给予患者更多的关心，讲解发生胎殒之后必须积极处理，使患者配合及时清除宫腔内容物。胚胎清除后，患者可能陷入极大的悲痛中，医护人员应帮助患者宣泄、转移不良情绪，保持心情舒畅。告知患者及其家属，一般而言，大部分发生过堕胎、小产的患者，经适当的治疗调养后，均能顺利孕育健康婴儿，以增强其治病信心，主动配合治疗和护理。

**5. 用药护理**　中药汤剂宜温服，药后观察服药反应，特别是阴道排出物的情况，及时观察阴道出血的量及有无妊娠物排出。因中药中多是祛瘀下胎之品，宜中病即止。堕胎、小产发生之后，患者需进行中药调养，告知患者其目的和意义，使之耐心、有序地就医，坚持服药。

**6. 中医护理技术**　发生胎殒难留之后，可酌情应用中医护理技术，及时下胎益母。①毫针刺：主穴取合谷、三阴交，气滞血瘀者加至阴、太冲，针刺泻法；气虚血瘀者，加复溜、至阴、气海，针刺补法。②耳穴压豆：取穴子宫、皮质下、内分泌、肾、膀胱。亦可采取耳针法，中等刺激，每隔3～5分钟捻转一次。③穴位敷贴：胎殒不下者，可于清宫术前4～8小时行穴位敷贴，能够提高手术成功率、减轻术中疼痛，并减少手术损伤。选取祛瘀下胎的中药，如延胡索、桃仁、当归、川芎、桂枝等，贴敷于神阙、关元、气海、血海、命门等穴。

**【健康教育】**

1. 指导孕妇做好孕期保健，慎起居，生活规律，睡眠充足，保持心情舒畅，避免负重、攀高、防止跌仆；慎房事，妊娠早期及晚期禁房事。

2. 定期产前检查，孕期出现阴道出血时，应卧床静养，并及时就诊。

3. 有胎漏、胎动不安病史者，孕期需更加谨慎，帮助孕妇学会孕期自我监测，一旦出现腹痛、阴道流血或其他症状，应立即就诊。

4. 本次妊娠失败者，应劝慰患者不要急于再次妊娠，应找到堕胎、小产的原因，及时治疗调养，加强身体锻炼，增强体质，消除紧张心态。至少3个月后，经得医生评估认可后，方能再次妊娠。

# 第五节　滑　胎

凡堕胎、小产连续发生3次或以上者称为滑胎，亦称"数堕胎"。本病以连续性与自然发生，即"屡孕屡堕"为特点，近年来由于辅助生育技术的广泛应用，其发生率有上升的趋势。因母体因素导致滑胎者，经孕前治疗和孕后安胎，一般预后良好。若因染色体异常、生殖细胞异常，以致胎元不健而滑胎者，目前尚未有确切的治疗方法。因某些遗传病，如地中海贫血，而致反复流产者，可进行体外受精-移植前遗传学诊断。

本病始见于《诸病源候论·妊娠数堕胎候》："若血气虚损者，子脏为风冷所居，则血气不足，故不能养胎，所以致胎数堕，候其妊娠而恒腰痛者，喜堕胎也。"《备急千金要方·妇人方上》首载"治妊娠数堕胎方"。《景岳全书·妇人规》对病机的论述较为全面，"凡妊娠之数见堕胎者，必以气脉亏损而然"。此外，对本病的临床特点亦有细致的观察，"屡见小产、堕胎者，多在三个月及五月七月之间，而下次之堕必如期复然"。《叶氏女科诊治秘方》总结："有屡孕屡堕者，由于气血不充，名曰滑胎"。

西医学之习惯性流产可参照本病辨证施护。

【病因病机】

滑胎的主要病机是冲任损伤,胎元不固;或胚胎缺陷,不能成形,故屡孕屡堕。

（一）母体因素

1. **肾虚**  禀赋不足,肾气不充或孕产频多,或久病体虚,损伤肾气;或年逾五七,肾气渐虚,则冲任不固,胎失所系,导致屡孕屡堕。

2. **气血虚弱**  素体气血虚弱,或饮食劳倦伤脾,化源不足,或大病久病,耗气伤血,则不能载胎、养胎,冲任不充,胎元不固,以致屡孕屡堕。

3. **血瘀**  素有癥瘕,瘀阻胞宫,损及胎元;或瘀血阻滞,冲任失调,胎失所养则屡孕屡堕。

（二）胎元因素

父母一方或双方之精气不足,两精虽能结合,但胎元不健,禀赋薄弱,不能成实则屡孕屡堕,尤其多见于女性年满35岁及以上者。

【诊断要点】

滑胎的诊断,主要依据病史。

1. **病史**  堕胎或小产,连续发生3次或3次以上。

2. **症状**  可无明显症状,孕前多有腰酸乏力的症状,或有月经后期、月经过少等月经失调的表现。

3. **检查**  应系统检查滑胎的原因,建议发生自然流产后均应行相关检查,找到导致自然流产的原因,并排除男方因素,以便对因处理。

（1）妇科检查:子宫畸形、子宫肌瘤、子宫颈内口松弛常是晚期滑胎的原因。配合B超检查,对观察子宫形态、子宫颈内口的宽度等有诊断价值。

（2）实验室检查:黄体功能不全、染色体异常、精子缺陷、垂体功能不足、免疫因素等常是早期滑胎的原因。母儿血型不合亦是导致晚期滑胎的常见原因。

【治疗思路】

滑胎病因复杂,防重于治,中医治疗独具特色与优势。论治宜分孕前、孕后两个阶段进行。首先,孕前应详尽了解病史,夫妇双方检查以诊察病因,必要时要进行遗传咨询,确定是否适合生育。如因子宫纵隔、多发性子宫肌瘤所致者,可行手术治疗;月经不调者,当先调经;若因胎元不健以致滑胎,则非药物治疗可以奏效。其次,在下次妊娠前应进行孕前治疗,根据体质、月经、带下及舌脉等四诊合参,辨病与辨证相结合,采用中药汤剂、中成药或膏方,一般要调理3~6个月,以调和气血阴阳,改善体质。其三,再次妊娠后,须行安胎治疗,重在补肾健脾,调和气血,及时处理胎漏、胎动不安,并定期复查血清孕酮、HCG水平,B超检查胚胎发育情况。治疗期限应超过以往堕胎、小产之孕周。

【辨证施护】

（一）辨证要点

滑胎以虚证居多,治疗与护理须在查明滑胎病因的基础上,分孕前和孕后两个阶段进行。中医辨证以脏腑、气血辨证为主,主要以滑胎的病史及伴见的症状、舌苔、脉象作为辨证的依据,辨明脏腑亏虚在脾在肾,气血不和以气血虚损为主,抑或存在瘀血内阻。

**（二）证候分型**

**1. 肾虚**

证候表现:屡孕屡堕,或每次如期而堕;头晕耳鸣,精神萎靡,目眶暗黑,或面色晦暗,腰酸膝软;舌淡暗,苔白,脉沉弱。

证候分析:肾虚冲任不固,胎失所系,故屡孕屡堕;肾虚髓海不足,清窍失养,故头晕耳鸣;肾虚命火不足,阳气不能外达,则精神萎靡,目眶暗黑,或面色晦暗;腰为肾之府,肾虚则腰酸膝软;舌淡暗,脉沉弱,均为肾虚之征。

护治法则:补肾固冲,益气养血。

代表方药:补肾固冲丸。

**2. 气血虚弱**

证候表现:屡孕屡堕,月经量少或色淡;眩晕心悸,神疲乏力,面色苍白;舌淡白,苔薄,脉细弱。

证候分析:气虚则胎失所载,血虚则胎失所养,故屡孕屡堕;冲任不充,则经血涩少、色淡;血脉空虚,则眩晕心悸;气虚失运,则神疲乏力;气血不荣肌肤,则面色苍白;舌淡白,脉细弱,为气血两虚之征。

护治法则:益气养血,固冲安胎。

代表方药:泰山磐石散。

**3. 血瘀**

证候表现:宿有癥瘕,屡孕屡堕;月经过多或经期延长,经色紫暗,或有血块,或经行腹痛;舌暗或有瘀点、瘀斑,苔薄,脉弦细或涩。

证候分析:妇人宿有癥疾,瘀血阻滞胞宫,胎元不固,故屡孕屡堕;瘀阻胞脉,新血不得循经,故经量增多,或经期延长,经色红或暗红;瘀血内阻,气机不畅,故经行腹痛;舌暗红或有瘀斑,脉弦细或涩,为癥疾而有瘀血内滞之征。

护治法则:行气活血,消癥散结。

代表方药:桂枝茯苓丸。

**（三）护理措施**

**1. 起居护理**　滑胎患者多数体质虚弱,平素应注意休息,避免劳累耗气,保证充足睡眠。选择适合自己的体育活动,适当锻炼以增强体质。受孕后宜按"胎漏、胎动不安"的保胎要求进行日常护理,多休息,必要时以卧床为主。病房温湿度适宜,避免外邪侵袭;避免阴道操作;注意动作姿态,如避免剧烈咳嗽、大力伸懒腰、用力大便等,以免伤及胎元。

**2. 病情观察**　孕前需观察患者月经的期、量、色、质等情况;观察有无腰酸、乏力症状,及其轻重程度。受孕后宜加强病情监测,观察有无阴道流血、腰酸腰痛、小腹坠胀等胎漏、胎动不安的症状,以便及时处理。受孕后还需监测 B 超、血 β-HCG 及孕酮等,并结合观察患者有无晨起恶心呕吐、乳房胀痛等早期妊娠反应,以判断妊娠进展。

3. **饮食护理**　饮食调护对滑胎患者至关重要。患者多为虚证,饮食以"虚者补之"为主,但需辨清孕前、孕后,以及有无实邪夹杂。脾胃虚弱者,如舌苔白腻,饮食应以清淡易消化为主;舌苔转薄后,应给予营养丰富的补益气血的食物,如乌鸡汤、鸽子汤、猪肝粥等,忌食煎炸厚味,可根据个人饥饱情况少食多餐,不大饥、不大饱,以免脾胃更损。孕妇一般处于阴虚内热的特殊生理状态,饮食应滋阴清热为主,适当多食银耳、百合、雪梨等。

4. **情志护理**　患者反复流产,极易导致情志问题,多表现为紧张、恐惧、抑郁、悲观、易怒等不良情绪,情绪不稳定,不利于顺利妊娠。应帮助患者调其情志,从关心体贴患者入手,劝慰、疏导为主,增强其治疗的信心。与患者丈夫一起,讲解围产保健知识,使之正确对待生育问题,加强家庭支持,解除思想负担,积极配合治疗和护理。

5. **用药护理**　滑胎治疗周期较长,应告知患者给予配合。孕前治疗的疗程一般为3个月,中药汤剂宜温热服。如患者难以接受长期服用汤剂,在病情允许的情况下,可选用中成药。如肾虚和脾肾两虚者,可服用滋肾育胎丸,每次5g,每日3次;脾虚、脾肾两虚而兼虚热者,可服用孕康颗粒,每次1包,每日3次。孕后坚持中药调养,中药汤剂温服,如有恶心拒药者可适当配合生姜服用。

6. **中医护理技术**　中医护理技术主要应用于孕前调治,可以起到补肾调冲、健脾益气的作用。针灸对滑胎有较好的治疗效果,肾虚兼有瘀血者,以肾俞、关元、膈俞为主穴;促排卵者,可取中极、关元、子宫为主穴。孕后可参考"胎漏、胎动不安"节,选择适当的中医护理技术辅助调养。

【健康教育】

自然流产发生后,需告知患者积极检查,找到流产的原因,对因处理。妊娠前需适当锻炼身体,增强体质,戒烟戒酒,提高再次妊娠的成功率。孕期慎房事,妊娠早、晚期应避免性生活,勿做重体力劳动。如安胎失败,劝慰患者至少避孕3~6个月后再受孕。

# 第六节　胎萎不长

妊娠四五个月后,孕妇腹形明显小于相应妊娠月份,胎儿存活而生长迟缓者,称为"胎萎不长",亦称"胎不长""妊娠胎萎燥"。本病若不及时治疗,可影响胎儿的生长发育,甚至可致胎死腹中,或增加新生儿窒息、低体重、智力障碍的发生率。

《诸病源候论·妇人妊娠病诸候》首载"妊娠胎痿燥候",并指出"胎之在胞,血气资养。若血气虚损,胞脏冷者,胎则翳燥,委伏不长,其状,儿在胎都不转动,日月虽满,亦不能生,是其候也",书中对其病因病机和证候已有较明确的认识。《陈素庵妇科补解·妊娠忧郁不解血虚胎燥方论》认为本病与情志因素有关:"妊娠忧郁不解,以致及阴血衰耗,胎燥而萎。"张介宾认为病因不同,治疗上应随机应之,提出了"宜补、宜固、宜清"等不同治法。

西医学的"胎儿生长受限""羊水过少"可参照本病辨证施护。

【病因病机】

本病发生的主要机制是母体气血不足,可因夫妇双方禀赋不足,或高龄、体弱,胞脏虚损,孕后将养失宜,以致脏腑气血不足,胎失所养。

1. **脾肾不足**　素体禀赋不足,或孕后房事不节,或劳倦过度,或过食生冷,损伤阳气,致精血化源不足,胎失所养,遂致胎萎不长。

2. **气血虚弱**　素体气血不足,或素患宿疾,气血暗耗,或孕后恶阻较重,或饮食偏嗜,气血化源不足,或胎漏下血日久耗伤气血,冲任气血不足,胎失所养,以致胎萎不长。

3. **血寒宫冷**　素体阳气不足,或孕后过食寒凉生冷之品,损伤阳气,或大病久病,肾阳受损,寒自内生,血寒宫冷,胎失温养,以致胎萎不长。

4. **阴虚血热**　素体阴虚,或久病失血伤阴,或孕后过服辛辣刺激之品,内蕴生热,阴血更虚,血热则热扰冲任,损伤胎气;阴虚则冲任精血亏少,胎失所养,因而发生胎萎不长。

【诊断要点】

1. **病史**　妊娠后有胎漏、胎动不安,或妊娠高血压病史;或妊娠前有慢性肾炎、高血压、心脏病、贫血或营养不良病史;或曾有不良分娩史,如先天畸形、死胎等,或孕期有接触致畸物质及放射线等病史,或有吸烟、饮酒、吸毒等不良嗜好。

2. **症状**　妊娠4~5个月后,孕妇腹形明显小于相应妊娠月份。

3. **检查**

(1)产科检查:连续测定宫底高度、孕妇体重,增长缓慢或不增加,应考虑本病。

(2)胎儿宫内情况评估:B超动态测量胎儿双顶径,孕36周前每2周增长<2mm则可诊断。

(3)其他检查:尿雌三醇($E_3$)、血清胎盘生乳素(HPL)等胎盘功能检查。羊水脱落细胞或脐带血染色体核型分析了解胎儿是否畸形。

【鉴别诊断】

**胎死不下**　胎萎不长与胎死不下都可见宫高、腹围和孕妇体重小于正常妊娠月份,但胎萎不长腹形虽小却有胎心搏动、胎动,而胎死不下无胎心搏动及胎动。B超检查可助鉴别。

【治疗思路】

胎萎不长属于高危妊娠,重在预防,尽早治疗。西医学认为,其发生常常由四大因素所造成,一是母体因素,如营养不良、贫血、抽烟、喝酒、吸毒等不良嗜好,以及接受放射性检查等;二是胎儿因素,病毒感染、染色体畸变或异常都可以导致胎儿的宫内发育迟缓;三是胎盘因素,胎盘功能不良导致营养吸收不良;四为内分泌因素,如胰岛素样生长因子结合蛋白缺乏等。因此,在孕前及孕期均应避免相关的危险因素,或积极治疗相关疾病。中医治疗重在积极改良生活方式,主要对营养不良、贫血等虚证有很好的疗效。治疗重在补脾胃,滋化源,养精血,益胎元。治疗过程中宜动态观察胎儿的生长发育,如发现胎儿畸形或胎元已殒,则应及时下胎益母。

【辨证施护】

（一）辨证要点

本病可根据相关病史,结合全身症状、舌脉,同时参考 B 超、产科检查、胎盘功能检查等进行辨证。本病以虚为本,一般来说,若腰部酸冷,纳少便溏,脉沉弱者,多为脾肾亏虚;身体羸瘦,面色萎黄,头晕,脉细弱者,多为气血不足;形寒怕冷甚,脉沉迟滑者,多为宫寒;手足心热,烦躁不安,脉细数者为阴虚血热。

（二）证候分型

**1. 脾肾不足**

证候表现:妊娠四五个月后,孕妇腹形小于正常妊娠月份,胎儿存活;腰部酸冷,纳少便溏,或形寒怕冷,手足不温;舌淡,苔白,脉沉迟。

证候分析:胞脉系于肾,脾肾不足,精血乏源,则胞脉失养,故胎虽存活,却不长养,故孕妇腹形小于正常妊娠月份;脾肾阳气虚衰,外府失于温煦,故腰部冷痛;不能温养胞脉肢体,故形寒怕冷,手足不温;脾虚失运,故纳少便溏;舌淡,苔白,脉沉迟,为脾肾不足之征。

护治法则:健脾温肾养胎。

代表方药:温土毓麟汤,或寿胎丸合四君子汤。

**2. 气血虚弱**

证候表现:妊娠四五个月后,胎儿存活,而孕妇腹形明显小于正常妊娠月份;身体羸弱,面色萎黄,头晕气短;舌淡嫩,苔少,脉稍滑细弱无力。

证候分析:气血虚弱,则胎元失养,故胎虽存活,但生长迟缓,故孕妇腹形小于正常妊娠月份;血虚清窍失养,故头晕;气虚阳气不布,故气短不足以息;体瘦面色萎黄、舌淡苔少、脉细弱无力为气血虚弱之征。

护治法则:补益气血养胎。

代表方药:胎元饮。

**3. 血寒宫冷**

证候表现:妊娠四五个月后,胎儿存活,而孕妇腹形明显小于正常妊娠月份;形寒怕冷,腰腹冷痛,四肢不温;舌淡,苔白,脉沉迟滑。

证候分析:阳虚胎元温养,故胎虽存活,但生长迟缓,故孕妇腹形小于正常妊娠月份;阳虚生内寒,肢体失其温煦,故形寒怕冷,腰腹冷痛,四肢不温;舌淡、苔白、脉沉迟滑为血寒宫冷之征。

护治法则:温肾扶阳,养血育胎。

代表方药:长胎白术散。

**4. 阴虚血热**

证候表现:妊娠中晚期腹形小于妊娠月份,胎儿存活,颧赤唇红,手足心热,烦躁不安,口干喜饮;舌红而干,脉细数。

证候分析:阴虚则冲任精血亏少,胎失所养,故胎儿生长迟缓,孕妇腹形小于妊娠月份。阴虚生内热,虚火浮越,则颧赤唇红、手足心热;热扰心神则烦躁不安;阴虚津液不足,加之虚火煎熬津液,阴液更为亏少,故口干喜饮。舌红而干,脉细数均为阴虚血热之征。

护治法则:滋阴清热,养血育胎。

代表方药:保阴煎。

**(三)护理措施**

1. **起居护理** 居室宜安静、整洁,定时开窗通风,保持室内空气流通。卧床休息为主,适当活动。休息时取左侧卧位,遵医嘱予氧气吸入,以增加胎盘的供氧量,同时做好氧疗护理。

2. **病情观察** 严密观察胎儿宫内发育情况,每日测量宫高及子宫体大小是否与孕月相符,并做好记录。观察孕妇的面色、精神、食欲及血压等情况,以了解母体情况。观察胎心、胎动情况,每日测 3 次,慎防变化。定期协助孕妇进行相关检查,观察 B 超、血或尿雌三醇检查情况,以了解胎盘功能及胎儿情况。胎儿娩出后注意抢救新生儿窒息,严密观察,加强喂养及保暖。防止低血糖、低血钙及酸中毒的发生。

3. **饮食护理** 饮食以高能量、高蛋白、营养丰富为原则,多食富含维生素、优质蛋白质、矿物质、叶酸的食物,少食多餐。脾胃功能不佳者,建议适当多进食易消化吸收的流质、半流质食物,如牛奶、豆浆、酸奶等。

推荐以下食疗方。①桑寄生煮鸡蛋:鸡蛋 1～2 个,桑寄生 15～30g,放入锅内加适量清水同煮 10～30 分钟,捞出鸡蛋,剥去外壳,将鸡蛋再放入锅中煮片刻即成,吃蛋饮汤。适用于脾肾不足和气血两虚的孕妇。②苎麻根鸡汤:母鸡约 500g,鲜苎麻根 50g,一起放入炖盅内,加清水适量,文火隔水炖 2～3 小时,调味食肉饮汤。适用于阴虚内热的孕妇。③艾叶鸡蛋:鸡蛋 100g,艾叶 20g。艾叶洗净剁碎,生鸡蛋煮熟去壳,将艾叶与去壳鸡蛋同煮,大水煮沸后文火再煮 15 分钟,滤掉残渣留汁,可根据自己口味加适量白糖调味。适用于血寒宫冷的孕妇。

4. **情志护理** 孕妇入院后评估其心理状态,鼓励诉说心里的恐惧、焦虑、郁闷等,指导其正确的应对。护理人员应提高沟通能力,采取必要的手段减轻和转移孕妇的不良情绪,鼓励和指导其家人的参与和支持。提供有利于孕妇倾诉和休息的环境,避免不良刺激,各种检查和操作之前向孕妇解释,提供指导,告知全过程和注意事项。

5. **用药护理** 中药汤剂中含补益药物较多,一般需文火久煎,血寒宫冷者药液温度宜偏热,阴虚血热者药液温度宜偏凉。遵医嘱服用铁、锌或维生素制剂,能快速补充所需营养成分。肾虚和脾肾两虚的孕妇可服用中成药滋肾育胎丸,每次 5g,每日 3 次。中、西药服用时间应间隔 0.5～1 小时,以免发生相互作用,影响药效或造成不良反应。

6. **中医护理技术** 中医护理技术可以辅助治疗胎萎不长,本病以虚为本,以补虚为治疗的第一要旨。体穴以气海、血海、脾俞、肾俞、足三里为主穴;肾气亏虚者加三阴交、关元、膏肓、太溪、命门、志室;气血两虚者加关元、膏肓、三阴交、膈俞、气海俞;阴虚血热者加太溪、行间、三阴交;血寒宫冷者加关元、命门、神阙、子宫、归来。可行毫针刺、穴位按摩、艾灸(阴虚血热者禁用)等。

【健康教育】

1. 孕妇应忌烟、酒、吸毒,妊娠前后要尽量避免影响胎儿发育的有害因素,注意营养。慎用药物。尤其在妊娠早期,须禁欲多休息,避免感染。

2. 注意经常取左侧卧位休息,增加子宫血流量,改善胎盘灌注,定期吸氧。保持心情舒畅,以使新陈代谢功能旺盛,脏腑气血和调。饮食要五味和调,勿偏食,保证摄取营养均衡。

3. 积极治疗妊娠剧吐及妊娠合并症、并发症,以防胎盘功能减弱。

4. 定期做产前检查,了解胎儿宫内发育情况。如发现胎萎不长,及时排除胎儿的畸形,尽早治疗。

# 第七节　胎死不下

胎死胞中,不能及时产出者,称为"胎死不下",亦称"子死腹中"。本病在《诸病源候论·妊娠胎死腹中候》中已有记载:"此或因惊动倒仆,或染温疫、伤寒,邪毒入于胞脏,致令胎死。其候,当胎处冷,为胎已死也。"《景岳全书·妇人规·子死腹中》阐述其病机和症状:"凡子死腹中者,多以触伤,或犯禁忌,或以胎气薄弱,不成而殒;或以胞破血干,持久困败。但察产母,腹胀舌黑者,其子已死。若非产期,而觉腹中阴冷重坠,或为呕恶,或秽气上冲,而舌见青黑者,皆子死之证。"《证治准绳·女科》提出治疗原则:"其胎死矣,当下之。大法寒者热以行之,热者凉以行之,燥者滑以润之,危急者毒药下之。"《景岳全书》中认识到胎死腹中,日久不下,可以导致子宫大出血,危及孕母生命。

西医学之稽留流产,以及妊娠中晚期的死胎,可参照本病辨证施护。

【病因病机】

胎死不下主要病机有虚实两端,虚者气血虚弱,无力促胎外出;实者瘀血、湿浊阻滞,碍胎排出。

1. **气血虚弱**　素体虚弱,或因故气血亏损,胎失所养而致胎死胞宫;气虚血弱,无力促胎外出。

2. **瘀血阻滞**　孕期跌仆损伤,或气滞寒凝,瘀血阻滞胞宫,损及胎元,胎死胞宫;瘀血内阻,产道不利,碍胎排出。

3. **脾虚湿滞**　孕妇素体脾虚,复为饮食劳倦所伤,脾虚失运,湿浊内停,困阻气机,胎失其养而死;气机阻滞,运胎无力。

【诊断要点】

1. **病史**　有停经史,或有胎漏、胎动不安史。

2. **症状**　可无明显症状。或在妊娠早期早孕反应、乳胀等感觉消失;中晚期自觉胎动停止,子宫不再增大。若胎儿死亡时间较长,可出现口中恶臭、阴道流血、腰酸腹坠等症。

3. **检查**

(1)腹部检查:妊娠中晚期腹围缩小,宫底下降,扪不到胎动,听不到胎心。

（2）妇科检查：子宫小于妊娠月份，子宫颈口闭合。

（3）B超检查：无胎心、胎动；甚可见胎头塌陷，胎盘肿胀。

【鉴别诊断】

**胎萎不长**　两者均有宫体小于妊娠月份的特点。但胎萎不长胎儿存活，有胎动、胎心音；胎死不下则或有胎动不安史，无胎动、胎心音，B超检查可鉴别。

【治疗思路】

胎死腹中，一经确诊，应速下胎救母。下死胎之法，虽古籍有所记载，但临证之时，仍需根据病情及时处理，一般首选手术，不宜妄投方药，延误救治时间，危及孕妇生命。妊娠早期胚胎停止发育者，宜行清宫手术；妊娠中期胎死不下者，可行引产术。可在手术前后予中药以助死胎及胞衣排出。下胎之法，须顾及正气，不宜概行峻攻猛伐，以致损伤正气，即或瘀血湿浊阻滞，亦宜于养血和血之中佐以祛瘀利湿。胎死过久者，易感受外邪，须预防宫内感染；亦有可能影响凝血机制，有出血倾向，应予积极救治。

【辨证施护】

（一）辨证要点

根据妊娠月份、胎死时间、全身症状、舌脉和妇科检查及辅助检查结果等，综合分析，做出判断，指导护治。若胎死腹中，伴小腹冷痛坠胀，面色苍白无华，气短懒言，为气血虚弱；伴小腹坠痛，或阴道流血，紫暗有块，口唇色青，为瘀血阻滞；若小腹阴冷坠痛，胸腹满闷，精神疲倦，或阴道流血，色暗滞，多为脾虚湿困。

（二）证候分型

1. 气血虚弱

证候表现：胎死不下，小腹隐痛，或有冷感，或阴道流血，色淡质稀；头晕眼花，心悸气短，精神倦怠，面色苍白，或口有恶臭；舌淡，苔白，脉细弱。

证候分析：由于气血虚弱，气虚运送无力，血虚产道失于濡润，故胎死腹中久不产下；死胎内阻，气机不利，胞宫失于温养，故小腹隐痛，或有冷感；气血虚弱，冲任不固，故阴道流血色淡质稀；气血不足，内不荣脏腑，外不荣肌肤，上不荣清窍，故精神倦怠，心悸气短，面色苍白，头晕眼花；胎死已久，腐臭之气上逆，故口有恶臭；舌淡苔白、脉细弱为气血虚弱之征。

护治法则：益气养血，活血下胎。

代表方药：救母丹。

2. 瘀血阻滞

证候表现：胎死不下，小腹疼痛，或阴道流血，紫暗有块；口气恶臭，面色青暗；舌紫暗，脉沉涩。

证候分析：瘀血阻滞，碍胎排出，则胎死不下；瘀血阻滞冲任，不通则痛，故小腹疼痛；瘀血内阻，血不归经而外溢，则阴道流血，血色紫暗或夹血块；胎死瘀久，秽气上冲，故口气恶臭；面色青暗、舌紫暗、脉沉涩为胎死血瘀之征。

护治法则：行气活血，祛瘀下胎。

代表方药：脱花煎。

### 3. 脾虚湿阻

证候表现：胎死不下，小腹冷痛，或阴道流血；胸腹满闷，口出秽气，神疲乏力；舌胖苔白厚腻，脉濡缓。

证候分析：脾虚湿阻，壅塞胞宫，气机阻滞，运胎无力，故胎死不下，小腹疼痛；湿浊中阻，升降不利，故胸腹满闷；胎死既久，腐气上逆，故口出秽气；脾虚湿困，阳气不振，故神疲乏力；苔厚腻，脉濡缓，乃湿困中州，气机不利之征。

护治法则：运脾除湿，行气下胎。

代表方药：平胃散。

### （三）护理措施

1. **起居护理**　病室安静，温湿度适宜。清宫术或引产术前可适当活动，术后需注意休息，一般术后应卧床休息3～5天。术后做好会阴护理，保持外阴清洁、干燥，使用消毒卫生用品，及时清洗外阴部，半个月内避免盆浴。

2. **病情观察**　注意患者观察体温、血压等生命体征，以及阴道流血、腹痛情况，尤其清宫术或引产术后2小时内更需严密监测。术后当天一般有轻微下腹不适、疼痛或少量阴道出血，如腹痛严重或阴道出血量多或长时间出血不止，或伴随血压、脉搏等异常，应及时报告医生。若死胎稽留宫内超过3周仍不能自行排出者，除密切观察产妇生命体征外，还需观察有无腹痛，有无皮肤瘀点瘀斑、牙龈出血，有无抽血或注射后压迫针孔难止血等情况，如有异常立即报告医生，警惕宫内感染和弥散性血管内凝血危及产妇生命。

3. **饮食护理**　饮食以清淡、易消化、富于营养为原则，忌生冷、油腻、生风动血、辛辣刺激及酸性收涩之品。气血虚弱者，多食高蛋白、高钙、高铁、高维生素食物，多食补益之品，如乌鸡蒸阿胶、当归羊肉汤、甲鱼汤、母鸡炖木耳等。瘀血阻滞者可将山楂、生姜、红糖共煎代茶饮。湿阻气机者可用紫苏叶、生姜、橘皮、薏苡仁、茯苓共煎代茶饮。

4. **情志护理**　本次妊娠失败会给产妇及其家属带来沉重的打击，产妇还有腹痛等身体上的不适，以及担心今后的妊娠等，产妇会产生焦虑、悲伤、恐惧等不良情绪，医护人员应积极做好精神安慰和鼓励，同时主动讲解疾病知识，为产妇和家属提供有益的帮助，切实减轻其精神压力，舒缓心情。

5. **用药护理**　中药宜热服。腹痛严重者可遵医嘱使用镇静止痛药，阴道流血中夹有瘀块者，可给予益母草膏，20ml，开水冲服。

6. **中医护理技术**　气血虚弱者，可针灸关元、三阴交、足三里等穴；瘀血阻滞者可热敷或艾灸小腹；湿阻气机者可于腰腹部拔火罐、艾灸或热敷等。行终止妊娠手术时，可应用中医护理技术镇痛及促进妊娠组织完整排出：①毫针法补气海、足三里穴，泻合谷穴；恶心配内关，腹痛配关元，头晕出冷汗配三阴交。可连接电针加强效果。②耳针或耳压：取子宫、神门、内分泌、交感、盆腔、脾、皮质下等穴，可于术前及术中行耳针或耳穴压豆法。

【健康教育】

1. 慎起居、避风寒、调情志、加强营养。

2. 术后卧床休息 3～5 天,注意外阴部清洁卫生,半个月内避免盆浴,一个月内绝对禁止同房,一个月后可适当锻炼,以增强体质。

3. 积极检查、治疗可能对妊娠有不利影响的疾病,待身体康复、得到医生认可后方可再次妊娠。在此之前,应严格做好避孕。

4. 再次妊娠后,需注意休息,避免感染外邪,定期产检,如有出血、腹痛腰酸等情况需及时就医。

# 第八节　子　　悬

妊娠胸胁胀满,甚或喘急,烦躁不安者,称为"子悬",亦名"胎气上逆""胎上逼心"。本病多出现在妊娠后期,妊娠后期因胎儿增大,导致气机升降受影响,孕妇一般都会出现轻度的胸胁胀满或呼吸急促,多为正常现象。如遇情志刺激,肝气上逆,则胀满气急症状加重,甚至气逆而晕厥,发为子悬,此为本病讨论的主要范畴。

本病最早记载于《普济本事方》:"治妊娠胎气不和,怀胎近上,胀满疼痛,谓之子悬。"所载"紫苏饮"已成为后世治疗子悬的传统方剂。

西医学妊娠合并心脏病或妊娠合并呼吸系统感染等,出现本病症状,在积极处理妊娠合并症的同时,可参照本病进行辨证施护。

【病因病机】

子悬的病机主要是素体阴虚,孕后赖肾水以养胎,则肾阴更虚,水不涵木,肝木乘脾,以致气机升降失常,壅塞胸腹而致病。常见病因有肝气犯脾和肺胃积热。

1. **肝气犯脾**　素性抑郁,或忿怒伤肝,气机逆乱,肝气犯脾,湿浊内停;孕后血聚冲任养胎,冲脉气盛,冲气夹肝气、湿浊上犯,遂致胸腹胀满而为子悬。

2. **肺胃积热**　平素阳盛,肺胃积热,孕后血聚冲任养胎,致热移胞脉,胎气不和,冲气夹邪逆上心胸,以致胸腹胀满而病子悬。

【诊断要点】

1. **病史**　有心脏病史,妊娠中晚期有情志不遂、饮食不节史,或有呼吸系统感染史。

2. **症状**　妊娠期间胸胁胀满,甚或喘急,烦躁不安。

3. **检查**　产科检查可无异常发现。心肺体格检查,心电图、胸部 X 线,以及血常规等可及时发现有无妊娠合并心脏病、妊娠合并呼吸道感染等。

【鉴别诊断】

**子烦**　症见孕后烦闷不安,郁郁不乐,或烦躁易怒。子悬主症为胸胁胀满,甚则喘急,烦躁不安。

【治疗思路】

孕期胸胁胀满、气急喘促多出现在妊娠后期,临床需仔细分辨生理、病理,病情轻重,及发病为妊娠并发症还是妊娠合并症。妊娠后期因胎儿增大,气机升降受到影响,不少孕妇都会出现轻度的胸胁胀满或呼吸费力,此为正常现象。如遇情志刺激,或过度劳累,气机上逆,则胀满气急症状明显加重,甚至气逆而昏厥,则为子悬,应及时治疗,以免影响胎儿。若由其他妊娠合并症引起,如妊娠合并贫血、妊娠合并心脏病、妊娠合并呼吸道感染等,则应分别处理。

子悬的发生主要是由于肝郁脾虚,气机升降失常而致,故治以疏肝扶脾,理气行滞为主,随证佐以利湿、清热等法。临证用药宜中病即止,不可过用或久用破气耗气之品,以免损伤胎气,可适当配合固肾安胎之品。孕妇若自觉胸胁胀满、气促喘急,可予吸氧等对症处理。

【辨证施护】

(一)辨证要点

依据胸腹胀满,甚或喘息气急的主症,结合伴随症状、舌脉进行综合分析,判断疾病的标本虚实。一般而言,因情志因素引发,食少嗳气,大便溏薄,脉弦者,属肝气犯脾;咳嗽痰黄黏稠,口渴口臭,溲赤便干,脉滑数者,属肺胃积热。

(二)证候分型

**1. 肝气犯脾**

证候表现:妊娠胸腹胀满,痞满不舒,甚或喘急不安,心烦易怒,食少嗳气,心悸乏力,大便溏薄;苔薄腻,脉弦缓。

证候分析:孕妇素体肝郁脾虚,肝为刚脏,性喜条达,肝气郁结而乘脾。脾胃气壅,升降失调,故胸腹胀闷疼痛;胎气上逆迫肺,则呼吸不畅,甚或喘急不安;肝失条达,气郁不畅,故心烦易怒;肝气犯脾,脾失健运,故食少嗳气,乏力,便溏;脾虚湿浊上犯则心悸。苔薄腻、脉弦缓均为肝气犯脾之征。

护治法则:疏肝健脾,理气行滞。

代表方药:紫苏饮。

**2. 肺胃积热**

证候表现:妊娠胸腹胀满,甚或喘息不安,咳嗽黄痰黏稠,口渴口臭,小便短赤,大便秘结;舌红,苔黄,脉滑数。

证候分析:肺胃积热,热气上逆,窒塞心胸,故胸腹胀满,甚或喘急不安;痰热壅肺,肺失宣降,故咳唾黄痰黏稠;胃火炽盛,气机壅滞,故口渴口臭;热盛伤津,故小便短赤,大便秘结。舌红苔黄、脉滑数均为肺胃积热之征。

护治法则:清肺胃热,降逆化痰。

代表方药:芩术汤。

(三)护理措施

**1. 起居护理** 孕妇需注意休息,避免劳累引发症状。卧床时取右侧卧位为宜,胸胁胀满、气急明显者,休息时可略抬高上半身,以减轻症状,并给予吸氧。居室安静舒适,空气流通,适寒温,避风邪,以免感受外邪而引发本病。孕妇宜从妊娠早期即开始适当活动和控制体重,以免随着妊娠进展,心肺负担过重而发生子悬。

**2. 病情观察** 仔细观察孕妇的证候表现,区分其症状是由于妊娠晚期胎体增大而阻碍气机所致,还是合并心脏病或呼吸道感染等妊娠合并症所引发。观察孕妇的脉搏、呼吸、心率、血压等生命体征,谨防发生气逆昏厥,如孕妇出现呼吸气促明显、烦躁不安、面色苍白、汗出肢冷、脉微欲绝等症状,需立即向医生汇报,同时给予吸氧、取中凹体位等措施,争取抢救时机。

**3. 饮食护理** 孕期加强营养,适当增加蛋白质和热量的摄入,以蛋、奶、白肉等优质蛋白为主,适当多食动物肝脏、牛肉、鸭血、樱桃、黑木耳、海带等富含铁质的食物,以预防贫血,必要时补充铁剂。中医食疗以益气养血,理气行滞为主,可以选择以下食疗方。①苏叶鲫鱼汤:鲫鱼 2 尾,紫苏叶 15g,砂仁 6g,生姜 6 片。各原料一起煲汤食用,紫苏叶、砂仁后下,调味后饮汤食肉。功效健脾行气,宽中降逆,适合于各型子悬。②杏仁葡萄茶:甜杏仁 6g,白葡萄干 15g。水煎代茶饮,每日 1 剂。功效清肺化痰,降逆止咳,适用于肺胃积热型子悬。

**4. 情志护理** 孕妇常因呼吸气急、胸胁满闷等症状而产生恐惧、紧张心理,护理人员应安抚孕妇情绪,向孕妇说明发生本病的原理,一般来说,只要积极调养,本病预后较好,亦不会影响胎儿的发育;反之,情绪紧张会影响气机,加重病情。帮助孕妇保持情绪舒畅,避免情志刺激,积极乐观地配合护治。

**5. 用药护理** 中药汤剂宜温凉服,一次服用量不宜多,以免引起拒药。如服药时孕妇恶心欲呕,可配合生姜服用。

**6. 中医护理技术** ①穴位敷贴:吴茱萸 15g,鲜姜 30g,捣碎敷于脚底涌泉穴。功效引热下行,行气降逆,可以缓解孕妇胸胁胀满、气急心烦的症状。②针灸:毫针刺法,主穴内关、上脘、中脘、肝俞、脾俞,功效调和肝脾,如孕妇无明显热象,针后可艾灸以加强疗效。如孕妇发生气厥,急当开窍醒神,中西医积极救治,实证可针刺人中、涌泉、内关;虚证可艾灸神阙、关元。

【健康教育】

1. 孕前应加强营养,增强体质,根据自身体质适当锻炼,以保证良好的心肺功能。

2. 孕前有心脏病、贫血等疾病者,应积极治疗,需待疾病治愈或得到良好控制,经医生评估允许后方可妊娠。

3. 孕后更应注意补充营养,适当活动,适寒温,避风邪。避免诱发因素,如劳累、情志过激、感受外邪等。

4. 孕后体重不宜增加过快,以免造成心肺负担过大,增加发生子悬的概率。

# 第九节 子肿、子晕、子痫

子肿、子晕、子痫是发生于妊娠中晚期的常见病证,三者病机上有着内在联系,是疾病发展的不同阶段,子肿如诊治不及,可逐渐演变为子晕,甚至发生子痫,故将三者作为一类疾病进行论述。西医学"妊娠高血压疾病"与子肿、子晕、子痫的临床过程相类似,可参照进行辨证施护。

## 一、子肿

妊娠中晚期,孕妇发生肢体面目肿胀者,称为"子肿",也称"妊娠肿胀"。《医宗金鉴·妇科心法要诀》云:"头面遍身浮肿,小水短少者,属水气为病,故名曰子肿。自膝至足肿,小水长者,属湿气为病,故名曰子气……但两脚肿而肤厚者,属湿,名曰皱脚;皮薄者属水,名曰脆脚。"即古籍中依据肿胀发生部位、性质和程度的区别,将其分为子气、子肿、皱脚、脆脚等。《金匮要略·妇人妊娠病脉证并治》云:"妊娠有水气,身重,小便不利,洒淅恶寒,起即头眩,葵子茯苓散主之。"唐代《经效产宝》指出"脏气本弱,因产重虚,土不克水"为其发病机制。明代李梴《医学入门》提出"子肿"一词并沿用至今。《沈氏女科辑要》认为妊娠肿胀:"不外有形之水病与无形之气病而已"。

妊娠七八月后,仅脚部水肿,休息后自消,且无其他不适者,为妊娠晚期常见现象,可不必治疗。

子肿可见于多种西医疾病,如妊娠贫血、营养不良、低蛋白血症、妊娠合并心脏病、妊娠期高血压病等,均可参考本病进行辨证施护。

【病因病机】

人体水液代谢正常依赖肺、脾、肾三脏功能协调,任何一脏发生病变,均可引起水液代谢障碍而发生肿胀,其中尤以脾为主。脾主运化水湿,"诸湿肿满,皆属于脾",水湿为病,其制在脾。妊娠中晚期,胎体有碍母体脏腑功能,或者胎儿渐大阻碍母体气机,此特殊生理也与肿胀密切相关。

1. **脾虚湿盛**　脾气素虚,因孕重虚;过食生冷,内伤脾阳;忧思劳倦伤脾,脾无力运化水液反聚为湿,水湿停聚,流于四末,泛于肌肤,遂发水肿。

2. **肾虚水泛**　肾气素虚,孕后精血下聚养胎,肾阳敷布受阻,不能化气行水。肾为胃之关,肾阳不布,关门不利,膀胱气化失司,水聚而从其类,泛溢而为水肿。

3. **气滞湿阻**　患者素多忧郁,气机不畅,孕后胎体渐长,阻滞气机升降,两因相感,气滞湿停,浊阴趋下,溢于肌肤,遂发子肿。

【诊断要点】

1. **病史**　可有慢性高血压、慢性肾炎、糖尿病、心脏病、贫血、营养不良等病史,低龄或高龄初孕、多胎妊娠、羊水过多等也属高危因素。

2. **症状**　妊娠20周后出现水肿,多由踝部开始,渐延至小腿、大腿、外阴部、腹壁,甚至全身水肿或有腹水。若无明显水肿,但每周体重增加异常也是临床表现之一。

3. **检查**　根据水肿部位,确定水肿的严重程度。水肿局限于膝以下为"+",水肿延及大腿为"++",外阴腹壁水肿为"+++",全身水肿或伴有腹水为"++++"。

注意体重、血压、尿蛋白、血红蛋白含量、肝肾功能等检测,及时发现子肿的原因。B超检查了解有无多胎、羊水过多的情况,以及胎儿发育的情况。

【鉴别诊断】

1. **慢性肾炎合并妊娠**　孕前有肾炎史,孕20周前发病,水肿始于眼睑,或孕前即有水肿,孕后加重。24小时尿蛋白≥0.5g,尿中可见各种管型、红细胞及白细胞,血中尿素氮升高。

**2. 心脏病合并妊娠**　孕前有心脏病史,孕后出现心悸、气短、踝部水肿、心动过速等,通过心电图及心功能检查等可助鉴别。

【治疗思路】

治疗大法以利水化湿为主,脾虚者健脾利水,肾虚者温肾利水,气滞者理气化湿,并根据"治病与安胎并举"的原则,随证加入养血安胎之品。慎用温燥、寒凉、滑利之品以免伤胎。子肿可见于多种西医疾病,临床应注意鉴别诊断,对于水肿伴有高血压或蛋白尿者要予以重视。

【辨证施护】

**(一)辨证要点**

妊娠肿胀有水病和气病之分。水病者,皮薄色白而光亮,按之凹陷难起;证有脾虚、肾虚之别,病在脾者,以四肢面目浮肿为主,病在肾者,面浮肢肿,下肢尤甚。气病者,皮厚而色不变,随按随起。

**(二)证候分型**

**1. 脾虚**

证候表现:妊娠数月,面目四肢水肿,或遍身俱肿,皮薄光亮,按之凹陷难起;神疲懒言,胸闷气短,脘腹胀满,食欲不振,小便短少,大便溏薄;舌淡胖嫩,边有齿痕,苔白润或腻,脉缓滑无力。

证候分析:脾主肌肉四末,脾虚不运,水湿停聚,泛溢四肢肌肤,故面浮肢肿;水聚皮下,则皮薄而光亮,按之凹陷;脾虚中阳不振,故胸闷气短,神疲懒言,食欲不振;脾虚不运,水湿内停,故脘腹胀满,大便溏薄;舌淡胖嫩、边有齿痕、苔白或腻、脉缓滑无力均为脾虚湿盛之征。

护治法则:健脾理气,利水消肿。

代表方药:白术散。

**2. 肾虚**

证候表现:妊娠数月,面浮肢肿,下肢尤甚,按之没指;头晕耳鸣,腰膝酸软,下肢逆冷,小便不利;舌淡,苔白润,脉沉迟。

证候分析:肾阳不足,不能化气行水,水湿泛溢肌肤,故面浮肢肿,按之没指,小便不利;湿性趋下,故下肢肿甚;阳虚不能达外,故下肢逆冷;肾虚髓海不足,外府失荣,故头晕耳鸣,腰膝酸软;舌淡苔润、脉沉迟俱为肾阳不足之征。

护治法则:温阳化气,健脾利水。

代表方药:苓桂术甘汤。

**3. 气滞**

证候表现:妊娠三四月后,肢体肿胀;始于两足,渐及于腿,皮色不变,随按随起,头晕胀痛,胸闷胁胀;苔薄腻,脉弦滑。

证候分析:气机郁滞,升降失司,清阳不升,浊阴下滞,故始由足肿,渐延于腿;因气滞而非水停,故皮色不变,随按随起;清阳不升,故头晕胀痛;气滞不宣,故胸胁胀满;

苔薄腻、脉弦滑均为气滞湿郁之象。

护治法则：理气行滞，化湿消肿。

代表方药：正气天香散。

**（三）护理措施**

1. **起居护理**　注意休息，保证患者有足够的睡眠和休息，休息时两腿适当抬高，并以左侧卧位为佳。轻度水肿者可适当活动，以促进气机运行，但应避免过劳，避免长时间站立或行走。严重水肿者，应绝对卧床休息，适时协助患者变换体位，避免水肿部位皮肤因长时间受压而发生损伤。患者的衣服及鞋子均应以宽松、舒适为宜，不宜过紧。必要时可穿着弹力袜，以压迫浅静脉，增加回流，减轻下肢水肿。

2. **病情观察**　注意观察患者水肿情况，以辨别属气肿或水肿。定期测血压、体重、腹围，每周2～3次，定期听胎心音，并做好记录。正确记录24小时出入量。每日根据医嘱留取清洁尿标本送检，注意尿中蛋白的变化。密切监测水肿发展情况及伴随症状，若水肿严重，并伴有头痛眩晕、胸闷恶心、血压过高、尿蛋白增加，此为先兆子痫的征象，应迅速报告医生，采取相应的治疗措施。

3. **饮食护理**　饮食宜低盐或无盐，高蛋白，多食新鲜蔬菜及水果，忌食辛辣腥膻等发物，如螃蟹、海鱼、虾、羊肉等，并适当控制饮水量。适当多吃利尿消肿的食物，如冬瓜、西瓜、赤小豆、黑豆、玉米须等。

（1）脾虚者：宜食健脾利水之品，可选食冬瓜汤、赤小豆汤，或玉米须煎水代茶饮，忌食生冷油腻之品。食疗方可选鲤鱼冬瓜煲，以鲤鱼1条，冬瓜100g共煮，少量盐、油调味，吃鱼喝汤，连服5～7次可见效，有健脾行水的功能。

（2）肾虚者：可选食甲鱼、黑鱼、鲤鱼等。食疗方如羊腰羹，以羊腰2具（洗净切片）、肉苁蓉20g，胡椒5g，陈皮5g，草果5g，葱姜及盐各适量。将上药及佐料装入纱布袋内扎口，与羊腰同煮熬汤，去药取汤，以汤煮面条，作羹食用。常服，该方具有补肾利水的功效。

（3）气滞者：忌食生冷酸涩之食物。可服冬瓜苏叶汤，以冬瓜连皮不拘多少，紫苏叶5g，同时放入锅内煮熟，少入盐，随意服之，有理气行水的功效。

4. **情志护理**　加强精神护理，使患者保持心情愉快，正确对待妊娠与分娩，消除紧张恐惧心理。同时，也应让患者理解本病的预后，既不能掉以轻心，也不必紧张焦虑，积极配合治疗和护理。

5. **用药护理**　中药汤剂水量不宜过多，饭后温热服，以助温化水湿。严重水肿者，中药宜浓煎，少量频频服用，药后观察尿量、水肿程度、血压等以判断疗效。不可擅自使用利尿剂。

6. **中医护理技术**

（1）按摩：轻度水肿者可以按摩下肢，疏通经络，促进血液循环。按摩时可由下往上按，由脚背及小腿，从末端往心脏的方向按摩，力度不宜过大，可配合按摩委中等穴位。按摩前还可先进行足浴，水温不宜过高，37～38℃即可。

（2）穴位敷贴：吴茱萸3g，大蒜头1枚。将吴茱萸研细末，与大蒜同捣如泥状，敷于足心涌泉穴。

（3）针灸：主穴足三里、阴陵泉、脾俞、肾俞，可根据情况单行针刺或艾灸，或针灸并用，严重水肿者禁用。

【健康教育】

1. 注意休息，减少立位及坐位的时间；卧床休息时抬高双下肢。

2. 增加蛋白质摄入；限制钠盐的过多摄入；保持大便通畅，减小腹压。

3. 遵医嘱用药，切忌滥用利尿剂。

4. 密切随访，注意血压、蛋白尿的变化，若出现水肿加重、伴头晕等不适，及时到医院诊治。

## 二、子晕

妊娠期出现以头晕目眩，状若眩冒为主症，甚或眩晕欲厥者，称为"子晕"，也称"妊娠眩晕""子眩"。子晕有轻重之分，若发生在妊娠中后期，多属于重症，往往伴有视物模糊、恶心欲吐、头痛等，多为子痫先兆。

明清之前，未见单独论述子晕者，清代《叶氏女科证治》将子晕与子痫从病因论治上分别论述，指出"妊娠七八月，突然卒倒僵仆，不省人事，顷刻即醒，名曰子晕"。《女科证治约旨》进一步明确指出本病病因是"肝火上升，内风扰动"或"痰涎上涌"。

西医学之妊娠期高血压病可参照本节辨证施护。

【病因病机】

本病发生的主要机制是阴血不足、肝阳上亢或痰浊上扰。

1. **阴虚肝旺**　素体阴虚，孕后血聚养胎，阴血愈虚，阴不潜阳，肝阳上扰清窍，发为眩晕。

2. **脾虚肝旺**　素体脾虚，运化失职，湿聚成痰，精血输送受阻，又因孕后阴血养胎，肝失濡养，阴不潜阳，肝阳偏亢，肝风挟痰浊上扰清窍，发为眩晕。

【诊断要点】

1. **病史**　可有妊娠肿胀或高血压等病史。

2. **症状**　以头晕目眩为主症，常伴有头痛、视物模糊，甚或胸闷、恶心、呕吐，或水肿。如头晕眼花，头痛剧烈，往往是子痫的前期症状，应引起重视。

3. **检查**　妊娠20周后血压升高至140/90mmHg以上，24小时尿蛋白≥0.3g，或伴水肿。检测血红蛋白、全血黏度、血细胞比容、电解质、二氧化碳结合力、肝肾功能、凝血功能，以及眼底检查、心电图、胎盘功能等协助诊断，了解疾病的严重程度。

【鉴别诊断】

**妊娠贫血**　妊娠中晚期出现头晕、乏力、心悸、气短，甚至出现下肢、面目水肿，但不伴有高血压、蛋白尿，血常规等检查可资鉴别。

【治疗思路】

本病以眩晕为特征，属本虚标实之证。治疗大法以平肝潜阳为主，佐以滋肾养阴；或健脾利湿；或调补气血。慎用辛散温燥之品，以免重伤其阴而反助风火之邪。子晕常为子痫的前期表现,及时有效的治疗可以控制和预防子痫的发作,必要时需配合西医治疗。

【辨证施护】

（一）辨证要点

本病辨证以眩晕的特点和程度、兼症及舌脉为要点,以辨病位和标本虚实。阴虚肝旺者以头晕目眩为主;脾虚肝旺者头晕而重,伴肢肿、胸闷泛呕;气血虚弱者必兼气血虚弱之象。

（二）证候分型

**1. 阴虚肝旺**

证候表现:妊娠中晚期,头晕目眩,视物模糊;心中烦闷,颜面潮红,咽干口燥,手足心热;舌红或绛,少苔,脉弦细滑数。

证候分析:素体肝肾阴亏,孕后阴血下注养胎,精血益虚,水不涵木,肝阳上扰,故头晕目眩,视物模糊;阴虚火旺,则颜面潮红,咽干口燥,手足心热;热扰神明,则心中烦闷;舌红或绛、少苔、脉弦细数均为阴虚肝旺之征。

护治法则:滋肾育阴,平肝潜阳。

代表方药:杞菊地黄丸。

**2. 脾虚肝旺**

证候表现:妊娠中晚期,头晕目眩;头胀而重,面浮肢肿,胸闷欲呕,胸胁胀满,纳差便溏;苔白腻,脉弦滑。

证候分析:脾虚湿停,痰浊中阻,孕后血聚养胎,阴血益虚,肝失滋养,肝阳挟痰浊上扰清窍,故头晕目眩,头胀而重;脾失健运,水湿泛溢肌肤,故见面浮肢肿;脾虚肝旺,则见胸闷欲呕,胸胁胀满,纳差便溏;苔白腻、脉弦滑均为脾虚肝旺之征。

护治法则:健脾利湿,平肝潜阳。

代表方药:半夏白术天麻汤。

（三）护理措施

**1. 起居护理**　患者宜卧床休息,病情严重者需绝对卧床休息,取左侧卧位。下床活动时需有人协助,改变体位动作宜慢,谨防因眩晕造成跌仆意外。病室整洁、安静、通风,避免声、光等刺激。采取连续性的护理模式,各项操作集中进行。

**2. 病情观察**　定时巡视病房,尤其是重症患者随时巡视,询问患者症状,如患者自觉头晕头痛加重、眼花、恶心等,及时报告医生进行处理。观察患者神志、面色、舌脉等,监测血压、脉搏、呼吸等,记录24小时尿量。强化胎儿安全监护,注意观察胎心、胎动及临产征兆。胎心率明显减缓或持续增快,提示胎儿宫内缺氧,应予吸氧,并继续加强监测。必要时应用胎儿监护仪,做好接产或剖宫产术前准备。

**3. 饮食护理**　限制水分和盐的摄入,轻度高血压者可不必严格限定,中、重度者需定量控制。一般中度高血压者每日摄水量不超过1 200ml,重度患者在前一日尿量的基础上增加500ml。饮食宜清淡为宜,禁油腻,摄入足量的优质蛋白、维生素,适当增加钙、铁、锌的摄入。中医食疗以平肝潜阳为原则,阴虚肝旺者宜食鲜藕汁、雪梨汁、枸杞水等;脾虚肝旺者宜食黄芪水、红枣粥、山药泥、陈皮水等。

4. **情志护理**　多与患者及其家属交流、沟通,建立良好的护患关系,并通过沟通了解患者存在的心理或情绪问题,有针对性地进行疏导。本病一旦发生将贯穿整个孕期,关系到一个家庭的幸福,医护人员应鼓励患者及其家属积极参与到康复计划的制订和实施中,使患者从团队中增强战胜疾病的信心。每天评估患者的心理状态,及时地给予个性化的心理疏导和情感支持。

5. **用药护理**　由于本病患者的特殊性,轻症者一般不予西药降压治疗,可通过中药调治,做好中药用药护理,以达到治病求本的目的。中、重度患者可中西药同时应用,注意中西药可能存在协同作用,服用时间应间隔0.5~1个小时。

6. **中医护理技术**

(1) 敷贴法:珍珠母、槐花、吴茱萸各等量,研磨成粉。用时取药末适量,以米醋调和如膏状,分别敷于双侧涌泉穴,胶布固定。每天换药1次,10次为1个疗程。

(2) 耳穴压豆:交感、皮质下、神门、心、肝、脾、肾、耳尖、耳背沟。每次取4~6穴。

(3) 放血疗法:耳尖及耳背沟用三棱针放血,隔日1次,10次为1个疗程。

(4) 体针:取风池、内关、太阳、太冲穴,平补平泻法。

【健康教育】

1. 低盐高蛋白饮食,增加钙、铁、锌的摄入,减少脂肪摄入。

2. 减轻工作强度,注意休息,以左侧卧位为主。

3. 加强胎儿监护,每日自数胎动,加强产检,定期复查尿蛋白,发现异常及时入院就诊。

## 三、子痫

妊娠晚期或临产前及新产后,突然发生眩晕倒仆,昏不知人,两目上视,牙关紧闭,四肢抽搐,全身强直,须臾醒,醒复发,甚至昏迷不醒者,称为"子痫",也称"子冒""妊娠痫证"。子痫是产科危、急、重症,严重威胁母婴生命安全。

西医"妊娠高血压疾病"的"子痫"阶段可参照本节进行辨证施护。

【病因病机】

本病病机主要是肝风内动及痰火上扰。孕妇素体肝肾不足或脾胃虚弱,因孕重虚,或忿怒伤肝,肝郁化火,火盛动风,风助火威,风火相煽;或湿聚成痰,痰火交织,蒙蔽清窍。妊娠晚期、临产或产后,阴血聚下或阴血暴虚,阳失潜藏,五志化火,气血逆乱,筋脉失养,神不内守,而发筋脉痉挛、四肢抽搐、神志昏迷等症。

1. **肝风内动**　素体阴虚,孕后阴血养胎,肾精愈亏,心肝失养,肝阳上亢,生风化火,风火相煽,遂发子痫。

2. **痰火上扰**　素体阴虚,阴虚内热,灼津成痰,痰热交炽,或素体脾虚或肝郁克脾,脾虚湿聚,郁久化热,痰热壅盛,上蒙清窍,发为子痫。

【诊断要点】

1. **病史**　妊娠中晚期有高血压、蛋白尿或水肿史。

2. **症状**　妊娠晚期、临产时或新产后,突然眩晕倒仆,昏不知人,两目上视,牙关紧闭,四肢抽搐,全身强直,须臾醒,醒复发,甚或昏迷不醒。

3. **检查**　子痫发作前血压可明显升高,血压≥160/110mmHg,24 小时尿蛋白≥5g,或有血小板减少、血清转氨酶升高、凝血功能障碍等。

【鉴别诊断】

**癫痫合并妊娠**　癫痫患者孕前有类似发作史,发作前无头痛头晕、眼花胸闷等病史,不伴有高血压、蛋白尿、水肿等症状和体征。

【治疗思路】

子痫属于产科危急重症,一旦发生应立即入院治疗,积极处理,中西医配合抢救。中医治疗以平肝息风、豁痰开窍为原则。西医治疗原则为解痉、降压、镇静、合理扩容,必要时利尿,防治并发症,密切监测母胎情况,及时终止妊娠。

【辨证施护】

（一）辨证要点

本病防重于治,因其病程进展有明显的阶段性,所以中医治护的重点在子痫前期及先兆子痫。子痫为本虚标实证,发展至子痫阶段则标实明显,标实体现在"风、火、痰"三个方面,需根据病程、症状、舌脉等判断标实之偏重及正气之盛衰。

（二）证候分型

1. **肝风内动**

证候表现:妊娠晚期、临产时,或新产后,颜面潮红,头痛眩晕,烦躁不安,突发四肢抽搐,甚则昏不知人,牙关紧闭,全身强直,时作时止;舌红,少苔,脉弦细而数。

证候分析:肾阴不足,肝失所养,肝阳上亢,故见颜面潮红,眩晕头痛,烦躁不安;肝风内动,筋脉拘急,则手足抽搐;风火相煽,扰犯神明,故昏不知人;舌红苔少、脉弦细数均为阴虚阳亢、肝风内动之征。

护治法则:平肝息风止痉。

代表方药:羚角钩藤汤或止抽散。

2. **痰火上扰**

证候表现:妊娠晚期,或正值临产时,或新产后,头痛头晕,面浮肢肿,胸闷泛呕,猝然倒仆,昏不知人,四肢抽搐,牙关紧闭;气粗痰鸣,时作时止;舌红,苔黄腻,脉弦滑而数。

证候分析:热盛于内,灼伤津液,炼液成痰,痰湿内盛,则胸闷泛呕,面浮肢肿;郁久化热,痰火上蒙清窍,故见头痛头晕,突然倒仆,昏不知人,气粗痰鸣;火盛风动,则牙关紧闭,四肢抽搐;舌红苔黄腻、脉弦滑而数俱为痰火内盛之征。

护治法则:清热息风,豁痰开窍。

代表方药:牛黄清心丸或安宫牛黄丸。

（三）护理措施

1. **起居护理**　安置单人病房,保持病室环境整齐、清洁、安静,绝对卧床休息。室内光线宜暗,避免噪声、强光、疼痛及温度等各种不良刺激,专人护理,各种治疗及护理操作集中实施,动作轻柔、准确、迅速,以免诱发抽搐。患者床边加床挡,修剪指甲,以防患者坠床或碰伤、抓伤，做好口腔护理，活动假牙要及时取出，抽搐时放入开口器或压舌板，以免咬伤舌头，昏迷时取头低、侧卧位，以利于呕吐物排出，同时要保持呼吸道通畅，及时清除呼吸道分泌物，以防窒息及吸入性肺炎。

2. **病情观察**　密切观察病情，警惕子痫的发生。重视患者主诉，如患者诉头痛剧烈、眼花胸闷等症状时，应立即测量血压，并报告医生，采取相应措施。妊娠高血压待产者定时测量血压，每隔4小时测血压1次，每周测体重2～3次，并做好记录。先兆子痫者每小时测血压、脉搏、呼吸和体温，必要时留置尿管，记录出入量，并及时送尿常规检查。密切观察患者体温、脉搏、呼吸、血压、神志及尿量等；密切观察病情变化，及早发现并发症，并积极处理。产前子痫患者应及时听胎心音，注意观察子宫收缩、宫口和阴道出血情况，随时做好接产或手术的准备。产后继续严密监测患者血压、脉搏、呼吸、神志、尿量等。

3. **饮食护理**　昏迷期应禁食，可采用鼻饲以维持体内营养需要。病情稳定时饮食宜清淡且易消化之品，忌食海货及辛辣刺激之品，对尿少肢肿者应低盐或无盐饮食。阴虚肝旺之先兆子痫患者，可服食核桃仁拌芹菜，具有平肝益肾的功效。脾虚肝旺的先兆子痫患者可常食赤小豆汤或冬瓜汤，以健脾利水。

4. **情志护理**　子痫一旦发生，病势凶险，安抚患者情绪十分重要，可采取移情、疏导、劝慰等方法保持患者情绪稳定，加强家庭支持，以帮助患者增加对抗困难的决心和信心。必要时可使用镇静剂。

5. **用药护理**　患者清醒时中药汤剂温凉服，如患者昏迷，可鼻饲安宫牛黄丸。情况紧急时可予简便的单方奏效，羚羊角粉3g，温水冲服；或钩藤30g以沸水泡服，加入竹沥半支，代茶送服。

6. **中医护理技术**　根据不同症状表现给予针刺法辅助治疗。抽搐者针刺曲池、合谷、承山、太冲；昏迷者针刺人中、百会、风池、涌泉；牙关紧闭者针刺下关、颊车。

【健康教育】

1. 妊娠高血压病患者需早诊断、早治疗，积极预防子痫发生。
2. 监测血压，定期随访，自我监护，及时发现异常情况，以便及时处理。
3. 低盐饮食，饮食清淡有营养；保持乐观情绪，避免忧虑紧张。

# 第十节　胎水肿满

妊娠五六个月后出现胎水过多，腹大异常，胸膈胀满，甚或喘不得卧者，称为"子满"，亦称"胎水肿满"。本病常与胎儿畸形、多胎妊娠、巨大胎儿、妊娠期合并症（糖尿病、妊娠高血压综合征、贫血等）因素有关。

本病首见于《诸病源候论·妊娠胎间水气子满体肿候》："胎间水气，子满体肿者，此由脾胃虚弱，脏腑之间有停水，而挟以妊娠故也……水气流溢于肌，故令体肿；水渍于胞，则令胎坏。"《叶氏女科证治》指出，"妊娠五六月间，腹大异常，胸膈胀满，小水不通，遍身浮肿，名曰子满。此胞中蓄水也，若不早治，生子手足必然软短，形体残疾，或水下即死。"论述了其发病机制与症状,并指出本病可见于胎儿畸形。

西医学的"羊水过多"可参照本病辨证施护。

【病因病机】

胎水肿满的主要病机是脾失健运,水渍胞中。常见原因有脾胃虚弱和气滞湿郁。

1. **脾胃虚弱**　素体脾虚,孕后饮食失调;或劳倦伤脾,脾气益虚,水湿不制,水渍胞中,发为子满。

2. **气滞湿郁**　素性抑郁,孕后胎体渐大,阻碍气机,气机不畅,气滞湿郁,渍于胞中,发为子满。

【诊断要点】

1. **病史**　可有糖尿病、多胎妊娠、母儿血型不合,或胎儿畸形等病史。

2. **症状**　妊娠中后期,腹大异常,腹部胀满,腹皮绷紧而发亮,胸膈满闷,甚至喘息不能平卧,或伴下肢、外阴水肿,小便短少,甚至不通。

3. **检查**

(1)产科检查:腹部膨隆大于正常月份,腹部触诊有液体震荡感,胎位不清,胎心音遥远或听诊不清。

(2)B超检查:可了解羊水量,是否双胎或胎儿畸形。

【鉴别诊断】

主要与多胎妊娠、巨大胎儿、葡萄胎等相鉴别。一般根据病史、产科检查以及B超可资鉴别。

【治疗思路】

胎水肿满属于西医羊水过多范畴,部分是由于胎儿畸形、多胎妊娠、妊娠合并糖尿病、妊娠期高血压疾病等所致,因此,首先应判断胎儿是否正常。如胎儿畸形,则应及时终止妊娠,下胎益母。对于糖尿病等引起的胎水肿满,要积极治疗原发疾病,对症处理。因为羊水过多,子宫张力高,容易引起早产;破膜时脐带可随羊水迅速流出,子宫骤然缩小,可引起胎盘早剥,应积极预防并发症。

对于慢性特发性羊水过多,中医护治安全有效。本病多属本虚标实,治宜标本兼顾,健脾利水为主,但不可渗利太过,以免伤胎;兼以温阳化气,理气行滞,宣肺下气。同时,秉承治病安胎并举的原则,佐以养血安胎,使水行而不伤胎。

【辨证施护】

(一)辨证要点

根据肢体和腹部皮肤肿胀的特征进行辨证,如皮薄光亮,按之凹陷为脾虚;皮色不变,按之压痕不显为气滞。此外,还应结合全身症状、舌苔、脉象等综合分析,正确辨证。

(二)辨证分型

1. **脾胃虚弱**

证候表现:孕期胎水过多,腹大异常,皮薄而光亮,下肢及阴部水肿,甚至全身水肿;神疲纳呆,小便短少,面色淡黄;舌淡,苔白,脉沉滑无力。

证候分析：脾虚失运，水湿留聚，浸淫胞中，发为胎水过多，腹大异常，腹皮薄而发亮；水湿泛滥肌肤，故下肢及阴部水肿，甚则遍身水肿；脾虚中阳不振；则食少腹胀，神疲肢软；面色淡黄、舌淡苔白、脉沉滑无力为脾虚湿困之征。

护治法则：健脾利湿，养血安胎。

代表方药：当归芍药散或鲤鱼汤。

### 2. 气滞湿郁

证候表现：孕期胎水过多，腹大异常，胸膈胀满，甚则喘不得卧，肢体肿胀；皮色不变，按之压痕不显；舌淡，苔薄腻，脉弦滑。

证候分析：气机郁滞，水湿停聚，蓄积胞中，故胎水过多，腹大异常；湿浊上迫心肺，则胸膈胀满，甚则喘不得卧；气滞湿郁，泛溢肌肤，故肢体肿胀，皮色不变，按之压痕不显；苔薄腻、脉弦滑为气滞湿郁之征。

护治法则：理气行滞，利水除湿。

代表方药：茯苓导水汤。

### （三）护理措施

**1. 起居护理** 做好生活起居护理，使孕妇感觉舒适。嘱孕妇卧床休息，减少活动，以左侧卧位为宜，有呼吸困难、心悸、腹胀等压迫症状的孕妇应取半卧位，必要时给予特制的托腹带。给予吸氧，每天3次，每次1小时，以改善胎儿缺氧状况。下床活动时给予孕妇帮助和照顾，减轻孕妇的不便。经常抬高水肿的下肢，增加静脉回流，减轻压迫。勿刺激乳头及腹部，以防诱发宫缩而导致早产。

**2. 病情观察** 观察孕妇的呼吸情况，有无呼吸困难、频率过快、呼吸类型改变等异常情况；观察孕妇身体有无水肿，及水肿的部位、程度等。严密监测胎心、胎动、宫缩及羊水量的变化，若胎心>160次/min，<120次/min，12小时胎动<20次，或宫缩频繁，应立即通知医生，给予相应处理。定期测量宫高、腹围和体重，以判断病情进展。如子宫张力过高，应协助医生在B超下行羊膜腔穿刺放水，放水速度不宜过快，以500ml/h为宜，一次放水量不超过1 500ml，以防羊水放出过快、过多而导致胎盘早剥。放羊水后腹部放置沙袋或用腹带包扎，以防血压骤降而发生休克。严密观察产程进展，及早发现异常，及时处理。产后密切观察子宫收缩及阴道流血情况，防止产后出血。

**3. 饮食护理** 饮食宜清淡，宜低盐饮食，少食多餐，不可暴饮暴食，建议少饮水，一般亦不必限水。忌食辛辣、生冷，多食水果、蔬菜等，保持大便通畅，以防用力排便时导致胎膜破裂。治疗脾胃虚弱型胎水肿满的鲤鱼汤即是一首药食两用的效方。做法：鲤鱼1条，去内脏，加白术15g，陈皮6g，茯苓15g，当归12g，白芍12g，生姜6g，煎浓汤，去药材，饮汤吃鱼，可达到祛水而不伤胎的双重功效。另外，冬瓜皮、白扁豆、赤小豆、薏苡仁煎水代茶饮也可用于利水以减少羊水量，玉米煎汤代茶饮适用于羊水过多合并糖尿病者。

**4. 情志护理** 观察孕妇的情绪状况，动态评估有无焦虑等不良情绪及其水平。了解孕妇对疾病的认知程度，介绍正确而简明的疾病相关知识和注意事项，提升孕妇的安全感及治疗信心。对所处环境、检查项目、治疗措施等予以详细说明，使孕妇积极参与治疗和护理过程，从而转移注意力并可增加自我效能感。教会孕妇放松技巧，例如：听音乐、看书等,以保持情绪平静安宁,减少焦虑反应。鼓励孕妇家人多陪伴,并给予心理支持。

5. **用药护理**　中药汤剂温热服,每次服药量以 100～150ml 为宜,量不可过多。服后观察尿量及肢体水肿情况等。中、西药应用需间隔半小时以上,特别是应用利尿剂时,以防发生相互作用,还需特别注意观察药后反应。对口服中药汤剂有困难的孕妇,可遵医嘱辨证服用五皮丸、五苓散、金匮肾气丸等中成药。

6. **中医护理技术**　①针灸:选取水分、水道、阴陵泉、复溜为主穴,脾胃虚弱者加脾俞、足三里,补法,可加艾灸;气滞湿郁者加三焦俞、劳宫,泻法。②外敷:大田螺 3 枚,食盐 6g,共捣烂,敷于气海穴;或取葱白两根,田螺肉 7～8 个,共捣烂,分数次敷脐,敷热则更换。以上外敷方均可治疗羊水过多,小便不畅。③按摩:用手掌轻摩小腹部 100 次,然后轻揉肾俞、外关穴 50 次。④拔罐:肾俞、三焦俞、膀胱俞、气海、委中等穴,进行拔罐。

【健康教育】

1. 低盐饮食,卧床休息,取左侧卧位,呼吸困难、喘息严重时,取半卧位。建议每日吸氧。注意安全,防止摔伤。

2. 教会孕妇自数胎动。定期产检及随访,每 1～2 周 B 超监测羊水情况。

3. 指导孕妇再次妊娠后应进行遗传咨询或产前筛查,进行高危监护。

# 第十一节　胎 位 不 正

妊娠后期(32 周后)发生胎先露及胎位异常者,称为"胎位不正",又称"胎位异常",是造成难产的常见因素之一。通常分娩时只有枕前位是正常胎位,约占 90%,胎位异常约占 10%。胎位不正可通过定期的产前检查,早期发现和纠正。

本病始见于《诸病源候论》,将胎位不正分为"横产""逆产"两种。其后各家对其因机证治多有论述。《十产论》着重讨论"横、侧、偏、倒"等碍产的助产方法。《三因极一病证方论·产科二十一论评》:"其如横逆,多因坐草太早,努力过多,儿转未逮;或已破水,其血必干,致胎难转。若先露脚谓之逆,先露手谓之横。"《卫生家宝产科备要》:"治横生逆生,灸产妇右脚小指尖头,如麦大三壮,立产。"

西医学胎先露及胎位异常可参照本病辨证施护。

【病因病机】

主要由于气虚或气滞,使胎气失和所致。

1. **气虚**　孕妇素体虚弱,或饮食劳倦伤脾,中气不足,冲任气弱,无力促胎调转,以致胎位不正。

2. **气滞**　素体抑郁,孕后情志不舒,气机失畅,冲任气滞,胎儿不调转,以致胎位不正。

【诊断要点】

1. **病史**　妊娠后期(32 周后)发生胎先露及胎位异常。有骨盆形态异常、子宫畸形、子宫肌瘤等病史。

2. **症状**　胎先露异常有臀先露、肩先露及复合先露等。胎头位置异常有持续性枕横位、枕后位、面位、额位、高直位、前不均倾位等。

3. **检查**

（1）产科检查：产前检查以腹部四步检查法为主，一般可查明胎产式和胎方位。临产时，常以肛查和阴道检查为主。

（2）B超检查：可以测出胎先露的类型，胎盘、脐带的位置，羊水量，头盆不称，胎头仰伸程度，胎儿、子宫畸形，子宫肌瘤等，以协助诊断。

【鉴别诊断】

产前阶段的胎位不正可通过产前检查及B超等进行诊断。如胎位不正发生在分娩阶段而引起难产，则需区分导致难产的原因，如产力异常、产道异常、胎儿异常等。可通过阴道检查、骨盆测量、B超检查等明确诊断。

【治疗思路】

胎位不正重在及时发现、及时纠正，以防分娩时发展成为难产。诊治中在了解胎位不正的同时，要注意有无骨盆狭窄、胎儿畸形，以及胎儿发育异常等，以便采取相应的处理方法。中医纠正胎位不正具有独特优势，可以通过胸膝卧位、针灸疗法，并配合中药进行治疗。中药治疗大法是气虚者益气养血养胎，气滞者理气顺胎。保守治疗无效者，可行体外倒转胎位术。如妊娠晚期胎位不正未得到纠正，分娩时应积极处理，预防难产，必要时进行内转胎术或剖宫产术。

【辨证施护】

（一）辨证要点

本病因胎气不和所致，根据全身脉证区分气滞、气虚之别。乏力气短，小腹坠胀，舌淡脉缓者为气虚；胁肋胀痛，胸闷嗳气，精神抑郁，脉弦者为气滞。

（二）证候分型

1. **气虚**

证候表现：妊娠后期胎位不正，精神倦怠，气短懒言，小腹下坠，面色㿠白，色淡苔白，脉滑缓。

证候分析：素体虚弱，正气不足，冲任气弱，无力转胎，而致胎位不正；中气不足，则精神倦怠，气短懒言，小腹下坠；阳气不能上达，故面色㿠白；舌淡苔白、脉滑缓均为气虚之征。

护治法则：益气养血，安胎转胎。

代表方药：八珍汤。

2. **气滞**

证候表现：妊娠后期胎位不正，胁肋胀痛，时轻时重，精神抑郁，胸闷嗳气，苔薄微腻，脉弦滑。

证候分析：孕后肝郁不舒，气机不畅，冲任失调，升降失司，胎气不能畅达，以致胎位不正；气机郁滞，升降失调，故胁肋胀痛，时轻时重，精神抑郁，胸闷嗳气。苔薄微腻、脉弦滑为气滞之征。

护治法则：理气行滞，安胎转胎。

代表方药：保产神效方。

**（三）护理措施**

1. **起居护理** 孕妇应注意休息，休息时取朝向胎背的对侧卧位，以利于纠正胎位；起居规律，亦不可过于安逸，应根据孕妇的体质情况安排适当活动。若胎位矫正失败，应提前1周入院待产，以决定分娩方式。进入产程后，在充分休息和保障安全的基础上，应适度活动；鼓励产妇每2小时排空膀胱1次，以减少膀胱充盈阻碍胎头下降。

2. **病情观察** 定期产检，监测胎方位、宫高、腹围及胎心等。通过腹部检查及B超检查等判断异常胎位的类型、头盆是否相称及胎儿发育情况等。临产前根据妊娠情况选择分娩方式，若有明显胎位不正、头盆不称或巨大胎儿的产妇，按医嘱做好剖宫产的术前准备。阴道分娩者，需严密监测其胎心、宫颈扩张及胎头下降程度等，观察宫颈有无水肿，以及产妇体力和精神状况等，必要时协助医生做好阴道助产及新生儿抢救的准备。

3. **饮食护理** 孕期注意营养，多食富含优质蛋白、叶酸、钙、铁等营养素的食物，忌食生冷、辛辣、油腻之品。临产前诊为胎位不正，应多饮水，气虚者可适当多食山药、水鸭肉、扁豆、大豆、桑椹子、莲子肉等，以益气养血；气滞者可适当食用陈皮、佛手、厚朴花、金橘等，以理气行滞。临产后阴道试产者，鼓励待产妇多次、少量进食高热量、易消化、清淡食物，注意摄入足够水分，以保持良好的体力状态。

4. **情志护理** 告知孕妇孕7个月前发现胎位不正，只需加强观察即可，不必过于忧虑。因为在妊娠30周前，胎儿相对较小，而宫内羊水较多，胎儿活动余地大，会自行纠正胎位。若孕28周仍为胎位不正，可积极采取措施进行纠正，大多能顺利转为"头位"。如分娩时产妇仍有胎位不正，难免会心理压力大，情绪紧张、焦虑和急躁，加之因胎位不正，产程较长，体力消耗大，更增加产妇的心理负担，往往使之对自然分娩失去信心，缺乏耐心。应及时让产妇了解自己的产程进展情况，同时向产妇讲解宫缩、阵痛与旋转胎方位的关系，以消除顾虑，增强信心，减少对阵痛的恐惧。说服产妇宫缩休息期尽量休息，通过生理和心理诸方面的支持和护理，为维持良好产力奠定基础。

5. **用药护理** 中药汤剂温服，服后观察药后反应。可在医生指导下服用保产无忧散（《傅青主女科》），又称保产十三太保方。组成：当归、川芎、白芍、醋炒艾叶、羌活、川贝母、菟丝子、炒枳壳、炙黄芪、厚朴、生甘草、黑芥穗、生姜。本方益气升阳，养血活血，能促进气血运行、经络通畅，一般孕7~8个月时服用，服后宽松腰带，同时配合膝胸卧位等中医护理技术，可达到矫正胎位目的。

6. **中医护理技术** 胎位不正一般可于妊娠28周开始，采用以下方法进行矫正。

（1）膝胸卧位：孕妇排空小便，松解腰带，跪在硬板床上，胸部垫一个枕头，将两手前臂上屈，头部放在床上转向一侧，臀部与大腿成直角，即为膝胸卧位（图8-1）。每日2~3次，每次10~15分钟，5~7天为1个疗程，一周后复查。

（2）艾灸：孕妇放松腰带，仰卧屈膝，治疗者点燃艾条，对准双侧至阴穴，距离0.4~0.6cm，悬灸15分钟，以温热感为度。每日1~2次，7天为1个疗程，胎位转正后停灸。

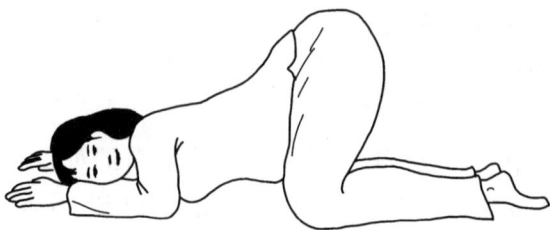

图 8-1　膝胸卧位

（3）耳穴压豆：取王不留行籽耳穴贴压子宫、交感、皮质下、肝、脾、肾、腹等穴，每次贴一侧耳，3 天换 1 次。

【健康教育】

1. 告知孕妇 28 周前出现胎位不正者，不宜焦虑，大部分均可以在 30 周前自行纠正。若孕 28 周后仍有胎位不正，通过积极的调养和治疗，大部分也可得到矫正。教育孕妇不可过于担心，以免影响胎儿健康和疾病的治疗。

2. 鼓励具有阴道分娩条件的孕妇进行阴道试产，消除顾虑，增强信心。

3. 用通俗易懂的语言向阴道分娩的产妇介绍分娩过程及产妇配合方法等，使之积极、有效地完成分娩。

# 第十二节　妊 娠 贫 血

妊娠期间出现倦怠、乏力、气短、面色苍白、水肿、食欲不振等症状，检查呈血红蛋白或者是红细胞降低，血细胞比容下降者，称妊娠贫血。

中医古籍中未见有妊娠贫血的记载，但有涉及妊娠血虚的论述。《景岳全书·妇人规》云："妊娠胎气本乎血气，胎不长者，亦惟血气之不足耳。"《傅青主女科》指出妊娠后血虚的生理变化："夫血所以养胎也，温和则胎受其益……血荫乎胎，则血必虚耗"。《竹林寺女科·安胎门》曰："妊娠遍通身酸懒，面色青黄，不思饮食，精神困倦，形容枯槁，此血少无以养胎也。"所述症状与妊娠贫血相似。

妊娠期贫血是妊娠期最常见的合并症，属高危妊娠的范畴。轻度贫血者，通过饮食调护，补充铁剂、叶酸，以及中医辨证治疗，预后良好。严重贫血可引起胎萎不长，甚至胎死腹中，应予重视并积极治疗。

【病因病机】

妊娠贫血的发病机制主要是冲任血虚，母胎失养。女性常不足于血，孕后阴血下聚养胎，胎体渐长，血为胎夺，多出现生理性贫血，若不及时调补，可导致妊娠贫血。精血为五脏所化生，肾藏精、精化血，脾生血，肝藏血，心主血，任何一脏功能失调，都可影响精血的化生，导致贫血。常见病因有气血两虚、心脾两虚及肝肾不足。

1. **气血两虚**　素体气血虚弱，或脾虚化源不足，或久病大病失养，营阴暗耗，均可导致气血不足，母胎失养。

2. **心脾两虚**　心主血，脾生血，若孕后劳伤心脾，营血暗耗，致心脾血虚。

3. **肝肾不足**　素体肝肾不足,孕后房事不节,损伤肾精,肝肾精血不足,冲任血虚,母胎失养。

【诊断要点】

1. **病史**　孕前可有月经过多等慢性失血性疾病、营养不良或吸收障碍等病史;或有饮食偏嗜、孕早期呕吐等。

2. **症状**　早期表现为疲倦、乏力、头晕、心悸、气短、纳呆、低热等,甚至出现下肢或面目水肿,并可见面色无华、萎黄或㿠白,爪甲不荣等。

3. **检查**　红细胞计数、血红蛋白、血细胞比容降低,骨髓穿刺、血清铁、叶酸、维生素 $B_{12}$ 含量测定可协助诊断贫血的类型。

【鉴别诊断】

1. **妊娠肿胀**　单纯的妊娠肿胀以水肿为主要表现,无贫血现象,实验室检查可资鉴别;若为妊娠期高血压疾病水肿,则伴有高血压、蛋白尿。

2. **妊娠合并心脏病**　主要为心脏器质性病变的表现,心脏检查有助于诊断。

【治疗思路】

本病多发生于妊娠中晚期,首先应确定引起贫血的原因和贫血的类型,并采取相应的中西医结合治疗措施。中医辨证本病多为虚证,治疗以调理脏腑,补益气血为主。妊娠贫血使孕妇抵抗力下降,增加了妊娠期和分娩期的风险,容易并发各种疾病,如贫血性心脏病、产褥感染等,应积极治疗贫血,预防各种并发症的发生。对于严重贫血者,及时输血,避免对母儿造成不良影响。

【辨证施护】

（一）辨证要点

本病多为虚证,共有的症状是面色、口唇、爪甲、舌色等皆淡而无华,根据全身症状并结合舌脉进行辨别病在脾、在肝、在肾,以及有无涉及心。

（二）证候分型

1. **气血两虚**

证候表现:孕后面色萎黄;四肢倦怠,乏力,口淡纳差,腹胀便溏,或见妊娠水肿,或腹痛下坠;舌淡胖,苔白,脉缓无力。

证候分析:素体气血不足,孕后血聚养胎,气血愈虚,血虚则面色萎黄,气虚则四肢乏力、腹痛下坠;脾气虚弱,运化失职,则纳差、腹胀、便溏;舌淡胖苔白、脉缓无力均为脾胃虚弱、气血不足之象。

护治法则:补气养血。

代表方药:八珍汤。

2. **心脾两虚**

证候表现:孕后面色无华,心悸怔忡,失眠多梦,头昏眼花,唇甲色淡;舌淡,苔少,脉细弱。

证候分析:素体脾虚血少,孕后阴血下聚养胎,致心血不足,心神失养,故心悸怔忡,失眠多梦;脾虚血少则面色无华,唇甲色淡;舌淡苔少、脉细弱均为心脾气血两虚之征。

护治法则：益气补血，健脾养心。

代表方药：归脾汤。

### 3. 肝肾不足

证候表现：孕后头晕目眩，腰膝酸软，或肢麻或痉挛，或胎儿小于孕月；舌暗红，少苔，脉细弦滑。

证候分析：素体肝肾不足，孕后阴血养胎，肝木失养，肾精失藏，肝肾精血不足故头晕目眩；腰膝酸软，或肢麻或痉挛，胎儿失于濡养，故胎儿不足孕月；舌暗红苔少、脉细弦滑均为肝肾不足之象。

护治法则：滋补肝肾。

代表方药：大补元煎。

### （三）护理措施

**1. 起居护理**  嘱患者多休息，以减少体力消耗，重度贫血者绝对卧床休息，取左侧卧位，必要时吸氧。病情允许可适当活动者，需指导其活动时注意安全，避免因头晕、乏力而出现晕倒，导致严重危害。居室环境整洁，保持周围环境没有障碍物，地面干燥、清洁，嘱患者穿防滑鞋子。指导患者坐起或站起时，动作宜慢，以防出现体位性低血压。指导孕妇做好口腔护理，防止发生口腔溃疡，饭前饭后应漱口，刷牙时勿用力过度。注意会阴部和皮肤清洁，定期洗澡，更换内衣裤和被服，护理人员应协助孕妇做好晨晚间护理。患者正气亏虚，抵抗力弱，嘱其避免人多嘈杂的环境，在公共场所宜佩戴口罩。注意防寒保暖，避免风邪外袭。

**2. 病情观察**  观察患者有无头晕、头痛、乏力、心悸等不适，观察患者面色、胃纳、舌脉等情况，以判断治疗效果和预后，及时调整护治方案。定期检查血红蛋白等血液指标，了解护治效果。严密监测胎儿宫内情况，教会孕妇自数胎动，及时完成超声和胎儿电子监护等检查。分娩时，需特别加强产程监护，避免产程过长，积极预防产后出血和产褥期感染。

**3. 饮食护理**  补充营养，应给予富含维生素、优质蛋白、铁剂的食物，如鱼、瘦肉、动物肝脏、鸭血、花生、大豆、菠菜、虾皮、紫菜等食物，同时多吃一些维 C 含量丰富的食品，如西红柿、樱桃、橙子等来促进铁的吸收。忌食生冷、辛辣、黏腻之品。注意食物的多样性，以免引起孕妇厌食。推荐以下食疗方。①杞子红枣煲鸡蛋：枸杞子 20g，南枣 10 枚，鸡蛋 2 个，加适量的水一起煮熟食用。②菠菜鸭血汤：菠菜 80g，鸭血 50g，嫩豆腐 20g，枸杞子 20g，煮汤，调味后食用。③西红柿猪肝瘦肉汤：西红柿 300g，猪肝80g，瘦肉 80g，土豆 50g，盐 5g，醋 10g，煮汤调味后食用。④龙眼粥：龙眼肉 15g，红枣10 枚，粳米 50g，一起熬煮成粥。以上食疗方各证型妊娠贫血均可食用，龙眼粥特别适用于贫血伴有失眠的患者。

**4. 情志护理**  向患者及其家属说明本病的特殊性及有关的疾病知识，引起重视，使患者和家属配合治疗和护理。对于重度贫血的患者，由于病情较为严重以及卧床休息等原因，产生焦虑、紧张、忧郁等不良情绪的情况较多，应积极与患者沟通交流，了解她们内心的顾虑，给予及时的疏导和排解，告知其重度贫血积极治疗一般预后较好，增强其治疗的信心。

5. **用药护理**　中药汤剂宜温热服,治疗失眠的中药宜睡前半小时至1小时服用。指导患者服用铁剂,告知其服药后出现黑便是正常现象,服药期间不宜饮浓茶以及食用含鞣酸过多的食物,如柿子、君迁子、李子、山核桃、石榴、山楂等。

6. **中医护理技术**

(1)毫针刺或穴位按摩:选穴膈俞、足三里、膏肓俞、脾俞、胃俞、曲池、手三里、大椎,毫针刺每次选3~5穴,用补法,隔日1次,10次为1个疗程。穴位按摩可每日1次,取所有穴位,10次为1个疗程。

(2)灸法:选穴足三里、膏肓俞、脾俞、胃俞、心俞、大椎,每次取2~3穴,悬灸,每日1次,10次为1个疗程。

(3)耳穴压豆:选穴脾、胃、肝、心、肾,每次2~3穴,每日自行按压1~2次,2~3日更换1次,两耳交替,10次为1个疗程。失眠者可酌情加皮质下、交感、内分泌、神门等穴。

【健康教育】

1. 定期产前检查,注意休息,取左侧卧位,身体允许可适当活动。保持心情舒畅,自数胎动,如有不适及时就诊。

2. 加强营养,摄取高铁、高蛋白、高维生素饮食。正确服用铁剂。

3. 注意会阴、皮肤、口腔卫生,避免发生感染。

# 第十三节　妊娠身痒

妊娠期间,孕妇出现与妊娠有关的皮肤瘙痒症状,称为"妊娠身痒",又称"妊娠遍身瘙痒"。

《叶氏女科证治》将妊娠遍身痒称为"风痹"。《胎产新书》认为妊娠身痒为"皮中有风"所致。《妇科指归》认为外治法对妊娠身痒疗效佳,"先用炒荆芥穗擦之,不愈,再用樟水调烧酒擦之即愈"。

西医学的"妊娠合并荨麻疹""妊娠肝内胆汁淤积症"等引起的全身瘙痒,可参阅本节辨证施护。至于妊娠合并皮肤病,如风疹、妊娠疱疹、疱疹样脓疱病等,可导致宫内感染、致畸,甚至威胁胎儿生命,不属于本节讨论范围。

【病因病机】

痒是一种自觉症状,属虚,属风,属火,是由风、湿、热、虫邪客于肌肤,气血不和,或血虚生风化燥,肌肤失于濡养所致。妊娠身痒与妊娠特殊生理有密切关系。

1. **血虚**　素体阴血虚,孕后阴血聚而养胎,阴血愈亏不能濡养肌肤,化燥生风,风胜则痒。

2. **风热**　素体阳盛,血分蕴热,孕后阴血养胎,阴分必亏,风热之邪乘虚侵入肌肤,与血热相和,生风化燥,发为身痒。

3. **营卫不和**　素体肝肾不足,冲任亏虚,孕后冲任养胎,因孕重虚,冲为血海,任主胞胎,冲任不调,营卫不和,肌肤失养,发为身痒。

【诊断要点】

1. **病史**　过敏性体质,或过食鱼虾,或有妊娠肝内胆汁淤积症病史。

2. **临床表现**　妊娠身痒,主要包括妊娠合并荨麻疹和妊娠肝内胆汁淤积症,前者以痒为主,伴局部红疹或隆起风团,皮肤干燥,急性者一周可停止发作,一般对胎儿及产妇都无影响。后者多发生在妊娠晚期,仅瘙痒而无皮肤病变,瘙痒以躯干、手脚掌、下肢为主,甚至全身,夜间尤甚,并随妊娠进程逐步加重,随后可出现黄疸伴无力、恶心、尿黄、纳差等,其症状、体征产后消失,下次妊娠复发,早产率增高。

3. **检查**　荨麻疹等皮肤病,检查一般无特殊变化。妊娠肝内胆汁淤积症者,血清胆酸浓度增高,可升高至正常值的 10～100 倍,丙氨酸转氨酶(ALT)、天冬氨酸转氨酶(AST)、胆红素轻度升高,肝功能正常。

【鉴别诊断】

1. **风疹**　风疹是由风疹病毒引起的全身发疹性疾病,典型症状为发热,耳后和枕骨下淋巴结肿大,1～2 天内身上起小红斑丘疹,但不累及手掌足底,1～2 天内身热、红疹消退,可致胎儿畸形,应终止妊娠。

2. **妊娠疱疹**　是与妊娠有密切关系的皮肤病,表现为红色荨麻疹样斑块,以及红斑基底上及邻近处出现疱疹或环行分布的小水疱。

3. **疱疹样脓疱病**　是妊娠期最严重的皮肤病,在炎性红斑的基底上直接出现脓疱,大小不一,在旧病灶边缘重新发生新脓疱,脓疱融合成痂皮,最后痂皮剥脱而慢慢愈合。

【治疗思路】

妊娠期间出现全身瘙痒,需详细评估病史,进行体检及必要的辅助检查等,排除风疹、妊娠疱疹、疱疹样脓疱病等其他疾病,明确诊断后中西医辨病与辨证相结合综合治疗。中医治疗血虚者养血祛风为主,佐以滋肾养阴;风热者疏风清热,养血安胎;营卫不调者调和营卫,滋补肝肾。中医治疗的同时,需加强产期监测,妊娠肝内胆汁淤积症者尤其要重视定期检测血清胆酸,检查胎心监护以及肝功能等,以防胎儿缺氧、早产,甚至胎儿死亡等。

妊娠身痒宜早期诊断,一般瘙痒证,可按中医辨证治疗,大多无碍。凡属病毒感染,影响胎儿生命或致畸作用明显的一类疾病,应考虑终止妊娠。

【辨证施护】

(一)辨证要点

妊娠身痒有轻重之异,既要辨证求因,又要结合西医检查辨病,妥善处理,以免延误病情。妊娠身痒多因血虚、风热、营卫不调所致,皮肤干燥,脱屑作痒,疹色淡红者多为血虚;皮肤干燥,抓破血溢,发于腹部、大腿内侧者多为营卫不调;遍体作痒,皮肤瘾疹色红灼热者多为风热。

(二)证候分型

1. **血虚**

证候表现:妊娠期皮肤干燥瘙痒,无疹或有疹,疹色淡红,日轻夜甚或劳累加重,也可全身剧痒,坐卧不安,抓破流血;面色㿠白,心悸怔忡,或烦躁失眠;舌淡,苔白,脉细滑弦。

证候分析:素体阴血亏虚,孕后阴血下聚以养胎元,阴血益虚则化燥生风,导致皮肤干燥瘙痒;血虚不荣于面,则面色㿠白,心失血养则心悸怔忡;阴血不足则不能滋养心神,故烦躁失眠;舌淡、苔白,脉细弦均为血虚之象。

护治法则:养血祛风,滋养肝肾。

代表方药:当归地黄饮子合二至丸。

### 2. 风热

证候表现:妊娠期全身皮肤瘙痒,出现大小不等的风团,上半身尤甚,疹块色红有灼热感、剧痒、遇热加剧,伴咽喉肿痛、头痛;舌红,苔黄,脉浮滑数。若因鱼腥虾蟹等过敏,可伴腹胀、纳呆、泄泻等。

证候分析:素体阳盛,血分蕴热,孕后阴血养胎,阴分必亏,风热之邪侵入肌表,阻于皮肤,发为身痒;热为阳邪,其性炎上,故红疹身痒以上半身为甚;热邪致病,故红疹灼热,遇热加剧;舌脉均为风热之象。

护治法则:疏风清热,养血安胎。

代表方药:消风散。

### 3. 营卫不调

证候表现:妊娠中晚期身痒,以腹壁及大腿内侧为甚,抓破后有血溢皮损,身痒夜间或劳累后尤甚,腰酸,眼眶黑;舌淡暗,苔白,脉细滑尺弱。

证候分析:素体肝肾不足,冲任亏虚,孕后冲任养胎,因孕重虚,冲任不调,营卫不和,肌肤失养,发为身痒。冲为血海,任脉为阴脉之海,冲任亏虚,故夜间及劳累后瘙痒尤甚。腰酸,眼眶黑为肝肾亏虚之象;舌淡暗,苔白,脉细滑尺弱均提示孕后冲任亏虚,营卫不和。

护治法则:补冲任,调营卫。

代表方药:四物汤合桂枝汤。

### (三)护理措施

1. **起居护理**　劳逸结合,保持充足的睡眠,避免过度劳累,注意生活的规律性。环境温度适宜,避免因出汗太多造成汗液对皮肤的刺激。勤换内衣,穿着宽松、舒适的棉质或天然纤维材料制成的衣物。出汗后及时擦干皮肤,保持皮肤干燥清洁,但需避免使用过热的水烫洗或过度清洁皮肤,沐浴后涂抹保湿润肤剂。告诫孕妇,避免用力搔抓皮肤,以防止感染。勤剪指甲,瘙痒剧烈者建议其睡眠时佩戴手套。孕妇夜间瘙痒较为严重,为其提供安静舒适的休息环境,可采用谈心、按摩、音乐疗法等,帮助孕妇入眠。

2. **病情观察**　观察孕妇皮肤情况,需关注瘙痒的程度及诱发因素,有无皮疹、风团、抓痕等。加强围产监护,持续动态观察母胎情况,教会孕妇自数胎动的方法,嘱其胎动数异常时应及时告知医护人员并给予针对性诊治。孕32周开始应用胎心监护仪每周进行无应激试验观察和生物物理评分,动态监测并记录患者胆红素、血清胆酸、天冬氨酸转氨酶、丙氨酸转氨酶等实验室指标,以评估病情变化及胎儿预后情况。同时密切监测胎动、胎盘功能、羊水量及胎儿情况,以避免临床隐性胎儿窘迫情况发生。

3. **饮食护理**　合理饮食,饮食宜清淡,多吃新鲜的蔬菜和水果,忌辛辣刺激之品及海膳发物,如辣椒、大蒜、海鱼、螃蟹等,戒烟戒酒,不饮浓茶。孕妇可多食猪皮、银耳、芝麻、核桃、泥鳅、红枣、枸杞子、瘦肉、豆类等补养气血、润燥滋阴的食物。保持肠道通畅对于妊娠肝内胆汁淤积症患者尤为重要,可以避免代谢产物淤积,有利于控制病情,故应告知患者多食全谷类、糙米、荞麦、燕麦等富含膳食纤维的食物。推荐以下食疗方。①桑椹芝麻膏:黑桑椹 100g,黑芝麻 100g,黄精 50g,麦冬 50g,生地黄 50g,蜂蜜 300g。适用于血虚型妊娠身痒。②银花枇杷饮:鲜金银花 10g,鲜枇杷 4 个。适用于风热型妊娠身痒。

**4. 情志护理**    及时评估患者的心理状况,以便给予针对性的心理疏导。患者因经常性的瘙痒、睡眠不佳等,极易产生焦虑。同时,患者常会因担心是否得了肝炎,是否会影响下一代,是否会传染给亲友等而产生自卑、忧虑等心理。医护人员需运用通俗易懂的语言向患者及家属做好解释工作,告知该病无传染性,妊娠期后一般均可自愈,消除不必要的自责和自卑,树立战胜疾病的信心,调动患者的主观积极性,保持乐观精神,避免紧张情绪。

**5. 用药护理**    中药汤剂温服,风热证者药液温度宜偏凉,服药后观察患者反应,并指导患者遵医嘱合理、适时局部应用外用药,以缓解皮肤瘙痒症状,但应避免使用激素类外用药。

**6. 中医护理技术**

(1)毫针刺法:主穴取膈俞、血海、风门;血虚风燥者加足三里、脾俞、气海,风热者加大椎、曲池、风池,营卫不调者加肾俞、太溪,瘙痒剧烈者加曲池、风市。手法补虚泻实,虚者可加艾灸。每日 1 次或隔日 1 次。

(2)放血疗法:瘙痒甚者,评估患者体质和妊娠情况等因素,在保证安全性的前提下,可放血缓解症状,效果显著。膈俞刺络放血并拔火罐,大椎、曲池、风池刺络放血,也可取耳尖、耳背静脉,三棱针点刺出血,每周 2 次。

(3)中药外洗:苍术 15g,赤小豆 30g,桑白皮 20g,炒荆芥穗 6g,金银花 12g,野菊花 8g,地肤子 12g,蒲公英 30g,夜交藤 30g。常规煎药约 200ml,加入 5 000ml 热水中,温洗全身,如有痒疹者,可局部湿敷。

【健康教育】

1. 保持清洁的生活环境,注意个人卫生习惯,穿舒适、棉质衣物,出汗及时清洗,洗浴后涂抹保湿润肤剂。不要用力搔抓皮肤。

2. 忌烟、酒,避免辛辣、刺激食物,多吃新鲜的蔬菜水果,多喝水。

3. 避免紧张和焦虑情绪,保持良好的心态。

# 第十四节    妊娠小便不通

妊娠期间,小便不通,甚至小腹胀急疼痛,心烦不得卧者,称为"妊娠小便不通",又称"转胞"或"胞转"。本病常见于妊娠中晚期,重在预防与调护,经适当的治疗,一般预后良好。若失治或误治则可发生膀胱炎,膀胱出血、坏死,肾盂积水,甚者可影响肾功能。

本病最早记载于《金匮要略·妇人杂病脉证并治》:"妇人病,饮食如故,烦热不得卧,而反倚息者,何也……此名转胞,不得溺也,以胞系了戾,故致此病。但利小便则愈,宜肾气丸主之。"可见本病的发生与肾虚有关。朱震亨曰:"转胞病,胎妇之禀受弱者,忧闷多者,性急躁者,食味厚者,大率有之……胎若举起,悬在中央,胞系得疏,水道自行。"提出了升提中气的治则。《妇科玉尺》云:"妊娠八九月,小便不通,盖因气弱不能举胎,胎壅膀胱,水不能出,名曰转胞。忌服利水之品,宜人参升麻汤。"

西医学之妊娠合并尿潴留可按本病辨证施护。

【病因病机】

主要病机为胎气下坠,致膀胱不利,水道不通,溺不得出。《素问·灵兰秘典论》曰:"膀胱者,州都之官,津液藏焉,气化则能出矣。"《素问·宣明五气》云:"膀胱不利为癃。"

1. **气虚**　素体脾胃虚弱,中气不足,妊娠后胎儿逐渐长大,气虚无力举胎,胎重下坠,压迫膀胱,尿不得出。

2. **肾虚**　素体肾气不足,胞脉系于肾,孕后肾气愈虚,系胞无力,胎压膀胱,或肾虚不能温煦膀胱化气行水,故小便不通。

【诊断要点】

1. **病史**　多发生于妊娠中晚期,多胎妊娠、糖尿病、巨大胎儿等为常见的发病相关因素。

2. **症状**　小便不通、小腹胀满疼痛等为主症。

3. **检查**　体格检查耻骨上区触压尿意明显,叩诊为浊音;三合诊或可发现子宫填塞于子宫直肠窝内。尿常规基本异常,B超检查显示有尿潴留可协助诊断。

【鉴别诊断】

**子淋**　妊娠小便不通与子淋同为小便不利,子淋以小便淋漓涩痛为主;妊娠小便不通以小腹胀急疼痛、溺不得出为主症,可结合体格检查、尿常规及B超等加以鉴别。

【治疗思路】

治疗按"急则治其标,缓则治其本"的原则,总以补虚升提,助膀胱气化为主。临证用药不可妄用通利之品,以免影响胎元。除内服药物治疗外,还可配合针灸、热熨法等以提高疗效。若小便不通时间长,小腹胀痛难忍,亦可急则治标,先行导尿,再予益气补肾、助阳化气行水以善其后。导尿时操作要轻柔,速度不可太快,宜分次放尿,以免引起昏厥,或损伤尿道。

【辨证施护】

(一)辨证要点

本病以小便不通为主,属本虚标实证。由于脾肾两脏之虚,致使小便蓄积膀胱,闭而不通,可结合兼症及舌脉以辨之,症见小腹胀痛,腰酸腿软,属肾虚;症见小便不通或点滴量少,神疲乏力,属气虚。

(二)证候分型

1. **气虚**

证候表现:妊娠期间,小便不通,或频数量少;小腹胀急疼痛,坐卧不安,面色㿠白,神疲倦怠,头重眩晕,气短懒言;舌质淡,苔薄白,脉虚缓滑。

证候分析：气虚无力举胎，胎重下坠，压迫膀胱，水道不利，溺不得出，故小便不通或频数量少；溺停膀胱，膀胱胀满，则小腹胀急疼痛，坐卧不安；气虚下陷，清阳不升，中气不足，故面色㿠白，头重眩晕，气短懒言；舌质淡、苔薄白、脉虚缓滑均为气虚之征。

护治法则：健脾益气，升陷举胎。

代表方药：益气导溺汤。

**2. 肾虚**

证候表现：妊娠期间，小便频数不畅，继则闭而不通；小腹胀满而痛，坐卧不安，腰膝酸软，畏寒肢冷；舌淡，苔薄润，脉沉滑无力。

证候分析：胞脉系于肾，肾虚系胞无力，胎压膀胱，或命门火衰，不能温煦膀胱以化气行水，故小便频数不畅，甚至小便不通；溺蓄脬中，则小腹胀急疼痛，坐卧不宁；肾虚阳气不振，则畏寒肢冷，腰膝酸软；舌质淡、苔薄润、脉沉滑无力均为肾虚之象。

护治法则：温肾扶阳，化气行水。

代表方药：肾气丸。

**（三）护理措施**

**1. 起居护理**　妊娠期出现小便不通应采取平卧位，抬高臀部，解除胎先露对膀胱的压迫。足部及腹部需特别注意保暖，切勿受凉，以防气化更为不利而加重病情。鼓励患者自行排尿，可采取听水声或冲洗会阴部的方法诱导排尿，如患者不习惯卧床排尿，可协助其改变体位。

**2. 病情观察**　密切观察患者排尿的难易程度，以及尿量、色，有无尿痛等情况。观察腹部情况，检查是否有胎先露部下降而压迫膀胱，做好记录，并及时报告医生，采取应急措施。观察患者面部表情，全身有无水肿等情况，必要时测量血压、脉搏及检查心脏等，以防病情剧变。经药物及针灸治疗无效时，则可行导尿，并保留尿管定时开放。

**3. 饮食护理**　控制饮水量，忌食生冷瓜果，加强营养，平时可食山药、红枣、羊肉等温阳补气之品。推荐药膳方黄芪猪肠汤：黄芪60g，猪小肠1副，黑豆30g，赤小豆30g；将黑豆、赤小豆洗净装入猪肠内，用清水将猪肠与黄芪同炖至熟，去药渣。吃肠及豆，喝汤，具有益气补肾，通阳利水的功效。

**4. 情志护理**　本病势急而痛苦，且发生在妊娠期间，患者多处于恐惧状态，故需积极做好患者及其家属的思想工作，保持心情平静，消除恐惧心理，积极配合治疗。

**5. 用药护理**　中药汤剂浓煎，每剂约100ml，热服，密切观察药后反应。小便不通症状缓解后，宜继续中药治疗，达到益气补肾，以利膀胱气化的目的。

**6. 中医护理技术**　积极采取中医护理技术，对本病独具疗效。

（1）针灸：主穴取气海、膀胱俞、阴陵泉、关元，配穴取大椎、足三里。强刺激，留针15~20分钟，每隔1~2分钟捻转1次。须有通上达下的酸麻胀感。出针后加电灸或艾灸，使局部皮肤呈轻度充血。

（2）热熨法：四季葱（大葱连须），洗净后截断，稍捣烂，放入锅内炒热，每次250g，用布或毛巾包裹,热熨下腹部,缓慢地自脐部向耻骨部单向熨贴,冷则易之,每次约30分钟。

【健康教育】

1. 本病重在预防与调护,教育孕妇(尤其是胎漏、胎动不安以及双胎妊娠者)勿强忍小便,勿下蹲过久,以免加重胎体下坠,压迫膀胱,诱发排尿不畅。

2. 如孕后出现小便不通者,应放松心情,采取平卧位,抬高臀部。平时注意休息,适当活动,但不宜劳累。

# 第十五节　子　　淋

妊娠期间出现尿频、尿急,淋漓涩痛等症状者,称为"子淋",亦称"妊娠小便淋痛"或"妊娠小便难"。本病的最早记载见于《金匮要略·妇人妊娠病脉证并治》:"妊娠小便难,饮食如故,当归贝母苦参丸主之。"《胎产心法》提出病因病机:"妊娠胞系于肾,肾间虚热移于膀胱而成斯证"。《医宗金鉴·妇科心法要诀》曰:"孕妇小便频数窘涩,点滴疼痛,名曰子淋。"

西医学之妊娠合并泌尿系感染可按本病辨证施护。

本病是妊娠期常见疾病,妊娠期尿路感染的发病率是非妊娠期女性的2倍,其发病率为2%～10%。若及时诊治,本病一般预后良好。若未予适当诊治,将危及母胎健康。严重者可引起感染性休克、妊娠期高血压综合征、贫血等,并可引起胎儿宫内发育迟缓、早产、呼吸窘迫综合征、先天畸形,甚至胎儿死亡等严重后果。

【病因病机】

子淋病因以热为主,病机是膀胱气化失司,水道不利。《妇人大全良方·妊娠门》云:"夫淋者,由肾虚膀胱热也。肾虚不能制水,则小便数也。膀胱热,则小便行涩而数不宣。妊娠之人胞系于肾,肾间虚热而成淋疾,甚者心烦闷乱,故谓之子淋也。"临证可有虚实之分,但以实证居多。

1. **实热**

(1)心火亢盛:素体阳盛,孕后阴血下聚养胎,阴不济阳,心火偏亢;或孕后过食辛燥助火之品,热盛于内,引动心火。心火亢盛,移于小肠,传入膀胱,故小便淋漓涩痛。

(2)下焦湿热:摄生不慎,感受湿热之邪,蕴于下焦,内侵膀胱,灼伤津液,气化失司,发为本病。

2. **阴虚津亏**　素体阴虚,孕后阴血下聚养胎,阴液愈亏,虚火内生,下移膀胱,灼伤津液,则小便淋漓涩痛。

【诊断要点】

1. **病史**　了解孕前有无尿频、尿急、尿痛病史,或孕前及孕期不洁性生活史。

2. **症状**　妊娠期间小便频急、淋漓涩痛,甚或小腹拘急,腰部酸痛。

3. **检查**　体温正常或升高,或可有肾区疼痛,肋腰点压痛或叩击痛,耻骨上压痛。尿液检查可见红细胞、白细胞、尿蛋白;尿培养有助于明确致病菌。

【鉴别诊断】

**1. 转胞**　即妊娠小便不通,可表现为尿不得出或淋漓点滴而下,但无灼热疼痛感,尿液常规检查基本正常。

**2. 妊娠遗尿**　孕期小便不能控制而自行排出,小便频数、淋漓,但无涩痛,尿常规正常。

【治疗思路】

子淋的治疗以清热通淋为大法,以恢复膀胱气化功能为总则。应遵循急则治其标,缓则治其本的原则,中病即止,通利不可太过,清热不可过于苦寒,以免损伤胎元。通淋利水,宜选用甘寒淡渗之品,且治病与安胎并举。

【辨证施护】

**(一)辨证要点**

子淋多因于热,辨证应详辨虚实,主症为小便频急、淋漓涩痛,甚或小腹拘急,兼见两颧潮红,午后潮热,手足心热者为阴虚;伴有面赤心烦,口舌生疮者为心火偏亢;伴见面色垢黄,口干不欲多饮,胸闷食少者多为湿热下注。

**(二)证候分型**

**1. 实热**

**(1)心火偏亢**

证候表现:妊娠期间小便频数,艰涩而痛,尿少色黄;面赤心烦,渴喜冷饮,甚者口舌生疮;舌红欠润,少苔,脉细滑数。

证候分析:心火偏亢,热移于小肠,热灼膀胱,水道不利,故小便淋漓涩痛;心火上炎则面赤,热扰心神则烦躁;舌为心之苗窍,心火偏亢则口舌生疮,面赤心烦;舌红少苔、脉细滑数均为心火偏旺所致。

护治法则:清心泻火,润燥通淋。

代表方药:导赤散。

**(2)湿热下注**

证候表现:妊娠期间,突感小便频数而急,尿黄赤,艰涩不利,灼热刺痛;面色垢黄,口干不欲饮,胸闷食少;舌质红,苔黄腻,脉滑数。

证候分析:湿与热搏,蕴结膀胱,气化不行,水道不利,故小便频数而短,灼热刺痛,尿色黄赤;脾胃湿热,熏蒸于上,故面色垢黄,口干不欲饮;湿困脾胃,则胸闷食少;舌红苔黄腻、脉滑数皆为湿热内盛之象。

护治法则:清热利湿通淋。

代表方药:加味五淋散。

**2. 阴虚津亏**

证候表现:妊娠期间小便频数,淋漓涩痛,量少色黄;午后潮热,手足心热,大便干结,颧赤唇红;舌质红,苔少或无苔,脉细滑数。

证候分析:素体阴虚,孕后阴血聚下养胎,阴液愈亏,虚火内生,阴虚火旺,下移膀胱,灼伤津液,故小便频数,淋漓涩痛,量少色黄;阴虚内热,则午后潮热,手足心热,颧赤唇红,大便干结;舌红苔少、脉细滑数均为阴虚内热之象。

护治法则:滋阴清热,润燥通淋。

代表方药:知柏地黄丸。

**(三)护理措施**

1. **起居护理** 劳累容易引发本病,故患者须注意休息,保证充足睡眠。急性期伴有发热时应卧床休息,慢性期可以适当活动。保持外阴及阴道清洁卫生,内裤宽松,宜选择棉质内裤。节制性生活,以免细菌逆行感染。

2. **病情观察** 观察小便的量、频次、颜色、性状及排尿时有无伴随症状等,了解尿液中有无异物排出,如血块、结石等,观察患者有无发热及发热类型,以协助诊断及判断疾病进展。留取尿液标本及时送检,必要时留中段清洁尿做尿培养。

3. **饮食护理** 饮食宜清淡,忌食辛辣刺激及动火食品,如葱、蒜、姜、椒、羊肉、猪头肉、公鸡等。嘱患者多饮温开水,或饮玉米衣汤,以玉米衣(即紧贴米粒之嫩皮)25g,煎汤代茶饮用以清热利尿。

(1)阴虚者:宜吃莲子肉、银耳、甲鱼、乌龟肉等清补之品。宜服熟地黄粥,取熟地黄20~30g,小蓟10~15g,粳米100g,冰糖适量,将熟地黄、小蓟煎汁去渣,与粳米同煮成粥,调入冰糖,分2次食用,具有滋阴养血之功效。

(2)湿热下注者:宜服二鲜饮。取鲜藕120g,鲜茅根120g,将鲜藕洗净切片,鲜茅根洗净切碎,同煮取汁,代茶频饮,有清热利湿通淋之效。

(3)心火亢盛者:可服竹叶粥,取鲜竹叶30~45g(干品15~30g,或淡竹叶30~60g),生石膏30g,粳米100g,砂糖少许,先将竹叶或淡竹叶洗净,同石膏加水煎汁、去渣,放入粳米煮成粥,日分2~3次食用,具有养阴泻火之功效。

4. **情志护理** 调情志,保持心情舒畅。妊娠期间患病,且本病容易反复发生,患者思想负担往往较重,告知患者本病及时诊治,一般预后较好,不必过度忧虑,增强治疗的信心。

5. **用药护理** 中药汤剂饭后温服,注意药后反应,并做好记录。坚持遵医嘱按时、按量、按疗程服药,不可擅自停药,以免复发。一般需连续3次尿培养阴性方可停药。

6. **中医护理技术**

(1)外洗法:野菊花、苦参、黄柏各15g煎汁外洗尿道口,每日洗数次。用于治疗尿道口异物刺激感、尿道口红肿。

(2)坐浴法:金银花、蒲公英、地肤子、艾叶各30g,赤芍、生姜各15g,通草6g,水煎,坐浴,每日1~2次,每次30分钟。用于治疗尿频、尿急、尿痛。

(3)毫针刺法:针刺百会、关元、中极、三阴交穴,每日1次。用于治疗尿频、尿急、尿痛。

【健康教育】

1. 注意个人卫生,保持外阴清洁,宜着宽松的棉质内裤。

2. 饮食清淡,多饮水、勤排尿,杜绝憋尿。

3. 情绪愉快,避免劳累,以免复发。

# 第十六节    子    嗽

妊娠期间,咳嗽或久咳不已,称"子嗽",亦称"妊娠咳嗽"。本病的发生发展与孕期的特殊生理有关。若咳嗽剧烈或久咳不愈,可损伤胎气,导致堕胎、小产。若久咳不愈,潮热盗汗,痰中带血,精神疲惫,形体消瘦则属痨咳,俗称"抱儿痨",除久咳不愈外,还伴有一系列肺痨证候,属于妊娠合并肺结核,不在本病讨论范畴之内。

子嗽经过适当的治疗和休息,一般预后良好。若咳嗽剧烈或久咳不愈,可损伤胎气,导致胎漏、胎动不安,甚至堕胎、小产。

此病名首见于《女科百问·何为子嗽》:"肺主气,外合皮毛。风寒外感入射于肺,故为咳也。有涎者,谓之嗽;无痰者,名曰咳……妊娠而嗽者,谓之子嗽,久而不已,则伤胎。"在《诸病源候论》中则有"妊娠咳嗽候"的记载。《医宗金鉴·妇科心法要诀》在"子嗽证治"中提出病因和治疗方药。

西医学之妊娠合并上呼吸道感染,或妊娠合并急性支气管炎、慢性支气管炎、肺炎等可参照本病辨证施护。

【病因病机】

子嗽的主要病因病机为阴虚火旺、痰饮内停导致肺失清肃,肺气不宣而致咳嗽。咳不离肺,也不止于肺;肺不伤不咳,脾不伤不久咳。本病病位在肺,关系到脾,总与肺、脾有关。

1. **阴虚肺燥**    肺为娇脏,不耐寒热,若素体阴虚,孕后血聚以养胎,肺金失养,肺燥金伤,失于清肃,气逆而咳。

2. **脾虚痰饮**    素体脾胃虚弱,孕后气以载胎,脾气重虚,若孕后过食生冷寒凉,更易伤脾,致使脾失运化,水湿内停,聚湿生痰,上犯于肺,肺失肃降,而发咳嗽。

【诊断要点】

1. **病史**    孕前可有慢性咳嗽史,或孕后贪凉饮冷史。

2. **症状**    妊娠期间,咳嗽或久咳不已,或干咳无痰,口干咽燥,甚则痰中带血;或咳嗽痰多,胸闷气促,甚至喘不得卧。

3. **检查**    胸部 X 线检查有助于诊断,但 X 线对胎儿有影响,不宜在妊娠早期进行此项检查。

【鉴别诊断】

**抱儿痨**    抱儿痨患者孕前多有结核病史,临床表现为妊娠期间久咳不愈,精神倦怠,形体消瘦,潮热盗汗,痰中带血。可行结核菌素试验(即 PPD 试验)加以鉴别,必要时行胸部 X 线检查辅助诊断。

【治疗思路】

本病治疗重在治肺,兼顾及脾,以化痰止咳为主。因咳嗽发生于孕期,故尤需注意胎孕,应遵循治病与安胎并举的原则,不能过用降气、豁痰、滑利等可能伤胎的药物。若有胎动不安者,更应佐以固肾安胎。

【辨证施护】

（一）辨证要点

本病发生在妊娠期，以咳嗽为主症，根据咳嗽的特点、有无痰、痰的质地和颜色，以及病程长短等，结合全身症状及舌脉进行辨证。干咳无痰或少痰，日久不止，口燥咽干，甚或痰中带血者，属阴虚火旺；咳嗽痰多，胸闷气促，甚至喘不得卧者，为痰饮内停。

（二）证候分型

1. 阴虚肺燥

证候表现：妊娠期间，咳嗽不已，干咳无痰或少痰，甚或痰中带血；口干咽燥，失眠盗汗，手足心热；舌红，少苔，脉细滑数。

证候分析：素体阴虚，孕后阴血聚下养胎，则阴血愈亏，阴虚火旺，灼肺伤津，肺失濡养，肃降失职，故咳嗽不已，干咳无痰或少痰；肺络受损，则痰中带血；口干咽燥，失眠盗汗，手足心热；舌红少苔、脉细滑数均为阴虚内热之象。

护治法则：养阴润肺，止咳安胎。

代表方药：百合固金汤。

2. 脾虚痰饮

证候表现：妊娠期间，咳嗽痰多；胸闷气促，甚至喘不得卧，神疲纳呆；舌质淡胖，苔白腻，脉濡滑。

证候分析：素体脾虚，运化失职，水湿停聚，聚湿成痰，上逆犯肺，肺失肃降，故咳嗽痰多，胸闷气促，喘不得卧，神疲纳呆；舌质淡胖、苔白腻、脉濡滑均为痰饮内停之象。

护治法则：健脾除湿，化痰止咳。

代表方药：六君子汤。

（三）护理措施

1. 起居护理　保持室内空气流通、新鲜、湿润，可适当使用加湿器以增加房间内的空气湿度，有助于缓解咳嗽、喉咙痛、鼻腔干燥和其他不适。避免烟雾等刺激性气味诱发咳嗽，外出时宜佩戴口罩，尽量少去人群聚集的公共场所。避免风寒侵袭，预防感冒。注意休息，保证足够睡眠。

2. 病情观察　注意观察病情变化，如患者久咳不愈，形体消瘦，午后低热，痰中带血，应报告医生，排除肺结核（抱儿痨）一类疾病。观察咳嗽的特征，有痰无痰，痰的质地及颜色，并结合兼症及舌脉，辨别证候类型。观察病情的轻重变化，如患者出现体温升高、咳嗽加剧、咳痰增多等症状，需去医院就诊。本病如迁延不愈，可累及脾、肾，影响胞胎，甚或导致胎动不安、堕胎、小产之变，应嘱患者按期产前检查，自数胎动，监测胎心等，如出现阴道出血、腰腹坠痛等症状，及时就医。

3. 饮食护理　饮食宜清淡、有营养，多食有润肺止咳功效的食材，如梨粥、藕粥、荸荠等，多饮水。禁食辛辣温燥之品，戒烟、戒酒，禁食过甜、过咸、生冷及海鲜腥膻之品，以免诱发咳嗽。推荐以下食疗方。①海蜇荸荠汤：陈海蜇30g，鲜荸荠50g，煎汤频频饮之。②冰糖蜂蜜炖梨：将新鲜的梨去皮，剖开去核，加入适量冰糖，隔水蒸，食用时可加入适量蜂蜜。③白萝卜饴：将白萝卜切成1cm大的小丁，放入干燥、干净容器中，加满蜂蜜,盖紧,浸渍 3 天左右,渗出液放入冰箱保存。每次舀出少许加温开水饮用。④烤橘子:在橘子底部中心用筷子打一个洞,塞入少许盐,用锡箔纸包好后放入烤箱中烤 15～20 分钟,剥皮后趁热服用。这些食疗方均具有良好的止咳功效,适用于各型子嗽。

**4. 情志护理** 评估患者的情绪状态,给予适当的情志护理。对部分麻痹大意,不予重视的患者,应告知本病如不及时干预,亦有可能导致流产或小产等严重后果,使之积极配合治疗和护理。对因病程较久,产生焦虑、烦躁情绪的患者,可向其解释本病的发生与妊娠期间的特殊生理特点有关,不可操之过急,经过适当的治疗和护理,一般预后良好,对胎儿不会造成影响。

**5. 用药护理** 遵医嘱服药,自行购买的止咳糖浆等药物,需征询医生、药师的意见后,方能服用,亦不可因担心影响胎儿发育而讳疾忌医,拒绝服药。大部分治疗咳嗽的中药不会影响妊娠,反之,准确、安全的用药可以帮助患者及时控制病情,有利于妊娠的顺利进行。中药汤剂温凉服,以患者感到舒适为宜,汤药可缓慢入口,并在咽喉中停留一段时间,对缓解咽痒、咽干等咽喉部不适能起到较好的作用。

**6. 中医护理技术**

(1)毫针刺法:主穴取肺俞、太渊;风寒者加列缺、外关;风热者加大椎、曲池;燥热者加列缺、照海、太溪;阴虚者加肾俞、膏肓、太溪;痰湿者加足三里、丰隆;肺肾两虚者加肾俞、太溪、膏肓、气海俞、定喘。补虚泻实,虚者可加艾灸。

(2)耳穴压豆:取肝、神门、肺、气管,双耳交替进行,3～7 天更换一次;亦可行耳针,每穴中等刺激,留针 10～20 分钟,隔日 1 次。

(3)中药雾化吸入:咽喉部症状明显,或咳痰多而难以咳出的孕妇,可在医生指导下,选择对症的止咳中药,进行雾化吸入,可明显改善症状。

【健康教育】

1. 孕期注意休息,防寒保暖,避免感冒,少去人多嘈杂的公共场所。适当锻炼,增强体质。

2. 孕期饮食不宜过于滋腻、温燥,以甘润清补为宜,忌食或少食油炸、烧烤、辛辣、味厚之品。

3. 孕期如出现咳嗽,应及时就医,积极处理,不可麻痹大意。

4. 定期产科检查,以便了解胚胎发育情况并及时发现异常。学会自数胎动、听胎心等自我监测的方法。

附:病案举例

[病历摘要]

乔某,女,29 岁,公司职员,已婚。

主诉:停经 63 天,恶心呕吐 1 个月,加剧 1 周。

病史:患者停经 39 天时测尿 HCG 阳性,诊断为"早孕",之后时常出现恶心呕吐,以进食时为甚,曾于某医院静脉补液治疗,略有好转,停药后复发。现患者停经 63 天,近1周呕吐剧烈,甚则不能进食,呕吐物为黄绿苦水,恶闻食嗅,烦渴口苦,胸胁胀痛,嗳气吞酸,善太息,无腹痛,无阴道流血。月经13岁 $\dfrac{7}{25\sim27}$ 天,量中,无痛经史。28岁结婚,孕1产0流0。既往体健,否认重大疾病史,否认药物过敏史。

查体:神志清晰,精神尚可,面色尚润。舌淡红,苔微黄,脉弦滑。

妇科检查:未查。

理化检查:

①尿常规:酮体(+++),蛋白质(+)。②血常规:白细胞 $8.1\times10^9/L$,中性粒细胞百分比 72.1%,淋巴细胞百分比 18.2%,血红蛋白 135g/L,血小板 $189\times10^9/L$。③B超:宫内妊娠。

中医诊断:妊娠恶阻(肝胃不和证)。

西医诊断:妊娠剧吐。

[辨证施护]

**1. 辨病依据**　①主症:妊娠早期出现恶心呕吐,甚则食入即吐。②兼症:呕吐物为黄绿苦水,恶闻食嗅,烦渴口苦,胸胁胀痛,嗳气吞酸,善太息。③病史:妊娠63天,既往体健。④尿常规:酮体(+++),蛋白质(+);B超提示宫内早孕;舌淡红,苔薄黄,脉弦滑。根据病史、临床表现及检查诊为妊娠恶阻,肝胃不和证。

**2. 证候分析**　患者素体肝气偏旺,加之孕后阴血下聚以养胎,肝失血养,肝气不疏,肝脉挟胃贯膈,肝气上逆犯胃,则恶心呕逆;肝与胆相表里,肝逆则胆火亦随之上升而见呕吐酸苦水,烦渴口苦;肝气不疏,则两胁胀痛,嗳气叹息。舌淡红、苔微黄、脉弦滑皆为肝胃不和之象。

**3. 病证鉴别**　妊娠早期呕吐剧烈,食入即吐,可排除正常的早孕反应,应与葡萄胎以及妊娠合并消化系统炎症,如急性胃肠炎、胆囊炎、病毒性肝炎、阑尾炎等相鉴别。根据患者病史,早孕后出现恶心呕吐,既往无消化系统疾病病史,孕后亦无饮食不洁史,血常规检查无异常,未提示炎症反应,B超检查提示为正常宫内妊娠,因此,目前诊断妊娠恶阻无疑。下一步可行生化全套检查,以确定有无肝肾功能损害;行血电解质测定及血气分析,以判断有无电解质紊乱或合并代谢性酸中毒,并根据检测结果指导临床进行中西医结合治疗。

**4. 护治法则**　抑肝和胃,降逆止呕。

**5. 护理要点**

(1)病室环境清洁、安静,温度不宜过高,保持室内空气清新和卫生清洁,及时清除呕吐物,避免各种气味的刺激。

(2)做好口腔护理,每次呕吐后应用温开水或淡盐水漱口,以保持口腔清洁。

(3)密切观察病情进展,记录呕吐的次数,呕吐物的内容、颜色、量等,观察呕吐物、大便及腹部情况,必要时记录24小时出入量。观察是否出现腰腹酸痛、阴道出血等情况,防止出现胎漏、胎动不安、堕胎等。注意全身症状及小便情况,如发现精神萎靡、呼吸急促、反应迟钝、呕吐物混有血液、尿酮体阳性等酮症酸中毒的临床表现,应立即报告医生进行处理。

（4）饮食以软、烂、热、少渣、富营养、易消化、少食多餐为原则,切不可因惧怕呕吐而减少进食。忌生冷、肥甘、油腻、辛辣、煎炸、香燥、硬固食物,忌烟、酒、浓茶等刺激性食物。食疗以清肝和胃为原则,宜多食水果蔬菜,推荐药膳菊花茶、梅花粥、砂仁粥、竹茹粥等。

（5）肝胃不和证的发生及加重与情志失调有密切关系,应稳定患者情绪,消除各种不良因素刺激,避免紧张、激动、焦虑、忧愁等,减轻妊娠呕吐症状。

（6）汤药宜浓煎,少量频服,偏凉服用为佳。患者呕吐酸苦水,可在汤药中加入数滴鲜竹沥汁后再服用,也可于服药前后口含生姜片,减少呕恶而拒药。

（7）患者可用的中医护理技术。①穴位按摩:可交替按摩双侧内关和足三里,每穴每次按揉5～10分钟。②拔罐:可用负压罐吸附于中脘穴,10分钟后进食或服药,食后10～20分钟起罐,可减轻呕吐。③耳穴贴压:取穴肝、胃、脾、食道、贲门、神门及交感。

## 学习小结

**1. 学习内容**　见图8-2。

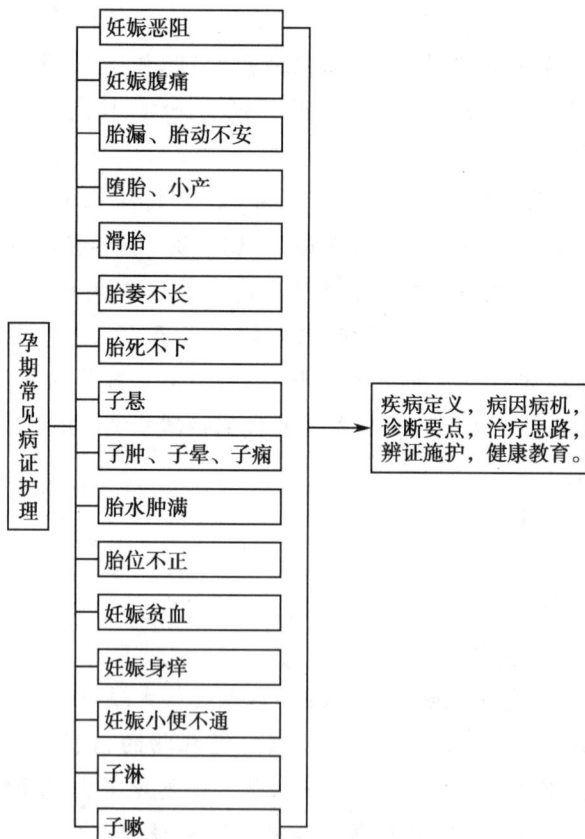

图8-2　妊娠期常见病证护理

2. **学习目标**　通过本章学习,理解妊娠期女性的生理特点及其与妊娠病发病的关系;识记妊娠恶阻、妊娠腹痛、胎漏、胎动不安、堕胎、小产、滑胎等妊娠期病证的定义、病因病机、辨证要点等;能够分析和理解各妊娠病的发病机制、证候特点和辨证施护要点。对于妊娠病中相互关联的疾病,如胎漏、胎动不安、堕胎、小产、滑胎、胎死不下和子肿、子晕、子痫等,归纳和比较其异同及联系,为临床综合、灵活地应用所学知识奠定基础。对于妊娠病中的危急重症,如子晕、子痫等,既要注重基础知识的掌握,也要融入西医急症的处理措施,结合案例的学习,提高综合分析、处理问题的能力。

## 复习思考题

1. 如何理解妊娠病的发病机制?试举例说明。

2. 妊娠期间出现阴道流血应考虑哪些情况?如何诊断与鉴别诊断?如何护理?

3. 妊娠期间如出现下肢肿胀、短气、头晕、尿频等情况,如何鉴别是妊娠期特殊现象还是异常的疾病表现?如何预防这些情况的发生?

# 第九章　分娩期常见病证护理

妊娠足月，出现分娩征兆至产程结束期间发生的与分娩有关的疾病，称为分娩期病证，又称"临产病"。

分娩期常见病证有气血失调难产、交骨不开难产、胎位异常难产、胎儿异常难产、胞衣先破、胞衣不下、产时晕厥、产时血崩、产时痫证、子死腹中等。本章着重论述产力异常难产、胞衣先破、胞衣不下的辨证施护。

分娩期病证的发病机制较为复杂，主要有先天不足，房事不节，损伤肾气；饮食失宜，劳逸过度，损伤脾气，中气不足；素性抑郁，情志不畅，气滞血瘀等，影响冲任、胞宫的功能，导致分娩期发生疾病。

分娩期病证具有显著特点：一是出现突然，来势急迫；二是处理不当，可危及母子性命。在临床上，通过产前检查可以在产前发现部分影响分娩的因素，如交骨不开（骨盆狭窄）、胎位异常、胎儿异常等，综合孕妇年龄、产次、健康状况等，确定分娩方式，以避免发生难产或其他危重情况。但有相当一部分分娩期病证，如胞衣先破、胞衣不下、产时晕厥、子死腹中等，是在生产过程中突然发生的，因此在临产时必须严密观察产程，发现异常及时采取应变措施。分娩期病证应以预防为主，早发现早处理，尤应注意产前检查，重视孕前调护。

分娩期病证的处理，除按中医辨证治疗、护理，给予补肾填精、健脾益气、疏肝理血、调理冲任等处理外，还应配合必要的手法或手术治疗。

## 第一节　难　产

妊娠足月临产时，胎儿不能顺利娩出，称为"难产"，又称"产难""乳难"。《神农本草经》载有治疗难产的药物。《诸病源候论》首先设"产难候"，阐述了各种难产的病因。《经效产宝》记载了"产难诸病方论"。《十产论》论述了各种异常胎位的助产方法。《保产要旨》中说："难产之故有八：有因子横、子逆而难产者；有因胞水沥干而难产者；有因女子矮小，或年长遣嫁，交骨不开而难产者……有因体肥脂厚，平素逸而难产者；有因子壮大而难产者；有因气虚不运而难产者。"西医学把难产的原因分为产力、产道、胎儿等因素，与中医古代的论述基本一致。《丹溪心法·产前》提出："难产，气血虚故也……亦有气血凝滞而不能转运者。"《景岳全书·妇人规》对难产的病因、预防和治疗亦有详细的论述。本节主要阐述产力异常所致之难产。产力异常可分为子宫收缩乏力、收缩不协调和收缩过强三种，导致产程延长的通常为前两种。

【病因病机】

难产的主要病机是气血失调,影响胞宫的正常活动,胎儿不能正常娩出。

1. **气血虚弱**　素体虚弱,气血不足;或临产用力过早,耗气伤力,不能促胎外出,或临产胞衣早破,浆干液枯,滞涩难产。

2. **气滞血瘀**　临产过度紧张,忧虑恐怖,或产前过度安逸,以致气不运行,血不流畅;或感受寒邪,寒凝血滞,气机不利。气血运行不畅,运胎障碍,以致难产。

【诊断要点】

1. **病史**　妊娠足月临产,但产程进展缓慢,甚至停滞。

2. **症状**　子宫收缩乏力者表现为临产后宫缩无力,持续时间短、间歇时间长;子宫收缩不协调者表现为持续腹痛,剧痛难忍,烦躁不安,精神疲惫。

3. **检查**　宫口不能如期扩张,胎先露不能如期下降。子宫收缩乏力者往往产程开始时子宫收缩正常,之后收缩转弱,子宫收缩时子宫壁不坚硬;子宫收缩不协调者,子宫收缩无规律,收缩时子宫壁坚硬,持续性腹痛拒按。

【鉴别诊断】

主要与产道异常、胎儿及胎位异常引起的难产相鉴别,可通过骨盆测量、B超检查等明确诊断。

【治疗思路】

难产重在预防。临产前通过产科检查及骨盆测量等,排除产道异常、胎儿及胎位异常。对产道异常、胎位异常、巨大胎儿或胎儿畸形等所致之难产,应按西医产科处理。子宫收缩乏力是产力异常中最常见的病因,早期发现、正确诊断,并及时准确处理,则有助于预防难产。在妊娠期,对气血或阴精不足者,给予益气血、养阴精的治法,并嘱其适量劳作以加强气血运行,勿贪卧喜睡或忧郁恼怒,以免气机郁滞,血涩不运。临产时指导产妇正确运用腹压,配合药物和针灸,产力多可恢复正常。中医治疗以调和气血为主,虚者补而调之,以补益气血为主;实者行而调之,以理气活血化瘀为主。补虚不宜过于滋腻,以防滞产;化瘀不宜过用攻破,以免耗气伤血,加重难产。

如采用药物或其他疗法治疗效果不佳,产程停滞无进展或胎心发生变化,则应根据宫口扩张及先露下降情况,及时进行手术助产或剖宫产,以保母子平安。

【辨证施护】

（一）辨证要点

难产有实有虚。虚者阵痛微弱,坠胀不甚,表现为宫缩时间短,间歇时间长,宫缩时腹部亦软,宫口不能如期扩张;实者阵痛剧烈,腹痛不已,表现为子宫收缩不协调,自觉宫缩很强,持续性疼痛,拒按。

（二）证候分型

1. **气血虚弱**

证候表现:临产后阵痛轻微,宫缩时间短,间歇时间长,产程进展缓慢;面色苍白,神疲肢软,心悸气短;舌淡,苔薄,脉大而虚或沉细而弱。

证候分析：气血虚弱，无力促胎外出，故阵痛轻微，宫缩力弱、持续时间短而间歇长，产程进展缓慢；气虚不能摄血则下血量多，血虚不能上荣，故面色无华；气虚中阳不振，则神疲肢软、心悸气短；舌淡苔薄、脉虚大或细弱均为气血不足之象。

护治法则：大补气血。

代表方药：蔡松汀难产方。

**2. 气滞血瘀**

证候表现：产时腰腹疼痛剧烈，按之痛甚，宫缩虽强但间歇不匀，久产不下；精神紧张，心情烦躁，胸闷脘胀，时欲呕恶，面色紫暗；舌暗红，苔薄白，脉弦大，至数不匀。

证候分析：气滞血瘀，气血运行受阻，胎儿欲娩不出，故腰腹疼痛剧烈，按之痛甚，久产不下；性素忧郁，临产精神紧张，气机不畅，气血紊乱，故宫缩不协调，心情烦躁；气血凝滞，气机不利，升降失调则胸闷呕恶；舌暗红、脉弦大至数不匀均为气滞血瘀之象。

护治法则：理气活血，化瘀催产。

代表方药：催生饮。

**（三）护理措施**

**1. 起居护理**　分娩前产妇应注意休息，充足睡眠。为孕产妇提供安静舒适、空气清新的病室。临产后产妇需保证休息，鼓励产妇描述对疼痛的感受，指导产妇使用腹部按摩、深呼吸、自我放松技巧等方法缓解分娩疼痛，以免影响休息及耗伤正气。鼓励产妇及时排便、排尿，每隔 2～4 小时嘱排尿 1 次，保持肠道及膀胱的空虚状态。无灌肠禁忌证者，于临产初期用温肥皂水灌肠，排除粪便及积气，减少污染及反射性刺激宫缩。分娩过程中应协助产妇擦汗、更衣、更换床单等，大小便后及时冲洗会阴，保持卫生，增加舒适感。

**2. 病情观察**　产前观察和评估产前检查的一般资料，了解产妇的身体发育状况、身高与骨盆测量值、胎儿大小与头盆关系等。加强产时监护，观察产妇的精神状态，以及进食、休息和排泄情况，重点监测宫缩、胎心，肛门检查了解产程进展，及时发现产程异常。定时测量产妇的血压、脉搏、呼吸、心率，观察产妇神志、皮肤弹性等特点。通过触摸产妇腹部及观察胎儿电子监护仪，判断宫缩乏力的类型。观察证候及舌脉表现，一般而言，协调性宫缩乏力多属气血虚弱，不协调性宫缩乏力多属气滞血瘀。根据分娩进展及胎儿表现等，及时调整护理计划，必要时须迅速做好剖宫产及新生儿抢救的准备。

**3. 饮食护理**　孕期指导孕妇合理膳食，多食鸡蛋、瘦肉、牛奶、大豆等优质蛋白含量高的食物，多食富含铁、钙、叶酸、维生素的食物，如动物肝脏、动物血、虾皮、菠菜、油菜、胡萝卜等。进入产程后，鼓励产妇在宫缩间隙期少量多次进食易消化、高热量的清淡饮食，注意摄入足够水分，摄入量不足者需静脉补液。

**4. 情志护理**　产妇的心理状态是直接影响子宫收缩的重要因素。护士应重视评估产妇的心理状况，鼓励产妇及家属表达出她们的担忧和不适感，及时给予解答和支持，并且鼓励家属为产妇提供心理支持。持续评估产程进展的同时，应将评估结果和相应护理计划告知产妇及家属，使产妇心中有数，增强对分娩的信心。

5. **用药护理**　中药汤剂温服,服后观察用药反应。临产后产妇亦可在宫缩间歇期小口啜饮中药汤剂,以补充水液,增强体力。必要时遵医嘱规范使用催产素或镇静剂等,开放静脉通路,做好剖宫产和新生儿抢救的准备。

6. **中医护理技术**

（1）针刺:气血虚弱证,取足三里、三阴交、复溜、至阴为主穴,精神疲惫者加关元、气海;心悸气短者加内关、太溪。手法用补法,可联合应用艾灸法。气滞血瘀证,取合谷、三阴交、独阴为主穴,腹痛剧烈者加太冲;胸胁胀满者加内关、肩井,手法用强刺激。

（2）耳针或耳穴压豆:取子宫、交感、皮质下、内分泌、肾、膀胱、神门等穴位。刺法为中等刺激,每隔3～5分钟捻转一次。如用王不留行籽耳穴贴压,需经常按压贴压穴位以加强刺激。

（3）穴位注射:取合谷、三阴交穴,注射维生素 $B_1$ 25～50mg。

（4）刺激乳头或人工破膜:刺激乳头可加强宫缩;宫颈扩张≥3cm,无头盆不称,胎头已衔接者,可行人工破膜。

【健康教育】

1. 难产重在预防,嘱孕妇定期产前检查,及时发现胎位不正、头盆不称等异常。

2. 加强产前宣教,使孕产妇认识到分娩是女性的正常生理过程,消除其思想顾虑和恐惧心理,避免因过度紧张而导致难产。

3. 产前应教会孕妇分娩时正确使用腹压的方法,以及深呼吸、按摩、转移注意力等减轻疼痛的技巧。

4. 分娩时鼓励产妇在宫缩间歇期充分休息,补充营养,进食高热量、易消化的饮食。

# 第二节　胞衣先破

妊娠足月,临产前或临产早期腹痛刚作,胞衣破裂,羊水外流,而胎儿久不产者,称为"胞衣先破",亦称"胞浆先破",俗称"沥浆生""沥胞生"。

胞衣先破与西医学的胎膜早破相近,但又不尽相同。中医学强调胞衣先破发生的时间是妊娠足月临产前或临产早期腹痛刚发作之时;西医学则认为临产前胎膜破裂即是胎膜早破,不必是妊娠足月,可发生于任何孕龄期。

本病始见于《产育宝庆集》:"多因坐草太早,努力太过,儿转未逮,或已破水,其血必干,致胎难转。"其后各家对本病的因机证治多有论述。《济阴纲目·临产门》:"或未产而水频下,此胞衣已破,血水先干,必有逆生难产之患。若胞衣破而不得分娩者,保生无忧散,以固其血,自然生息。"《景岳全书·妇人规》:"盖一有母质薄弱,胞衣不固,因儿转动,随触而破者,此气血之虚也;一有儿身未转,以坐草太早,用力太过,而胞先破者,此举动之伤也。若胞破久而水血干,产路涩而儿难下。"

西医学胎膜早破可参照本病辨证施护。

【病因病机】

1. **气血虚弱** 孕妇素体虚弱,气血不足,冲任气血衰少,胞宫失养,胞衣薄脆,儿身转动,触之而破。

2. **气滞血瘀** 素多忧郁,气机不利,冲任不畅,瘀滞胞宫,胞衣薄脆;或临产时用力过早、过猛而破;或检查不慎,损伤胞衣而破;或血瘀气逆,胎位不正,触破胞衣。

【诊断要点】

1. **病史** 孕37~40周,妊娠已足月,未进入产程或刚进入产程。

2. **症状** 孕妇突感较多液体自阴道流出,继之少量间断性排出。腹压增加时,如咳嗽、打喷嚏、负重等,羊水即流出。

3. **检查**

(1)产科检查:肛门检查时,触不到羊膜囊,如上推先露部,则可见到流液量增多。消毒后行阴道窥器检查,常可见少量液体从子宫颈口流出,或后穹隆有液体存留。

(2)实验室检查:取阴道后穹隆液体做涂片检查,如见到羊齿状或金鱼草样透明结晶及少许小十字形透明晶体,即为羊水。用 pH 试纸测试阴道液酸碱度,如为 7.0~7.5 则为羊水。用吸管吸出宫颈管中的液体涂于玻片上,在酒精灯上加热 10 分钟变成白色为羊水,变成褐色为宫颈黏液。

(3)B超检查:可发现羊水平段降低,甚至可见羊水过少情况。

【鉴别诊断】

胞衣先破时,羊水可一次大量排出,继以少量持续或间断排出。临证时应注意与尿失禁、阴道溢液区别。通过病史、产科检查及实验室检查等不难区别。

【治疗思路】

胞衣先破孕妇应住院,绝对卧床休息,以侧卧为宜,防止脐带脱垂,密切注意胎心变化。妊娠足月已临产,可令其自然分娩,有剖宫产指征者,可行剖宫产。妊娠足月,若未临产,又无感染症状,可观察 12~18 小时,如产程仍未发动,则宜引产或剖宫产。留观期间可予辨证治疗,治疗原则是补虚祛瘀,滑胎催产,促进胎儿娩出,同时注意防止邪毒感染。

【辨证施护】

(一)辨证要点

本病的辨证要点,一是辨是否临产,已临产者及早终止妊娠;未临产者,密切监测,给予辨证治疗。二是辨虚实,神疲乏力,心悸气短,脉虚大或细弱者为虚;烦躁不安,胸闷脘胀,舌暗,脉弦大或至数不匀者,为实。

(二)证候分型

1. **气血虚弱**

证候表现:临产前或刚临产,胞衣先破,羊水流出,产道干涩,腹不痛或阵痛微弱,产程过长,神疲乏力,心悸气短,面色苍白,舌淡,苔薄白,脉虚大或细弱。

证候分析:气血虚弱,冲任不足,胞宫失养,胞衣薄脆,故致临产前或刚临产,胞衣破裂,羊水减少,产道干涩;气血虚弱,冲任不足,胞宫失养,无力运胎,则阵痛微弱,产程延长；气虚中阳不振，则神疲乏力、气短；血虚心失所养，则心悸。舌淡苔薄、脉虚大或细弱为气血虚弱之征。

护治法则：补气养血，润胎催产。

代表方药：蔡松汀难产方。

**2. 气滞血瘀**

证候表现：临产前或刚临产，胞衣先破，羊水流出，产道干涩，阵痛难忍，产程过长，烦躁不安，胸闷脘胀，时欲呕恶，面色紫暗，舌暗红，苔薄白，脉弦大或至数不匀。

证候分析：冲任、胞宫瘀滞，胞衣薄脆，儿身转动，触破胞衣；羊水流尽，产道干涩；冲任不畅，胞宫瘀滞，故见阵痛难忍，产程过长。气滞血瘀，则见烦躁不安，胸闷脘胀，面色紫暗。舌暗红苔白，脉弦大或至数不匀等均为气滞血瘀之征。

护治法则：行气化瘀，滑胎催产。

代表方药：济生汤。

**（三）护理措施**

**1. 起居护理**　产妇在胎先露未衔接，阴道流液较多的情况下，必须绝对卧床休息，保持头低臀高位，以侧卧为主，防止脐带脱垂。孕期血液处于高凝状态，加上绝对卧床，易形成下肢深静脉血栓，可指导产妇在床上行踝泵运动，或进行下肢按摩、热水足浴等预防血栓形成。保持会阴清洁，每日会阴擦洗 2 次，臀下垫无菌巾。避免增加腹压的动作，如用力解大便、咳嗽等。

**2. 病情观察**　观察或评估胞衣破膜的经过及时间，阴道流液的量、色、质及有无腹痛。破膜后立即肛门检查或阴道检查，了解先露高低、宫口情况，以及有无脐带脱垂。密切监测孕产妇的生命体征，评估宫颈成熟度及产程进展情况，及时经胎心监护了解胎儿宫内情况。综合观察和评估孕产妇情况，选择适当的处理方法，做好护理配合。①经阴道分娩：妊娠 35 周后，胎肺成熟，宫颈成熟，无禁忌证者可引产；②剖宫产：胎头高浮，胎位异常，宫颈不成熟，胎肺成熟，有明显羊膜腔感染，伴有胎儿窘迫，抗感染同时行剖宫产手术终止妊娠，做好新生儿复苏准备。

**3. 饮食护理**　给予清淡、易消化的高营养、高蛋白、高维生素饮食，以便及时补充体力。还应多吃富含纤维素的水果、蔬菜等，预防便秘。

**4. 情志护理**　评估孕产妇的心理状况、认知程度，以及家庭支持情况，给予个体化的心理指导。向孕产妇讲解胞衣先破的知识及注意事项，及时将处理进展及胎儿情况告知孕产妇及其家属，使其树立信心，积极配合治疗和护理。

**5. 用药护理**　中药汤剂一般温服，服后观察药物反应。遵医嘱给予抗生素口服，用药前详细询问过敏史。如保胎期间使用盐酸利托君，告知孕妇出现心慌为正常现象，应在可耐受的情况下坚持用药。如使用硫酸镁滴注，需严密监测呼吸、膝反射及尿量等。

**6. 中医护理技术**　胞衣先破以预防为主，一旦发生，应尽力保证胎儿安全，并及时终止妊娠，可参考"难产"一节施以中医护理技术，辅助催产。

**【健康教育】**

1. 研究表明，胞衣先破可能与感染有关。故应加强孕前健康查体，若发现阴道炎、宫颈炎、性病等,需积极治疗,疾病控制后方可受孕。若已妊娠,应及早在孕早期规范处理。

2. 定期产前检查,有多胎妊娠、羊水过多等高危因素者更应加强监测。为孕妇讲解胞衣先破的影响,使孕妇重视妊娠期卫生保健,积极参与"孕妇学校"等活动,配合医疗护理工作。

3. 宫颈内口松弛者应卧床休息,并遵医嘱于妊娠14~16周行宫颈环扎术。胎位不正者宜在孕28周后采用膝胸卧位、艾灸等方法进行纠正。

4. 胞衣早破的发生可能与缺乏某些营养素有关,如铜、锌及维生素等,妊娠期间应加强营养。

5. 嘱孕妇妊娠后期禁止性生活,同时避免到拥挤的公共场所,以免腹部受到创伤而发生意外。教会孕妇自数胎动的方法及胎动正常范围,如有异常及时通知医护人员。

# 第三节　胞衣不下

胎儿娩出后,超过半个小时胎盘不能娩出者,称为"胞衣不下",又称"息胞"。胎衣又称"胞衣",即今之胎盘与胎膜的总称。若出现胞衣不下,易导致产科出血,临床应积极处理,或配合手法或手术治疗。

本病始见于《诸病源候论·胞衣不出候》:"有产儿下,苦胞衣不落者,世谓之息胞。"其后各家对本病的认识日趋完善。《产鉴·胞衣不下》:"妇人百病,莫甚于生产,临产莫重于催生,既产莫甚于胞衣不下。所以不下者母生讫血流入衣中,为血所胀,治之稍缓,胀满冲心,疼痛喘急,必致危殆,但逐去衣中之血,胀消自下。"《胎产秘书·胞衣不下》:"凡胞衣不下,由产母困倦,无力送胎衣;或停滞已久,外乘冷气,凝滞血道;或胎前素弱,血气枯涸,而衣遂停留。"

西医学之胎盘滞留可参照本病辨证施护。

【病因病机】

胞衣不下的发病机制,虚者是由于气血虚弱,胞宫活动力减弱,无力传送导致;实者由于血瘀阻滞,或寒凝血滞而发病。

1. **气虚**　产妇体质素弱,元气不足,或产程过长而耗伤气血,冲任虚衰,无力送出胎衣,而致胞衣不下。

2. **血瘀**　素体虚弱,气不运血,或素多忧郁,经脉失畅,均可导致瘀血内停,冲任不畅,瘀结胞中,胞衣阻滞,而胞衣不下。

3. **寒凝**　素体阳气不足,阴寒内盛,或产时调摄失宜,感受寒邪,以致寒凝而冲任瘀阻,气血凝滞,运行迟缓,而胞衣不下。

【诊断要点】

1. **病史**　在产程中,胎儿娩出半小时后,胎盘仍未娩出。

2. **症状**　常伴有大量外出血或大量内出血,内出血时子宫底升高。严重失血可导致心悸气短,面色苍白,肢冷汗出,脉微细欲绝。

3. **检查**　通过子宫按摩、阴道检查等，判断导致胞衣不下的原因，如胎盘剥离而滞留、胎盘嵌顿、胎盘粘连、植入胎盘等。必要时行 B 超检查，能够明确胎盘的形态、位置、完整度等。

【鉴别诊断】

准确判断胞衣不下的类型，以便采取不同的处理方法及时治疗，是本病诊治的关键。

1. **胎盘剥离而滞留**　表现为胎儿娩出后子宫底上升，倾向右侧，阴道流血，量或多或少，牵引脐带或压迫宫底均不见胎盘娩出。此时可导尿排空膀胱，按摩宫底使子宫收缩，将拇指放于子宫体前，其余四指放在子宫后方，沿产轴方向向下推压子宫，如胎盘即娩出，可据此明确诊断。

2. **胎盘嵌顿**　已剥离或部分剥离的胎盘阻滞于子宫收缩环的上部，无法娩出，称为胎盘嵌顿。行阴道检查时可发现脐带进入一孔内，容纳 1~2 指，有时紧裹脐带。处理时用阿托品 0.5mg 皮下注射，等待收缩环松弛后立即取出胎盘。

3. **胎盘粘连**　子宫内膜炎或蜕膜组织发育不良易导致胎盘部分或完全粘连，部分粘连时常可发生严重出血。处理时可徒手剥离胎盘。

4. **植入胎盘**　当徒手剥离胎盘有困难时，应考虑植入胎盘。处理原则为行子宫切除术，无出血者也可考虑保守治疗。

【治疗思路】

胞衣不下宜及时发现及时处理，如处理不当可导致阴道大量出血，产妇因血虚气脱而晕厥；或因失血过多，血室正开而致邪毒感染，发生产后发热、产后腹痛等病。胞衣不下的处理主要依靠手法和西药，必要时行手术治疗。保守治疗期间或预见性用药时适当配合中药，可提高疗效。中医治疗原则以补气养血，温经行滞为主，使气充血足，寒散瘀祛则胞宫功能恢复，胎衣自下。慎用攻伐或凝滞之品，以免耗气滞血。此外，可以配合外治法，以辅助内服药之不足。

【辨证施护】

（一）辨证要点

辨证主要依据阴道出血的量、色、质等，以及结合全身脉证辨别虚实。虚者流血量多、色淡，少腹微胀，按之不痛，并伴有气血虚弱症状；实者流血量少、色暗，腹痛拒按，或出现寒凝气滞的全身症状。

（二）证候分型

1. **气虚**

证候表现：产儿后胞衣不下，少腹微胀，按之不痛而有硬块，阴道流血量多、色淡，或有血块，面色㿠白，头晕心悸，气短神疲；舌淡，苔薄，脉缓弱。

证候分析：产妇素体虚弱，产后中气更虚，冲任虚衰，无力运胞外出，故胞衣不下；气虚下陷，故小腹坠胀；气虚胞宫缩复无力，故小腹有硬块；气虚不能摄血，故阴道流血量多；血失气化，故色淡；气虚运血无力，血行迟滞而有血块；气虚中阳不振，故气短神疲；清阳不升，则面色㿠白，头晕心悸。舌淡苔薄、脉缓弱均为气虚之征。

护治法则：补气养血，理气下胞。

代表方药：生化加参汤。

### 2. 血瘀

证候表现：产儿后胞衣不下，小腹疼痛，有包块拒按，阴道出血量多，色暗有块，血块下后痛减；舌紫暗，或有瘀斑瘀点，苔薄，脉弦涩有力。

证候分析：冲任不畅，胞宫瘀血阻滞，故胞衣不下；瘀血内停，故小腹疼痛，有块拒按；瘀血阻滞，血不归经，则阴道出血量多，色暗有块；血块下后瘀滞稍通，故使痛减。舌紫暗或有瘀斑瘀点、脉弦涩有力均为血瘀之征。

护治法则：活血化瘀，通利下胞。

代表方药：牛膝汤。

### 3. 寒凝

证候表现：产儿后胞衣不下，小腹冷痛，有包块拒按，得温痛减，阴道流血量少，色暗红，面色青白，形寒肢冷；舌暗苔白，脉沉紧。

证候分析：寒凝冲任，胞宫瘀滞，故使胞衣不下，小腹冷痛，有包块拒按；得温则瘀滞稍通，故使痛减；血为寒凝，故阴道流血量少，血色暗红；寒伤阳气，则形寒肢冷，面色青白。舌暗苔白、脉沉紧均为血寒之征。

护治法则：温经行滞，活血下胞。

代表方药：八味黑神散。

### （三）护理措施

**1. 起居护理** 产房温暖，湿度适宜，安静无噪声。为产妇擦汗更衣，及时更换床单及会阴垫，大小便后及时会阴冲洗，保持清洁卫生，增进产妇的舒适感。必要时给予产妇吸氧。

**2. 病情观察** 胎儿娩出后，继续观察子宫收缩的强度、频率，尤其需观察有无胎盘剥离的征象，如宫体变硬呈球形、脐带自行延长不再回缩等。注意评估阴道流血的时间、颜色和量等，常用的评估方法有称重法、容积法和面积法。观察宫体和阴道流血情况，以及全身脉症，判断产妇的证型，小腹胀痛不甚，阴道流血量多、色淡，舌淡脉缓弱者，多为气虚；小腹疼痛拒按，阴道出血色暗有块，块下痛减，舌紫暗有瘀斑瘀点，脉弦涩有力者，多为血瘀；小腹冷痛拒按，得温痛减，阴道流血量少色暗，形寒肢冷，舌暗苔白，脉沉紧者，多为寒凝。胎盘娩出后，观察胎盘胎膜是否完整，有无胎盘小叶或胎膜残留等。整个第三产程过程中，观察产妇的生命体征，以及是否有头晕眼花、面色苍白、皮肤湿冷、精神恍惚等表现，防止产妇发生气脱晕厥等危候。

**3. 饮食护理** 产妇在第一第二产程中耗气伤血，体力消耗巨大，加之胞衣较长时间的滞留，加重体能耗伤。因此，应为产妇提供高热量、易消化、清淡的食物，如牛奶、巧克力、藕粉、香蕉、坚果等，注意补充足够的水分，必要时静脉补液支持。

**4. 情志护理** 产妇及家属会因不了解病情，产程过长，担心切除子宫等原因，产生恐惧和焦虑的心理，医护人员应向其恰当地解释病情，讲解疾病的基本知识，介绍保守治疗而痊愈的病例，帮助产妇稳定情绪，树立信心。

5. **用药护理**　胞衣不下以预防为主，可以预见性地给予中药。中药汤剂温热服，可在产程中代替饮品小口啜饮。一旦发生胞衣不下，应建立静脉通道，遵医嘱补充血容量，预防失血性休克。根据具体情况，使用阿托品等药物，观察用药后反应。如产妇贫血严重，做好交叉配血及输血准备。

6. **中医护理技术**　针刺、艾灸等中医护理技术能够缩短第三产程，在胎儿娩出后即可使用恰当的中医护理技术促进胎盘排出。

（1）针灸法：气虚者取关元、三阴交、独阴等穴，针刺补法，并灸；血瘀者取中极、气海、合谷、三阴交、肩井、独阴等穴，针刺泻法，并灸；寒凝者宜重灸气海、中极。亦可不论证型，神阙穴隔盐灸3～7壮；或悬灸至阴、中极、肩井穴；或取脐下四寸，先针后灸。

（2）电针法：取穴合谷、三阴交，针刺得气后，通电30分钟。

（3）外治法：用蓖麻仁30～50g，捣乱如泥，贴敷于产妇足心涌泉穴。因寒凝血滞，胞衣不下者，用艾叶炒热敷熨少腹。

【健康教育】

1. 胞衣不下与多次人工流产、引产及剖宫产可能存在相关性。因此，需要指导育龄期女性正确避孕，做好计划生育，避免多次人流、刮宫或引产等。

2. 患者出院后应禁止性生活1个月，避孕6个月，1个月后复查。

3. 指导产妇学会观察阴道出血的量、色、气味等，如出现阴道异常出血或分泌物异常，及时就诊。注意外阴卫生，使用消毒卫生垫。2个月内避免重体力劳动和从事增加盆腔充血的活动，如久坐、久立等。

## 附：病案举例

[病历摘要]

李某，28岁，已婚，教师。2021年2月22日就诊。

主诉：停经38⁺⁶周，阴道流出较多澄清液体2小时。

病史：产妇平素月经周期规则，末次月经2020年5月23日，于停经40天时自查尿妊娠试验（＋）。停经后早孕反应较为明显，影响进食。孕期规范产检，无异常发现，孕4个月末自觉胎动。产妇今日下午无明显诱因出现阴道流水，量较多，无味，质稀色清，未见血性分泌物，无腹痛，无头晕眼花，无抽搐等，自觉胎动正常，遂至我院就诊，收治入院。现症见阴道偶有少量流水，倦怠乏力，面色苍白，食少纳呆，小腹有胀感，无明显腹痛。月经13岁初潮，周期规则，30～35天一行，经期5～6天，量中，无痛经。26岁结婚，配偶体健，孕2产0流1，婚后半年曾妊娠1次，因误服有害胎儿的药物而行人工流产术终止妊娠。既往体健，否认重大疾病史，否认药物过敏史。

查体：神志清晰，精神疲软，面色苍白。体温36.7℃，脉搏90次/min，呼吸18次/min，血压126/65mmHg，心肺听诊正常，腹部隆起，肝脾未及，双下肢无水肿。舌淡，苔薄，脉缓弱。

产科检查：宫高34cm，腹围95cm，胎位枕左前位，胎心率148次/min，腹软，未扪及宫缩。骨盆外测量正常。肛查：宫口未开，胎先露S-3，胎膜已破，宫颈评分4分。

理化检查：2021年2月22日B超示宫内妊娠单活胎，脐动脉血流频谱测值正常，羊水段下降，胎盘Ⅲ度钙化，胎儿生物物理评分7分。

中医诊断：胞衣先破（气血虚弱证）；

西医诊断：①宫内妊娠38$^{+6}$周单活胎枕左前位；②胎膜早破。

[辨证施护]

1. **辨病依据**　①主症：妊娠足月，阴道流水，量较多，质稀色清。②兼症：倦怠乏力，面色苍白，食少纳呆，小腹有胀感，无腹痛、头晕眼花、抽搐等。③病史：孕2产0流1，1年半前行人工流产术。此次妊娠早孕反应明显，进食较少。④检查：产科检查示胎儿成熟，胎位枕左前位，胎膜已破，宫口未开，余无殊。B超示宫内妊娠单活胎，羊水段下降。舌淡，苔薄，脉缓弱。根据病史、临床表现及检查诊为胞衣先破，气血虚弱证。

2. **证候分析**　产妇1年半前行人流术，加之孕期纳食少，导致气血不足，冲任气血衰少，胞宫失养，胞衣薄脆，儿身转动，触之而破，羊水流出。气血虚弱，机体失养，则倦怠乏力、面色苍白。舌淡，苔薄，脉缓弱，为气血虚弱之征。

3. **病证鉴别**　胎儿已足月，产妇突感较多液体从阴道流出，质稀色清无味，临证时应注意与尿失禁、阴道溢液区别。通过病史、产科检查及实验室检查等不难区别，诊为胞衣先破无疑。胞衣先破，应立即判断胎儿情况、是否临产，以及是否具备阴道分娩条件等。目前，根据临床表现及各项检查提示，胎儿发育成熟，宫内情况尚可；产妇骨盆情况良好，胎先露已下降，但尚无规律宫缩，宫口未开，产妇尚未临产。

4. **护治法则**　补气养血，润胎催产。

5. **护理要点**

（1）绝对卧床休息，保持头低臀高位，以侧卧为主，防止脐带脱垂。指导产妇在床上行踝泵运动、按摩下肢以预防血栓形成。保持会阴清洁，避免用力解大便、咳嗽等增加腹压的动作。

（2）密切监测生命体征，评估宫颈成熟度及产程进展情况，及时经胎心监护了解胎儿宫内情况。阴道引产的同时做好剖宫产准备，一旦发现胎儿宫内缺氧、羊水浑浊等情况时，可行剖宫产术终止妊娠。

（3）给予清淡、易消化的高营养、高蛋白、高维生素饮食，以便及时补充体力。还应多吃富含纤维素的水果、蔬菜等，预防便秘。

（4）随时关注产妇的心理情况，给予鼓励和安慰，及时答疑解惑，并将处理进展及胎儿情况告知孕产妇及其家属，使其树立信心，积极配合治疗和护理。

（5）中药汤剂温服，服后观察药物反应。遵医嘱使用西药时，需特别注意药物副反应的观察和处理。

（6）采用中医护理技术补益气血，扶正助产。待产时可采用耳穴压豆和穴位注射法。①耳穴压豆：取穴子宫、交感、皮质下、内分泌、肾、膀胱、神门等穴位。经常按压贴压穴位以加强刺激。②穴位注射：取合谷、三阴交穴，注射维生素B$_1$25～50mg，每日

1次。临产后宜用针刺法,选穴足三里、太白、合谷、关元、三阴交,均用泻法;复溜、肝俞、肾俞,用平补平泻法;至阴,用泻法,留针15～30分钟。

## 学习小结

1. **学习内容**　见图9-1。

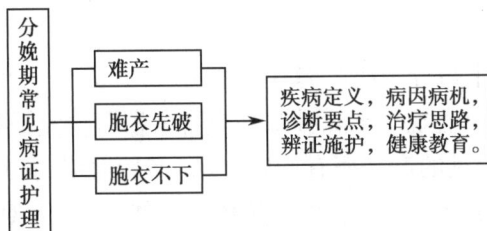

图 9-1　分娩期常见病证护理

2. **学习目标**　充分理解分娩期病证来势急迫、常可危及母婴生命的特点,扎实掌握病证的基本知识,如难产、胞衣先破、胞衣不下等的定义、病因病机、证候特点、辨证要点等,并结合现代产科的临床思路和技术,理解中西医结合的处理方案,运用中医护理措施,尤其是中医护理技术,为临证综合地运用所学知识提升产妇分娩结局和分娩体验奠定基础。

**复习思考题**

1. 中医护理在产科中的特色和优势是什么? 如何发挥这种特色?

2. 为什么中医认为气血失调难产、胞衣不下、胞衣先破,在发病机制、辨证施护等多方面均有类似之处? 在临证时有何联系和区别?

产妇在产褥期内发生与分娩或产褥有关的疾病,称为"产后病"。

产褥期是指产妇从胎盘娩出至除乳腺外全身各器官恢复或接近正常未孕状态所需的时间,一般为6周。常见的产后病有产后血晕、产后血崩、产后痉证、产后发热、产后身痛、恶露不绝、产后小便不通、产后小便频数与失禁、产后大便难、缺乳、乳汁自出等。上述诸病多数发生在"新产后",目前根据临床实际,将产后7天以内称为"新产后"。

产后病的发病机制可以概括为三个方面:一是失血过多,亡血伤津,虚阳浮散,或血虚火动,易致产后血晕、产后痉证、产后发热、产后大便难等;二是瘀血内阻,气机不利,血行不畅,或气机逆乱,可致产后血晕、产后腹痛、产后发热、产后身痛、恶露不绝等;三是外感六淫或饮食房劳所伤等,导致产后腹痛、产后痉证、产后发热、产后身痛、恶露不绝等。总之,产后脏腑伤动,百节空虚,腠理不实,卫表不固,摄生稍有不慎便可发生各种产后疾病。

产后疾病的诊断在运用四诊的基础上,还须根据新产的特点,注意"三审",即先审小腹痛与不痛,以辨有无恶露的停滞;次审大便通与不通,以验津液之盛衰;三审乳汁的行与不行,以及饮食之多少,以察胃气的强弱。同时,参以脉证及产妇体质,运用八纲辨证方法进行综合分析,才能作出正确的诊断。在古代医籍中,对新产疾病颇为重视,不但论述了亡血伤津的情况下产生的"新产三病",即《金匮要略·妇人产后病脉证治》云:"新产妇人有三病,一者病痉,二者病郁冒,三者大便难",而且指出了急重症"三冲""三急"的危害性,如《张氏医通》所论的"三冲",即冲心、冲肺、冲胃。其临床表现:冲心者,心中烦躁,卧起不安,甚则神志不清,语言颠倒;冲肺者,气急,喘满,汗出,甚则咳血;冲胃者,腹满胀痛,呕吐,烦乱。张氏还指出,"大抵冲心者,十难救一;冲胃者,五死五生;冲肺者,十全一二"。该书又提出产后"三急"曰:"产后诸病,惟呕吐、盗汗、泄泻为急,三者并见必危。"

产后病的处理应根据亡血伤津、瘀血内阻、多虚多瘀的特点,本着"勿拘于产后,亦勿忘于产后"的原则,结合病情进行辨证治疗和护理。《景岳全书·妇人规》说:"产后气血俱去,诚多虚证。然有虚者,有不虚者,有全实者,凡此三者,但当随证随人,辨其虚实,以常法治疗,不得执有成心,概行大补,以致助邪。"即产后多虚应以大补气血为主,但其用药须防滞邪、助邪之弊;产后多瘀,当以活血行瘀之法,然产后之活血化瘀,又须佐以养血,使祛邪而不伤正,化瘀而不伤血。同时,应掌握产后用药"三禁",即禁大汗,以防亡阳;禁峻下,以防亡阴;禁通利小便,以防亡津液。此外,对产后急危重症如产后血晕、产后血崩、产后痉证、产后发热等,须及时明确诊断,必要时中西医结合救治。

# 第一节　产后发热

产褥期内，出现发热持续不退，或突然高热寒战，并伴有其他症状者，称为"产后发热"。若产后 1～2 天内，由于阴血骤虚，营卫失调，轻微发热而不兼其他症状，属生理性发热，多能自行缓解；或产后 3～4 天内，泌乳期间有低热，俗称"蒸乳"，亦不属病理范围。

本病最早见于《素问·通评虚实论》，"帝曰：乳子而病热，脉悬小者何如？岐伯曰：手足温则生，寒则死。"汉代《金匮要略·妇人产后病脉证治》指出其症有"头微痛，恶寒，时时有热"等，可予"阳旦汤"。后世医家对本病亦多有论述，隋代《诸病源候论》列"产后虚热候"及"产后寒热候"，指出本病有外感发热和内伤发热之分。唐代《千金翼方》记载了 5 首治疗产后烦热的方剂。宋代《妇人大全良方》首次提出"产后发热"之病名。《陈素庵妇科补解》则将产后发热按总论、外因、内因进行论述。历代医家对本病的病因病机、辨证护治不断充实完善，阐述深入，认识到本病的感染邪毒证病情严重，传变迅速，应属温热病范畴。

本病以产后发热持续不退，且伴有小腹疼痛或恶露异常为特点，严重者常可危及产妇生命，应予高度重视。

西医学的产褥感染、产褥中暑，以及产褥期上呼吸道感染等可参照本病辨证施护。

【病因病机】

在产后多虚多瘀的基础上，或感染邪毒，入里化热；或外邪袭表，营卫不和；或阴血骤虚，阳气外散；或败血停滞，营卫不通，均可导致本病的发生。本病常见的病因有感染邪毒、外感、血虚、血瘀。

1. **感染邪毒**　产时、产后胞脉空虚，元气受损，血室正开，若产时接生不慎，消毒不严，或产后护理不当，邪毒乘虚侵入，直犯冲任、胞宫，正邪相争而致发热。若邪毒炽盛，热入营血，逆传心包，则发为险证。

2. **外感**　新产体虚，百脉空虚，腠理不密，卫阳不固，风寒暑热之邪客于表，正邪相争，营卫不和而发热。

3. **血虚**　素体阴血不足，加之产时、产后失血过多，阴血骤虚，阴不敛阳，阳浮于外而发热。

4. **血瘀**　产后情志不遂，加之手术损伤，或产后血室正开，外感寒邪，或胞衣残留，致瘀阻冲任，败血停滞，阻碍气机，营卫不通，而致发热。

【诊断要点】

1. **病史**　患者多有孕晚期或产后房事不节，或产时接生不慎，或有早破水、产程过长、失血过多、产道损伤、胎盘、胎膜残留等病史；或素体虚弱，有贫血、营养不良，以及妊娠高血压疾病等病史；或产时、产后不慎感受风寒；或素性抑郁，有产后情志不畅史。

2. **症状**　产褥期内，尤其是新产后出现发热。临床常见持续发热，或突然寒战高热，或发热恶寒，或寒热时作，或低热缠绵等。若产后 24 小时后至 10 天内出现 2 次体温≥38℃，多提示有产褥感染。除发热之外，还常伴有恶露异常和小腹疼痛。

3. 检查

（1）产科检查及体格检查：患者常呈痛苦面容，体温升高，可伴有腹部压痛及反跳痛。发生产褥感染时，通过产科检查可判断感染部位。会阴感染可见局部红肿、压痛、伤口裂开；阴道、宫颈感染时，黏膜充血、溃疡，脓性分泌物增多；宫体或盆腔感染时，子宫大而软，复旧不良，或宫旁组织增厚，或可触及包块，分泌物进一步增多，触痛明显，甚至出现下腹明显压痛、反跳痛、肌紧张。

（2）实验室检查：血常规检查，白细胞总数及中性粒细胞比例升高；宫腔分泌物的培养或血培养可确定产褥感染的病原菌，还可进行药敏试验。

（3）辅助检查：盆腔 B 超检查见盆腔有液性暗区，提示有炎症或脓肿。CT、磁共振等检测能对感染形成的包块、脓肿及静脉血栓的定位和定性进行协助诊断。

【鉴别诊断】

1. **产后淋证** 主要表现为尿频、尿急、尿痛，可有发热，或伴小腹疼痛等症，尿常规检查可见红细胞、白细胞。

2. **产后乳痈** 乳痈发热乃因乳脉瘀阻，乳汁蕴积而致，临床表现为乳房局部红肿热痛，或有硬块，甚至破溃化脓，可触及腋下肿大压痛的淋巴结。

3. **产后痢疾** 临床表现为大便次数增多，里急后重，脓血便，可有腹痛、肛门灼热等。大便常规检查可见红细胞、白细胞或脓细胞。

4. **蒸乳发热** 发生于产后 3～4 天，乳房胀硬，乳汁未下，或下亦甚少，间有低热，俗称"蒸乳"。当乳汁通畅后，其热自除，属生理现象，不作病论。

【治疗思路】

本病的治疗需时时兼顾产后"多虚多瘀"的特点，以调气血、和营卫为治疗原则。补虚不忘除瘀，祛瘀须防伤正。用药须注意清热勿过于苦寒，疏风勿过于发散，化瘀勿过于攻破，"中病即止"。其中的感染邪毒证，相当于西医的产褥感染，是产科危急重症，临床变化迅速，是导致产妇死亡的四大原因之一，须中西医结合及时诊治。

【辨证施护】

（一）辨证要点

根据发热的特点，恶露的量、色、质、味及腹痛的性质，以及兼症、舌脉，辨其虚实。感染邪毒者多高热寒战，恶露臭秽，小腹疼痛拒按，心烦口渴，舌红，苔黄，脉数有力；外感发热者多恶寒发热，身痛流涕，苔薄白，脉浮；血虚者多产后失血过多，低热不退，恶露量少，色淡质稀，腹痛绵绵，舌淡，苔薄白，脉细数；血瘀者多寒热时作，恶露量少，色紫暗有血块，小腹疼痛拒按，舌紫暗，脉弦涩。

（二）证候分型

1. **感染邪毒**

证候表现：产后高热寒战，壮热不退，恶露或多或少，色紫暗如败酱，或如脓血，气臭秽；小腹痛拒按，心烦口渴，尿少色黄，大便燥结；舌红，苔黄，脉弦数。

证候分析：新产血室正开，胞脉空虚，邪毒乘虚直犯胞宫，正邪交争急剧，故高热寒战，壮热不退；邪毒与血相搏，瘀血互结于胞中，胞脉痹阻，故恶露排出不畅，小腹疼痛拒按；热毒熏蒸，故恶露色如败酱，或如脓血，气臭秽；热扰心神故心烦；热伤津液则口渴，尿少色黄，大便燥结；舌、脉表现均为邪毒内燔之征。

护治法则：清热解毒，凉血化瘀。

代表方药：五味消毒饮合失笑散。

### 2. 外感

证候表现：产后恶寒发热，头痛无汗，肢体酸痛，鼻塞流涕，咳嗽；舌苔薄白，脉浮紧。

证候分析：产后元气虚弱，卫阳不固，风寒袭表，正邪交争，则恶寒发热；风寒束表则无汗；风寒客于太阳经脉，故肢体酸痛；肺气失宣则鼻流清涕，咳嗽；苔薄白、脉浮紧为风寒袭表之征。

护治法则：养血疏风。

代表方药：荆防四物汤。

### 3. 血虚

证候表现：产后低热不退，动则自汗出；恶露量少，色淡质稀，小腹绵绵作痛，头晕眼花，心悸失眠；舌淡红，脉细弱。

证候分析：产时产后失血伤津，阴血骤虚，阴不敛阳，虚阳外浮，故低热缠绵，自汗；血虚冲任不足，胞脉失养，故恶露量少，色淡质稀，腹痛绵绵；血虚不能上荣清窍，故头晕眼花；血虚，心神失养，故心悸失眠；舌淡红、脉细弱均为血虚之征。

护治法则：补血益气。

代表方药：八珍汤。

### 4. 血瘀

证候表现：产后寒热时作，恶露不下或下亦甚少，色紫暗有块；小腹疼痛拒按，块下痛减，口干不欲饮；舌质紫暗或有瘀点，脉弦数或涩。

证候分析：新产后恶露排出不畅，瘀血内停，营卫失调，则寒热时作；瘀血阻滞胞中，不通则痛，故恶露紫暗有块，小腹疼痛拒按；舌脉均为血瘀之征。

护治法则：活血化瘀，和营除热。

代表方药：生化汤。

### （三）护理措施

**1. 起居护理**　　发热期间卧床休息，保证充足睡眠。室内空气流通，气温不宜过高，宜控制在25℃以下，但需注意保暖，尤其应避免直接吹风，以防风寒邪气乘虚而入。协助并鼓励产妇做好口腔及全身皮肤的护理，使其清洁舒适。出汗多者，应及时用干毛巾或温水擦身，并勤换内衣及床单，保持床铺的清洁干燥。注意保持外阴清洁，每日用温水或1∶5000高锰酸钾溶液清洗外阴部，以防逆行感染发生。发热超过38℃者，应暂停哺乳，并定时吸空乳汁，擦洗乳头，保持乳头卫生。

**2. 病情观察**

（1）注意观察产妇生命体征的变化，密切监测体温变化，感染发热患者应每日测量体温4次，高热时每4小时测1次，中暑降温过程中需每隔15～30分钟测量1次体温。体温过高者可行物理降温，可以拿温水擦拭手心、脚心、背部等易于散热的部位。

（2）观察产妇恶露变化（包括量、颜色、性状与气味）、子宫复旧、腹部及会阴切口愈合情况，有无下肢持续性疼痛、水肿、局部压痛等；对产褥期乳腺炎患者，应注意乳头有无皲裂，乳汁分泌是否正常，乳头或乳晕及其周围皮肤有无红、肿、热、痛和血性或脓性分泌物。

（3）产褥中暑者，注意观察其出汗、尿量及神经反射等。

（4）若出现神昏谵语，面色苍白，四肢厥冷，脉微而数等热厥之象，应立即报告医生，做好抢救准备工作。

**3. 饮食护理**　患者宜多饮温水，必要时遵医嘱给予静脉补液，以防因发热汗多而导致脱水。食用易消化而富含营养之品，高热时要食用流质或半流质食物，忌食辛辣、油腻、黏滑之品。热病初愈，饮食仍宜稀软清淡，逐渐恢复正常饮食，切不可过量饮食，以防"食复"。

**4. 情志护理**　加强情志护理，表示理解，给予适当安慰，使产妇保持心情舒畅，以防肝气郁结而致瘀血内停。

**5. 用药护理**　无明显邪毒感染的产后发热最宜应用中药调理，嘱产妇遵医嘱服药，不可随意停药或私自服药抗生素、退烧药。保持大便通畅有利于退热，可每日晨起饮蜂蜜水一杯，大便干燥者服麻仁润肠丸，以润肠通便。

**6. 中医护理技术**

（1）针灸：主穴取中极、次髎、大椎；外感者加风池、合谷，血虚阳浮加足三里、三阴交，伤食加脾俞、中脘。

（2）敷贴：桂枝、白薇、竹叶、山栀、黄连、黄芩、丹参等中药共研粗末，加热后温度适宜时敷于脐部及双侧涌泉穴，每日1换。

（3）足浴：老茅草叶、石菖蒲、陈艾叶各适量，清水中浸泡10～20分钟，水煎去渣取液，放入浴盆，温度适宜时足浴，每日2次，每次20～30分钟，每次1剂。

【健康教育】

1. 重视孕期保健，注意均衡营养，增强体质。

2. 加强孕期卫生宣传，预防邪毒感染引起产后发热。临产前2个月避免性生活及盆浴。及时治疗外阴阴道炎及宫颈炎等慢性疾病及并发症。产后取半卧位，有利于恶露排出。

3. 有异常分娩史者，如产道污染、产道手术、胎膜早破、产后出血等有感染可能者，可遵医嘱服用抗生素或清热解毒中药预防感染。

4. 产褥期应避风寒，慎起居，保持外阴清洁，严禁房事，以防外邪入侵。

# 第二节　产后恶露不绝

产后血性恶露持续10天以上者，称为"产后恶露不绝"，又称"产后恶露不止""恶露不尽"。

恶露指胎儿、胎盘娩出后，胞宫中遗留的余血浊液，随胞宫缩复而逐渐排出，总量约250～500ml。正常的恶露有血腥味,但无臭味,约3周干净。

本病首见于《金匮要略·妇人产后病脉证治》,称为"恶露不尽"。《诸病源候论》列"产后血露不尽候",归纳其病机为"风冷搏于血""虚损""内有瘀血"。唐代《外台秘要》载"恶露不绝"。《妇人大全良方》提出用牡蛎散、独圣汤等方药治之。《医宗金鉴·妇科心法要诀》提出根据恶露的颜色、形质、气味辨虚实的原则。

西医学产后子宫复旧不全、胎盘胎膜残留、晚期产后出血,以及人工流产、药物流产后阴道流血淋漓不净者,可参照本病辨证施护。

【病因病机】

产后恶露不绝的主要病机是胞宫藏泻失度,冲任不固,气血运行失常。

1. **气虚** 素体虚弱,正气不足,或孕期调摄不慎,或产时气随血耗,或产后过劳而损脾,中气虚陷,冲任不固,则恶露久下不止。

2. **血热** 素体阴虚,产时失血伤津,营阴更亏而虚火妄动;实热者或素体阳盛,产后过热过补,或因情志不畅,五志化火,或产时操作不洁,感染邪毒,致热扰冲任,迫血妄行,而恶露不止。

3. **血瘀** 多因产时产后胞宫、胞脉空虚,寒邪趁虚而入,寒凝血瘀;或七情内伤,气滞血瘀;或素有癥瘕,冲任瘀阻,新血不得归经,而恶露不止。

【诊断要点】

1. **病史** 素体虚弱,或气虚或阴虚,或素有癥瘕;产时感受寒邪,或操作不洁,或产后情志不遂;多产、滞产及流产病史;有胎盘胎膜残留、宫内感染、子宫复旧不全史。

2. **症状** 产后或人工终止妊娠后,血性恶露持续10天以上,并可伴有色、质、气味的异常;或伴有腹痛,出血多时,可合并贫血,重者可致虚脱血晕。

3. **检查**

(1)妇科检查:子宫复旧不良者,子宫较同期正常产褥子宫大而软,或有压痛。胎盘残留者,有时可见血块或组织物堵塞于宫口。同时应注意有无软产道损伤。

(2)实验室检查:血常规、凝血功能检测等,了解感染及贫血情况,除外凝血机制障碍。血HCG、尿HCG、血人胎盘催乳素(HPL)检测,有助于诊断胎盘残留、胎盘部位滋养细胞肿瘤。

(3)B超检查:了解宫腔内是否有残留组织,有无子宫黏膜下肌瘤,了解子宫切口愈合情况。

(4)诊断性刮宫:刮出物送病理检查,以确诊有无胎盘、胎膜残留,胎盘部位滋养细胞肿瘤。

【鉴别诊断】

1. **子宫肌瘤** 妊娠后肌瘤明显增大,分娩时可使子宫收缩乏力导致产程延长、产后出血,可通过盆腔B超辅助诊断。

2. **绒毛膜癌** 多继发于足月产或流产2～3个月后,表现为不规则的阴道出血,常伴贫血、水肿,有时可见咳血等转移症状,妇科检查子宫均匀增大或不规则增大,或见阴道紫蓝色结节,血HCG、HPL升高。盆腔B超、诊断性刮宫有助于确诊。

**3. 产后外伤出血** 产褥期性交或外伤史。妇科检查可见阴道或宫颈有裂伤。

**4. 凝血功能障碍** 有血小板减少症、再生障碍性贫血、白血病、重症肝炎等病史，多数在妊娠前即存在，可通过血液检查明确诊断。

【治疗思路】

治疗遵循虚者补之、热者清之、瘀者攻之的原则，随证加用相应的止血药，但不可轻用固涩之剂，以免留邪，变生他病。对于冲任损伤，余血未尽，新血不得归经而出血不止者，治疗应以排瘀为主；若出血日久，可适当酌加清热解毒之品，以防感染邪毒。此外，产后多虚，应注意扶正。经检查证实有胎盘、胎膜残留者，需及时行清宫术，并取刮出物做病理检查，以明确诊断。若产后出血持续时间长，量少而淋漓不尽者，排除其他病变外，应考虑滋养细胞肿瘤的可能，需进一步检查。

【辨证施护】

（一）辨证要点

主要根据恶露的量、色、质、气味等，结合全身症状及舌脉，辨其寒、热、虚、实。若恶露量多，色淡红，质清稀，无臭气者，多为气虚证；若量多，色红或红绛，质黏稠或有臭味者，多为血热证；若恶露量时多时少，色紫暗，时有血块，多为血瘀证。

（二）证候分型

**1. 气虚**

证候表现：产后恶露逾期不止，量多，色淡，质稀，无臭气；面色㿠白，神疲倦怠，气短懒言，小腹空坠；舌淡，苔薄白，脉缓弱。

证候分析：气虚血失统摄，故恶露逾期不止而量多，色淡质稀；气虚血少，不能荣于面，故见面色㿠白；中气不足，清阳不升，故小腹空坠，神疲倦怠，气短懒言；舌淡苔薄白、脉缓弱均为气血两亏之象。

护治法则：补气摄血固冲。

代表方药：补中益气汤。

**2. 血热**

证候表现：恶露逾期不止，量较多，色红或深红，质稠，或色如败酱，有臭味；面色潮红，口燥咽干，或有腹痛、便秘，或兼五心烦热；舌红，苔燥或少苔，脉滑数或细数。

证候分析：产后失血伤津，阴液亏耗，虚热内生，热扰冲任，迫血妄行，故恶露逾期不止，量较多，色深红质稠；热灼津液，故见五心烦热，口燥咽干，面色潮红，便秘；血热互结成瘀，日久化腐，气血瘀阻，不通则痛，故恶露色如败酱而臭秽，或兼腹痛；舌红、苔燥少苔、脉数为热盛阴伤之象。

护治法则：养阴清热止血。

代表方药：虚热证用两地汤合二至丸；实热证用保阴煎；肝郁化热用丹栀逍遥散。

**3. 血瘀**

证候表现：恶露过期不尽，量时多时少，淋漓涩滞，色紫暗有块；小腹疼痛拒按，块下痛减；舌紫暗，边尖有瘀斑瘀点，脉沉弦涩。

证候分析：瘀血阻滞胞宫，新血不得归经，故恶露延期不止；瘀血阻滞，气血不通，故恶露涩滞、紫暗有块,腹痛拒按;块下气血暂通,故疼痛减轻;舌紫暗,有瘀点、瘀斑,脉弦涩均为瘀血之象。

护治法则:活血化瘀止血。

代表方药:生化汤。

**（三）护理措施**

1. **起居护理**　病室环境整洁舒适,产后注意休息,适当活动。注意保暖,避免受寒,室内定时通风,但不可迎面吹风。加强会阴部护理,保持清洁干燥。

2. **病情观察**　观察恶露的量、色、质、味等情况,根据恶露的性状辨别寒热虚实。观察患者的面色、神情、体温、汗出、二便及舌象、脉象等,如出现下腹痛剧、发热及阴道流出物增多、臭秽等,应及时报告医生。若出现大出血,应做好输液、输血及刮宫手术的准备。

3. **饮食护理**　饮食宜营养丰富、易消化。避免辛辣刺激、油腻之品,忌烟酒、浓茶和咖啡。根据不同证型指导患者选择合适的饮食:气虚者多摄入益气健脾的食品,如瘦肉汤、鱼汤、鸡汤、鸽子汤、八宝粥等,可根据体质炖服人参、太子参、山药、黄芪等益气之品;血瘀者宜食活血化瘀之品,如山楂饮、三七炖鸡、当归鸽子汤、玫瑰花茶、桃仁煎等膳食,忌生冷;血热者宜食清热凉血之品,如绿豆、雪梨、西瓜、冬瓜等,忌食辛辣、煎炸、油腻之品。

4. **情志护理**　恶露不绝易使患者产生焦虑、抑郁等情绪,应多与患者交流,及时向患者解释疾病有关知识及防护措施,了解其生活起居、饮食、睡眠、情志等情况,解除思想顾虑,保持心情舒畅。

5. **用药护理**　按医嘱准确给药,观察药后效果和反应。气虚证者,汤药宜饭前空腹温服;血瘀证者,宜饭后温服;血热证者,宜饭后偏凉服。

6. **中医护理技术**　气虚者,可用艾条灸脾俞、胃俞、气海、关元、足三里等穴,以补益气血;或按揉脾俞、胃俞、关元等穴。血瘀腹痛者,可用艾条灸血海、三阴交、归来、子宫、中极等穴。发热者,用刮痧板刮拭膈俞至胆俞,或按摩合谷、大椎、曲池、外关、血海、三阴交等穴,或采用留罐法,拔吸膈俞、血海等处。

**【健康教育】**

1. 养成良好的生活习惯,生活起居有常。产褥期注意休息与保暖,避免过度劳累,不要汗出当风或涉雨着凉。产后未满 50 天禁止房事。恶露持续不净者,应注意阴部清洁,严禁盆浴,防止并发症。

2. 调畅情志,保持良好的心态,学会自我心理调节,避免不良情志刺激。

3. 加强营养,少食油腻及辛辣、刺激性食品。

4. 产后遵医嘱按时随诊,出现产后诸证应及时采取措施。

# 第三节　产后血晕

产妇分娩后,突然头晕眼花,不能坐起,或心胸满闷,恶心呕吐,或痰涌气急,心烦不安,甚则神昏口噤,昏不知人者,称"产后血晕",又称"产后血运"。

　　本病多发生在产后数小时内,临床有闭证、脱证之分。由产后大出血,致心神失养,或出血量少,致血瘀气逆,发为血晕,属急危重症之一。若救治不及时,往往危及产妇生命。

　　本病始见于隋代《诸病源候论·产后血运闷候》:"运闷之状,心烦气欲绝是也。亦有去血过多,亦有下血极少,皆令运。"唐代《经效产宝·产后血晕闷绝方论》首载血晕一词。明代《景岳全书·妇人规》指出本病有虚、实两端,虚者以独参汤急煎以治,实者宜失笑散治之。清代《傅青主女科·正产血晕不语》更提出,"急用银针刺其眉心,得血出则语矣。然后以人参一两煎汤灌之,无不生者"。

　　西医学之产后出血、妊娠合并心脏病、羊水栓塞等所导致的晕厥或休克,可参照本病辨证施护。

　　【病因病机】

　　产后血晕的主要病机有虚、实两端。虚者因阴血暴亡,血虚气脱,心神失养,实者因瘀血停滞,瘀阻气闭,扰乱心神。本病常由血虚气脱和瘀阻气闭所致。

　　1. **血虚气脱**　产妇素体虚弱,气血不足,复因产时失血过多,致气随血脱,阴脱阳浮,心神失养而见血晕之脱证。

　　2. **瘀阻气闭**　素体阳气不足,产后胞脉空虚,寒邪内侵,血为寒凝;或产时精神过度紧张,气滞血瘀;或因手术创伤,冲任瘀滞,致血阻气闭,蒙蔽心窍而见血晕之闭证。

　　【诊断要点】

　　1. **病史**　发病在分娩后数小时内。多胎妊娠、羊水过多、难产、急产、滞产或产时失血过多,有妊娠合并心脏病、妊娠期高血压疾病等病史,有助于诊断。或产时精神过度紧张,或素体气血虚弱,或阳气不足,或曾患慢性消耗性疾病等,亦可能是发病相关因素。

　　2. **症状**　胎儿娩出后24小时内,子宫出血量超过500ml;或产褥期内出现子宫大出血;或新产后恶露量排出很少,产妇突然出现头晕眼花,恶心呕吐,不能坐起,胸满喘促,痰壅气急,心悸愦闷,烦躁不安,严重者甚则昏不知人。

　　3. **检查**

　　(1)常规检查:体温、血压、呼吸、脉搏、意识状态及心电图、心肺功能检测等。

　　(2)产科检查:检查胎盘、胎膜是否完整,子宫收缩情况,软产道有无损伤,阴道出血情况(分娩后尤其在24小时内大量出血),或恶露情况。

　　(3)实验室检查:血常规、凝血酶原时间、纤维蛋白原定量、纤维蛋白降解产物、D-二聚体等凝血功能检测。

　　【鉴别诊断】

　　本病与产后郁冒、产后痉证、产后子痫均发生于新产之际,症急势危,同属产后危急重症,临证当以详辨。

　　1. **产后郁冒**　因产后亡血复汗,感寒而致,可发生于新产后及产褥期内,症较血晕轻。以头晕眼花,郁闷不舒,呕不能食,大便反坚,头汗出为主症,但神清,恶露正常。

　　2. **产后子痫**　以抽搐、昏迷为特征,产前有面目肢体水肿、眩晕、高血压、蛋白尿等妊娠期高血压疾病史,常于妊娠晚期、临产时或新产后突发眩晕倒仆,昏不知人,四肢抽搐,角弓反张,两目上视,牙关紧闭,须臾醒而复发,甚至昏迷不醒。但无阴道出血过多或恶露不下。

3. **产后痉证** 多由产时创伤,感染邪毒,或产后亡血伤津,筋脉失养所致,产后数日始发。以四肢抽搐,项背强直,甚则口噤,角弓反张,神志不清为主症。

【治疗思路】

产后血晕无论虚实都属危急重症,应予以高度重视,查明原因,积极进行中西医结合抢救,以免延误病情,危及产妇生命。对昏迷不醒的患者,无论脱证与闭证,均须先抗休克抢救,采用中西医结合方法积极迅速地针对病因进行治疗,同时预防感染。若出血难以控制,危及产妇生命,应行子宫次全切或子宫全切术。

中医治疗本病应本着"急则治其标,缓则治其本"的原则,急症处理主要采取西医抢救措施,可配合使用针灸或熏鼻法开窍醒神,待病情稳定后再根据病证分证论治,以益气固脱,行血逐瘀为治疗大法。本病常由产后出血导致,预防和避免产后出血是其关键。

【辨证施护】

(一)辨证要点

根据病史、晕厥的特点、恶露多少及全身证候等辨别虚实,分清脱证与闭证。虚者为脱证,多见于产时、产后大出血者,症见恶露量多,面色苍白,冷汗淋漓,心悸愦闷,甚则昏厥,目闭口开,手撒肢凉;实者为闭证,症见恶露量少或不下,面色紫暗,心腹胀痛,神昏口噤,两手握拳。临证时需配合实验室等各项检查,明确病因,分别处理。

(二)证候分型

1. **血虚气脱**

证候表现:产时或产后失血过多,突然头晕目眩,面色苍白,冷汗淋漓,心悸愦闷,重者昏不识人,眼闭口开,手撒肢冷;舌质淡,少苔,脉微欲绝或浮大而虚。

证候分析:产时或产后失血过多,冲任不固,血不养心,神明失守,故头晕目眩;气血大亏,心神失养,故心悸愦闷,甚则昏不识人;血虚不能上荣,故面色苍白,眼闭口开;气随血脱,阳气衰微,故手撒肢冷;营阴暴虚,阴不内守,虚阳外越,故冷汗淋漓;舌质淡少苔,脉微细欲绝,或浮大而虚,乃为血虚气脱之征。

护治法则:益气固脱。

代表方药:独参汤。

2. **瘀阻气闭**

证候表现:新产后恶露不下或下之甚少,小腹疼痛拒按,胸闷喘促,痰涌气急,恶心呕吐,神昏口噤,不省人事,两手握拳,牙关紧闭,面色青紫;唇舌紫暗,少苔,脉涩有力。

证候分析:产时精神过度紧张,气机郁滞,血行不畅,或产时感寒,余血浊液遇寒则凝滞,或手术创伤,瘀血浊液阻滞胞宫,以致恶露不下或量少;瘀血内阻,不通则痛,故少腹疼痛拒按;败血内停,上攻于心肺,故心下急满,气粗喘促,痰涌气急;神明乱,清窍闭则神昏口噤,不省人事;瘀血阻络,筋脉拘挛则两手握拳;面色青紫、唇舌紫暗、脉细涩为瘀阻气闭之征。

护治法则：行血逐瘀。

代表方药：夺命散。

**（三）护理措施**

1. **起居护理**　卧床休息，出血量多时，可暂时采取头低脚高位。注意保暖，切勿受凉。及时更换月经垫，保持外阴清洁。

2. **病情观察**　严密观察和记录出血量，分娩时或分娩后都需密切观察产妇血压、脉搏及全身情况，并重视其主诉。观察排尿情况，督促产妇排空小便，以免充盈的膀胱将子宫推向一侧，影响子宫收缩，引起产后出血。若尿少或尿闭，应及时报告医生处理，可针刺三阴交、关元穴，并让患者听滴水声，必要时可予导尿。若发现患者面色苍白，血压下降，呼吸急促、出冷汗、脉细等现象，应立即报告医生，并做好抢救准备。

3. **饮食护理**　血晕时一般禁食，病情稳定后可进食少量清淡饮食，如粥、红糖水、汤羹等，待病情好转后加强饮食调养，进食高蛋白、高热量、高维生素的易消化饮食。饮食宜温热服用，食材选择及烹饪应清淡不滋腻，以利患者消化吸收。可食桂圆莲子羹、乌鸡汤等，也可将黑木耳30g慢火煮炖，加入适量红糖，分次服用。鼓励患者多饮热水或服热饮料。

4. **情志护理**　医护人员需保持镇静，加强精神护理，积极疏导和劝解，保持患者情绪平稳，避免各种不良刺激，减轻患者的恐惧和紧张心理。

5. **用药护理**　及时备好抢救药品，遵医嘱用药。急救中药如独参汤需文火久煎、浓煎，根据病情需要不拘时服用，药后观察药效反应。切勿在昏迷中强灌中药，以免误吸进气管发生意外，必要时可鼻饲给药。

6. **中医护理技术**　分娩时子宫收缩乏力者，宜立即排空膀胱，按摩子宫，针刺三阴交、合谷、隐白等穴位。昏迷不醒者，可用针灸法或熏鼻法促其苏醒。①铁器烧红淬醋中，熏其鼻。②韭菜切细入瓶中，注入热醋，熏其鼻。③氨溶液近鼻，促其苏醒。④针灸：针刺印堂、水沟（人中）、涌泉穴，强刺激；虚者灸百会穴，以开窍宁神，回阳救逆。

**【健康教育】**

1. 督促孕妇规范产检，及时发现并处理妊娠期高血压疾病、多胎妊娠、羊水过多等高危妊娠，以预防本病的发生。

2. 在产妇分娩过程中，叮嘱产妇注意保暖，避免风寒，注意外阴部清洁卫生，帮助产妇避免情绪激动，并应注意产后饮食调摄，清除其他导致产后血晕的因素，确保产妇生命安全。

# 第四节　产后痉证

产褥期间，产妇突然四肢抽搐，项背强直，甚则口噤不开，角弓反张者，称为"产后痉证"，又称"产后病痉""产后痉风"等。

产后痉证属产后"三病"之一，可因阴血虚而发病，亦可因产创，感染邪毒而发病。

感染邪毒而痉者,为产后破伤风,是产后危急重症之一。

本病始见于《金匮要略》,"新产血虚,多汗出,喜中风,故令病痉"。此外,还指出产后血虚,汗出过多,风邪乘虚侵入是引起产后发痉的主要病因。《诸病源候论》设"产后中风痉候",《妇人大全良方》亦认为是"风邪所乘","以小续命汤治之"。《景岳全书·妇人规》则强调"凡遇此证,速当察其阴阳,大补气血"。《傅青主女科》则提出以加减生化汤治疗此病。

西医学的产后搐搦症、产后破伤风可参照本病辨证施护。

【病因病机】

产后痉证的主要病机有二,一是亡血伤津,筋脉失养;二是感染邪毒,直窜筋脉。

1. **阴血亏虚** 素体阴血亏虚,因产重虚,或产后失血伤津,阴亏血少,脉络空虚,筋脉失养,拘急抽搐,致令发痉。

2. **感染邪毒** 多因接生不慎,或产创护理不洁,邪毒乘虚而入,损伤脉络,直窜筋脉,以致筋脉拘急而发痉。

【诊断要点】

1. **病史** 素体阴血不足,或产时或产后出血过多,或汗出过多;或接生不慎,护理不洁,或手术创伤感染邪毒等病史。

2. **症状** 产后突然出现口角搐动,四肢抽搐,项背强直,甚至牙关紧闭,角弓反张,或呈苦笑面容。

3. **检查**

(1)产科检查:阴道流血量多者,或见软产道损伤。

(2)实验室检查:血常规、血钙、宫腔分泌物细菌培养等可协助诊断。

【鉴别诊断】

本病以产后抽搐为主症,故须与产后子痫、癫痫相鉴别。

1. **产后子痫** 产后子痫多发生在产后24小时内,一般产前即有水肿、高血压、蛋白尿表现,以抽搐、昏迷为主,双目上视,全身强直。痉证多于产后数日发病,表现为神志清,或呈苦笑面容。

2. **癫痫** 既往有癫痫发作史,发作时有尖叫声,突然仆倒、抽搐、不省人事、口吐白沫。

【治疗思路】

治疗原则应以息风镇痉为主。阴血亏虚者属轻证,宜养血息风,重在养肝柔肝。邪毒感染者属重证,相当于西医学之产后破伤风,宜解毒镇痉,必须采用中西医结合方法积极救治,单纯中医药治疗,难以奏效。若为西医学之产后抽搐症,是因血清钙离子水平降低而导致,可在辨证处理的基础上酌加煅龙骨、煅牡蛎等富含钙盐的介壳类中药,既可补充钙剂,缓解肌肉痉挛,又可取其平肝潜阳、镇静安神之功。

【辨证施护】

(一)辨证要点

产后发痉,证有虚实,应根据其痉证特点、全身证候予以辨证,分清是血虚所致还是邪毒所为。凡面色苍白,舌淡脉细者,属血虚;面呈苦笑,项强口噤,发热恶寒者,属邪毒。

（二）证候分型

**1. 阴血亏虚**

证候表现:产后出血过多,突然四肢抽搐,头项强直,牙关紧闭,面色苍白;舌淡红,少苔或无苔,脉细无力。

证候分析:素体气血亏损,复因产时亡血伤津,筋脉失养,血虚肝风内动,则头项强直,四肢抽搐;手三阳之经皆入于颌,风若乘之则牙关紧闭;血虚不能上荣于面,故面色苍白;舌质淡红、少苔或无苔、脉细无力为阴血亏虚之征。

护治法则:滋阴养血,柔肝息风。

代表方药:三甲复脉汤。

**2. 感染邪毒**

证候表现:产后头项强痛,发热恶寒,牙关紧闭,口角抽动,苦笑面容,继而项背强直,角弓反张;舌质正常,苔薄白,脉浮大而弦。

证候分析:产后气血亏虚,产伤不洁,感染邪毒,正邪交争,故发热恶寒,头项强痛;邪毒内陷,流窜经脉,致使牙关紧闭,口角抽动,面如苦笑;邪毒入里,直犯筋脉,筋脉拘急,则项背强直,角弓反张;脉浮大而弦为感染邪毒之征。

护治法则:解毒镇痉,理血祛风。

代表方药:玉真散。

（三）护理措施

**1. 起居护理**  患者应置于单人病房,保持空气流通,防止受凉,避免声、光等刺激。专人护理,防止受伤,如床加防护栏,以防坠床,有义齿者应取出义齿,将压舌板或开口器放在上下臼齿之间。保证患者呼吸道通畅,预防呼吸道并发症,包括协助排痰、吸痰;给雾化吸入;给氧;做好气管切开的护理等。床旁配备抢救车、气管插管、吸痰器、氧气等物品。各项护理操作尽量集中在使用镇静药物之后,避免不必要的操作。做好基础护理,如口腔护理、会阴护理、伤口护理、皮肤护理、鼻饲管护理、导尿管护理等,增进舒适,预防感染。

**2. 病情观察**  观察并详细记录患者抽搐发生的频次、持续时间、间隔时间及程度等。患者常需要应用镇静药和冬眠药,这类药物有抑制呼吸作用,需加强患者的各项监护,注意观察呼吸、脉搏、瞳孔、神志、血压、血氧饱和度等。产后痉证有轻重之分,纯属阴血亏虚者,病情较轻,经治疗多可较快痊愈;若为感染邪毒的产后破伤风,为产后危急重症之一,病情变化迅速,须结合各种监测仪器和检验报告,密切观察患者病情,积极防治肺部感染、消化道溃疡、水液电解质紊乱等并发症。

**3. 饮食护理**  轻症患者可口腔进食,宜选择营养丰富的流质或半流质饮食,如菜肉粥、烂面条、牛奶、小馄饨、鸡蛋羹、菜泥等。重症患者由于反复抽搐、出汗,能量消耗大,又常有不同程度的进食和吞咽困难,易导致营养不良和体液不足,因此除静脉输液外还可鼻饲供给营养,给予高热量、高蛋白、高维生素、易消化吸收的流质食物或混合奶。

**4. 情志护理**　患者产后突发抽搐,患者及其家属极易产生惊慌、恐惧等不良情绪,加之产妇由于患病无法照料新生儿,更加重了产妇及其家属的心理压力。应加强对其的心理疏导,关心、安慰患者,向患者和家属解释目前的治疗方法、治疗效果,讲解情绪紧张对疾病的不良影响,使之积极面对,共同战胜难关。

**5. 用药护理**　中药宜温热服,药后观察用药反应。重症患者可鼻饲给中药汤剂。开放静脉通路,遵医嘱使用镇静、冬眠药物或止痉药,并做好相应的监测和护理。

**6. 中医护理技术**

（1）针刺法:取穴长强、鸠尾、阳陵泉、人中、颊车、筋缩、合谷、百会等,采取强刺激手法,留针 10～15 分钟,每日 2 次。

（2）敷脐法:全蝎、僵蚕、蜈蚣各 12g,胆南星 10g,鲜竹沥适量。前 4 味药共研成细末,用时取药末 10g,加入鲜竹沥适量调成糊状,敷贴于患者肚脐上,每日 2 次。

（3）热熨法:食盐 15～30g,麦麸 60～90g,米醋适量。食盐炒热后填于脐中和气海穴,纱布固定;麦麸加米醋炒热,布包扎成袋,放于穴位熨之。

【健康教育】

1. 建议女性妊娠前接种破伤风疫苗,此是预防产后破伤风的最佳方法。

2. 妊娠期注意营养、适当运动、规范产检,以增强体质,有助于顺利分娩,避免产程过长或失血过多而导致本病。

# 第五节　产后腹痛

产妇在产褥期间,发生与分娩或产褥有关的小腹疼痛,称为"产后腹痛";其中由瘀血引起的,称"儿枕痛"。本病多发生在新产后,且以经产妇多见。分娩后,由于子宫缩复作用,产妇于产后 1～2 天出现小腹阵阵作痛,持续 3～5 天,哺乳时尤甚,腹痛轻者,可逐渐自行消失,无需处理。如腹痛剧烈,难以忍受,影响产妇康复,应予积极处理。

本病始见于《金匮要略·妇人产后病脉证治》:"产后腹中疞痛,当归生姜羊肉汤主之""产后腹痛,烦满不得卧,枳实芍药散主之""产妇腹痛,法当以枳实芍药散,假令不愈者,此为腹中有干血着脐下,宜下瘀血汤主之"。《诸病源候论·产后腹中痛候》认为产后腹痛之因多责于"脏虚",瘀血未尽,遇风冷凝结所致,并有变成"血瘕"之虞。《妇人大全良方》首次提出"儿枕痛"之名。清代傅山对产后腹痛的辨证从血虚、血瘀立论,提出"补血逐瘀之法",创散结定疼汤、肠宁汤、加减生化汤治之。

西医学的产后子宫收缩痛或人工流产后的腹痛均可参照本病辨证施护。

【病因病机】

产后腹痛的主要病机是气血运行不畅,迟滞而痛。虚者是不荣而痛;实者为不通而痛。

**1. 血虚**　产前素体本虚,气血不足,或复因产时失血过多,冲任、胞宫失于濡养,不荣则痛。

**2. 血瘀**　产后气虚,运血无力,血行不畅,或产后起居不慎,风寒之邪乘虚而入,血为寒凝,或产后抑郁恼怒,肝郁气滞,瘀血阻滞冲任、胞宫,不通则痛。

【诊断要点】

1. **病史**  本病好发于经产妇,可有难产、胎膜早破、产后感寒,或情志不遂等病史。

2. **症状**  产妇分娩1周以上小腹疼痛仍不消失;或虽不足1周,但小腹阵发性疼痛加剧,常伴有恶露异常。

3. **检查**

(1)产科检查:腹部检查时注意子宫复旧情况。腹痛发作时,下腹部可触及子宫呈球状硬块,或按之痛甚;产褥感染时,有腹肌紧张及反跳痛。

(2)实验室检查:血常规可显示轻度贫血,或炎性改变。

(3)盆腔B超检查:了解子宫复旧及胎盘、胎膜残留情况。

【鉴别诊断】

1. **伤食腹痛**  有饮食不节史。疼痛部位多在胃脘部,常伴胃脘满闷,嗳腐吞酸,大便溏滞不爽,恶露可无改变。

2. **产褥感染**  小腹疼痛拒按,伴有高热寒战,恶露时多时少,色紫暗如败酱,气臭秽。血常规可见白细胞升高,分泌物培养、妇科检查、盆腔B超可资鉴别。

3. **产后下痢**  起病急,有不洁进食史。疼痛部位在脐周,腹部绞痛,伴有发热,下痢脓血,里急后重。大便常规可见多量红细胞、白细胞。

4. **产后淋证**  以尿频、尿急、尿痛为主症,伴有小腹疼痛。尿常规可见红细胞、白细胞。

【治疗思路】

产后腹痛治疗上当本着虚者补而调之,实者通而调之的原则,以平为期,注意把握补虚与祛瘀的关系,依据产后"多虚多瘀"的特点,补虚勿过于滋腻,以免涩滞气血;逐瘀勿过于攻伐,以免损伤正气。若经检查,确有胎盘、胎衣残留者,当以手术清除宫内残留物。本病为产后常见病,经正确诊疗,预后良好。

【辨证施护】

(一)辨证要点

产后腹痛证有虚、实之分,辨证当以腹痛的性质,恶露的量、色、质,并结合兼症、舌脉辨其虚实。血虚者多小腹隐痛,喜温喜按,恶露量少,色淡质稀;血瘀者多小腹胀痛或刺痛,拒按,恶露不畅,色紫暗有块。

(二)证候分型

1. 血虚

证候表现:产后小腹隐隐作痛,喜温喜按,恶露量少,色淡质稀;头晕目眩,心悸怔忡,大便干结;舌质淡,苔薄白,脉细无力。

证候分析:素体气血不足,复因产时耗气伤血,血运无力,冲任不足,胞宫失养,不荣则痛,故小腹隐痛,喜温喜按;营血亏虚,冲任血少,则恶露量少,色淡质稀;血虚不荣,心神失养,则头晕眼花、心悸怔忡;血虚津亏,肠道失濡,故大便干结;舌淡、脉细无力均为血虚之征。

护治法则：补气养血，缓急止痛。

代表方药：肠宁汤。

**2. 血瘀**

证候表现：产后小腹刺痛或冷痛，拒按，恶露量少，涩滞不畅，色紫暗有块；面色青白，四肢不温，或胸胁胀痛；舌质紫暗，脉沉紧或弦涩。

证候分析：产后血室正开，百脉空虚，寒邪乘虚入侵，血为寒凝，或胎盘、胎衣残留，或情志所伤，血行不畅，瘀滞内阻于冲任、胞宫，故小腹疼痛拒按；瘀阻于胞宫，故恶露量少，色紫暗有块；寒邪内盛，阳气不达，故面色青白，四肢不温；肝郁气滞，故胸胁胀痛；舌质紫暗、脉沉紧或弦涩均为血瘀之征。

护治法则：活血理气，化瘀止痛。

代表方药：生化汤。

**（三）护理措施**

**1. 起居护理**　为产妇提供安静舒适的休养环境，温湿度适宜，注意保暖。在充分休息的基础上，鼓励产妇及早下地活动，一般自然分娩产后 4 小时下床活动；剖宫产者术后 6 小时取半卧位，减轻切口张力，24 小时后下床活动。指导产妇正确哺乳，切不可因惧怕引起宫缩痛而拒绝哺乳。做好会阴护理，剖宫产者做好切口护理，保持二便通畅。

**2. 病情观察**　观察腹痛的程度、频次、持续时间及诱发因素等；观察腹部形状、软硬度，有无压痛及子宫复旧情况；观察恶露的量、色、质、气味及持续时间等；观察产妇体温、面色等，全面观察以便及时发现感染。

**3. 饮食护理**　指导患者合理饮食，宜进食清淡、富含优质蛋白和维生素的食物，忌寒凉生冷食物。纠正产妇及家属的误区，产后不宜大补特补，少食或忌食肥肉、油炸、豆类、牛奶等容易引起腹胀的食物。多喝汤水，保证大便通畅并促进泌乳。推荐产妇多食用温中养血、活血行滞之品，如羊肉、山楂、红糖、红小豆、金橘、陈皮等。常用食疗方法有当归生姜羊肉汤、八宝鸡、山楂饮、桂皮红糖汤、当归煮猪肝、生姜红糖汤、益母草煮鸡蛋等。

**4. 情志护理**　产前让孕妇了解分娩知识，告知分娩后腹痛的可能原因，让其做好心理准备。多巡视，多倾听产妇对腹痛的描述，同情并理解产妇，教会产妇及时准确表达疼痛。争取家属配合，多陪伴、多安抚，与产妇交谈一些利于心情开朗的事，让产妇多参与照看、护理自己的孩子，通过移情、意象诱导、暗示疗法等让其分散注意力以达到控制情绪的目的。

**5. 用药护理**　中药汤剂温热服，药后观察恶露、腹痛情况等药后反应，以便及时调整用药，中病即止。产妇可常规服用益母草颗粒或益母草胶囊等，活血行滞以防治产后腹痛。已发生产后腹痛且痛剧者，可遵医嘱使用镇痛药，如肌内注射曲马多，或适当延长术后镇痛时间，应用镇痛泵静脉留置或椎管内留置，确保镇痛泵畅通。

**6. 中医护理技术**　中医护理技术对缓解产后腹痛效果显著。

（1）针灸：取穴关元、气海、三阴交、合谷。血虚加足三里，用补法；血瘀加归来、血海,用泻法。起针后,再施以温和灸,或单用灸法,将艾灸盒置于子宫穴,灸 10~20 分钟,每日 2 次。

（2）按摩:产妇取仰卧位,全身放松,用指腹位置在小腹部做顺时针按摩,按摩 5 分钟,取穴关元、气海,手法运用一指禅推法,每个穴位按摩 3 分钟,以达到酸、热、麻的感觉为度,每日 3 次,3 日为 1 个疗程。

（3）耳穴压豆:取子宫、神门、皮质下、交感为主穴进行耳穴压豆,左右交替,每日按摩贴压处 3~5 次,每次 1~2min。

（4）热敷法或热熨法:用热毛巾热敷小腹部痛处,或热敷气海穴、中极穴,亦可充分利用中药汤剂,口服两次后再次煎药,趁热浸湿毛巾进行局部热敷。或采用热熨法,取肉桂 10g,干姜 12g,小茴香 10g,艾叶 20g,陈皮 20g,吴茱萸 10g,木香 15g 等加热后装袋,趁热温熨痛处,每次熨 10~15 分钟。

（5）足浴法:用艾叶、宽筋藤中药泡足,每日泡足 1 次,7 日为 1 个疗程。

【健康教育】

1. 卧床休息,保证充足睡眠,避免久站久坐。产后定时半坐位或侧卧位休息,宜早期下床活动。

2. 注意保暖防风,尤其要保护下腹部,忌用冷水洗浴,保持外阴部清洁,预防感染。

3. 保持心情愉快,避免各种精神刺激因素,以助气血运行。

4. 饮食有节,适宜温性食物,避免进食寒凉食物。

# 第六节 产后身痛

产妇在产褥期间,肢体关节酸楚疼痛,麻木重着者,称"产后身痛",又称"产后关节痛""产后遍身疼痛""产后痹证"或"产后痛风"。

本病多发于冬春严寒季节,但由于现代空调的广泛使用,夏季酷暑之时也可发生。本病是产后常见病,其发病与产褥期生理密切相关,若失治误治,可延续至产褥期之后,即属内科"痹证"的范畴。

本病首见于《诸病源候论》,认为其病因为产后脏腑气血亏虚,感受外邪所致。《经效产宝·产后中风方论》指出其因亦为"产伤动血气……风邪气乘之",并列方论。宋代《当归堂医丛·产育保庆集方》云:"产后遍身疼痛,乃因产后百节开张……手脚不能动摇,不能屈伸。趁痛散以疗之。"《医宗金鉴·妇科心法要诀》概括本病的病因主要有血虚、外感与血瘀。《沈氏女科辑要笺正》则进一步从病因和治法上进行论述:"此证多血虚,宜滋养。或有风、寒、湿三气杂至之痹,则养血为主,稍参宣络,不可峻投风药。"尔后历代医家则多以血虚、血瘀和外感致病之说立论。

西医学因风湿、类风湿引起的产褥期关节疼痛、产后坐骨神经痛、多发性肌炎、产后血栓性静脉炎可参照本病辨证施护。

本病若及时治疗,大多可以治愈,预后佳。若失治、误治,日久不愈,症状迁延至产褥期后,则可导致关节肿胀,屈伸不利,甚则僵硬变形,不易治愈。

【病因病机】

产后身痛的主要病机为产后营血亏虚,经脉失养作痛,或风寒湿邪稽留,经脉痹阻不通而痛。产后百脉空虚,气血不足,为其发病的重要内在因素,风寒湿邪乘虚而入,为其外在因素。

1. **血虚**　素体血虚,产时失血过多,四肢百骸空虚,筋脉关节失于濡养而致肢体麻木,甚或疼痛。

2. **外感**　产后百节空虚,卫表不固,风寒湿邪乘虚而入,客于经络、肌肉、关节,经脉痹阻作痛。

3. **血瘀**　产后多虚多瘀,若余血未净,瘀血滞留经络、筋骨之间,气血运行不畅,亦致身痛。

4. **肾虚**　素体肾虚,复因产伤动肾气,腰为肾府,则腰身疼痛。

【诊断要点】

1. **病史**　产时出血过多,或产褥期出汗过多,或产褥期感受风寒,或居处潮湿寒冷,或有痹证病史。

2. **症状**　产褥期出现肢体关节酸痛、麻木、重着,恶风畏寒,关节活动不利,甚则关节肿胀。

3. **检查**

(1)体格检查:可有痛处关节活动度受限,或关节肿胀,按之疼痛,日久不愈者可见关节变形、肌肉萎缩等。

(2)其他检查:红细胞沉降率、抗溶血性链球菌O及类风湿因子均正常。若有必要,可进一步查血钙、X线摄片、静脉血管超声等。

【鉴别诊断】

应与内科痹证鉴别。本病发生于产褥期,而痹证可发生于任何时期。若产后身痛延续到产褥期以后仍未愈时,则属痹证范畴。

【治疗思路】

治疗以调理气血为主,若兼有风寒湿邪,也应以养血为主,稍加宣通经络之品,不宜峻投祛风药,以免攻伐耗伤,使阴血更亏。临床治疗配以针灸、中药浸浴或外敷、推拿等方法,可改善症状,提高疗效。

【辨证施护】

(一)辨证要点

辨证重在辨其疼痛的性质。若肢体关节酸楚麻木为主,多属血虚;若疼痛按之加重,痛有定处多属血瘀;疼痛走窜不定者多属风;冷痛而喜热者多属寒;重着而痛者多属湿。

(二)证候分型

1. **血虚**

证候表现:产褥期遍身疼痛,关节酸楚,肢体麻木;面色萎黄,头晕心悸,气短乏力;舌淡红,苔薄白,脉细弱。

证候分析：分娩失血，百骸空虚，筋骨关节失于濡养，故遍身疼痛，肢体酸楚麻木；血虚不能上荣头面，见面色萎黄，头晕；血虚不能养心，故心悸；血虚气弱，中气不足，故气短乏力；舌淡红、苔薄白、脉细弱皆为血虚之象。

护治法则：补血益气，活血通络。

代表方药：黄芪桂枝五物汤。

### 2. 风寒湿

证候表现：产褥期遍身疼痛，或肢体关节屈伸不利，或痛处游走不定，或疼痛剧烈，宛如针刺，或肢体关节肿胀、麻木、重着，恶风怕冷；舌质淡红，苔白或白腻，脉细弦或浮紧。

证候分析：产后体虚，腠理疏松，风寒湿邪乘虚而入，留滞经络，气血运行不畅，故关节疼痛，屈伸不利；若风邪偏盛，则游走窜痛；若寒邪偏盛，则疼痛剧烈如针刺；若湿邪偏盛，则肢体关节肿胀、麻木、重着；风寒束表，则恶风怕冷；苔白或白腻、脉细弦或浮紧均为感受风寒之象。

护治法则：养血祛风，散寒除湿。

代表方药：独活寄生汤。

### 3. 血瘀

证候表现：产后遍身疼痛，或四肢关节刺痛，屈伸不利，按之痛甚；或伴小腹疼痛拒按，恶露色暗红，下而不畅；舌质紫暗，脉弦涩。

证候分析：产后多瘀，经络关节气血不畅，则产后遍身疼痛，或关节刺痛；瘀血阻滞胞宫，则腹痛拒按、恶露色暗，排出不畅；舌质紫暗、脉弦涩均为血瘀之象。

护治法则：养血活血，通络止痛。

代表方药：身痛逐瘀汤。

### 4. 肾虚

证候表现：产后腰背疼痛，腿脚无力，或足跟痛；头晕耳鸣，夜尿多；舌淡红，苔薄，脉沉细。

证候分析：素体肾虚，加之因产耗伤肾气，精血俱虚，脏腑经脉失养，则头晕耳鸣；腰为肾之府，足跟乃三阴经络所过，肾虚则腰背酸痛，腿脚无力，或足跟痛；肾主水，肾虚固摄不足，则夜尿频多；舌淡红、苔薄白、脉沉细均为肾虚之征。

护治法则：补肾通络，温经止痛。

代表方药：养荣壮肾汤。

### （三）护理措施

1. **起居护理**　居室环境安静舒适，室温可稍高、湿度略低，以利于产妇充分休息和产后恢复。需特别注意保暖防寒，夏季炎热时节切不可贪凉，避免迎面吹风，避免手着凉水。产后宜及早下床活动，适度活动可以促进血脉运行，但不可劳累或长时间保持同一体位，切记不可因肢体疼痛而卧床不起。休息时可在腰部垫一个舒适的枕头，哺乳时避免长时间维持一个固定姿势，不宜长时间怀抱婴儿。

2. **病情观察**　动态观察关节疼痛的部位、性质、程度等，观察关节的活动度、颜色、形态体征等,观察其他伴随症状及舌脉,以便根据病情变化,判断治护效果及预后,防止病情迁延不愈。此外,还需中西医结合,配合相关辅助检查,及早发现和排除类风湿性关节炎、强直性脊柱炎等疾病。

3. **饮食护理** 需加强饮食营养,清淡易消化,适当多食优质蛋白、新鲜蔬菜、水果。多食气血双补之品,可选用党参、黄芪、当归、黑豆、麦冬、枸杞、山药、桂圆、核桃仁、黑芝麻、莲子等煮粥或煲汤喝,忌食生冷、油腻、刺激之品。食疗方:①羊肉500g,莲藕50g,山药50g,黄芪15g,黄酒、食盐适量,共煲汤食用。每日分2~3次服用,连服5~7日。功能补养气血,适用于血虚证。②葱白100g,紫苏叶9g,水煎,再冲红糖50g,温服,对外感风寒湿型身痛有效。

4. **情志护理** 本病病程较长,关节疼痛不适反复发生,然而大部分患者理化检查均无明显异常,易导致患者家属疑惑、不解,甚至产生厌烦情绪,从而使患者感到委屈和无助。应向患者及其家属讲解本病发生的机制,尤其是本病的发生及变化与情志密切相关,调动良性的家庭支持系统,做好产妇的情志护理。

5. **用药护理** 中药的应用以益肾固表、温督祛寒为原则,药物以补益药为主,故中药汤剂应久煎,温热服。鼓励患者坚持服用中药,并观察药后反应。身痛症状严重者,可遵医嘱服用西药缓解症状。

6. **中医护理技术**

(1)针灸:取脾俞、肾俞、阴陵泉、足三里、大杼、命门、关元、三阴交穴。针刺补法,加灸。也可在疼痛部位用隔姜灸法,温通血脉,散寒除湿,促进气血运行。

(2)耳穴压豆:主穴取枕、肾上腺、神门、皮质下、腰。

(3)穴位注射法:取环跳、足三里穴,注入当归注射液或维生素$B_1$注射液。

(4)中药外治法:可采用外敷、外洗、热熨等多种方法,常用中药有透骨草、虎杖、威灵仙、千年健、豨莶草、桑寄生、防风、木瓜、杜仲、独活等。

【健康教育】

1. 注意产褥期护理,慎起居,避风寒。注意保暖,避免寒冷潮湿的环境。

2. 加强营养,增强体质,适当活动,保持心情舒畅。

3. 关节疼痛不适持久不愈者,应遵医嘱检查,以便及早发现和诊治风湿免疫性疾病。

# 第七节 产后自汗、盗汗

产后涔涔汗出,持续不止者,称为"产后自汗";若寐中汗出湿衣,醒来即止者,称为"产后盗汗",属产后"三急"症之一。不少产妇新产后汗出稍多,尤以进食、活动后或睡眠时为著,此因产后气血骤虚、腠理不密所致,可在数天后营卫自调而缓解,不作病论。

《金匮要略》已有"新产血虚,多汗出,喜中风,故令病痉"的论述,并把"多汗出"视为产后三病的病因病机之一。《诸病源候论》首列"产后汗出不止候",指出主要是产时伤血致"阴气虚而阳气加之,里虚表实,阳气独发于外"。《经效产宝》以玉屏风散加味治疗,为后世奠立了治疗产后汗证的方药基础。《妇人大全良方》提出了"产后虚汗不止"和"产后盗汗不止"之病名,将产后汗出分"虚汗"和"盗汗"两类,并以麻黄汤、止汗散、人参汤等治疗"虚汗"。明代《校注妇人良方》则明确提出"产后自汗盗汗"之病名。

【病因病机】

产后自汗、盗汗的主要病机为产时耗气伤阴,气虚则卫阳不固;或阴虚内热,浮阳不敛,导致汗液外溢。

1. **气虚** 素体虚弱,复因产时伤气耗血,气虚益甚,卫阳不固,腠理不实,阳不敛阴,阴津外泄而致自汗不止。

2. **阴虚** 营阴素虚,产时失血伤津,阴血愈虚,阴虚内热,寐时阳乘阴分,热迫津液外泄,致令盗汗,醒后阳气卫外,腠理充、皮毛实而汗自止。

【诊断要点】

1. **病史** 本病好发于有结核、贫血病史者,了解产妇既往是否有相关病史。

2. **症状** 本病以产后出汗量过多和持续时间长为特点。产后自汗者,汗出不止,白昼汗多,动则益甚;产后盗汗者,寐中汗出,醒后可止。

3. **检查** 疑有肺结核者,可行结核菌素试验及肺部 X 线检查。

【鉴别诊断】

1. **产后中暑** 产时正值炎热酷暑之季,感染暑邪,以骤发高热、汗出、神昏甚则躁扰抽搐为特征。产后汗出无明显季节性,无发热及神志改变。

2. **产后发热** 以高热多汗,汗出热退为特征,起病急,病程短。产后汗证为汗出过多而无发热,病程较长。

【治疗思路】

产后自汗、盗汗多为虚证,前者主要责之于气虚,后者主要责之于阴虚。气虚宜益气固表,和营止汗;阴虚宜益气养阴,生津敛汗。治疗时可酌加收敛固涩之品,以加强止汗效果,标本兼治。此外,基于气与津互根互生的生理关系,治疗自汗、盗汗时,均当佐以补气生津之品,以求"阴中求阳,阳中求阴",相得益彰,其效更佳。若汗出不止,日久不瘥者,须防气随津脱,变生他疾。对长期盗汗者,应除外结核、甲状腺功能亢进等病变。

【辨证施护】

(一)辨证要点

本病以产后出汗过多、持续时间长为特点,以虚证为多,但有气虚、阴虚之别。主要以不同出汗时间为鉴别要点。

(二)证候分型

1. **气虚**

证候表现:产后汗出过多,不能自止,动则加剧;时有恶风身冷,面色㿠白,气短懒言,倦怠乏力;舌质淡,苔薄白,脉细弱。

证候分析:素体气虚,产后伤血,气随血耗,腠理不密,卫阳不固,则自汗恶风;动则耗气，故出汗加剧；气虚阳衰，故面色㿠白，倦怠乏力，气短懒言。舌淡苔白、脉细弱均为气虚之象。

护治法则：益气固表，和营止汗。

代表方药：黄芪汤。

2. 阴虚

证候表现：产后睡中汗出，甚则湿透衣衫，醒后即止；面色潮红，头晕耳鸣，口燥咽干，渴不思饮，或五心烦热，腰膝酸软；舌质红，少苔，脉细数。

证候分析：产时伤血，营阴受损，阴虚内热，睡时阳伏阴分，热迫汗出，故睡中汗出；醒后阳出于阴，卫表得固，故汗出自止；虚阳浮于上，故面色潮红，头晕耳鸣；虚热内灼阴液，津不上乘，故渴不思饮，口燥咽干；肾阴虚损，则可见五心烦热，腰膝酸软；舌红少苔、脉细数均为阴虚内热之征。

护治法则：益气生津，滋阴敛汗。

代表方药：生脉散。

（三）护理措施

1. **起居护理**　居室通风，温湿度适宜，避免直接吹风。出汗后及时擦干，及时更换汗湿的衣被，安静休息。保持皮肤清洁，经常沐浴擦身，可适当使用爽身粉以保持皮肤干燥。平时积极锻炼身体，增强体质，预防感冒。锻炼强度不宜过大，不可大汗淋漓，运动时及时补充水分。

2. **病情观察**　观察出汗的时间、部位，汗液的量、色、质等；注意体温、心率、血压、舌脉、神情、面色、皮肤等的变化，如发现大汗淋漓、汗出如油、面白神萎、肢冷脉细等症状时，立即报告医生，及时处理。

3. **饮食护理**　饮食以清淡为宜，营养丰富而易于消化，多饮水或糖盐水，忌油腻肥甘、辛辣刺激及海膻发物。自汗者可用大枣煎汤代茶饮；盗汗者可服用酸枣仁粥。自汗、盗汗者均可采用的食疗方有黑豆浮小麦汤、黄芪枸杞乳鸽汤、桑叶粥、桂圆红枣炖甲鱼等。

4. **情志护理**　情绪紧张或情绪剧烈波动均可加重汗出症状，应帮助患者加强心理调摄。协助患者找到排解不良情绪的方法，采取移情、顺情从欲、以情胜情等方法保持心情舒畅。给患者讲解本病的相关知识，让患者放松心情，积极配合治疗和护理。

5. **用药护理**　中药汤剂温服，药后观察汗出情况及其他症状的改善情况，并做好记录。若出现水、电解质紊乱，当及时补液，特别要注意补充钾和钠盐。

6. **中医护理技术**

（1）穴位敷贴：五倍子、枯矾研末，加醋调成糊状，入睡前敷于肚脐处。适用于产后盗汗者。

（2）针灸：取穴合谷、内关、气海、关元、肾俞、命门、足三里、三阴交等，配合艾灸。如出现脱汗，可遵医嘱灸百会、涌泉。

（3）药浴：生黄芪、白术、防风、麻黄根、五味子、浮小麦、糯稻根、麦冬等煎煮30分钟,取药汁全身药浴约 15 分钟,每日 1 次,10 日为 1 个疗程。

【健康教育】

1. 生活规律,饮食有节,适应寒温,及时增减衣物。

2. 锻炼身体,增强体质,注意劳逸结合,保持良好心态。

# 第八节　产后大便难

产后饮食正常而大便秘结,数日 1 次,或艰涩难以排出者,称"产后大便难",又称"产后便秘""产后大便不通""产后大便秘涩"。本病属"新产后三病"之一。

本病最早见于汉代《金匮要略·妇人产后病脉证治》:"新产妇人有三病,一者病痉,二者病郁冒,三者大便难。"隋代《诸病源候论》列有"产后大便不通候"。此后,宋代《产育宝庆集》《三因极一病证方论》,清代《医宗金鉴·妇科心法要诀》等书中,均有相关病因病机及治法之论述。

西医学产后便秘可参照本病辨证施护。

【病因病机】

产后大便难的主要病因病机为血虚津亏,肠燥失润,或气虚传导无力。

1. **血虚**　孕妇素体阴血亏虚,加之分娩失血,出汗过多,肠道失于润泽,犹如无水行舟,大便不得畅通,燥结难解。

2. **阴虚火旺**　素体阴虚,产时失血更加伤阴,无以制火,火灼阴津,津液更亏,大便结于肠腑,排出艰涩。

3. **气虚**　素体气虚,分娩失血,气随血伤,气虚升提无力,肃降失司,肠道传导无力,大便无以运行。

【诊断要点】

1. **病史**　滞产或难产史,分娩时出血、出汗偏多,或素体血虚、气虚、阴虚,大便困难史。

2. **症状**　产后数日,饮食如故,但大便秘结,或排便艰涩困难,或大便不坚,努责难出。

3. **检查**　腹软,无压痛,或可触及肠型。肛门局部无异常,妇科检查无异常。

【鉴别诊断】

内、外科疾病所致之便秘多伴腹痛、呕吐、纳差或发热等,与本病单纯之大便艰涩不畅有别。

**急性肠梗阻**　可发生于剖宫产后,表现为大便不行,伴呕吐、腹部胀满,查体腹部听诊可闻及气过水声或金属音,X 线立位腹平片可明确诊断。

【治疗思路】

妇人产后多虚多瘀,产后大便难为营血津液亏虚,肠燥失润,或气虚传导无力所致,治疗时以养血润肠为主,或佐以滋阴,或佐以益气,不可妄用苦寒通下,以免更伤阴血。同时,本病应以预防为主,"三分治疗,七分护理",重视产伤的护理,以免会阴肿胀影响产妇排便,并配合饮食调养,适当活动,养成良好的排便习惯等,综合调养方能奏效。

【辨证施护】

（一）辨证要点

产后大便数日不行,兼见面色萎黄,心悸失眠者,为血虚津亏证;若伴颧红、咽干、五心烦热者,多为阴虚火旺证;伴气短懒言、神疲乏力者,属气虚失运证。

（二）证候分型

1. 血虚津亏

证候表现:产后大便秘结,艰涩难解,无腹胀、腹痛;饮食正常,可伴心悸失眠、面色不华、肌肤干燥;舌淡,脉细涩。

证候分析:血虚津少,不能下濡肠腑,故大便秘结,艰涩难解;证非腑气实结,故无疼痛,饮食正常;血虚不能滋养脏腑、肌肤,故心悸失眠,面色不华,皮肤不润;舌淡、脉细涩均为血虚津亏之征。

护治法则:养血滋阴,润肠通便。

代表方药:四物汤。

2. 阴虚火旺

证候表现:产后大便干结,数日不解;伴颧红、咽干、五心烦热;舌红,少苔或苔薄黄,脉细数。

证候分析:阴虚火盛,灼伤津液,肠道干涩,故产后大便干结,数日大便不解;虚火上炎,故颧红、咽干;火扰心神,故五心烦热;舌红少苔或苔薄黄、脉细数亦为阴虚火旺之象。

护治法则:滋阴清热,润肠通便。

代表方药:两地汤。

3. 气虚失运

证候表现:产后大便数日不解;伴乏力自汗、气短懒言;舌淡,苔薄白,脉虚缓。

证候分析:素体虚弱,分娩耗气,气虚则大肠传导无力,故产后大便数日不解;气虚卫外不固,故汗出;中气不足,故气短懒言;舌淡苔薄白、脉虚缓均为气虚之征。

护治法则:益气养血,润肠通便。

代表方药:圣愈汤。

（三）护理措施

1. 起居护理 病室空气宜新鲜流通,保持一定的温度、湿度,但避免坐卧当风,以防外邪乘虚而入。产后及早下床适当活动,以增进胃肠蠕动。多做提肛运动,每次持续收缩约 10 秒,再放松 10 秒,如此重复 15 次,每日 1 次,以增强肛门部位的血液循环,对改善便秘大有裨益。养成定时排便的习惯,无论有无便意,都应按时去厕所排便。嘱患者大便切忌努责,以免引起产后子宫脱垂,必要时可灌肠或用开塞露通便。做好会阴护理,保持会阴部清洁,预防感染。

2. 病情观察 观察并记录大便的性质、间隔时间、性状、排便时的情况。如大便干燥,艰涩难下者,多属血虚;大便不坚,努责难解者,多属气虚。若有痔核脱出肛门外,可用1:5000的高锰酸钾溶液或温开水冲洗,擦干后涂抹黄连油膏,轻轻将痔核推入肛门。

**3. 饮食护理**　鼓励患者多吃蔬菜及新鲜水果,粗细粮适当搭配,以红薯、玉米、糙米等粗粮代替白米、白面等精粮,以补充膳食纤维,多饮汤水,忌食辛辣及刺激之品。多吃润肠通便之品,如香蕉、松子仁、芝麻油、蜂蜜等,血虚者可选首乌粥、乌鸡汤等,气虚者可选人参汤圆、黄芪气锅鸡等药膳。

**4. 情志护理**　产妇应保持平和的心态,心情舒畅,避免产生不良情绪,因为气机不畅会导致腑气不通而加重便秘,不良情绪还会导致胃酸的分泌量下降,影响胃肠功能。

**5. 用药护理**　中药应坚持服用,以做到治病求本,不可当便秘症状严重时才应用泻下药。本病应以预防为主,若已发生便秘可用开塞露、甘油栓、肥皂栓塞肛以刺激肠蠕动、软化粪便,达到通便目的,或遵医嘱服用缓泻剂,但不可形成依赖。中药汤剂中如含有大黄宜后下,番泻叶宜开水或药汤泡服。

**6. 中医护理技术**

(1)针刺:大肠俞、足三里等穴。

(2)耳穴压豆:主穴取大肠、便秘点、神门、胃、小肠;配穴取肺、肝、肾。每次选主穴2~3个,配穴1~2个。

(3)按摩:按揉中脘、关元、天枢、大横,每穴1分钟,再于右下腹部顺结肠方向向上、向左、向下的顺序进行推揉。

【健康教育】

养成定时排便的好习惯,多活动,多饮水,多吃富含膳食纤维和能润肠通便的食物,保持心情舒畅,不可滥用泻药。

# 第九节　产后小便异常

新产后小便不通或尿意频数,甚至小便失禁者,统称为"产后小便异常",包括多种证候。《诸病源候论》中即有"产后小便不通候""产后小便难候""产后小便数候""产后遗尿候""产后淋候""产后尿血候"等记载。此类疾病虽证候表现有所不同,但总的病因病机、护治原则大体一致,故统称为"产后小便异常"。本节仅论述小便不通和小便淋痛。

## 一、产后小便不通

新产后小便点滴而下,甚至闭塞不通,小腹胀急疼痛者称"产后小便不通",又称"产后癃闭"。本病多发生于产后3日内,以初产妇、滞产及手术产后者多见。产后小便不通始载于《诸病源候论·产后小便不通候》。宋代《妇人大全良方》记载用木通散治疗。《万氏女科》指出,"又有恶露不来,败血停滞,闭塞水渎,小便不通……加味五苓散主之"。清代《医宗金鉴》云:"产后热邪挟瘀血流渗胞中,多令小便淋闭,宜四物汤加蒲黄、瞿麦、桃仁、牛膝、滑石、甘草梢、木香、木通治之。"清代《沈氏女科辑要》则强调本病气虚之因。

西医学产后尿潴留可参考本病辨证施护。

【病因病机】

产后小便不通的主要病机为膀胱气化失司,与产后多虚及肺通调水道、脾运化水液和肾司二便功能失常等有关。若肺脾气虚,肾阳不足,或气血经络阻滞,可致膀胱气化失常而发为本病。

1. **气虚** 素体虚弱,肺脾之气不足,复因产时耗气伤血,或失血过多,气随血耗,致肺脾之气益虚,膀胱气化无力致小便不通。

2. **肾虚** 素体肾虚,产时更劳伤肾气,致肾虚气化不及,膀胱气化失司,而致小便不通。

3. **气滞** 产后五志过极,情志不遂,肝气郁结,清浊升降失调,膀胱气化不利而致小便不通。

4. **血瘀** 产程过长,滞产逼胎,膀胱受压过久,气血运行不畅,瘀血阻滞,膀胱气化不利而致小便不通。或瘀久化热,瘀热内结,影响膀胱气化亦可致小便不通。

【诊断要点】

1. **病史** 素体气虚,产程过长、失血过多或难产、手术助产等病史。

2. **症状** 产妇新产后,尤以产后6~8小时后出现排尿困难,点滴而下,小腹胀急,坐卧不安,甚或癃闭不通。

3. **检查**

(1)腹部检查:注意是否有下腹膨隆、膀胱充盈、触痛等情况。

(2)妇科检查:了解子宫复旧情况,有无尿道、膀胱膨出。

(3)辅助检查:尿常规检查一般无异常。必要时可行导尿术辅助诊断。

【鉴别诊断】

应与产后小便淋痛鉴别。产后小便淋痛以小便频急涩痛,欲出未尽为特征,或见恶寒发热等表现,尿常规检查可见红细胞、白细胞。

【治疗思路】

产后应积极预防小便不通的出现,鼓励产妇尽早排尿,多饮水,消除紧张情绪,温开水冲洗尿道口、按摩下腹部等方法可促进排尿。如出现小便不通应及时治疗,虚者宜补气温阳、化气行水,实者宜活血化瘀、理气行水,以通为主,以利膀胱气化。因产后多虚,不可滥用通利之品。针灸、耳针、穴位按压等外治法简便易行,亦有较好疗效。症状严重者需导尿治疗。

【辨证施护】

(一)辨证要点

产后小便不通有虚、实之分。若产后小便不通兼见面白少华,倦怠乏力,气短懒言者,为气虚证;若兼见面色晦暗,头晕耳鸣,腰膝酸软者,为肾虚证;若小腹胀痛,情志抑郁或胸胁胀痛,烦闷不安者,为气滞证;若有产伤史,尿色略混浊带血丝,舌质正常或暗,脉涩者,为血瘀证。

（二）证候分型

**1. 气虚**

证候表现:产后小便不利,点滴而下,甚至闭而不通;小腹胀满不适,面白少华,倦怠乏力,语声低微,气短懒言;舌淡,苔薄白,脉缓弱。

证候分析:产后气虚,膀胱气化失职,故见小便不利或不通;尿液积蓄于膀胱,故小腹胀满不适;气虚中阳不振,故倦怠乏力,语声低微,气短懒言;面白少华、舌淡苔薄白、脉缓弱均为气血虚弱之征。

护治法则:补气升清,化气行水。

代表方药:补中益气汤。

**2. 肾虚**

证候表现:产后小便不通,小腹胀满而急,或小便色白而清,点滴而下;面色晦暗,腰膝酸软,头晕耳鸣;舌淡,苔润,脉沉迟。

证候分析:肾与膀胱相表里,肾虚则膀胱气化不利,故小便不通或点滴而下;尿液蓄积膀胱,不得排出,故小腹胀满而急;肾气不足,故面色晦暗,腰膝酸软,头晕耳鸣;舌淡苔润、脉沉迟亦为肾虚之征。

护治法则:补肾温阳,化气行水。

代表方药:济生肾气丸。

**3. 气滞**

证候表现:产后小便不通,小腹胀痛;情志抑郁,或胸胁胀满,烦闷不安;舌淡红,苔薄白,脉弦。

证候分析:产后情志不遂,肝郁气滞,气机不畅,膀胱气化不利,致小便不通;尿液潴留过久,则小腹胀痛;肝气郁滞,故胸胁胀痛,烦闷不安;舌淡红、苔薄白、脉弦为气滞之象。

护治法则:理气行滞,行水利尿。

代表方药:木通散。

**4. 血瘀**

证候表现:产程不顺,或产时损伤膀胱,产后小便不通或点滴而下,尿色略混浊带血丝,小腹胀急刺痛;舌正常或暗,脉沉涩。

证候分析:产程过长,滞产逼胎,膀胱受压过久,气血运行受阻,瘀血阻滞,膀胱气化不利,故小便不通或点滴而下,尿色混浊带血丝;尿液潴留膀胱,故小腹胀急疼痛;脉涩为瘀血阻滞之征。

护治法则:活血化瘀,行气利水。

代表方药:加味四物汤。

（三）护理措施

**1. 起居护理** 临产后督促产妇正常进食进水,勤解小便,不可憋尿;产后及时补充丢失的体液,尽早排尿。保持居室安静整洁,空气新鲜,创造良好的休养环境。指导产妇适当下床活动,产后第 3 天开始指导产妇做产后操,每天适当加量。保持外阴清洁干燥,如有手术切口则做好切口护理,促进早日愈合,避免产妇因牵拉切口疼痛而惧怕排尿。部分产妇不习惯床上排尿,无禁忌证的情况下,鼓励其在床沿或下床排尿。病情急重或尿闭者,卧床休息。

2. **病情观察**　重点观察产妇排尿通畅情况、尿量以及颜色,是否伴有尿频、尿急、尿痛等现象,观察腹壁膨隆程度、子宫收缩情况及阴道出血量,观察舌象变化等。必要时留取尿液标本,为下一步诊疗提供依据。发现产妇有小便不通隐患(如难产、产程延长)时,即可采取护理干预,让其听流水声、热敷膀胱区、用温水冲洗会阴部,或施以针灸等中医护理技术。如诱导无效,超过 6 小时产妇不能自行排尿者,报告医生,及时处理,必要时插导尿管导尿。如患者出现小腹胀满难忍、神情烦躁、恶心欲吐、惊悸气促等症状时,提示病情加重,需及时报告医生处理。

3. **饮食护理**　饮食宜清淡而富有营养,一般不必控制饮水量。宜食益气理气之品,如山药、核桃、牛肉、鸡肉、鸡蛋、黑豆、赤豆、陈皮、佛手等,忌食生冷、黏腻之品。①三豆饭:白扁豆 100g,赤小豆 100g,黑大豆 100g,粳米 500g,煮成饭作主餐食用。适用于气虚证。②鹌鹑杜仲汤:杜仲 10g,枸杞子 30g,鹌鹑 1 只,共煮汤,适用于肾虚型小便不通。③猪小肚党参汤:党参 15～20g,泽泻 10g,猪小肚(即猪膀胱)1 具,共煮汤服用,气虚和肾虚型小便不通均适用。

4. **情志护理**　本病的发生与气机不利影响津液代谢密切相关,若肝郁气滞,则易引发或加重病情,因此,做好情志护理十分重要。告知产妇情绪与疾病的关系,帮助其克服不良情绪,保持心情舒畅,有利于气机通畅并提高正气。已发生小便不通者,教会产妇心理放松的方法,如呼吸调节、肌松训练、冥想静坐、音乐治疗,也可引导家属与产妇谈论轻松的话题等。

5. **用药护理**　中药汤剂应浓煎,少量频服,药液宜温热,药后观察小便排出情况。

6. **中医护理技术**

(1)针灸:主穴取中极、气海、三阴交;肾虚加肾俞,气虚加足三里,气滞加太冲。针用补法,配合灸法一起应用。

(2)耳穴压豆:取穴肾、膀胱、输尿管、三焦、外生殖器、皮质下等,单侧埋豆,嘱产妇每日按压 5 次,每次 20～30 分钟,每 3 日更换。

(3)药熨:葱白、荆芥、灯心草、麦冬、生姜、青盐,共加热至温度适宜后,热敷于小腹部。剖宫产者不宜使用。

(4)足浴:肉桂、桔梗、柴胡、升麻、黄芪、党参、赤芍、丹参、威灵仙等各等份,研末装袋,每袋 70g。沸水浸泡 20 分钟,温度适宜后泡足,每次 10～15 分钟。患者有尿意即刻排尿,隔半小时后再足浴 2～3 次,以巩固疗效。

【健康教育】

1. 注意休息,勤解小便,不憋尿。

2. 消除紧张或恐惧心理,保持心情平静,积极配合治疗。

3. 饮食清淡有营养,忌食生冷、油腻、黏滞之品。

## 二、产后小便淋痛

产后出现尿频、尿急、淋沥涩痛等症状称"产后小便淋痛",又称"产后淋""产后溺淋"。

《诸病源候论》已有"产后淋"的记载,指出本病多因产后体虚,热邪乘虚侵袭膀胱所致,并指出本病以肾为本,病位在膀胱。《妇人大全良方》云:"产后诸淋,因产有热气客于脬中,内虚则起数,热则小便涩痛,故谓之淋。"《证治准绳·女科》云:"一产妇小水淋沥,或时自出,用分利降火之剂,二年不愈……用补中益气汤、六味地黄丸而痊。"

西医学产褥期泌尿系感染可参考本病辨证施护。

【病因病机】

产后小便淋痛的主要病机是膀胱气化失司,水道不利。

1. **湿热蕴结**    产后血室正开,胞脉空虚,若摄生不慎,外阴不洁,或多次导尿消毒不严,或产时阴部创伤,秽浊湿热之邪乘虚入侵膀胱,或过食辛辣肥甘厚腻,酿成湿热,流注膀胱,气化不利,致小便淋痛。

2. **肾阴亏虚**    素体肾虚,复因产时产后失血、出汗伤阴,肾阴亏虚,虚火旺盛,热灼膀胱,气化不利而致小便淋痛。

3. **肝经郁热**    素体肝旺,复因分娩失血伤阴,肝失所养,或产后情志不遂,肝失条达,气机郁滞,郁而化火,气火郁于下焦,移热膀胱,气化失司,致小便淋痛。

【诊断要点】

1. **病史**    多有产后尿潴留、多次导尿史,外阴伤口愈合不良,或分娩及产后失血过多史,或情志所伤史。

2. **症状**    以产后出现尿频、尿急、淋沥涩痛为主要症状。

3. **辅助检查**

(1)妇科检查:可有外阴伤口愈合不良,尿道口、阴道口充血。

(2)辅助检查:尿常规检查可见白细胞、脓细胞,甚则红细胞,尿细菌培养可见致病菌。

【鉴别诊断】

1. **产后小便不通**    产后小便闭塞不通或点滴而下,尿总量减少,但无尿痛,尿常规检查无异常。

2. **尿血**    以小便出血,尿色红赤为特点,尿常规检查红细胞多,甚至满视野,但无尿痛感。产后小便淋痛则尿意频急、淋沥涩痛。

3. **尿浊**    产后小便混浊,色白如泔浆,但排尿无涩滞疼痛感。

【治疗思路】

本病以热证、实证居多,临证以清热通淋为主,根据虚实的不同,实则清利,虚则补益。但鉴于产后多虚多瘀的特点,清热不可过于苦寒,除湿不宜过于通利,补虚不忘化瘀。应当酌情选用滋阴之品以防过利伤阴,甚至耗气伤津。鼓励产妇多喝水,清淡饮食等,亦非常重要。

本病应以预防为先,产后如出现小便不通,应积极治疗,需导尿者,必须严格无菌操作,避免尿路感染。若尿常规检查白细胞、红细胞数值升高,甚至有脓细胞,伴有发热,当及时抗感染治疗。

【辨证施护】

（一）辨证要点

产后小便淋痛以尿频、尿急、淋沥涩痛为主要特点,病位在膀胱,病性为热,临床辨证主要根据其他兼症和舌脉以分虚实。若小便涩痛,尿黄赤色深,伴口渴心烦、舌红苔黄腻、脉滑数,多为实证;若小便短涩,淋沥灼痛,伴腰酸、手足心热、头晕耳鸣、舌红少苔、脉细数,则多属虚证。

（二）证候分型

**1. 湿热蕴结**

证候表现:产时不顺,产后突感小便短涩,淋沥涩痛;小腹疼痛胀急,尿黄赤或混浊,口渴不欲饮,心烦;舌红,苔黄腻,脉滑数。

证候分析:产后血室正开,胞脉空虚,若多次导尿或摄生不慎,外阴不洁,感染湿热之邪,或过食辛辣肥厚之品,积湿生热,湿热下注膀胱,致小便淋痛,小腹疼痛胀急,尿黄赤或混浊;湿热熏蒸则口渴,心烦;舌红苔黄腻、脉滑数均为湿热内蕴之象。

护治法则:清热利湿通淋。

代表方药:加味五淋散。

**2. 肾阴亏虚**

证候表现:产后小便频数淋沥,尿道灼热疼痛,尿少,尿色深黄;五心烦热,腰膝酸软,头晕耳鸣;舌红,少苔,脉细数。

证候分析:素体肾阴不足,复因分娩失血伤阴,肾阴愈亏,阴虚火旺,移热膀胱,气化失常致小便频数;热灼津液,水道不利,故淋沥不爽,尿道灼热疼痛;腰酸膝软,头晕耳鸣,五心烦热为肾阴亏虚,阴虚火旺之征;舌红少苔、脉细数均为肾阴亏虚之象。

护治法则:滋肾养阴通淋。

代表方药:知柏地黄汤。

**3. 肝经郁热**

证候表现:产后小便艰涩而痛,余沥不尽,尿色红赤;情志抑郁或心烦易怒,小腹胀满,甚或两胁胀痛,口苦咽干,大便干结;舌红,苔黄,脉弦数。

证候分析:素体肝旺,复因产后失血伤阴,肝失所养,或产后情志所伤,肝郁气滞,郁而化火,气火郁于下焦,移热膀胱,气化失司,致小便淋痛;热灼津液,故尿色红赤;肝气不舒,则情志抑郁。心烦易怒,小腹胀满,甚则两胁胀痛,口苦咽干,大便干结,舌红苔黄、脉弦数均为肝郁化火之征。

护治法则:疏肝清热通淋。

代表方药：沉香散。

**（三）护理措施**

1. **起居护理**　本病应以预防为主。分娩期间叮嘱产妇尽量排空膀胱，以减少分娩过程中膀胱受压而损伤的机会。产后督促产妇及早排尿，如有排尿困难应积极处理，可用热敷腹部、听流水声、温水冲洗会阴部等方法帮助产妇排尿，保证至少 2～4 小时排空膀胱 1 次。阴道分娩者避免导尿，剖宫产者做好导尿护理，严格无菌操作，尽早拔除导尿管。急性期患者卧床休息，保持会阴部清洁干燥，大小便后及时清洁，勤换消毒会阴垫。

2. **病情观察**　观察尿频、尿急、尿痛的特点及程度等，观察小便的量、色、质，遵医嘱留取患者尿液行尿常规及尿培养检查。监测患者体温、血压、脉搏、舌脉等，如体温过高，可予物理降温。若出现小便不通甚至尿闭，腰腹疼痛明显或伴恶心呕吐、冷汗淋漓等症状时，及时报告医生处理。

3. **饮食护理**　给予高热量、高蛋白质、营养丰富、易消化的食物，以增强机体抵抗力。忌辛辣刺激、燥热炙煿之品，忌生冷、寒凉食物，忌烟、酒。鼓励患者多饮水以冲洗膀胱，每日饮水量 3 000～4 000ml。多食蔬菜水果，如冬瓜、丝瓜、薏苡仁、扁豆、赤豆、葡萄、梨、藕、甘蔗等有利尿通淋功效的食物。食疗方可选用绿豆赤豆薏仁粥、田螺薏仁汤、车前草煲猪肚、葱白灯芯丝瓜汤等。

4. **情志护理**　安慰患者，给予心理疏导，消解急躁、紧张或悲观的情绪。解答患者及家属的疑问，让其了解泌尿系感染的起因、症状、诊断和治疗的一般知识，减轻其焦虑。为婴儿提供良好的照护，提供母婴同室的机会，转移患者注意力，有助于安抚其情绪。

5. **用药护理**　中药汤剂服药温度宜偏凉，可用车前草或玉米须等煎水代茶饮。必要时遵医嘱给予敏感、有效的抗生素。宜选用毒性较小的抗菌药物，如阿莫西林、头孢菌素类药等。告知患者必须按时服用抗生素，并坚持足够的治疗时间。一般治疗 2 周，停药 1 周后须复查尿液常规，必要时进行尿培养直至确定无菌为止。

6. **中医护理技术**

（1）针刺法：主穴取膀胱俞、中极、三阴交、阴陵泉、水道；发热口干、大便干结者，加刺支沟、合谷，行针手法为泻法。

（2）穴位注射：穴位注射治疗产后小便淋痛的方法较多，可根据证候表现辨证取穴、辨证选药，灵活应用。青霉素注射液穴位注射，取穴三阴交、曲池，适用于急性期；复方丹参注射液穴位注射，取穴中极、关元、三阴交、足三里，适用于小便淋沥涩痛及小腹疼痛明显者。

【健康教育】

1. 注意个人卫生，保持外阴清洁干燥，勤换内衣裤。

2. 饮食清淡，多饮水、勤排尿。

3. 心情舒畅，睡眠充足，以避免复发。

4. 坚持用药及复查，停药 1 周后复查结果为阴性，方为完全治愈。

# 第十节　产后郁证

产后郁证，也叫产后抑郁，是以产妇在分娩后出现情绪低落、精神抑郁为主要症状的病证，是产褥期精神综合征中最常见的一种类型。本病一般在产后1周开始出现症状，产后4~6周逐渐明显，平均持续6~8周，甚则长达数年。若不及时诊治，产妇可伤害婴儿或自杀，应当重视，尽早发现，尽快治疗。本病初起，经过药物及心理治疗，预后良好。但再次妊娠约有20%复发率，其子代的认知能力可能受一定的影响。

本病当属中医"产后情志异常""产后脏躁"的范畴。《诸病源候论·产后风虚癫狂候》较早论述了类似的病证。《妇人大全良方》分列"产后癫狂""产后狂言谵语如有神灵""产后不语""产后乍见鬼神"等方论。《万氏妇人科》阐述了血气虚弱，心神失养或瘀血停积，闭于心窍所致的病机，并分别以茯神散及七珍散治疗。清代《医宗金鉴·妇科心法要诀》进一步指出，"若因忧愁思虑伤心脾者，宜归脾汤加朱砂、龙齿治之"。

西医学之产后抑郁症，可参照本节辨证施护。

【病因病机】

本病发生与产褥生理和病理有关。病因有心脾两虚、瘀血内阻、肝气郁结。

1. **心脾两虚**　产后思虑太过，所思不遂，心血暗耗，脾气受损，气血生化不足，气虚血弱，血不养心，心神失养，而致产后郁证。

2. **瘀血内阻**　产后元气虚损，或复因劳倦耗气，气虚无力运血，血滞成瘀，或产后胞宫瘀血停滞，败血上攻，闭于心窍，神明失常，而致产后郁证。

3. **肝郁气结**　素性忧郁，胆怯心虚，气机不畅，产后复因情志所伤，或突受惊恐，魂不守舍，而致产后郁证。

【诊断要点】

1. **病史**　产时或产后失血过多，产后忧愁思虑，过度劳倦，或素性抑郁，或有难产史，或既往有精神病史。

2. **症状**　情绪低落，精神抑郁，悲观厌世，伤心落泪，失眠多梦，易感疲乏无力，内疚，焦虑，易怒，或默默不语。严重者处理事情的能力低下，不能照料婴儿，甚至有伤婴者。一般在产后1周开始出现症状，4~6周症状逐渐明显。

3. **检查**　妇科检查多无明显异常变化。血常规检查正常或血红蛋白低于正常。

【鉴别诊断】

主要与产后抑郁性精神病相鉴别。该病属精神病学范畴，有精神分裂症状，迫害妄想和幻听、躁狂和抑郁等。产后抑郁性精神病以分娩后7天内发病者最多，主要发生于高龄初产妇、多子女、低社会经济阶层女性。对具有上述病因、诱因和症状的患者，应请精神科医生会诊协助诊治，还应做全身检查及实验室检查，排除与严重躯体及脑部疾病有关的精神障碍。明尼苏达多相个性调查表、90项症状自评量表、抑郁自评量表、焦虑自评量表等量表可协助了解患者的情绪状态。产后郁证亦可进一步发展成为产后抑郁性精神病。

【治疗思路】

应重视围生期及产褥期的心理保健和心理护理,产前检查时应了解产妇的性格特点,有无精神病家族史和抑郁症表现等,对具有发生抑郁症高危因素的产妇给予足够的重视,积极预防本病的发生。中医治疗产后郁证以调和气血,安神定志为主,同时配合心理治疗非常重要,《妇人大全良方》曰:"改易心志,用药扶持。"临证需细心观察产妇早期情志异常改变,以防病情加重。

【辨证施护】

（一）辨证要点

根据产后多虚多瘀及气血变化的特点,本病当辨虚实及在气在血,分而治之。一般而言,产后情绪低落,忧郁焦虑,悲伤欲哭,不能自制,心神不安,失眠多梦,气短懒言,舌淡,脉细者,多属虚;产后忧郁寡欢,默默不语,失眠多梦,神志恍惚,舌暗有瘀斑,苔薄,脉弦或涩,多属实。

（二）证候分型

1. 心脾两虚

证候表现:产后焦虑,忧郁,心神不宁,精神萎靡,情绪低落,常悲伤欲哭,健忘,失眠多梦;伴神疲乏力,面色萎黄,纳少便溏,脘闷腹胀;舌淡,苔薄白,脉细弱。

证候分析:产后失血过多,思虑太过,所思不遂,心血暗耗,心失所养,神明不守,故产后焦虑、抑郁、心神不宁;血虚不能养神,故喜悲欲哭,情绪低落,失眠多梦,健忘,精神萎靡;脾虚气弱,气血不足,故神疲乏力,面色萎黄;气结于中,脾失运化,故纳少便溏,脘闷腹胀;舌、脉表现均为心脾两虚之证。

护治法则:健脾益气,养心安神。

代表方药:归脾汤或养心汤或茯神散。

2. 瘀血内阻

证候表现:产后郁郁寡欢,默默不语,失眠多梦,神志恍惚;恶露淋漓日久,色紫暗有块,面色晦暗;舌暗有瘀斑,苔白,脉弦或涩。

证候分析:产后气血虚弱,或劳倦过度,气血运行无力,血滞成瘀,或情志所伤,气滞血瘀,或胞宫内瘀血停滞,败血上攻,闭于心窍,神明失常,故产后郁郁寡欢,默默不语,失眠多梦,神志恍惚;恶血不去,新血不归,则恶露淋漓日久不止,色紫暗有块;面色晦暗及舌脉均为血瘀之征。

护治法则:活血逐瘀,镇静安神。

代表方药:调经散或芎归泻心汤。

3. 肝气郁结

证候表现:产后心情抑郁,心神不安,夜不入寐,或噩梦纷纭,惊恐易醒;恶露量或多或少,色紫暗有块,胸闷纳呆,善太息;苔薄,脉弦。

证候分析:素性忧郁,产后复因情志所伤,肝郁胆虚,魂不归藏,故心神不安,夜难入眠,或噩梦多而易惊醒;肝郁气滞,气机失畅,故胸闷纳呆,善太息;肝气郁结,疏泄失调,故恶露量或多或少,色紫暗有块;脉弦为肝郁之象。

护治法则：疏肝解郁，镇静安神。

代表方药：逍遥散。

**（三）护理措施**

1. **起居护理**　保证充足的休息，保持充足睡眠对于产妇精神恢复有很重要的作用，指导产妇学会充分利用婴儿睡眠时间进行休息。居室安静舒适，温湿度适宜，居室宜向阳，采光良好。母婴同室，多吸吮、多接触，帮助产妇尽早掌握照顾婴儿的方法，以促进身心愉悦。根据产妇的身体状况适当活动或运动，月子期间，可指导产妇做产后操，以疏通经络，预防气机郁滞。

2. **病情观察**　及时评估产妇的心理状态，可指导产妇应用爱丁堡产后抑郁自评量表（EDPS）进行测评，以便及早发现异常，进行干预。加强观察，根据美国精神病学会1994年制订的产后抑郁症诊断标准，产后出现下列5条或5条以上症状，必须具有①或②，且持续2周以上者，可诊断为产后抑郁症：①情绪抑郁；②对全部或多数活动明显缺乏兴趣或愉悦感；③体重显著下降或增加；④失眠或睡眠过度；⑤精神运动性兴奋或阻滞；⑥疲劳或乏力；⑦遇事皆感毫无意义或有自罪感；⑧思维能力减退或注意力涣散；⑨反复出现死亡想法。

观察产妇有无子宫收缩痛或乳房胀痛，观察会阴或手术切口的疼痛程度等，做好会阴护理或切口护理，指导产妇正确哺乳，以免产妇因身体不适而加重抑郁症状。

3. **饮食护理**　产后注意饮食营养，宜多食瘦肉、禽、蛋类优质蛋白，多饮汤水。食材宜选益气养血之品，如红枣、小米、鲫鱼、鲤鱼、莲藕、芝麻、核桃、黑豆等，还可适当多进食疏肝理气、活血化瘀之品，如黄花菜、白萝卜、玫瑰花、佛手、陈皮、山楂、海带、木耳、紫菜、裙带菜等，忌食生冷辛辣酸涩之品，以免影响产后恢复或不利于哺乳。

4. **用药护理**　中药汤剂宜温热服，注意观察服药后反应。理气药多为芳香之品，煎药时宜后下，以免久煎降低药效；补益药物需久煎，空腹服用；安神助眠的药物宜睡前服用。症状比较严重者，需遵医嘱服用西药抗抑郁药。教育和指导产妇及其家属正确认识抗抑郁药，消除不必要的顾虑，按时按量、规范地服药。

5. **情志护理**　医护人员和家属应帮助产妇认同母亲的角色，指导和协助产妇照护婴儿，增强产妇的自我效能感。教会产妇自我情绪管理的方法，不要强迫自己做不想做的事，适当选择自己喜欢的方式放松和调节情绪，如听音乐、阅读、听相声等。增强家庭支持和社会支持，家庭成员切记不可因关注婴儿而忽略产妇，除在生活上关心、体贴产妇外，还要有耐心和同情心，倾听其诉说，帮助解决实际问题，使其感受到自己在家庭中及家人心目中的地位。同时应鼓励产妇多和亲人沟通，主动倾诉苦闷，表达内心的需求，有助于排解心里的不快。医护人员还可组织产妇加入"新手妈妈互助群"等类似群体，利用"同辈支持"的力量，帮助产妇顺利完成角色转换。

6. **中医护理技术**　可采用毫针刺法，主穴取太冲、合谷、足三里、三阴交、内关、百会、四神聪，平补平泻，每周5次，6周为1个疗程。产后郁证往往伴有睡眠不佳，可应用耳穴压豆或耳针改善睡眠，对缓解抑郁情绪亦有辅助作用，取穴神门、皮质下、交感、心、肝、脾等。还可用中药足浴助眠,选用养心安神或镇静安神的中药煎汤泡足,配合按摩涌泉等穴位效果更佳,每日 1~2 次,以睡前半小时进行为宜。

【健康教育】

1. 加强孕期保健,使孕妇重视心理卫生的咨询与指导,对有精神疾患既往史或家族史的孕妇,需加强监测和观察。鼓励孕妇及其丈夫积极参加孕妇学校学习,了解妊娠知识、分娩过程及分娩时的放松技巧等,消除其紧张、恐惧的消极情绪。

2. 提供良好的产时服务,指导产妇积极配合助产士,掌握分娩技巧,缩短产程、减轻疼痛。

3. 产褥期加强家庭和社会支持,指导产妇自我调节情绪,减轻产妇心理压力。

4. 关注并及时评估产妇的心理状况,对抑郁症状明显,尤其是有自杀倾向者,要到精神卫生机构进行抗抑郁药物治疗或者住院治疗。

## 附:病案举例

[病历摘要]

陈某,女,28 岁,已婚,工人。2018 年 8 月 20 日初诊。

主诉:产后全身关节冷痛 1 月余。

病史:患者 2018 年 7 月 11 日足月自然分娩一女婴,产程经过顺利,产时出血 350ml。患者分娩时正值夏季高温季节,产房空调温度较低,产妇分娩后顿觉全身发冷发抖,关节腰骶冷痛,犹如坐在冷水中,发热(体温 37.5~38℃),无汗。经抗生素治疗,两天后体温降至正常,但仍感全身畏寒恶风,心胸烦闷,全身关节冷痛如锥刺,纳呆食少,形体瘦弱,乳汁量少。产后恶露量少,色淡暗,3 周净,胃纳欠佳,大便干燥。患者 14 岁初潮,周期 28~30 天,经期 5~6 天,25 岁结婚,配偶体健;孕 2 产 1(2017 年 3 月人工流产 1 次)。既往体健,否认重大疾病史。

查体:神清,形体消瘦,面色少华,各关节无红肿,有触痛。舌质淡胖,苔薄,脉沉细无力,寸脉细浮。

妇科检查:外阴已产式,阴道通畅,宫颈轻度裂伤,宫体前位,正常大小,双侧附件无异常。

理化检查:血常规检查正常;红细胞沉降率 20mm/h。B 超提示子宫附件未见明显异常。

中医诊断:产后身痛(肾气亏虚,兼感风寒);

西医诊断:产褥期关节疼痛待查。

[辨证施护]

1. **辨病依据** ①主症:周身关节疼痛,腰骶冷痛如锥刺。②兼症:畏寒恶风,心胸烦闷,纳呆食少,形体瘦弱,恶露、乳汁量少。③病史:患者 1 月余前分娩,关节疼痛出现在产褥期。④检查:各关节无红肿,有触痛。血常规检查正常;红细胞沉降率 20mm/h。舌质淡胖,苔薄,脉沉细无力,寸脉细浮。根据病史、临床表现及检查诊为产后身痛,肾虚兼感风寒证。

**2. 证候分析** 患者产时耗伤精血,损伤肾气,百骸空虚,腠理不密,风寒之邪乘虚而入,停留肌肉、经络、关节,经脉痹阻而发为产后身痛。邪正相争,则发热无汗;邪气留滞关节,气血痹阻不通则肢体关节疼痛;腰为肾府,分娩损伤肾气,复感风寒,则腰骶关节冷痛如锥刺。舌质淡胖,苔薄,脉沉细无力,寸脉细浮,均属肾气亏虚,兼感风寒之象。

**3. 病证鉴别** 本病应与痹证相鉴别,二者症状均表现在肢体关节,但产后身痛与产褥生理有关,且只发生在产褥期,而痹证可发生在任何时期。患者目前尚在产褥期内,根据病史、临床表现及检查,可诊为产后身痛。但需注意部分产后身痛患者症状可延续到产褥期之后,有发展成为痹证的可能。故应完善各项检查,及时诊治及护理。为了进一步明确诊断,排除风湿性疾病及下肢血管疾病等,可做以下辅助检查。

(1)抗链球菌溶血素O、类风湿因子、自身免疫抗体检查等,如阳性或数值升高,应考虑风湿性疾病。

(2)尿常规:因患者腰痛明显,可查尿常规以判断是否有尿路感染、尿路结石等。

(3)X线检查:可排除骨关节及骨髓疾病。

**4. 护治法则** 益肾固表、温督祛寒。

**5. 护理要点**

(1)起居护理应以保暖防寒为重点,注意休息,适度活动以促进血脉运行,切记不可因肢体疼痛而卧床不起。

(2)病情观察需中西医结合,结合相关辅助检查,排除器质性疾病;动态观察症状、体征等病情变化,以判断预后,防止病情迁延不愈。另外,尚需观察子宫复旧、泌乳及饮食等情况,综合判断病情。

(3)中药以补益药为主,故中药汤剂应久煎,温热服。

(4)饮食上需加强营养,少食多餐,知饥则食,食物宜多样,适当多食新鲜蔬菜、水果和含纤维较多的食物,帮助缓解产后大便难。多食气血双补之品,可选用党参、黄芪、当归、麦冬、枸杞、山药、桂圆、核桃仁、黑芝麻、莲子等煮粥或煲汤喝。多饮汤水,以促进乳汁分泌。

(5)本病的发生及变化与情志密切相关,应调动良性的家庭支持系统,做好产妇的情志护理。纠正传统"坐月子"及月子病的一些误区,科学地认识本病。

(6)患者可采用的中医护理技术:①针灸,取脾俞、肾俞、阴陵泉、足三里、大杼、命门、关元、三阴交穴。针刺补法,加灸。②耳穴压豆,主穴取枕、肾上腺、神门、皮质下、腰。③穴位注射,取环跳、足三里穴,注入当归注射液或维生素$B_1$注射液。④中药外治可采用外敷、外洗、热熨等多种方法,常用中药有透骨草、虎杖、威灵仙、千年健、豨莶草、桑寄生、防风、木瓜、杜仲、独活等。

## 学习小结

**1. 学习内容** 见图10-1。

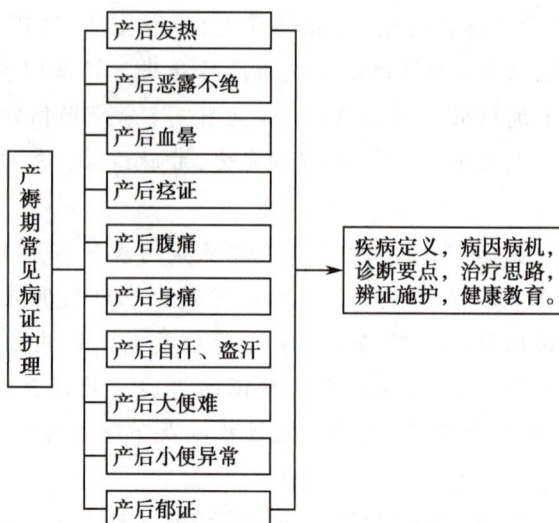

图 10-1    产褥期常见病证护理

2. **学习目标**   充分理解产后多虚多瘀的生理特点,识记每个常见产后病证的概念,围绕产后亡血伤津、瘀血内阻、外感六淫或饮食房劳所伤的基本病机,学会分析、推论产后病证的证候特征,并作出准确的证型判断,根据护治法则提出护理措施。

## 复习思考题

1. 产后女性的生理特点是什么? 应该如何理解?
2. 产后"三审"在产后病证的诊断和辨证中所起的作用是什么?
3. 产后病中属于危急重症的有哪几种? 临床应如何处理?

# 第十一章　哺乳期常见病证护理

本章介绍哺乳期间与泌乳相关的常见病证,包括产后缺乳、产后乳汁自出及乳痈。

早在《内经》中就有关于乳房与经络关系的记载,如足阳明胃经,行贯乳中;足太阴脾经,络胃上膈,布于胸中;足厥阴肝经上膈,布胸胁绕乳头而行;足少阴肾经,上贯肝膈而与乳联;冲任二脉起于胸中,任脉循腹里,上关元至胸中;冲脉挟脐上行,至胸中而散。后世医家认为,男子乳头属肝,乳房属肾;女子乳头属肝,乳房属胃。故乳房疾病与肝、胃二经及肾经、冲任二脉关系最为密切。

乳汁来源于脾胃水谷精微,因胃主纳谷,脾主运化,同居中央,属土味甘,故乳汁之味甘。脾胃气壮,则乳汁多而稠;血衰则乳汁少而薄。冲任为气血之海,上行为乳汁,下行为经血,女性哺乳期则经止。乳汁的分泌、控制和肝木之气有关。肝主疏泄,若肝气不舒,疏泄不利,即可发生乳房疾病。因此,乳汁的分泌受到体质、营养、情志等因素的影响。凡体质虚弱、营养不良、情志失调均可导致泌乳异常。此外,哺乳方法不当、乳房发育不良或乳头内陷、乳房疾病如乳痈等均可影响泌乳和哺乳。

本章病证的诊断应尤其注意乳房及乳汁的诊查。询问患者乳房有无疼痛、胀感,泌乳的量、色、质等;观察乳房的皮肤,有无局部红肿结块,有无乳头凹陷或皲裂等;触诊了解乳房的软硬度,是否有压痛,乳汁的多少、颜色、性状,有无结块,及结块的大小、部位、局部皮温等。哺乳期病证多发生于产后数月内,尤其是对发生于产褥期者诊疗时,需考虑产后亡血伤津、瘀血内阻、多虚多瘀的生理特点,运用四诊八纲,全面了解患者的全身症状及舌脉,如恶露、饮食、睡眠、二便等情况,并结合必要的体格检查、妇科检查、实验室及影像学检查,综合分析,作出正确诊断与辨证。

本章病证的治疗与护理需兼顾乳房疾病的生理、病理特点,以及"勿拘于产后,亦勿忘于产后"原则,临证时应注意补虚扶正与行滞攻邪的关系,补虚须防滞邪,行气勿过耗散,消导必兼扶脾,祛寒慎用温燥,疗热谨防冰伏。同时辅以外治疗法,如中药外敷、穴位敷贴、按摩、刮痧等,内外同调加强疗效。调理饮食起居,畅情志,慎房事,护理好乳房和外阴,及时修复和治疗乳房外伤或产伤,预防邪毒内侵。

## 第一节　产后缺乳

产后哺乳期内,产妇乳汁甚少或全无,不够喂养婴儿者称为"缺乳",又称"乳汁不足""乳汁不行"。本病若能及时治疗,使脾胃功能、气血津液恢复如常,则乳汁可下;先天乳腺发育不良,或乳头内陷者,药物治疗效果较差;若为乳汁壅滞,乳汁排出不畅,治疗不及时,可转化为乳痈。

本病始见于《诸病源候论》:"妇人手太阳、少阴之脉,下为月水,上为乳汁……即产则水血俱下,津液暴竭,经血不足者,故无乳汁也。"唐代《备急千金要方》中列下乳方21首,其中有鲫鱼、猪蹄等食疗方。宋代《三因极一病证方论》以虚实论缺乳。《妇人大全良方》提出"元气虚弱,则乳汁短少",主张用"涌泉散""玉露丹"等补气养血,使冲任充盛而通乳,至今为临床所用。《格致余论》有"乳子之母,不知调养,怒忿所逆,郁闷所遏,厚味所酿,以致厥阴之气不行,故窍不得通,而汁不得出"的论述,在病因病机方面有了进一步发展。

西医学产后泌乳过少等病可参照本病辨证施护。

【病因病机】

产后缺乳的主要病机,一为化源不足,二为瘀滞不行。

1. **气血虚弱**　素体气血亏虚,或脾胃素弱,或饮食不节损伤脾胃,复因分娩失血耗气,致气血更加亏虚,无以化乳,故无乳可下。

2. **肝郁气滞**　产后情志抑郁,气机不畅,肝失条达,乳络不通,致乳汁不行而无乳。

3. **痰浊阻滞**　素体肥胖,痰湿内盛,或产后膏粱厚味,脾失健运,聚湿成痰,乳络壅滞,或"肥人气虚",无力行乳,而致缺乳。

【诊断要点】

1. **病史**　素体虚弱,或产时、产后出血多史,或产后劳倦过度,或产后情志不遂史。

2. **症状**　产妇在哺乳期中乳汁甚少或全无,不足以喂养婴儿,或原本乳汁正常,情志过度刺激后缺乳。

3. **检查**　检查乳房,了解乳汁分泌情况,乳房大小、柔软或胀硬,有无红肿、压痛,乳腺组织情况,有无乳头凹陷或皲裂等。

【鉴别诊断】

本病主要应与乳痈相鉴别。乳痈亦可见乳汁不下,但初起有乳房局部红肿热痛,产妇体温增高,恶寒发热,一般单侧发病,可与本病鉴别。

【治疗思路】

产后虽然多虚,但对于缺乳的治疗,亦不宜峻补,应以调理气血、通络下乳为治疗原则,气血虚弱者补气养血;肝郁气滞者疏肝解郁;痰浊阻滞者健脾化痰。在治疗中还应注意产妇恶露情况,同时保证产妇充分休息,指导产妇正确哺乳、合理饮食。乳腺腺体发育欠佳或乳头内陷者,应在孕前予以治疗,必要时行手术。

【辨证施护】

(一)辨证要点

缺乳有虚实两端,主要通过乳房的大小、软硬度、有无胀满感,以及乳汁的质地等予以辨证。乳汁清稀,乳房柔软,不胀不痛,精神萎靡,面色不华者,多为气血不足;乳汁较稠,乳房胀硬疼痛,精神抑郁,胸闷嗳气者,为肝郁气滞;乳汁少而不稠,乳房硕大松软,形体肥胖,胸闷痰多者,为痰湿壅滞。

### （二）证候分型

**1. 气血虚弱**

证候表现：产后乳汁不充甚或全无，不够喂养婴儿，乳汁清稀，乳房柔软无胀感；面色无华，倦怠乏力，食欲不振；舌淡，苔白，脉细弱。

证候分析：气血虚弱，乳汁化源不足，无乳可下，故乳汁少或全无，乳房无胀痛；气虚血少，肌肤失荣，则面色不华；中气不足，无力运化，则倦怠乏力，食少；舌淡苔薄白、脉细弱皆为气血虚弱之征。

护治法则：补气养血通乳。

代表方药：通乳丹。

**2. 肝郁气滞**

证候表现：产后乳汁甚少或全无，或平时乳汁正常或偏少，伤于情志后，乳汁骤减或点滴全无，乳汁稠，乳房胀硬而痛；或有微热，精神抑郁，胸胁胀痛，食欲减退；舌暗红，苔薄黄，脉弦细或弦数。

证候分析：产后伤于情志，肝气不疏，气机壅滞，乳络受阻，故乳汁少或点滴全无；乳汁积聚难出，故乳房胀硬而痛；久郁化热，故或有微热；肝脉布胸胁，气滞不通，则胸胁胀痛，精神抑郁；肝郁犯胃，则食欲减退；舌暗红、苔薄黄、脉弦数均为肝郁气滞之象。

护治法则：疏肝解郁，通络下乳。

代表方药：下乳涌泉散。

**3. 痰浊阻滞**

证候表现：乳汁甚少或无乳可下，乳房硕大或下垂不胀满，乳汁不稠；形体肥胖，胸闷痰多，纳少便溏，或食多乳少；舌淡胖，苔腻，脉沉细。

证候分析：素体脾虚，或肥甘厚味伤脾，脾失健运而生痰浊，痰阻乳络，而致乳汁甚少或全无；胸闷纳少、苔腻均为痰浊阻滞之象。

护治法则：健脾化痰，通乳。

代表方药：苍附导痰丸合漏芦散。

### （三）护理措施

**1. 起居护理**　居室清洁安静，空气流通，温湿度适宜。保持充足的休息与睡眠，适度活动，肝气郁滞和痰浊阻滞者活动量宜稍大。尽早哺乳，多吸吮，不可因乳汁少而减少哺乳次数。指导产妇正确哺乳，注意使婴儿吸吮大部分乳晕，每次哺乳应让婴儿吸空一侧乳房后再吸另一侧乳房，定时将分泌的乳汁涂抹在乳头上，防止乳头干裂。做好会阴护理，保持外阴清洁。

**2. 病情观察**　注意观察乳汁的量、色、质，乳房胀痛的程度、性质，乳房软硬度及乳汁下行通畅与否。观察患者乳房及乳头的情况，是否有乳头伸展性不好、扁平或内陷，如有异常应及时纠正。产后恶露过多可影响乳汁的化生，故应观察恶露及子宫复旧情况，如有异常及时通知医生处理，以免影响乳汁分泌。

**3. 饮食护理**　加强产后营养，多食高蛋白食物和新鲜蔬菜，多喝汤水，少食肥甘厚味，忌生冷收涩之品。食疗方可选用：①通草 60g，与猪蹄 1 只炖汤。②王不留行 50g，研细末,取药末10g,用黄酒调匀,猪蹄3～4只煮汤,冲入药末食用。③生黄芪30g,当归9g,炖猪蹄。以上三方可用于各证型缺乳。根据不同证型选择食材,气血虚弱者宜食猪蹄、乌鸡、鸡蛋、大枣、桂圆、鲫鱼、乳鸽等;肝郁气滞者宜食玫瑰花、月季花、丝瓜、佛手、合欢花、萝卜等;痰浊阻滞者宜食萝卜、木耳、冬瓜、番茄、山楂等消食健脾之品。

**4. 情志护理**  乳汁的分泌与精神情志因素有密切的关系。肝藏血,因产时失血,肝血多亏虚,若产后情志不遂,易致肝失疏泄,气机郁滞,乳汁运行受阻而产生缺乳。因此,哺乳期应加强精神护理,增强产妇正常哺乳的信心,消解产妇自责、自卑等不良情绪,调动家庭支持系统,切不可责怪产妇,而应多关心多开导产妇,避恼怒,忌忧郁,尽量使产妇心境保持平和,则肝气条达,疏泄有度,乳汁畅行。

**5. 用药护理**  观察患者用药后的症状缓解情况和时间,并注意服药后的不良反应。理气中药多芳香之品,其汤剂不宜久煎;补益中药可文火久煎;肝气郁滞者用疏肝解郁,通络行乳的汤药,宜热服;气血亏虚者汤药宜热服;补益药宜早晚空腹温服。

**6. 中医护理技术**  可用针刺法,取膻中、乳根为主穴,配穴取少泽、天宗、合谷。或推拿按摩,顺着输乳管走行,自乳根向乳头方向按摩,手法轻柔,同时配合相应穴位,如膻中、少泽、乳根等。气血虚弱者可艾灸膻中、乳根等穴。耳穴压豆法适用于各型缺乳,取胸、乳、内分泌、脾、胃、交感、皮质下等穴。乳房有块者,局部用橘皮煎水外敷,或用野菊花、蒲公英、仙人掌等捣烂外敷。乳房胀痛者,按摩乳房,挤出乳汁,可用热水、葱汤洗涤乳房,以宣通气血。

【健康教育】

1. 孕前及孕期检查乳房,若乳头平坦或凹陷,应经常将乳头向外牵拉,严重者或乳房畸形者可行手术矫正。

2. 积极鼓励产妇进行母乳喂养,排除哺乳的顾虑。指导产妇掌握正确的哺乳方法,产后半小时开始吸吮,母婴同室,多吸吮,注意哺乳期卫生。不可因产后早期乳房不胀而自行减少或中断哺乳。

3. 保持情绪乐观,心情舒畅。睡眠充足,适当活动,加强产后营养,多食富含蛋白质的食物和新鲜蔬菜,多饮汤水。

# 第二节  产后乳汁自出

哺乳期内,产妇乳汁不经婴儿吮吸而不断自然流出者,称为"产后乳汁自出",又称"漏乳"或"乳汁自溢"。若产后气血旺盛,津液有余,乳房饱满而溢出一些乳汁,或已到哺乳时间而未哺乳,以至乳汁少量外溢者,不作病论。

"乳汁自溢"始见于《诸病源候论·产后乳汁溢候》,但所言为生理性乳汁自溢。《经效产宝·产后乳汁自出方论》对本病专设方论,并叙述其病因:"产后乳汁自出,盖是身虚所致,宜服补药以止之。"《妇人大全良方》则进而指出"胃气虚"是身虚之由。明代《校注妇人良方》认识到除了"气血俱虚",亦有实证的"肝经血热""肝经怒火"病因,并各以方药治疗。

西医学产后溢乳可参照本病辨证施护。

【病因病机】

本病的发生分虚、实两端。虚者,气血虚弱,阳明胃气不固;实者,肝郁化热,疏泄失常,迫乳外溢。

1. **气血虚弱** 素体虚弱,或分娩耗伤气血,或饮食劳倦损伤脾胃,导致中气不足。乳房隶属足阳明胃经,胃气不足,摄纳无权,故乳汁外溢,发为本病。

2. **肝经郁热** 产后情志抑郁,郁久化火,或恚怒伤肝,肝火亢盛,乳头属足厥阴肝经所主,疏泄太过,迫乳外溢,故而发为本病。

【诊断要点】

1. **病史** 素体虚弱,劳倦过度,贫血或其他慢性病史,或性格抑郁。

2. **症状** 产后未经婴儿吮吸而乳汁不断自动流出,尤其在哺乳时,吮吸一侧乳头而另一侧乳头乳汁自然流出,可伴有疲乏无力,饮食不佳,或乳房胀痛,烦躁易怒,口苦咽干等。

3. **检查** 可见双侧乳头或一侧乳头乳汁点滴而下,渗透衣衫。乳头未见皲裂,乳房柔软或胀满,无包块、红肿。

【鉴别诊断】

1. **乳泣** 妊娠期若乳汁自然流出称为"乳泣",与本病发生时间不同。

2. **乳腺癌** 乳房溢出血性液体,乳房有块者,应警惕乳腺癌的发生。

3. **闭经溢乳综合征** 非妊娠期及非哺乳期女性,或女性停止授乳1年后,出现持续性溢乳且伴有闭经症状。

【治疗思路】

本病治疗以敛乳为主。虚者补而敛之,热者清而敛之。同时应谨记产后"多虚多瘀"的生理特点,补益不宜燥热,清肝不宜寒凉。注意加强营养,调畅情志,有利于乳汁的生化与蓄溢。若溢出乳汁为血性液体,或乳房有块者,应警惕乳腺癌。

【辨证施护】

（一）辨证要点

辨证重点在于辨乳房柔软与胀满,乳汁清稀与浓稠。一般若乳房柔软,乳汁清稀者,多属气血虚弱证;若乳汁浓稠,乳房胀满而痛者,多属肝经郁热证。

（二）证候分型

1. **气血虚弱**

证候表现:乳汁不经婴儿吮吸而自然流出,量少质稀,乳房柔软而无胀感;神疲乏力,面色不华,饮食减少;舌淡,苔薄白,脉细无力。

证候分析:气血虚弱,中气不足,胃气不固,不能摄纳乳汁而自出;气虚血少,乳汁生化不足,则乳汁量少清稀;乳汁自出,乳房空虚,故柔软不胀;脾胃虚弱,运化失司,则疲乏无力,纳少;舌淡苔薄白、脉细无力均为气血虚弱之征。

护治法则:补气养血,佐以固摄。

代表方药:八珍汤。

2. **肝经郁热**

证候表现:乳汁自出,量较多,质浓稠,乳房胀硬疼痛;情志抑郁,或胸胁胀满,烦躁易怒,口苦咽干,便秘尿黄;舌质红,苔薄黄,脉弦细数。

证候分析:素性抑郁,肝郁化热,迫乳外溢,故乳汁自出而量多,质稠;肝失条达,气滞不宣,故乳房胀痛,情志抑郁或烦躁易怒;热灼津液,则口苦咽干,便秘尿黄;舌质红、苔薄黄、脉弦细数均为肝郁化热之象。

护治法则:疏肝解郁清热。

代表方药:丹栀逍遥散。

**(三)护理措施**

1. **起居护理**    产妇保持充足的休息与睡眠,居室清洁安静,空气流通,温湿度适宜。注意乳房卫生,平时注意少触摸乳房,内衣应宽松适度,避免乳房受压。保持局部皮肤清洁干燥,可使用乳垫吸收漏出的乳汁,并及时更换。指导产妇正确哺乳,每次哺乳应让婴儿吸空一侧乳房后再吸另一侧乳房,哺乳结束后,用吸奶器或奶泵吸奶,将乳房内的乳汁吸空,减少乳汁流出。每次哺乳间隔时间不宜过长。适当锻炼身体,增强体质,舒缓身心。

2. **病情观察**    观察乳房软硬度,观察乳汁的质地、颜色及溢出量等,如发现血性乳汁,应暂停哺乳,并及时就医,以便尽早排除其他病变。观察产妇的子宫复旧及恶露情况,观察面色、情绪、饮食、舌脉等,以判断病情的轻重、证候类型及转归,便于及时调整治疗和护理方案。

3. **饮食护理**    嘱产妇加强营养,饮食富含优质蛋白和维生素类,少食油腻肥甘,以免影响脾胃功能。气血虚弱者,以益气固摄为主,宜食山药、党参、红枣、黄芪、猪蹄、鲫鱼、牛奶等;肝经郁热者,以清肝理气为食疗原则,宜食菊花、玫瑰花、佛手、陈皮、薄荷、丝瓜、莲藕等。在此基础上,各证型乳汁自出者均可适当多食收敛固涩之品,以减少乳汁溢出,如芡实、莲子、乌梅、石榴等。气血虚弱者宜服用的食疗方:①黄芪、芡实(或莲子)、大枣、大米各适量,加清水煮粥。②人参 10g,芡实 30g,大枣 15g,粳米 60g,共煮粥服食。③炙黄芪 20g,芡实 10g,羊乳 30ml,共煎汤服用。对于肝经郁热者,推荐的食疗方:香附 10g,水煎取汁,加入芡实 15g,大枣 5 枚,大米 50g,煮粥温服。

4. **情志护理**    患者乳汁不断自然外溢,导致外观不雅,甚至影响社交活动;部分患者虽然乳汁外溢,但乳汁并不足以喂养婴儿,内心有挫败感,甚至感到羞愧。鼓励患者正视自己的病情,不要因疾病的原因否定自我。增加患者治疗疾病及母乳喂养的信心,调整心态和生活状态,积极配合治疗和护理。

5. **用药护理**    遵医嘱服药,切不可为减轻症状而擅自服用回奶药物,或其他不明机制的药物、偏方,可能会导致产妇不再泌乳,母乳喂养失败。中药汤剂温服,药后观察患者的反应。

6. **中医护理技术**

(1)针灸疗法:选足三里、三阴交、脾俞、胃俞、膻中。用补法,并灸。适用于气虚不摄者。

(2)耳针疗法:取穴选内分泌、肝、胸区。中等刺激。每日 1 次,每次留针 15~20 分钟。或采取耳穴压豆法。

【健康教育】

1. 孕前应常规检查乳房,如有乳房畸形(导管异常)者可行手术矫正。

2. 鼓励产妇坚持母乳喂养,不可因乳汁外溢而放弃哺乳。

3. 保持心情舒畅,积极乐观。充分休息,适当活动。加强产后营养,多食富含优质蛋白质的食物以及新鲜蔬菜。

## 附:回乳

产后不欲哺乳,或因乳母有疾不适宜授乳,或已到断乳之时等,可予回乳。乳汁不多者,应逐渐减少哺乳次数,少饮汤水,乳汁会渐渐减少,而达到停止分泌。回乳时不能挤乳或用吸乳器吸乳,以免刺激泌乳。另外,回乳时要注意预防乳痈的发生。

回乳的方法如下。

1. **麦芽煎** 炒麦芽200g,蝉蜕5g,煎汤顿服。

2. **免怀散(《济阴纲目》)** 红花、赤芍、当归尾、川牛膝。水煎服。

3. **朴硝外敷** 朴硝250g,装于布袋。排空乳汁后,敷于乳部,注意暴露乳头,湿后更换。

4. **针刺疗法** 针刺足临泣、悬钟等穴,两侧交替,每日1次,弱刺激,7日为1个疗程。

# 第三节 乳 痈

乳痈是由热毒侵入乳房所引起的一种急性化脓性疾病。其特点是乳房局部结块,红肿热痛,伴有全身发热,且容易发生"传囊"之变。乳痈多见于产后哺乳期女性,尤以初产妇多见。好发于产后3～4周,也可在孕期,或非哺乳期及非妊娠期发生。发生在哺乳期的称"外吹乳痈";发生在妊娠期的称"内吹乳痈";发生在非哺乳期和非妊娠期的称"不乳儿乳痈"。临床上以外吹乳痈多见。

乳痈病名,首见于晋代《针灸甲乙经》。对于疾病的分类,《寿世保元》提出"外吹""内吹"之名。对于其临床症状、病因病机的描述,《诸病源候论》曰:"此由新产后,儿未能饮之,及饮不泄,或断儿乳,捺其乳汁不尽,皆令乳汁蓄积,与气血相搏,即壮热大渴引饮,牢强掣痛,手不得近是也。"《疮疡经验全书》载:"外吹乳者,小儿吮乳,吹风在内故也;内吹乳者,女人腹中有孕,其胎儿转动,吹风在外故也。"《医宗金鉴》和《外科理例》对乳痈的描述更为详尽,并且指出脓成宜早期切开,否则有"传囊"之变。

西医学中的急性乳腺炎可参照本节辨证施护。

【病因病机】

乳痈以乳汁郁结为最常见的病因,病性以实为主,病位在乳络。

1. **乳汁郁积** 因乳头破碎、乳头畸形和内陷,乳汁多而少饮,或断乳不当,均可使乳汁郁积,乳络不畅,乳管阻塞,败乳蓄积,久而化热,酿脓所致。

2. **肝胃郁热** 情志不畅,肝郁气结,厥阴肝经失于疏泄,或产后饮食不节,脾胃运化失司,阳明胃热壅滞,乳络闭阻不畅,气滞血瘀积热成脓,而成乳痈。

3. **感受外邪** 产妇体虚,汗出腠理疏松;或露胸哺乳,复感风邪;或乳儿含乳而睡,口中热毒之气侵入乳孔,均可使邪热蕴阻于肝胃之经,乳络郁滞不通,化热成痈所致。

【诊断要点】

1. **病史**    外吹乳痈多见于产后 3～4 周的哺乳期,初产妇尤为多见,常有乳汁排泄不畅或乳头破损;内吹乳痈多发生在妊娠后期;不乳儿乳痈多由不在哺乳期假吸诱发;小儿乳痈有脐伤染毒史。

2. **症状**    乳房结块,红肿疼痛,10 天左右成脓,脓出稠厚,肿痛随之减轻,可伴恶寒发热、头痛骨楚、胸闷纳呆、大便干结等全身症状。

3. **检查**

(1)乳房检查:注意乳头有无皲裂、凹陷,乳房是否肿大,皮肤有无急性炎症表现及脓窦,仔细检查乳房硬块和压痛的部位及范围,有无波动感,腋窝淋巴结有无肿大及压痛。

(2)全身情况:测体温,查白细胞计数,注意一般营养状况及有无其他慢性疾患。

(3)辅助检查:疑有乳房深部脓肿时,可作 B 超以助诊断和定位,或作诊断性穿刺。

【鉴别诊断】

1. **炎性乳腺癌**    多见于青年女性,尤其在妊娠期或哺乳期。病变常累及乳房的 1/3 以上,尤以乳房下半部为甚。病变局部皮肤呈暗红或紫红色,肿胀增厚且有韧硬感,毛孔深陷呈橘皮样改变,局部无疼痛或轻度压痛。同侧腋窝常可扪及明显肿大的淋巴结,质硬固定,全身症状较轻。本病进展较快,预后不良。

2. **浆细胞性乳腺炎**    多发于非哺乳期,哺乳期也可发生。其肿块发于乳晕部,多伴乳头凹陷内缩,乳晕皮肤红肿,有瘙痒感或烧灼感,后期转为疼痛。乳头溢出红棕色、绿色或黑色液体,乳晕下区可扪及边缘不清的软结节,偶为硬结节。

【治疗思路】

中医治疗本病遵循辨证论治原则,根据患者症状、体征,四诊合参以辨别虚实及分期,给予不同的中药内服,以清热消肿、解毒散瘀为主,但清热不宜过于苦寒,以免损伤中阳或导致邪郁不透而形成僵硬结块。宜配合中医外治法提高疗效,初起可用热敷、乳房按摩及中药外敷;成脓期可切开排脓;溃后可外敷中药以透脓消肿,收口生肌。如症状较重者,可中西医结合治疗,在以上措施的基础上,加用抗生素类药物,如青霉素、头孢类等。

中医外治法治疗乳痈非常有特色和优势,临床效果显著。

1. **初起**    皮肤焮红灼热者,宜玉露散或金黄散外敷;或用鲜菊花叶、鲜蒲公英、仙人掌去刺捣烂外敷;亦可用 50% 芒硝溶液湿敷。皮色微红或不红者,宜冲和膏外敷;有肿块者改用太乙膏掺红灵丹外贴。

2. **成脓**    宜切开排脓。切口呈放射状,以免损伤乳络;切口位置宜取低位,以免袋脓。若脓肿小而浅着,可用针穿刺抽脓或用火针放脓。

3. **溃后**    八二丹或九一丹药线引流,外敷金黄膏。待脓净仅有黄稠滋水时,改用生肌散收口。如有袋脓现象,可在脓腔下方用垫棉法加压,以免脓液滞留。如有乳汁从疮口流出,可用垫棉法束紧患侧乳房,促使收口;若成传囊乳痈,可在疮口一侧用垫棉法加压,如无效则另作一切口以便引流。形成乳房窦道者,先用七三丹药捻插入窦道腐蚀管壁,脓净改用生肌散、红油膏盖贴直至愈合。

【辨证施护】

（一）辨证要点

1. **辨虚实**　乳痈以实证为多。新病多实，久病多虚；体壮者多实，体弱者多虚。实证可见患乳肿胀、疼痛、皮肤焮红、脓汁稠厚，伴发热，口渴，便秘溲赤，舌红，苔黄腻，脉洪数。虚证可见患乳成脓，收口时间较长，疮口脓水淋漓，脓汁清稀，常伴全身乏力，面色少华，或低热不退，饮食减少，舌淡，苔薄，脉弱无力。

2. **辨分期**

（1）初期：乳房胀痛，皮肤或焮红或不红，肿块或有或无，乳汁分泌不畅，可伴有恶寒发热、头痛、胸闷不舒等全身症状。

（2）成脓期：肿块逐渐增大，局部疼痛加重，皮肤焮红灼热，同侧腋窝淋巴结肿大压痛，随病情进展，肿块中央逐渐变软，按之应指有波动感，全身症状加剧，壮热不退，口渴喜饮，小便短赤等。

（3）溃脓期：脓肿成熟，破溃出脓，肿消痛减，身热渐退，纳少寐差，肢软乏力，面色少华。亦有溃后乳汁自疮口溢出形成乳漏，或有袋脓、传囊之变，全身低热不退，心烦潮热，此为乳痈之变证。

（二）证候分型

1. **气滞热壅**

证候表现：乳汁结块，排乳不畅，皮色不变或微红，肿胀疼痛，伴恶寒发热，周身酸楚，胸闷呕恶，纳差，大便秘结，舌质正常或红，苔薄，脉数。

证候分析：情志不畅，肝气郁积，厥阴肝经失于疏泄，则乳汁结块，排乳不畅；若产后饮食不节，胃中积热，气血运行不畅，乳络阻塞，则肿胀疼痛，皮色不变或微红；肝胃不和，气机不达，则胸闷呕恶，纳差，大便秘结；邪正相争，则恶寒发热，周身酸楚；舌质正常或红，苔薄，脉数为邪热在表之象。

护治法则：疏肝清热，通乳消痈。

代表方药：瓜蒌牛蒡汤。

2. **热毒炽盛**

证候表现：乳房结块增大，肿痛加重，皮肤焮红灼热，结块变软，有应指感。或切开排脓后引流不畅，红肿热痛不减，有"传囊"现象，伴壮热不退，口渴喜饮，舌红，苔黄腻，脉洪数。

证候分析：邪滞经络，蕴久不散，化热生火，火毒炽盛，则乳房结块增大，肿痛加重，焮红灼热；热盛肉腐成脓，则结块变软，应指明显，或见"传囊"之象；壮热，口渴喜饮，舌红，苔黄腻，脉洪数均为热毒炽盛之象。

护治法则：清热解毒，透脓消肿。

代表方药：透脓散合五味消毒饮。

3. **正虚毒恋**

证候表现：溃脓后乳房肿痛虽轻，但疮口脓水清稀不尽，愈后缓慢或形成乳漏，伴全身乏力，面色少华，或低热不退，纳差，舌淡，苔薄，脉弱无力。

证候分析：病至后期，毒随脓泄，则肿痛减轻；正气亏虚，则脓水清稀不尽，愈合缓慢或形成乳漏；体内正虚邪恋，或余毒未尽，则低热不退，全身乏力；气血亏虚不能上达头面，则面色少华，纳差；舌淡苔薄，脉弱无力，皆为气血双亏，失于濡养之象。

护治法则：益气补血，和营托毒。

代表方药：托里消毒散。

**（三）护理措施**

**1. 起居护理**　病室宜安静，光线柔和，温湿度适宜，定期通风，保持室内空气新鲜。产妇产后常因气虚而汗出过多，故应经常淋浴，及时更换内衣，并注意避免外邪侵袭。保持乳房及乳头清洁，协助患者按需哺乳，哺乳后排空剩余乳汁；高热或脓肿形成时停止哺乳。使用三角巾或宽松的胸罩托起患乳，减少上肢活动。

**2. 病情观察**　本病的治护措施需根据疾病分期及有无并发症进行调整，密切观察乳房皮肤的色泽、温度、乳房肿块的大小范围、波动感、疼痛性质和程度，以及溃后脓出是否通畅，是否"袋脓"或"传囊"，溃后脓液的量、色、质、气味及观察有无乳汁郁积、疮口有无溢乳；观察有无发热，是否伴有胸闷头痛、恶心呕吐及同侧腋窝淋巴结是否肿大、有无压痛等情况，以判断证候类型及预测疾病的发展，便于治疗和护理。

**3. 饮食护理**　饮食宜清淡、有营养、易消化为佳，多饮水，多食蔬菜水果、豆制品、瘦肉、鸡蛋等，忌食肥甘厚味及生冷、辛辣之品。气滞热壅证宜食用疏肝清热、通乳消痈的食品，如白萝卜、白菜等，食疗方可选用萝卜丝汤；热毒炽盛证宜食用清热解毒、透脓消肿的食品，如鲜蒲公英、鲜藕、绿豆等，食疗方可选用蒲公英薄荷饮；正虚毒恋证宜用益气补血、和营托毒的食品，如鸡蛋、鱼肉、动物肝脏、豆制品、牛奶等，食疗方可选用黄芪粥、黑鱼山药汤、当归牛肉汤等以补益气血。

**4. 情志护理**　乳痈患者多因产后气血不足，体质虚弱，加之患部疼痛，不能正常授乳而情绪急躁，注意调节患者的情绪，消除其焦虑情况。特别是严重感染或脓肿形成者，劝导患者解除烦恼，注意情志调理，避免肝气郁积而影响泌乳和排乳。

**5. 用药护理**　中药汤剂宜温服，热毒炽盛者宜凉服。根据疾病分期，局部给予清热解毒、消肿止痛类中草药外敷。①乳痈初期可用金黄散或玉露散以冷开水或醋调敷；或用金黄膏或玉露膏敷贴；或用鲜野菊花、鲜蒲公英、鲜地丁草、仙人掌（去刺）等洗净捣烂外敷；或用20%芒硝溶液湿敷；或用大黄、芒硝各等份研末，适量凡士林调敷。外敷药物如引起过敏反应，即应停用，并用青黛散香油调敷局部。②成脓期外敷药时应暴露乳头，保持乳汁分泌通畅，尽量减少上肢活动，用乳罩托起患乳，避免牵拉，使脓液畅流，防止袋脓。③溃脓期应及时更换敷料，保持疮周皮肤清洁。局部红、肿、热、痛严重，体温超过38℃者，可服中药回乳。

**6. 中医护理技术**　初起可按外治法取膏剂外敷。乳痈初起未成脓者，可用葱白、大蒜捣烂，铺于乳房患处，用艾条熏灸；或用耳穴贴压疗法，取胸、胃、肝、内分泌、肾上腺、神门等穴位；或用穴位贴敷法，选取膺窗、梁丘、足三里、丰隆、天池、内关、期门、肩井、膈俞等穴，取药物吴茱萸、五倍子、白芥子等份，分别研细末后混匀加入冰片，调以油膏敷于穴位，功效凉血消肿止痛；或用穴位按摩疗法，可用轻手法按摩天宗及局部阿是穴以减轻疼痛；或用毫针刺法，取肩井、膻中、乳根、期门、内关、少泽穴，用泻法，肝郁甚者加太冲,偏于胃热者加内庭,火毒盛者加厉兑、大敦、少泽。

【健康教育】

1. 做好妊娠期乳房护理,可经常做提拉运动以纠正乳头凹陷。从孕期开始,佩戴乳罩,使其托起而不压迫乳房。妊娠6个月后,用木梳沿乳腺导管方向梳理,可预防乳痈。

2. 乳母宜心情舒畅,情绪稳定。饮食宜清淡,富有营养,少食肥甘厚腻之品;忌食辛辣炙煿之物。

3. 按需哺乳,哺乳后要排空剩余乳汁。哺乳后用胸罩将乳房托起,切勿让婴儿含乳头睡觉。身体其他部位有化脓感染时,或乳儿有口疮等口腔疾患时,应及时治疗。

4. 若有乳头擦伤、皲裂,可外搽蛋黄油或麻油,并停止哺乳,改用吸乳器排乳。断乳时应先逐渐减少哺乳时间和次数,再断乳,以免乳汁蓄积而引发乳痈。断乳前可用生麦芽、生山楂煎汤代茶饮,并用皮硝装入纱布袋中外敷。

## 附:病案举例

[病历摘要]

胡某,女,26岁,已婚,工人。

主诉:产后乳汁量少50天。

病史:患者50天前足月顺产一男婴,现恶露已净,乳汁量少,不足以喂养婴儿,乳房丰满,柔软,无胀感,形体肥胖,胸闷泛恶,纳少便溏。月经15岁初潮,32～35天1行,5～7天干净,量少质黏,无痛经史。24岁结婚,孕1产1,足月顺产50天,产后否认性生活。既往体健,否认重大疾病史及手术史。平素喜食肥甘厚味。

查体:神志清楚,精神尚佳,体温正常,形体肥胖,面色尚润,舌淡胖,苔白腻,脉沉细。乳房检查见双乳硕大,柔软,无胀感,挤按后可见少量乳汁溢出,色淡质黏。妇科检查未查。

理化检查:未检。

中医诊断:产后缺乳(痰浊阻滞证);

西医诊断:产后泌乳过少。

[辨证施护]

1. **辨病依据**　①主症:乳汁量少不足以喂养婴儿。②兼症:乳房丰满,柔软,无胀感,形体肥胖,胸闷泛恶,纳少便溏。③病史:足月顺产50天,恶露已净,产后否认性生活。平素喜食肥甘厚味。④检查:形体肥胖,舌淡胖,苔白腻,脉沉细。双乳硕大,柔软,无胀感,挤按后可见少量乳汁溢出,色淡质黏。根据病史、临床表现及检查诊为产后缺乳,痰浊阻滞证。

2. **证候分析**　患者素来形体肥胖,本为痰湿之体,加之产后多食肥甘厚味,易致脾失健运,聚湿为痰,现产后乳汁量少,乳房丰满而柔软,无胀感,胸闷泛恶,纳少便溏,故当属痰浊阻滞。痰湿阻滞乳脉乳络,遂致缺乳。痰浊内停,中焦气机升降不利则胸闷泛恶,纳少便溏;舌淡胖、苔白腻、脉沉细亦为痰浊内阻之象。

3. **病证鉴别**　乳痈亦可见乳汁不下,故产妇乳汁量少主要应与乳痈相鉴别。乳痈初起有乳房局部红肿热痛，产妇体温增高，恶寒发热等炎症表现，一般单侧发病。患者体温正常，乳房柔软无痛感，根据症状、体征不难鉴别。另外，产后缺乳尚需注意有无乳头凹陷或皲裂，二者亦可导致乳汁壅塞不通，哺乳困难，乳房检查未发现相关体征。

**4. 护治法则** 健脾化痰通乳。

**5. 护理要点**

（1）保持充足的休息与睡眠，多吸吮，切不可因乳汁少而减少哺乳次数。

（2）注意观察乳汁的排出量、色、质，乳房软硬度、皮色及乳汁下行通畅与否等。观察体温、饮食、二便、舌脉等情况。

（3）加强营养，多食高蛋白食物和新鲜蔬菜，多喝汤水，少食肥甘厚味。痰浊阻滞者宜食萝卜、木耳、冬瓜、番茄、山楂等消食健脾之品。

（4）做好情志护理，增强产妇能正常哺乳的信心，保持心情舒畅，则肝气条达，疏泄有度，有利于化痰通乳。

（5）可用的中医护理技术：①毫针刺法，取膻中、乳根为主穴，配穴取少泽、天宗、合谷。②按摩，顺着输乳管走行，自乳根向乳头方向按摩，手法轻柔，同时配合穴位按摩，如膻中、少泽、乳根等。③耳穴压豆法，取胸、乳、内分泌、脾、胃、交感、皮质下等穴。④刮痧法，取穴少泽、膻中、乳根、脾俞、足三里、丰隆、期门，手法以泻法为主。

## 学习小结

**1. 学习内容** 见图11-1。

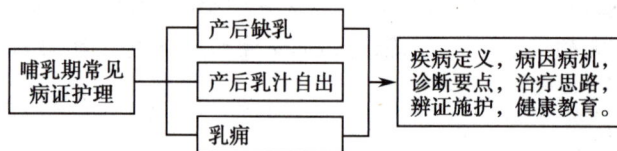

图 11-1 哺乳期常见病证护理

**2. 学习目标** 本章介绍的哺乳期病证均与泌乳相关，需掌握哺乳生理，结合产后生理特点，方能充分理解哺乳期病证的病因病机。通过本章学习，应能说出每个病证的概念、临床特点，理解病因病机、诊断要点及治疗思路，记住辨证施护的辨证要点及各个证型，并能应用所学知识为患者提供个体化的护理措施。

**复习思考题**

1. 乳汁分泌受到哪些因素影响？
2. 中医药治护哺乳期疾病的优势是什么？
3. 哺乳期病证中应如何应用中医护理技术？

# 附篇　围产常用中医护理技术基础知识与基本方法

## 第十二章　经络腧穴基本知识

学习目的

　　通过本章内容的学习，能阐述经络的生理功能及临床应用，以及临床常用腧穴的定位及主治等，为后续学习针灸推拿等中医护理技术奠定基础。

学习要点

　　经络系统的组成、生理功能及临床应用；十二经脉的名称、走向、分布规律、表里关系及流注次序；奇经八脉的组成及生理功能；腧穴的概念、分类、作用及取穴方法；临床常用腧穴的定位和主治等。

　　经络与腧穴是古代医家经过长期的医疗实践，不断地总结和完善而逐步形成的产物，是中医学理论体系的重要组成部分，对于解释人体生理功能和病理现象、指导中医临床实践，起着重要的作用。

## 第一节　经　络

　　经络是经脉和络脉的总称，是人体运行气血、联络脏腑、沟通内外、贯穿上下的通路。"经"指经脉，有路径之义，为经络系统中的主干，大多循行于人体的深部；"络"指络脉，有网络之义，为经脉别出的分支，循行于人体较浅的部位。经络纵横相贯，遍布全身，内属于脏腑，外络于肢节，将人体的五脏六腑、器官孔窍及四肢百骸有机地联结成一个统一的整体，从而保证了人体生命活动的正常进行。

### 一、经络系统的组成

　　经络系统由经脉和络脉组成，主要包括十二经脉、奇经八脉、十二经别、十五络脉、十二经筋和十二皮部等。

　　经脉有正经和奇经两类。正经有十二条，即手足三阴和三阳经，合称"十二经脉"，是气血运行的主要通道，其有一定的起止、循行部位和交接顺序，在肢体的分布和走向也有一定的规律，与脏腑有直接的络属关系，其"内属于腑脏，外络于肢节"，将人体内外连贯起来，成为一个有机的整体。奇经有八条，包括督脉、任脉、冲脉、带脉、阴跷、阳跷、阴维、阳维,合称为"奇经八脉",有统率、联络和调节十二经脉的作用。十二经别,是十二经脉在胸、腹及头部的重要支脉,可沟通脏腑,加强表里经的联系。此外,经络的外部,筋肉也受经络支配分为十二经筋;皮肤也按经络的分布分为十二皮部。

络脉有别络、浮络和孙络之分。别络是指较大的、主要的络脉,是十二经脉在四肢部以及躯干前、后、侧三部的重要支脉,共 15 条,其中十二经脉与督脉、任脉各有一条别络,再加上脾之大络,合为"十五别络"。别络的主要功能是沟通表里和渗灌气血。浮络是浮现于体表的络脉,孙络是指最细小的络脉,两者遍布全身,难以计数。经络系统组成见图 12-1。

## 二、经络的生理功能

经络在人体的生命活动中起着十分重要的作用,正如《灵枢·经脉》篇所言:"经脉者,所以能决死生,处百病,调虚实,不可不通。"

### (一)联络脏腑、沟通内外

人体是由五脏六腑、四肢百骸、五官九窍、皮肉筋骨等组成的,各个组织器官虽然功能不同,但彼此间却能相互联系,密切配合,进行着有机的整体活动,这主要是依靠经络系统的联络沟通作用而实现的。十二经脉及其分支纵横交错、入里出表、通上达下,与五脏六腑相互络属;奇经八脉与十二正经联系沟通;经筋、皮部则联络着肢体的筋肉皮肤,加之细小的浮络和孙络,使人体形成了一个统一的整体,从而保证了机体的生命活动能有条不紊地进行。《灵枢·海论》篇所述:"夫十二经脉者,内属于腑脏,外络于肢节",即是对这一功能的高度概括。

### (二)运行气血、濡养周身

气血是人体生命活动的物质基础,全身各组织器官只有得到气血的濡养才能完成正常的生理活动。气血之所以能通达全身,发挥其营养脏腑组织、抵御外邪、保卫机体的作用,主要依赖经络的循环传注而实现,正如《灵枢·本脏》篇指出,"经脉者,所以行血气而营阴阳,濡筋骨,利关节者也"。

### (三)抗御病邪、反应证候

经络是气血运行的通路,当外邪侵犯人体,运行于经络中的气血,尤其是孙络和卫气,发挥了重要的抗御外邪、保卫机体的作用。而当人体的脏腑发生病理改变时,也会影响气血的运行,并通过经络而反应于体表。

### (四)传导感应,调整虚实

经络系统对于针刺和其他刺激具有感觉传递和通导的作用,针刺中的"得气"和"行气"现象就是该作用的体现。当人体发生疾病时,即会产生气血不和及阴阳失调的证候,运用针刺、艾灸等方法刺激体表的某些部位,能够激发经络的调节作用,使气血和畅,阴阳趋于平衡,此即《灵枢·刺节真邪》篇所谓:"泻其有余,补其不足,阴阳平复"。

## 三、经络学说的临床应用

经络学说作为中医理论体系的重要组成部分,不仅可用来解释人体的各种病理变

```
                                                           ┌─ 手太阴肺经
                                            ┌─ 手三阴经 ──┼─ 手厥阴心包经
                                            │              └─ 手少阴心经
                                            │              ┌─ 手阳明大肠经
                                            ├─ 手三阳经 ──┼─ 手少阳三焦经
                                            │              └─ 手太阳小肠经
                              ┌─ 十二经脉 ──┤              ┌─ 足阳明胃经
                              │             ├─ 足三阳经 ──┼─ 足少阳胆经
                              │             │              └─ 足太阳膀胱经
                              │             │              ┌─ 足太阴脾经
                              │             └─ 足三阴经 ──┼─ 足厥阴肝经
                              │                            └─ 足少阴肾经
                              │                            ┌─ 督脉
                 ┌─ 经脉 ─────┤                            ├─ 任脉
                 │            │                            ├─ 冲脉
                 │            │                            ├─ 带脉
                 │            ├─ 奇经八脉 ──────────────────┤ 阴维脉
                 │            │                            ├─ 阳维脉
                 │            │                            ├─ 阴跷脉
                 │            │                            └─ 阳跷脉
                 │            └─ 十二经别
    经络系统 ─────┤                            ┌─ 十五络脉 ──┬─ 十四经脉之络
                 │            ┌─ 十五络脉 ─────┘            └─ 脾之大络
                 ├─ 络脉 ─────┼─ 孙络
                 │            └─ 浮络
                 │            ┌─ 十二经筋
                 └─ 连属部分 ─┴─ 十二皮部
```

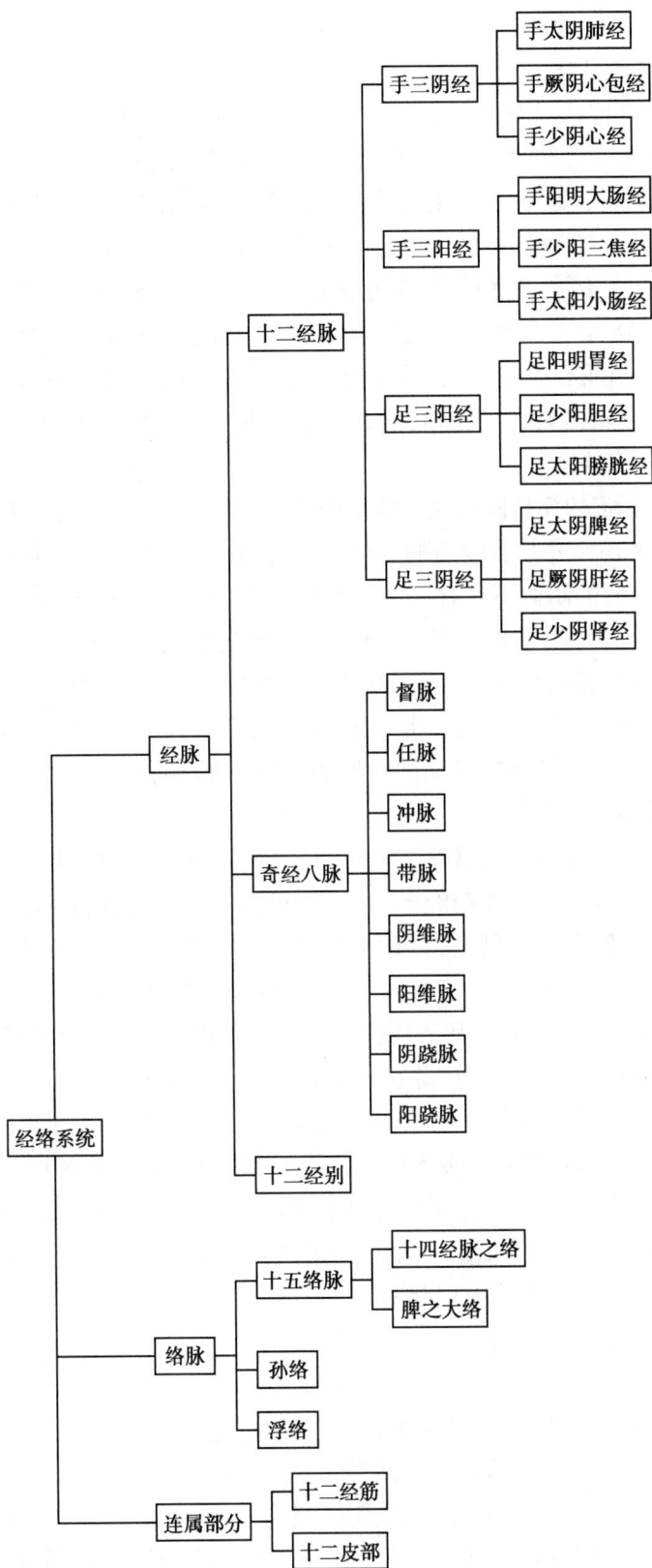

图 12-1 经络系统

化,也可用于疾病的诊断和治疗。

### (一)阐释病理变化

经络在正常生理状况下是人体运行气血、感应传导的通路,而在发生病变时则成为传递病邪和反映病变的途径。一方面,经络是病邪由皮毛腠理内传于脏腑的途径,正如《素问·皮部论》所说:"邪客于皮则腠理开,开则邪入客于络脉,络脉满则注于经脉,经脉满则入舍于腑脏也。"同时,经络也是脏腑之间病变相互影响的途径,如足厥阴肝经,抵小腹,挟胃,上注于肺,故肝的病变可影响到胃和肺,表现为肝胃不和及肝火犯肺等证。另一方面,经络还是脏腑病变反映于体表组织器官的通路,如手少阴络脉,循经入于心中,系舌本,因而心火亢盛,火热循经上炎,可以表现出舌生疮疡的症状;此外,肝气郁结可见胁肋胀痛,胃火上炎而见牙龈肿痛等,皆是脏腑病变通过经络传导的反映。

### (二)指导疾病的诊断

由于经络有一定的循行路线及所属络的脏腑,能够反映脏腑的病理变化,因而根据疾病症状出现的部位,并结合经络的循行及与脏腑的联系,可为疾病的诊断提供依据,如两目干涩,多与肝的阴血不足有关;舌上生疮,多为心火上炎;腰膝酸软,则多为肾精亏虚所致。另外,在经络循行的部位,或在经气聚集的某些腧穴上,触及结节状、条索状的反应物,或有明显的压痛点,或局部皮肤出现异常变化,皆有助于某些脏腑病变的诊断。如在胃的下合穴足三里处有明显的压痛,常提示胃腑的病变;而在脾俞处触及结节或压痛,常提示脾脏的异常;肠痈则在阑尾穴处可有压痛,等等。

### (三)指导疾病的治疗

经络学说用于指导疾病的治疗,主要体现在循经取穴、药物归经等方面。一方面,根据病变所在部位或所属脏腑与经脉的关系,可选择循行经过病变部位或与病变脏腑有联系的经脉上的腧穴进行刺激,以调整经络的气血运行和脏腑的功能活动而治疗疾病,此即所谓的"循经取穴"。另一方面,药物治疗也要通过经络的传导转输,才能使药至病所,而更好地发挥其治疗作用。历代医家在长期的临床实践中,发现某些药物对某一脏腑经络具有特殊的选择作用,并在此基础上创立并形成了"药物归经"理论。金元时期的医家张洁古、李杲,则进一步发展了该理论,提出"引经报使"的理论,如治疗太阳经头痛加用羌活,治疗阳明经头痛加用白芷,治疗少阳经头痛加用柴胡,上述三药不仅分别归太阳、阳明、少阳三经,而且还可引其他药物归入该经,从而使药物的治疗作用进一步得以加强。此外,临床上广泛应用的耳针、穴位埋线及结扎等治疗方法,也都是在经络学说的指导下形成和发展起来的。

## 四、十二经脉

十二经脉包括手三阴经(手太阴肺经、手厥阴心包经、手少阴心经),手三阳经(手阳明大肠经、手少阳三焦经、手太阳小肠经),足三阳经(足阳明胃经、足少阳胆经、足太阳膀胱经),足三阴经(足太阴脾经、足厥阴肝经、足少阴肾经)。十二经脉是经络系统的主体,是气血运行的主要通道,又称为十二正经。十二经脉皆有一定的起止、循行部位和交接顺序,在肢体的分布和走向也有一定的规律,并且与体内的脏腑有直接的络属关系。

**（一）十二经脉的命名**

十二经脉的名称包括手足、阴阳、脏腑三部分。循行分布于上肢的为手经,循行分布于下肢的为足经;分布于肢体内侧,内属于五脏的为阴经;分布于肢体的外侧,内属于六腑的为阳经;阴经与阳经皆以所连属的脏腑而命名(表12-1)。

表12-1　十二经脉名称分类表

|  | 阴经（属脏） | 阳经（属腑） | 循行部位（阴经行于内侧,阳经行于外侧） | |
|---|---|---|---|---|
| 手 | 太阴肺经 | 阳明大肠经 | 上肢 | 前部 |
| | 厥阴心包经 | 少阳三焦经 | | 中部 |
| | 少阴心经 | 太阳小肠经 | | 后部 |
| 足 | 太阴脾经 | 阳明胃经 | 下肢 | 前部 |
| | 厥阴肝经 | 少阳胆经 | | 中部 |
| | 少阴肾经 | 太阳膀胱经 | | 后部 |

注:足三阴经在内踝上8寸以下的排列是厥阴在前,太阴在中,少阴在后。

**（二）十二经脉的走向与交接规律**

1. **走向规律**　《灵枢·逆顺肥瘦》篇所记载的"手之三阴,从胸走手;手之三阳,从手走头;足之三阳,从头走足;足之三阴,从足走腹",即指出十二经脉的走向规律为:手三阴经从胸走手,手三阳经从手走头,足三阳经从头走足,足三阴经从足走腹胸。

2. **交接规律**　十二经脉中,互为表里的阴经与阳经在四肢末端交接,如手太阴肺经在食指端与手阳明大肠经交接,足阳明胃经在足大趾与足太阴脾经交接;同名的阳经在头面部交接,如手阳明大肠经与足阳明胃经交接于鼻翼旁,手太阳小肠经与足太阳膀胱经在目内眦交接;相互衔接的阴经在胸中交接,如足太阴脾经与手少阴心经交接于心中,足厥阴肝经与手太阴肺经交接于肺中。

**（三）十二经脉的分布规律**

十二经脉在体表的分布有一定的规律。在四肢部,手三阴经分布在上肢的内侧,手三阳经分布在上肢的外侧;足三阴经分布在下肢的内侧,足三阳经分布在下肢的外侧。在头面部,阳明经行于面部及额部;太阳经行于面颊、头顶和头后部;少阳经则行于头侧部。在躯干部,足三阳经的分布大体上是阳明行于身前,太阳行于身后,少阳行于身体的侧部。

**（四）十二经脉的表里关系**

十二经脉相互之间有表里相合的关系,阳经属腑,阴经属脏,阴经与阳经通过经别和别络相互沟通,共组成六对表里络属关系,即手太阴肺经与手阳明大肠经相表里,手厥阴心包经与手少阳三焦经相表里,手少阴心经与手太阳小肠经相表里,足太阴脾经与足阳明胃经相表里,足厥阴肝经与足少阳胆经相表里,足少阴肾经与足太阳膀胱经相表里。经脉之间的联系,由于互为表里的阴经与阳经相互衔接而得以加强;同时由于互为表里的两经皆相互属络于同一脏腑,使得互为表里的脏腑在生理上相互配合、病理上相互影响,在治疗上表里两经的腧穴也可相互为用。

**（五）十二经脉的流注次序**

经络是气血运行的通道,气血在十二经脉中流动不息,循环灌注,构成了十二经脉的气血流注。经脉中的气血运行,从手太阴肺经开始,依次传至足厥阴肝经,再传至手太阴肺经,首尾相贯,如环无端。其流注次序如图 12-2。

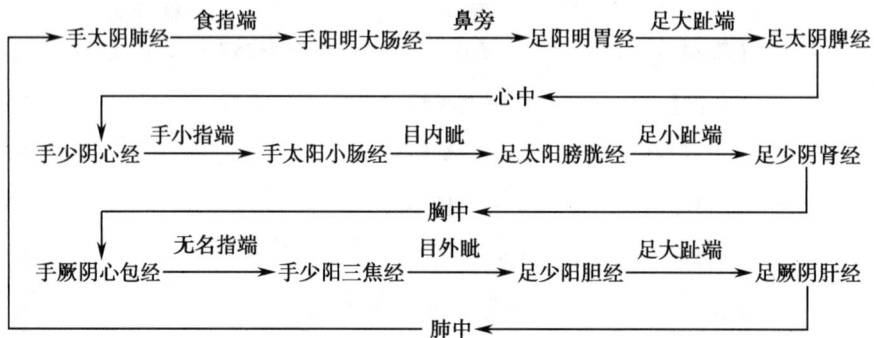

图 12-2　十二经脉的流注次序

## 五、奇经八脉

奇经八脉是督脉、任脉、冲脉、带脉、阴跷脉、阳跷脉、阴维脉、阳维脉八条经脉的总称。与十二正经不同,奇经八脉既不直属于脏腑,相互之间也无表里配合的关系,"别道奇行",故称"奇经"。奇经八脉纵横交错地循行分布于十二经脉之间,进一步加强了十二经脉之间的联系,对十二经脉的气血有蓄积、渗灌的调节作用,同时与肝、肾等脏,及脑、髓、女子胞等奇恒之腑也有着较为密切的联系。

八脉之中,督、任、冲三脉皆起于胞中,同出会阴,称为"一源三歧"。其中督脉循行于腰背正中,上至头面,与诸阳经交会于大椎,能总督一身之阳经,故称之为"阳脉之海";任脉则循行于胸腹正中,上抵颏部,能总任一身之阴经,故称之为"阴脉之海",且其与妊娠有关,故又有"任主胞胎"的说法;冲脉则与足少阴肾经夹脐上行,环绕口唇,上至目下,能总领诸经的气血,故称之为"十二经脉之海",亦称"血海"。带脉起于胁下,绕腰一周,状如束带,能约束纵行诸经,又主司女子带下。阴跷脉行于下肢内侧及眼部,交会足少阴经穴;阳跷脉行于下肢外侧、肩部及头部,交会足太阳等经穴。阴、阳跷脉分主一身左右之阴阳,具有调节下肢运动和眼睑开合的功能。阴维脉行于下肢内侧、腹部及颈部,交会足少阴等经穴及任脉穴,主一身之里,维络诸阴;阳维脉行于下肢外侧、肩部及头项部,交会足少阳等经穴及督脉穴,主一身之表,维络诸阳。

## 六、经别、别络、经筋、皮部

十二经别是从十二经脉另行分出的重要支脉,能沟通脏腑,加强表里两经的联系。其循行分布具有离、入、出、合的特点,从十二经脉的四肢部分出,称为"离",进入胸腹腔与相关的脏腑联系,称为"入",然后从头项部浅出体表,称为"出",上达头面部后,阳经的经别与本经相合，阴经的经别与本经相表里的阳经相合，称为"合"。经别的主要生理作用是加强了十二经脉中互为表里的两经之间在体内的联系，弥补了十二经脉分布的不足，扩大了十二经脉的主治范围。

别络是指较大的和主要的络脉，十二经脉在四肢部各分出一别络，加上任、督二脉的别络及脾之大络，合称为"十五别络"。别络的主要功能是加强互为表里的两经之间在体表的联系，对其他络脉起着主导和统率作用，能渗灌气血以濡养全身。

十二经筋是十二经脉之气结、聚、散、络于筋肉、关节的体系，有约束骨骼、主司关节运动的作用，此正如《素问·痿论》所云："宗筋主束骨而利机关也。"

皮部是指十二经脉及其所属络脉在体表的分区。十二皮部是十二经脉之气的散布所在，也是十二经脉的功能活动反应于体表的部位，因而观察皮肤色泽和形态的变化，可以用于诊断某些脏腑和经络的病变。

# 第二节　腧　穴

腧穴是脏腑经络之气输注于体表的特殊部位。腧，通"输"，有输注、转输之意，"穴"则指孔隙、空窍、凹陷之处。在历代文献中，腧穴有"节""会""气穴""气府""骨空""孔穴""穴道""穴位"等不同的名称。腧穴并不是位于体表的一些孤立的点，而是归属于某些经络或与某些经络有着密切的联系，并且通过经络，内连于脏腑，外连于肌肉、皮肤。因此，脏腑的病变可以通过经络反应到体表的腧穴上，而对体表的腧穴施以刺激也可以通过经络作用于相应的脏腑。

## 一、腧穴的分类

人体的腧穴大体上可以分为三类，即十四经穴、经外奇穴和阿是穴。

### （一）十四经穴

十四经穴简称经穴，是指有具体名称、固定位置，且归属于十二经脉以及任、督二脉的腧穴，这类腧穴多具有治疗本经和相应脏腑病证的作用，是腧穴体系中的主体。

### （二）经外奇穴

经外奇穴简称奇穴，是指有具体的名称、固定位置，但尚未纳入十二经脉以及任、督二脉的腧穴。这类腧穴常常对某些病证有着特殊的疗效，如四缝穴主治小儿疳积，腰痛点主治急性腰扭伤等。

### （三）阿是穴

阿是穴又称"天应穴"或"不定穴"，是指以压痛点为穴，即所谓"以痛为腧"。这类穴既无具体的名称，又无固定的部位，多在病变附近，但也可在距离病变较远的位置。

## 二、腧穴的作用

腧穴作为脏腑经络气血转输出入的特殊部位，其作用主要体现在诊断和治疗两个方面。

**（一）诊断作用**

人体的腧穴通过经络与五脏六腑、四肢百骸紧密地联系在一起。当人体的内部发生病理改变时，这种变化可以通过经络在体表的某些腧穴上有所反应。如患有肠道疾病的人常可在上巨虚、下巨虚及天枢等穴处找到敏感的压痛点；而有肺脏疾患的人，也可在中府、肺俞等穴处出现压痛敏感及皮下结节。因而，在临床上常采用按压腧穴的方法，通过观察是否有压痛、肿胀、结节，以及皮肤脱屑、丘疹、瘀点等病理反应来协助诊断。

**（二）治疗作用**

在体表的腧穴处施以适当的刺激，可以疏通经络、调理气血、平衡阴阳，使脏腑趋于和调，从而达到预防和治疗疾病的目的。

**1. 近治作用**　这是所有腧穴都具有的共同特点，即腧穴都能治疗其所在部位及邻近组织、器官的病症，如眼部及其周围的睛明、攒竹、承泣、四白等腧穴皆能治疗眼病；耳部周围的耳门、听会、听宫、翳风等穴都可用来治疗耳病；胃脘部的中脘、建里、梁门等穴则均能治疗胃部病变。

**2. 远治作用**　这是经穴，尤其是位于四肢肘膝关节以下的十二正经腧穴的主治特点。这些腧穴不仅能够治疗其所在局部的病症，而且能够治疗其所在经脉循行所至的远端部位的病变。如合谷穴不仅能治疗手部及上肢的病症，而且还能治疗头面部的病变；足临泣穴则既能治疗足部及下肢的疾病，又能治疗肝胆部及头部的病症。

**3. 特殊作用**　腧穴的特殊作用包括腧穴的双向良性调整作用和腧穴治疗作用的相对特异性两个方面。临床实践证明，针刺某些腧穴，对于机体所处的不同病理状态具有双向良性调整作用，如便秘时，针刺天枢穴可以通便；泄泻时，针刺天枢穴则又可止泻；针刺内关穴，对于心动过速者可以减缓心率，而对于心动过缓者则能使其心率恢复正常。腧穴治疗作用的相对特异性是指某些腧穴对于某种病症具有相对特异性的治疗作用，如针刺水沟穴可以开窍醒神，艾灸至阴穴可矫正胎位等。

## 三、特定穴

特定穴是指具有特殊治疗作用并按特定称号归类的经穴，包括在四肢肘、膝关节以下的五输穴、原穴、络穴、郄穴、八脉交会穴、下合穴；在胸腹、背腰部的募穴、背俞穴；在四肢躯干的八会穴，以及全身经脉的交会穴。

**（一）五输穴**

十二经脉分布在肘、膝关节以下的五个特定腧穴，即井、荥、输、经、合，合称五输穴。古人用自然界水流由小到大，由浅入深的变化来形容经气运行的过程，把五输穴按照井、荥、输、经、合的顺序依次排列。"井"穴多位于手足之端，喻作水的源头，是经气所出的部位；"荥"穴多位于掌指或跖趾关节之前，喻作水流尚微，萦迂未成大流，是经气流行的部位；"输"穴多位于掌指或跖趾关节之后，喻作水流由小而大，由浅注深，是经气渐盛，由此注彼的部位；"经"穴多位于腕踝关节以上，喻作水流变大，畅通无阻，是经气正盛运行经过的部位；"合"穴位于肘膝关节附近，喻作江河水流汇入湖海，是经气由此深入，进而会合于脏腑的部位。

**（二）原穴**

"原"即本原，原气之意。十二经脉在腕、踝关节附近各有一个重要的腧穴，是脏腑原气经过和留止的部位，称为"原穴"，合称"十二原"。原穴一方面能够反应出脏腑的病变，另一方面，刺激原穴能使三焦原气通达，有调整脏腑经络功能的作用。

**（三）络穴**

"络"即联络之意。络脉从经脉别出之处各有一个腧穴，称为络穴。络穴能治疗其所属络脉的病证，如手少阴心经络穴通里可治疗其别络病证；另络穴具有联络表里两经的作用，能治疗表里两经及其分布部位的病证，如手太阴肺经的络穴列缺，既能治疗肺经的咳嗽、喘息、咽喉肿痛，又能治疗与其相表里的经脉手阳明大肠经的齿痛及头项疾患。十二经的络穴皆位于四肢肘、膝关节以下，加之任脉络穴鸠尾（位于上腹部），督脉络穴长强（位于尾骶部），脾之大络大包（位于胸胁部），共15穴，总称十五络穴。

**（四）郄穴**

"郄"有空隙之意，郄穴是指经脉之经气深聚的部位，大多分布在四肢肘、膝关节以下。十二正经与奇经中的阴阳跷脉、阴阳维脉各有一个郄穴，合为十六郄穴。郄穴常用于治疗其经脉循行部位及所属脏腑的急性病证，阴经郄穴多用于治疗急性血证，如孔最可治咳血，中都能治崩漏等；阳经郄穴多用于治疗急性疼痛，如胃脘疼痛可取梁丘，肩胛背痛可取养老等。

**（五）背俞穴**

脏腑之气输注于背腰部的腧穴，称为背俞穴。位于背腰部足太阳膀胱经的第一侧线上，大体按脏腑位置的高低而上下排列，共十二穴。背俞穴不但可以治疗与其相应的脏腑病症，也可以治疗与五脏相关的五官九窍及皮肉筋骨等病症。如肝俞既能治疗肝病，又能治疗与肝有关的目疾、筋脉拘急等病。

**（六）募穴**

脏腑之气结聚于胸腹部的腧穴，称为募穴。六脏六腑各有一募穴，共12个。募穴均位于胸腹部有关经脉上，其位置与其相关脏腑所处部位相近。募穴用于治疗相应的脏腑疾病，既可以单独使用，也可与背俞穴配合使用，即"俞募配穴"。在诊察疾病方面，募穴与俞穴也常常相互参照，以协助诊断，即所谓"审募而察俞，察俞而诊募"。

**（七）八会穴**

八会穴是指脏、腑、气、血、筋、脉、骨、髓等精气会聚的八个腧穴。八会穴分布于躯干部和四肢部，主要治疗与八种精气相关的病证，如气机方面的疾病可取气会膻中。

**（八）八脉交会穴**

八脉交会穴是指奇经八脉与十二正经脉气相通的八个腧穴，均位于腕、踝部上下。由于八穴与八脉相会通，所以此八穴既能治本经病，还能治奇经病。

**（九）下合穴**

下合穴，即六腑下合穴，是六腑之气下合于足三阳经的六个腧穴，又称"六腑下合穴"。主要分布于下肢膝关节以下，多用于治疗六腑病症。

## （十）交会穴

交会穴是指两经或数经相交会合的腧穴，多分布于头面、躯干部，可治疗与交会经有关的病症。如三阴交是足太阴脾经的经穴，又是足太阴脾经与足少阴肾经和足厥阴肝经的交会穴，故其既能治疗脾经病变，也能治疗肝、肾两经的病变。

## 四、腧穴的定位方法

腧穴的定位直接影响治疗效果，因此必须掌握腧穴的定位方法。常用的腧穴定位法包括体表标志定位法、骨度分寸定位法、指寸定位法和简便取穴法。

### （一）体表标志定位法

分布于全身体表的各种骨性标志和肌性标志大体上可分为固定标志和活动标志两类，利用这些人体表面的自然解剖标志来取穴的方法即是体表标志定位法。

1. **固定标志定位**　是指利用五官、爪甲、毛发、乳头、肚脐、骨节的凸起及凹陷等不受人体活动的影响，位置固定不移的标志来取穴。如在鼻尖处取素髎；肚脐正中取神阙；两眉中间取印堂；两乳中间取膻中；腓骨小头下缘取阳陵泉等。

2. **活动标志定位**　是指利用皮肤、肌肉、关节随活动而出现的皱纹、凹陷及空隙等活动标志来取穴。如张口取耳门、听会和听宫穴；闭口取下关穴；利用屈肘时出现的肘横纹头来取曲池穴；上臂外展时，在肩峰外侧缘呈现的两个凹陷处取肩髃和肩髎穴；拇指翘起时，在拇长和拇短伸肌腱之间的凹陷处取阳溪穴等。

### （二）骨度分寸定位法

骨度分寸定位法是指以骨节为主要标志来测量周身各部的长短、大小，并依其尺寸按比例折算作为定穴标准的取穴方法，古称"骨度法"。如将人体腘横纹至外踝尖之间的距离规定为16寸，将其分为16等分，其中每一等分为1寸，并以此为标准来定位小腿外侧部各经的腧穴。由于该种方法是以自身一定部位的尺度作为折寸依据，所以无论男女老少，高矮胖瘦，皆可应用此法来取穴。全身各部主要骨度折量寸见表12-2及图12-3。

### （三）指寸定位法

指寸定位法，又称手指同身寸定位法，是指依据被取穴者本人手指所规定的分寸来量取腧穴的方法。此法主要用于下肢部。常用的有以下三种（图12-4）。

1. **中指同身寸**　以被取穴者拇指与中指屈曲成环形时，以中指中节桡侧两端纹头之间的距离作为1寸。

2. **拇指同身寸**　以被取穴者拇指指间关节的宽度作为1寸。

3. **横指同身寸**　以被取穴者第2～5指并拢时，以中指近端指间关节横纹水平的4指宽度为3寸。四指相并名曰"一夫"，用横指同身寸法量取腧穴，又称"一夫法"。

### （四）简便取穴法

简便取穴法，是临床中一种简便易行的腧穴定位方法，如两手伸开，于虎口交叉，当食指端处取列缺；半握拳，当中指端所指处取劳宫；立正姿势，两手自然下垂，中指指尖处为风市穴；垂肩屈肘于平肘尖处取章门；两耳角直上连线中点取百会等。此法是一种辅助取穴方法。

表 12-2 常用骨度折量寸表

| 部位 | 起止点 | 折量寸 | 度量法 | 说明 |
|---|---|---|---|---|
| 头面部 | 前发际正中至后发际正中 | 12寸 | 直寸 | 用于确定头部腧穴的纵向距离 |
| | 眉间（印堂）至前发际正中 | 3寸 | 直寸 | 用于确定头部腧穴的纵向距离 |
| | 两额角发际（头维）之间 | 9寸 | 横寸 | 用于确定头前部腧穴的横向距离 |
| | 耳后两乳突（完骨）之间 | 9寸 | 横寸 | 用于确定头后部腧穴的横向距离 |
| 胸腹部 | 胸骨上窝（天突）至剑胸结合中点（歧骨） | 9寸 | 直寸 | 用于确定胸部任脉穴的纵向距离 |
| | 剑胸结合中点（歧骨）至脐中 | 8寸 | 直寸 | 用于确定上腹部腧穴的纵向距离 |
| | 脐中至耻骨联合上缘（曲骨） | 5寸 | 直寸 | 用于确定下腹部腧穴的纵向距离 |
| | 两乳头之间 | 8寸 | 横寸 | 用于确定胸腹部腧穴的横向距离 |
| 背腰部 | 肩胛骨内侧缘至后正中线 | 3寸 | 横寸 | 用于确定背腰部腧穴的横向距离 |
| 上肢部 | 腋前、后纹头至肘横纹（平尺骨鹰嘴） | 9寸 | 直寸 | 用于确定上臂部腧穴的纵向距离 |
| | 肘横纹（平尺骨鹰嘴）至腕掌（背）侧远端横纹 | 12寸 | 直寸 | 用于确定前臂部腧穴的纵向距离 |
| 下肢部 | 耻骨联合上缘至髌底 | 18寸 | 直寸 | 用于确定大腿部腧穴的纵向距离 |
| | 髌底至髌尖 | 2寸 | 直寸 | 用于确定大腿部腧穴的纵向距离 |
| | 髌尖（膝中）至内踝尖 | 15寸 | 直寸 | 用于确定小腿内侧部腧穴的纵向距离 |
| | 胫骨内侧髁下方（阴陵泉）至内踝尖 | 13寸 | 直寸 | 用于确定小腿内侧部腧穴的纵向距离 |
| | 股骨大转子至腘横纹（平髌尖） | 19寸 | 直寸 | 用于确定大腿部前外侧部腧穴的纵向距离 |
| | 臀沟至腘横纹 | 14寸 | 直寸 | 用于确定大腿后部腧穴的纵向距离 |
| | 腘横纹（平髌尖）至外踝尖 | 16寸 | 直寸 | 用于确定小腿外侧部腧穴的纵向距离 |
| | 内踝尖至足底 | 3寸 | 直寸 | 用于确定足内侧部腧穴的纵向距离 |

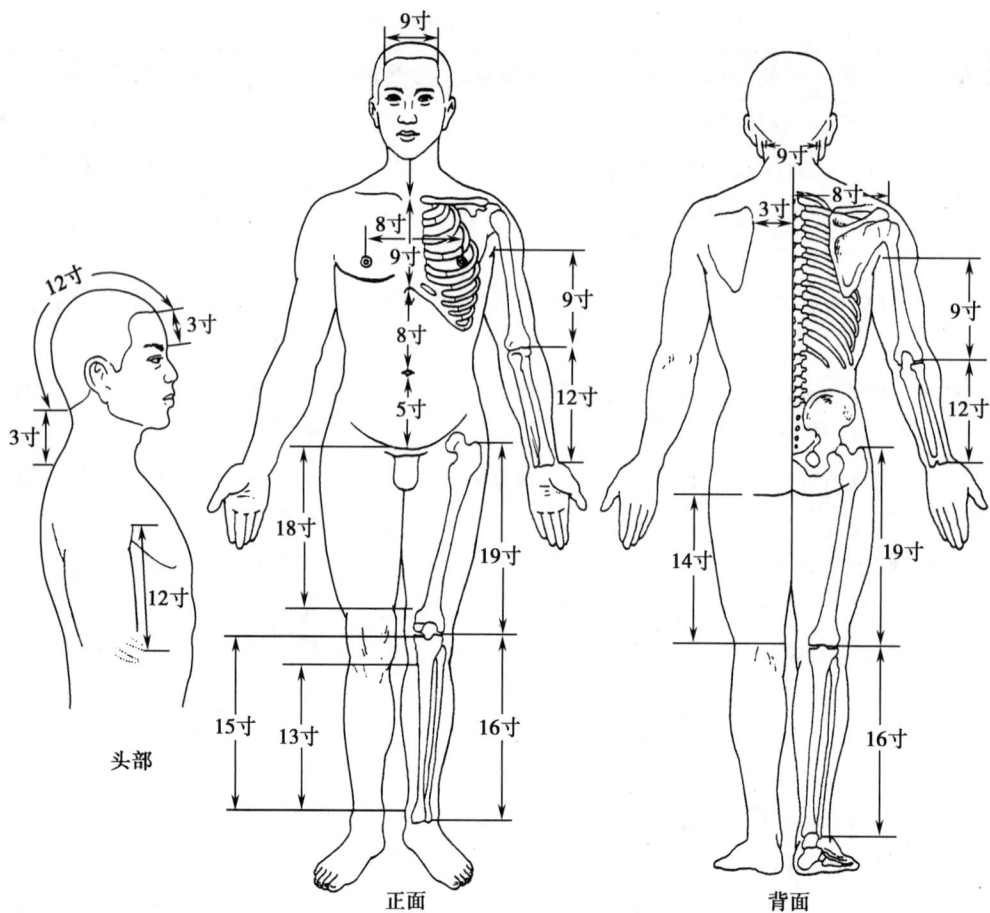

图 12-3    骨度分寸定位法

头部

正面

背面

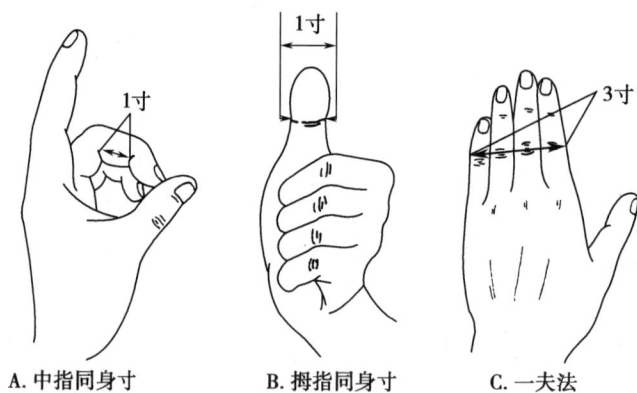

A. 中指同身寸          B. 拇指同身寸          C. 一夫法

图 12-4    指寸定位法

## 五、常用腧穴

十二经脉、奇经八脉和十五络脉均有各自的循行路线和主治病证。十二经脉和任督二脉均有所属腧穴,其主治作用与经脉的循行路线密切相关。腧穴是中医护理技术临床应用的基础和前提。此处重点介绍十四经脉常用腧穴和经外奇穴的定位、主治及针刺法。

**（一）十二经脉**

1.　**手太阴肺经**　本经从胸走手，起于中府穴，止于少商穴，与手阳明大肠经相接。包括中府、云门、天府、侠白、尺泽、孔最、列缺、经渠、太渊、鱼际和少商穴，左右各 11 个腧穴（图 12-5），主要分布于胸部外侧，上肢掌面桡侧，以及手掌和拇指的桡侧。常用来治疗肺系病证以及经脉循行部位的其他病证。其常用腧穴的定位、主治及操作见下。

（1）中府（肺之募穴）

【定位】在胸部，横平第 1 肋间隙，锁骨下窝外侧，前正中线旁开 6 寸。

【主治】咳嗽、气喘、胸满痛；肩背痛。

【操作】向外斜刺或平刺 0.5～0.8 寸，不可向内深刺，以免伤及肺脏，引起气胸。

（2）尺泽（合穴）

【定位】在肘区，肘横纹上，肱二头肌腱桡侧缘凹陷中。

【主治】咳嗽、气喘、咯血、咽喉肿痛、胸满；急性吐泻；小儿惊风；肘臂挛痛。

【操作】直刺 0.8～1.2 寸，或点刺出血。

（3）孔最（郄穴）

【定位】在前臂前区，腕掌侧远端横纹上 7 寸，尺泽与太渊连线上。

【主治】咯血、鼻衄、咳嗽、气喘、咽喉肿痛；肘臂挛痛。

【操作】直刺 0.5～1 寸。

（4）列缺（络穴；八脉交会穴，通任脉）

【定位】在前臂，腕掌侧远端横纹上 1.5 寸，拇短伸肌腱和拇长展肌腱之间，拇长展肌腱沟的凹陷中。

简便取穴法：两手虎口自然平直交叉，一手示指按在另一手桡骨茎突上，指尖下凹陷中是穴。

【主治】咳嗽，气喘；齿痛，咽喉肿痛，口眼㖞斜；头痛，颈项强痛；手腕痛。

【操作】向上斜刺 0.3～0.5 寸。

（5）太渊（输穴；原穴；八会穴之脉会）

【定位】在腕前区，桡骨茎突与舟状骨之间，拇长展肌腱尺侧凹陷中。

【主治】咳嗽，气喘，咯血，咽喉肿痛；无脉症；手腕疼痛无力。

【操作】避开桡动脉，直刺 0.3～0.5 寸。

（6）少商（井穴）

【定位】在手指，拇指末节桡侧，指甲根角侧上方 0.1 寸（指寸）。

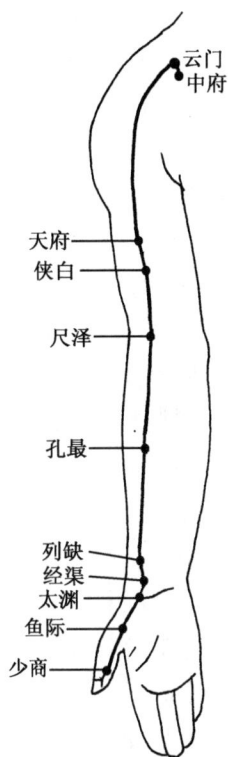

图 12-5　**手太阴肺经穴**

【主治】咽喉肿痛，鼻衄，咳嗽、气喘；昏迷，癫狂；手指挛痛。

【操作】浅刺0.1寸，或点刺出血。

2. **手阳明大肠经**　本经从手走头，起于商阳穴，止于迎香穴，与足阳明胃经相接。包括商阳、二间、三间、合谷、阳溪、偏历、温溜、下廉、上廉、手三里、曲池、肘髎、手五里、臂臑、肩髃、巨骨、天鼎、扶突、口禾髎及迎香穴，左右各20个腧穴（图12-6）。主要分布在上肢背面桡侧、肩颈及面部。常用来治疗头面五官疾病、胃肠病、皮肤病、热病、神志病，以及经脉循行部位的其他病证。其常用腧穴的定位、主治及操作见下。

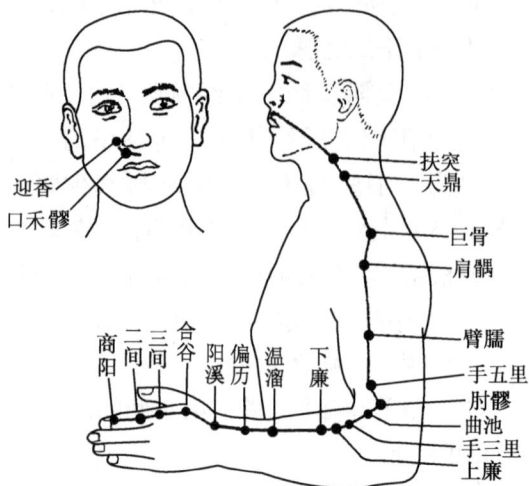

图 12-6　手阳明大肠经穴

（1）商阳（井穴）

【定位】示指末节桡侧，指甲根角侧上方0.1寸（指寸）。

【主治】齿痛，咽喉肿痛，颊肿，耳聋；热病，昏迷；手指麻木，肿痛。

【操作】浅刺0.1寸，或点刺出血。

（2）合谷（原穴）

【定位】在手背，第2掌骨桡侧的中点处。

简便取穴：以一手的拇指指间关节横纹，放在另一手拇、示指之间的指蹼缘上，当拇指尖下是穴。

【主治】头痛，齿痛，目赤肿痛，咽喉肿痛，鼻衄，耳聋，口眼㖞斜，口噤；恶寒发热，无汗，多汗；滞产，经闭，痛经；上肢不遂。

【操作】直刺0.5～1寸。孕妇禁用。

（3）阳溪（经穴）

【定位】在腕区，腕背侧远端横纹桡侧，桡骨茎突远端，解剖学"鼻烟窝"凹陷中。

取法：手拇指充分外展和后伸时，手背外侧部拇长伸肌腱与拇短伸肌腱之间形成一明显的凹陷——解剖学"鼻烟窝"，其最凹陷处即为本穴。

【主治】目赤肿痛，齿痛，咽喉肿痛，头痛；手腕痛。

【操作】直刺0.5～0.8寸。

（4）手三里

【定位】在前臂，肘横纹下2寸，阳溪与曲池连线上。

【主治】肘臂疼痛、不遂，肩背痛，腰痛；腹痛，腹泻；齿痛，颊肿。

【操作】直刺0.8～1.2寸。

（5）曲池（合穴）

【定位】在肘区，尺泽与肱骨外上髁连线的中点处。

【主治】热病，惊痫；咽喉肿痛，齿痛，目赤肿痛；瘾疹，湿疹，瘰疬；手臂肿痛，上肢不遂；腹痛，吐泻。

【操作】直刺1～1.5寸。

（6）肩髃（手阳明经与阳跷脉交会穴）

【定位】在三角肌区，肩峰外侧缘前端与肱骨大结节两骨间凹陷中。

取法：屈臂外展，肩峰外侧缘前后端呈现两个凹陷，前一较深凹陷即本穴，后一凹陷为肩髎。

【主治】肩臂疼痛，上肢不遂；瘾疹。

【操作】直刺或向下斜刺0.8～1.5寸。

（7）迎香

【定位】在面部，鼻翼外缘中点旁，鼻唇沟中。

【主治】鼻渊，鼻衄，口眼㖞斜，面痒，面肿。

【操作】斜刺或平刺0.3～0.5寸。

3. 足阳明胃经 本经从头走足，起于承泣穴，止于厉兑穴，与足太阴脾经相接。包括承泣、四白、巨髎、地仓、大迎、颊车、下关、头维、人迎、水突、气舍、缺盆、气户、库房、屋翳、膺窗、乳中、乳根、不容、承满、梁门、关门、太乙、滑肉门、天枢、外陵、大巨、水道、归来、气冲、髀关、伏兔、阴市、梁丘、犊鼻、足三里、上巨虚、条口、下巨虚、丰隆、解溪、冲阳、陷谷、内庭及厉兑穴，左右各45个腧穴（图12-7）。主要分布在头面部、颈

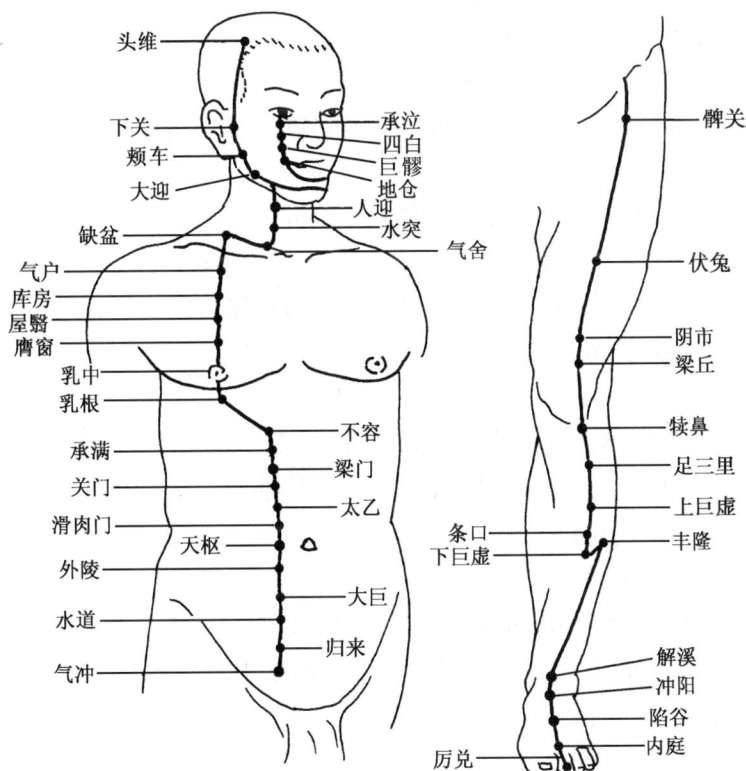

图12-7 足阳明胃经穴

侧部、胸腹部、下肢前外侧面及足背部。常用来治疗胃肠疾患、头面及五官疾病、神志病、热病,以及经脉循行部位的其他病证。其常用腧穴的定位、主治及操作见下。

（1）承泣（足阳明经与任脉交会穴）

【定位】在面部,眼球与眶下缘之间,瞳孔直下。

【主治】目赤肿痛,迎风流泪,夜盲,近视,眼睑眴动；口眼㖞斜。

【操作】嘱患者闭目,医者押手轻轻固定眼球,刺手持针,于眶下缘和眼球之间缓慢直刺0.5～1寸,不宜提插捻转,以防刺破血管引起血肿；出针后以棉签按压针孔片刻。禁灸。

（2）地仓（足阳明经与阳跷脉交会穴）

【定位】在面部,口角旁开0.4寸（指寸）。

取法:口角旁,在鼻唇沟或鼻唇沟延长线上。

【主治】口眼㖞斜,语言謇涩,流涎,齿痛,面痛。

【操作】斜刺或平刺0.5～0.8寸,或向迎香、颊车方向透刺1～2寸。

（3）颊车

【定位】在面部,下颌角前上方一横指（中指）。

取法:沿下颌角角平分线上一横指,闭口咬紧牙时咬肌隆起,放松时按之有凹陷处。

【主治】口眼㖞斜,齿痛,颊肿,牙关不利,口噤。

【操作】直刺0.3～0.5寸,或向地仓方向透刺1.5～2寸。

（4）下关（足阳明经与足少阳经交会穴）

【定位】在面部,颧弓下缘中央与下颌切迹之间凹陷中。

取法:闭口,上关直下,颧弓下缘凹陷中。

【主治】牙关不利,面痛,齿痛,颊肿,口眼㖞斜,下颌关节脱位；耳聋,耳鸣。

【操作】直刺0.5～1寸。

（5）头维（足阳明经与足少阳经、阳维脉交会穴）

【定位】在头部,额角发际直上0.5寸,头正中线旁开4.5寸。

【主治】头痛,目眩,目痛,流泪,目视不明,眼睑眴动。

【操作】平刺0.5～1寸。

（6）乳根

【定位】在胸部,第5肋间隙,前正中线旁开4寸。

【主治】乳痈,乳癖,乳少；咳嗽,气喘,呃逆；胸痛。

【操作】斜刺或平刺0.5～0.8寸。

（7）天枢（大肠之募穴）

【定位】在腹部,横平脐中,前正中线旁开2寸。

【主治】腹痛,腹胀,肠鸣,泄泻,便秘；月经不调,痛经。

【操作】直刺1～1.5寸。

（8）归来

【定位】在下腹部,脐中下4寸,前正中线旁开2寸。

【主治】小腹痛,疝气;月经不调,带下,阴挺。

【操作】直刺1～1.5寸。

（9）梁丘（郄穴）

【定位】在股前区,髌底上2寸,股外侧肌与股直肌肌腱之间。

【主治】急性胃痛;乳痈,乳痛;膝肿痛,下肢不遂。

【操作】直刺1～1.5寸。

（10）犊鼻

【定位】在膝前区,髌韧带外侧凹陷中。

取法:屈膝,髌骨外下方的凹陷中。

【主治】膝肿痛,屈伸不利,下肢麻痹。

【操作】屈膝,向后内斜刺1～1.5寸。

（11）足三里（合穴;胃之下合穴）

【定位】在小腿外侧,犊鼻下3寸,胫骨前嵴外1横指（中指）处,犊鼻与解溪连线上。

【主治】胃痛,呕吐,呃逆,腹胀,腹痛,肠鸣;泄泻,便秘;癫狂;乳痈;虚劳羸瘦;膝足肿痛。

【操作】直刺1～2寸。强壮保健常用温灸法。

（12）上巨虚（大肠之下合穴）

【定位】在小腿外侧,犊鼻下6寸,犊鼻与解溪连线上。

【主治】腹痛,泄泻,便秘,肠鸣,肠痈;下肢痿痹。

【操作】直刺1～1.5寸。

（13）下巨虚（小肠之下合穴）

【定位】在小腿外侧,犊鼻下9寸,犊鼻与解溪连线上。

【主治】小腹疼痛,腹泻,痢疾,腰脊痛引睾丸;乳痈;下肢痿痹。

【操作】直刺1～1.5寸。

（14）丰隆（络穴）

【定位】在小腿外侧,外踝尖上8寸,胫骨前肌的外缘,胫骨前嵴旁开两横指（中指）。

【主治】腹痛,腹胀,便秘;咳嗽,哮喘,痰多;头痛,眩晕,癫狂;下肢痿痹。

【操作】直刺1～1.5寸。

（15）解溪（经穴）

【定位】在踝区,踝关节前面中央凹陷中,踇长伸肌腱与趾长伸肌腱之间。

【主治】头痛,眩晕,癫狂;腹胀,便秘;下肢痿痹,足踝无力。

【操作】直刺0.5～1寸。

（16）内庭（荥穴）

【定位】在足背,第2、3趾间,趾蹼缘后方赤白肉际处。

【主治】齿痛,咽喉肿痛,鼻衄,口眼㖞斜;腹胀,泄泻,食欲缺乏;热病;足背肿痛。

【操作】直刺或向上斜刺0.5～1寸。

**4. 足太阴脾经** 足太阴脾经从足走胸,起于隐白穴,止于大包穴,与手少阴心经相接。包括隐白、大都、太白、公孙、商丘、三阴交、漏谷、地机、阴陵泉、血海、箕门、冲门、府舍、腹结、大横、腹哀、食窦、天溪、胸乡、周荣及大包穴,左右各21个腧穴(图12-8)。主要分布于足大趾内侧、下肢内侧及胸腹部外侧。常用来治疗脾胃疾患、妇科病、前阴病变及经脉循行部位的其他病证。其常用腧穴的定位、主治及操作见下。

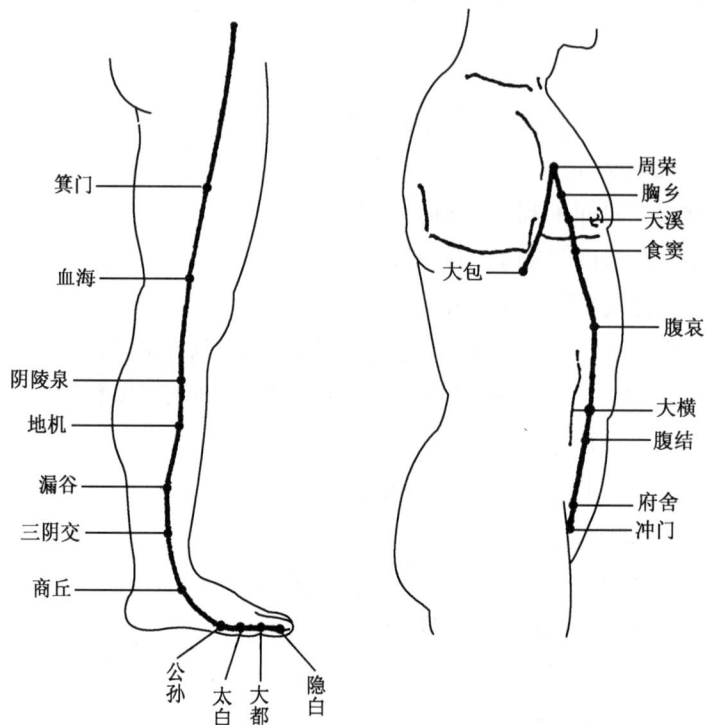

图 12-8 足太阴脾经穴

(1)隐白(井穴)

【定位】在足趾,大趾末节内侧,趾甲根角侧后方0.1寸(指寸)。

【主治】月经过多,崩漏,便血,尿血,鼻衄;腹胀,泄泻,呕吐;昏厥。

【操作】浅刺0.1寸。

(2)太白(输穴;原穴)

【定位】在足趾,第1跖趾关节近端赤白肉际凹陷中。

【主治】胃痛,腹胀,肠鸣,泄泻,便秘;体重节痛。

【操作】直刺0.5~1寸。

(3)公孙(络穴;八脉交会穴,通冲脉)

【定位】在跖区,第1跖骨底的前下缘赤白肉际处。

【主治】胃痛,呕吐,腹痛,腹胀,泄泻;心烦,失眠。

【操作】直刺0.5~1寸。

(4)三阴交(足太阴经、足少阴经、足厥阴经交会穴)

【定位】在小腿内侧,内踝尖上3寸,胫骨内侧缘后际。

【主治】月经不调,崩漏,带下,阴挺,不孕,滞产;遗精,阳痿,遗尿,小便不利,疝气,腹胀,肠鸣,泄泻;下肢痿痹;心悸,失眠,高血压。

【操作】直刺1～1.5寸。孕妇禁针。

（5）地机（郄穴）

【定位】在小腿内侧,阴陵泉下3寸,胫骨内侧缘后际。

【主治】痛经,崩漏,月经不调;腹痛,腹泻,小便不利,水肿;疝气。

【操作】直刺1～1.5寸。

（6）阴陵泉（合穴）

【定位】在小腿内侧,胫骨内侧髁下缘与胫骨内侧缘之间的凹陷中。

【主治】腹痛,腹胀,泄泻;妇人阴中痛,痛经,小便不利,遗尿,遗精;水肿;膝痛。

【操作】直刺1～2寸。

（7）血海

【定位】在股前区,髌底内侧端上2寸,股内侧肌隆起处。

【主治】月经不调,经闭,崩漏;瘾疹,湿疹,丹毒;膝股内侧痛。

【操作】直刺1～1.5寸。

（8）大横（足太阴经与阴维脉交会穴）

【定位】在腹部,脐中旁开4寸。

【主治】腹痛,腹泻,便秘。

【操作】直刺1～1.5寸。

5. **手少阴心经**　本经从胸走手,起于极泉穴,止于少冲穴,与手太阳小肠经相接。包括极泉、青灵、少海、灵道、通里、阴郄、神门、少府及少冲穴,左右各9个腧穴（图12-9）,主要分布在腋窝、上肢掌侧面的尺侧及小指的桡侧。常用来治疗心胸疾患、神志病以及经脉循行部位的其他病证。其常用腧穴的定位、主治及操作见下。

（1）极泉

【定位】在腋区,腋窝中央,腋动脉搏动处。

【主治】心痛,心悸;瘰疬;胁痛,肩臂痛;上肢痿痹。

【操作】上臂外展,避开腋动脉,直刺或斜刺0.5～0.8寸。

（2）少海（合穴）

【定位】在肘前区,横平肘横纹,肱

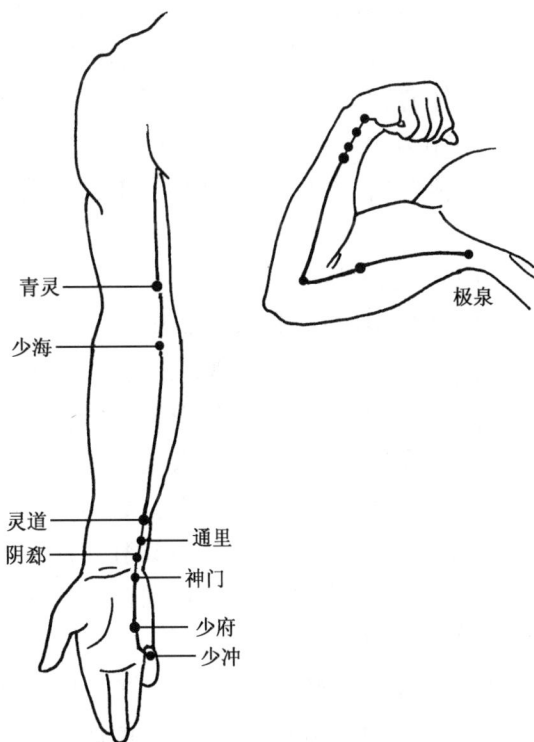

图 12-9　手少阴心经腧穴图

骨内上髁前缘。

【主治】心痛,癔症;瘰疬;胁痛,腋痛,肘臂挛痛。

【操作】直刺0.5~1寸。

（3）通里（络穴）

【定位】在前臂前区,腕掌侧远端横纹上1寸,尺侧腕屈肌腱桡侧缘。

【主治】心悸、心痛;舌强不语,暴喑;腕臂痛。

【操作】直刺0.3~0.5寸。不宜深刺,以免伤及血管和神经。

（4）阴郄（郄穴）

【定位】在前臂前区,腕掌侧远端横纹上0.5寸,尺侧腕屈肌腱桡侧缘。

【主治】心痛,心悸;骨蒸盗汗;吐血,衄血。

【操作】直刺0.3~0.5寸。不宜深刺,以免伤及血管和神经。

（5）神门（输穴,原穴）

【定位】腕掌侧远端横纹尺侧端,尺侧腕屈肌腱的桡侧缘。

【主治】心痛,心烦,惊悸,怔忡,痴呆,健忘,失眠,癫狂,惊痫;胸胁痛。

【操作】直刺0.3~0.5寸。

（6）少冲（井穴）

【定位】小指末节桡侧,指甲根角侧上方0.1寸。

【主治】心痛,心悸,心烦,癫狂,神昏;热病;胸胁痛。

【操作】浅刺0.1寸,或三棱针点刺出血。

6. **手太阳小肠经** 本经从手走头,起于少泽穴,止于听宫穴,与足太阳膀胱经相接。包括少泽、前谷、后溪、腕骨、阳谷、养老、支正、小海、肩贞、臑俞、天宗、秉风、曲垣、肩外俞、肩中俞、天窗、天容、颧髎及听宫穴,左右各19个腧穴（图12-10）。主要分布在小指、手掌及上肢背面的尺侧,肩胛、颈部及面部。常用来治疗头面五官疾患、神志病、热病及经脉循行部位的其他病症。其常用腧穴的定位、主治及操作见下。

（1）少泽（井穴）

【定位】小指末节尺侧,指甲根角侧上方0.1寸（指寸）。

【主治】乳痈,乳少;热病,昏迷;头痛,颈项强痛,目翳,咽喉肿痛。

【操作】浅刺0.1寸;或三棱针点刺出血。

（2）后溪（输穴;八脉交会穴,通督脉）

【定位】在手内侧,第5掌指关节尺侧近端赤白肉际凹陷中。

【主治】耳聋,目赤,鼻衄;癫狂痫,疟疾;头痛,颈项强痛,腰背痛,肘臂痛。

【操作】直刺0.5~1寸,或向合谷方向透刺。

（3）养老（郄穴）

【定位】在前臂后区,腕背横纹上1寸,尺骨头桡侧凹陷中。

【主治】目视不明;肩、肘、臂酸痛。

【操作】以掌心向胸姿势,直刺或斜刺0.5~0.8寸。

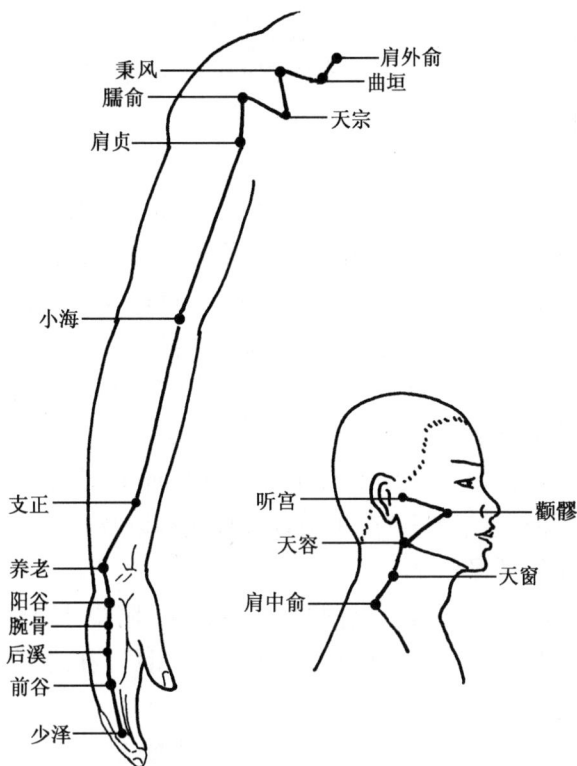

图 12-10　手太阳小肠经穴

（4）小海（合穴）

【定位】在肘后区，尺骨鹰嘴与肱骨内上髁之间凹陷中。

取法：微屈肘，在尺骨鹰嘴与肱骨内上髁之间的尺神经沟中取穴，用手指弹敲此处时有触电感直达小指。

【主治】头痛，颈项强痛，肘臂疼痛，麻木；癫痫。

【操作】直刺 0.3～0.5 寸。

（5）肩贞

【定位】在肩胛区，肩关节后下方，腋后纹头直上 1 寸。

【主治】肩臂疼痛，上肢不遂；瘰疬。

【操作】直刺 1～1.5 寸。不宜向胸侧深刺。

（6）天宗

【定位】在肩胛区，肩胛冈中点与肩胛骨下角连线上 1/3 与下 2/3 交点凹陷中。

【主治】肩臂疼痛不举。

【操作】直刺 0.5～1 寸。

（7）颧髎（手少阳经与手太阳经交会穴）

【定位】在面部，颧骨下缘，目外眦直下凹陷中。

【主治】口眼㖞斜，眼睑瞤动，目赤，目黄，齿痛，面痛，颊肿。

【操作】直刺 0.3～0.5 寸，斜刺或平刺 0.5～1 寸。

（8）听宫（手少阳经、手太阳经、足少阳经交会穴）

【定位】在面部，耳屏正中与下颌骨髁突之间的凹陷中。

【主治】耳鸣，耳聋，聤耳；齿痛；癫狂痫。

【操作】张口，直刺 0.5～1 寸。

**7. 足太阳膀胱经** 本经从头走足，起于睛明穴，止于至阴穴，与足少阴肾经相接。包括睛明、攒竹、眉冲、曲差、五处、承光、通天、络却、玉枕、天柱、大杼、风门、肺俞、厥阴俞、心俞、督俞、膈俞、肝俞、胆俞、脾俞、胃俞、三焦俞、肾俞、气海俞、大肠俞、关元俞、小肠俞、膀胱俞、中膂俞、白环俞、上髎、次髎、中髎、下髎、会阳、承扶、殷门、浮郄、委阳、委中、附分、魄户、膏肓、神堂、谚譆、膈关、魂门、阳纲、意舍、胃仓、肓门、志室、胞肓、秩边、合阳、承筋、承山、飞扬、跗阳、昆仑、仆参、申脉、金门、京骨、束骨、足通谷及至阴穴，左右各 67 个腧穴（图 12-11）。主要分布在面部、头项部、背腰部及下肢后外侧部。常用来治疗脏腑病变、神志病、头项背腰部疾病以及经脉循行部位的其他病证。其常用腧穴的定位、主治及操作见下。

（1）睛明（手太阳经、足太阳经、足阳明经、阴跷脉、阳跷脉交会穴）

【定位】在面部，目内眦内上方眶内侧壁凹陷中（闭目，在目内眦内上方 0.1 寸的凹陷中）。

【主治】目赤肿痛，迎风流泪，目视不明，夜盲，目翳；眩晕。

【操作】嘱患者闭目，医者押手轻轻固定眼球，刺手持针，于眶内侧缘和眼球之间，靠近眶内缘缓慢直刺 0.3～0.8 寸，不宜提插捻转，出针时按压针孔片刻，以防出血引起血肿；不宜灸。

（2）攒竹

【定位】在面部，眉头凹陷中，额切迹处。

【主治】头痛，眉棱骨痛；目赤肿痛，目视不明，眼睑瞤动，眼睑下垂，口眼㖞斜，流泪；呃逆。

【操作】平刺 0.3～0.5 寸。

（3）肺俞（肺之背俞穴）

【定位】在脊柱区，第 3 胸椎棘突下，后正中线旁开 1.5 寸。

【主治】咳嗽，气喘，咯血，肺痨，潮热，盗汗；瘙痒、瘾疹。

【操作】斜刺 0.5～0.8 寸；不宜直刺、深刺。

（4）心俞（心之背俞穴）

【定位】在脊柱区，第 5 胸椎棘突下，后正中线旁开 1.5 寸。

【主治】心痛、惊悸，失眠，健忘，梦遗；咳嗽，咯血，盗汗；癫痫。

【操作】斜刺 0.5～0.8 寸；不宜直刺、深刺。

（5）膈俞（八会穴之血会）

【定位】在脊柱区，第 7 胸椎棘突下，后正中线旁开 1.5 寸。

【主治】贫血；呕吐，呃逆，吐血；气喘；瘾疹，皮肤瘙痒。

【操作】斜刺 0.5～0.8 寸。

眉冲
五处
曲差
攒竹
晴明

络却
通天
承光
五处
曲差
眉冲

通天
络却
玉枕
天柱

大杼
风门
肺俞
厥阴俞
心俞
督俞
膈俞
肝俞
胆俞
脾俞
胃俞
三焦俞
肾俞
气海俞
大肠俞
关元俞
上髎
次髎
中髎
下髎
会阳

附分
魄户
膏肓
神堂
谚谯
膈关
魂门
阳纲
意舍
胃仓
肓门
志室
小肠俞
膀胱俞
胞肓
中膂俞
秩边
白环俞

申脉
京骨
昆仑
仆参
至阴 足通谷 束骨 金门

承扶
殷门
浮郄
委阳
合阳
委中
承筋
承山
飞扬
跗阳
昆仑

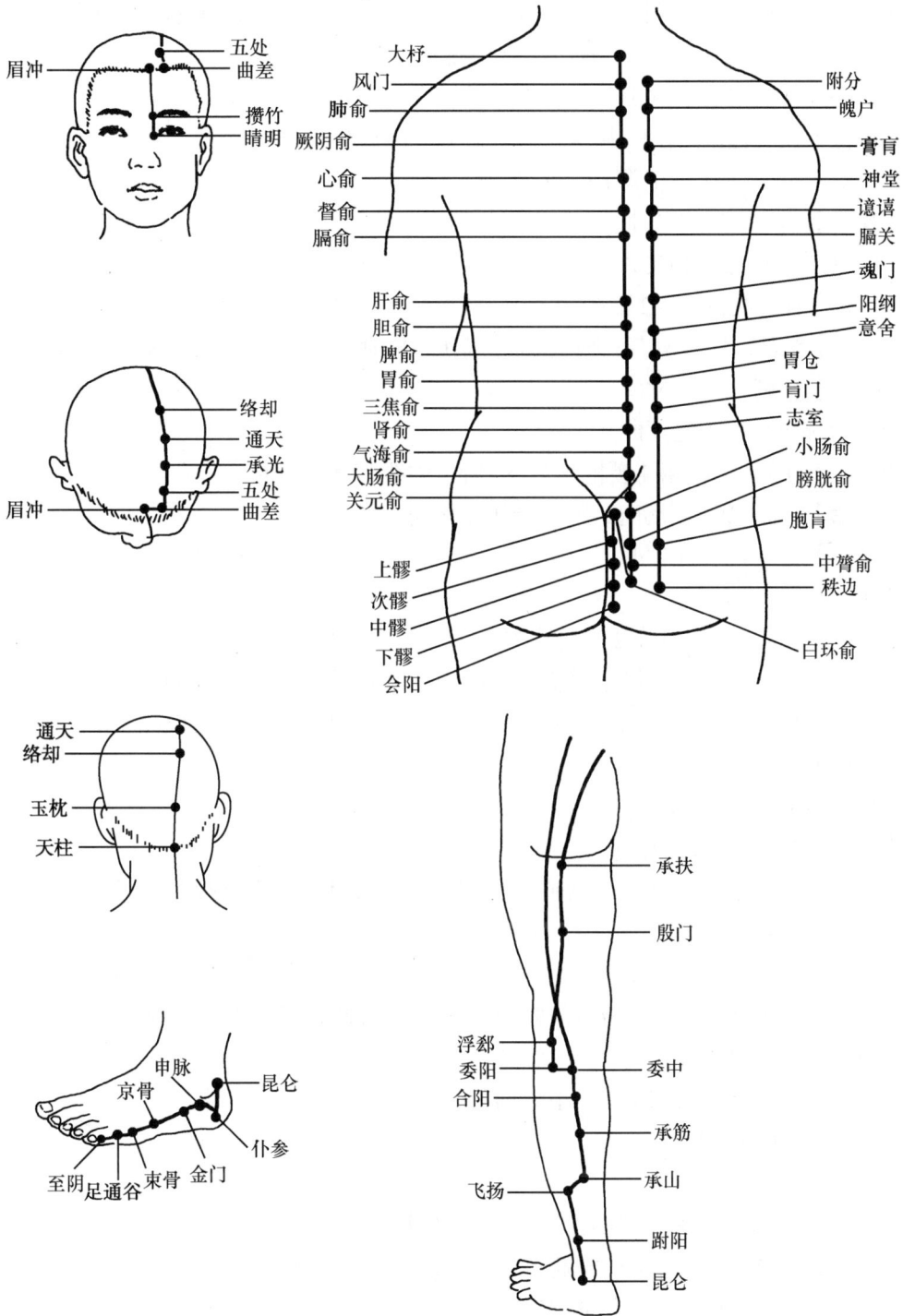

图 12-11　足太阳膀胱经穴

（6）肝俞（肝之背俞穴）

【定位】在脊柱区，第9胸椎棘突下，后正中线旁开1.5寸。

【主治】胁痛，黄疸；目赤，目视不明，夜盲，迎风流泪；吐血；癫狂痫；脊背痛。

【操作】斜刺0.5～0.8寸；不宜直刺、深刺。

（7）脾俞（脾之背俞穴）

【定位】在脊柱区，第11胸椎棘突下，后正中线旁开1.5寸。

【主治】腹胀，呕吐，泄泻；水肿，黄疸；多食善饥，身瘦；背痛。

【操作】斜刺0.5～0.8寸。

（8）肾俞（肾之背俞穴）

【定位】在脊柱区，第2腰椎棘突下，后正中线旁开1.5寸。

【主治】头晕，耳鸣，耳聋；遗尿，遗精，阳痿，早泄，月经不调，带下，不孕；消渴；腰痛。

【操作】直刺0.5～1寸。

（9）大肠俞（大肠之背俞穴）

【定位】在脊柱区，第4腰椎棘突下，后正中线旁开1.5寸。

【主治】腹胀，腹痛，肠鸣，泄泻，便秘；腰痛。

【操作】直刺0.5～1.2寸。

（10）次髎

【定位】在骶区，正对第2骶后孔中。

取穴：髂后上棘与第2骶椎棘突连线的中点凹陷处，即第2骶后孔。

【主治】月经不调，痛经，带下；小便不利，遗精，阳痿；疝气；腰骶痛，下肢痿痹。

【操作】直刺1～1.5寸。

（11）委中（合穴；膀胱之下合穴）

【定位】在膝后区，腘横纹中点。

【主治】腰背痛，下肢痿痹；腹痛、急性吐泻；小便不利，遗尿；瘾疹，丹毒。

【操作】直刺1～1.5寸，或用三棱针点刺出血。

（12）承山

【定位】在小腿后区，腓肠肌两肌腹与肌腱交角处。当伸直小腿或足跟上提时，腓肠肌肌腹下出现尖角凹陷中。

【主治】痔疾，便秘；腰背痛，小腿拘急疼痛。

【操作】直刺1～2寸。

（13）昆仑（经穴）

【定位】在踝区，外踝尖与跟腱之间的凹陷中。

【主治】头痛，目痛，鼻衄；癫痫；滞产；颈项强痛，腰痛，足踝肿痛。

【操作】直刺0.5～0.8寸。孕妇禁用。

（14）至阴（井穴）

【定位】在足趾，足小趾末节外侧，趾甲根角侧后方0.1寸（指寸）。

【主治】胎位不正，滞产；头痛，目痛，鼻塞，鼻衄；足膝肿痛。

【操作】浅刺0.1寸；或点刺出血。胎位不正用灸法。

8. **足少阴肾经** 本经从足走胸，起于涌泉穴，止于俞府穴，与手厥阴心包经相接。包括涌泉、然谷、太溪、大钟、水泉、照海、复溜、交信、筑宾、阴谷、横骨、大赫、气穴、四满、中注、肓俞、商曲、石关、阴都、腹通谷、幽门、步廊、神封、灵墟、神藏、或中及俞府穴，左右各27个腧穴（图12-12）。主要分布在足心、下肢内侧后缘及腹胸部。常用来治疗泌尿生殖疾患、神志病变、肺病、咽喉疾病，以及经脉循行部位的其他病证。其常用腧穴的定位、主治及操作见下。

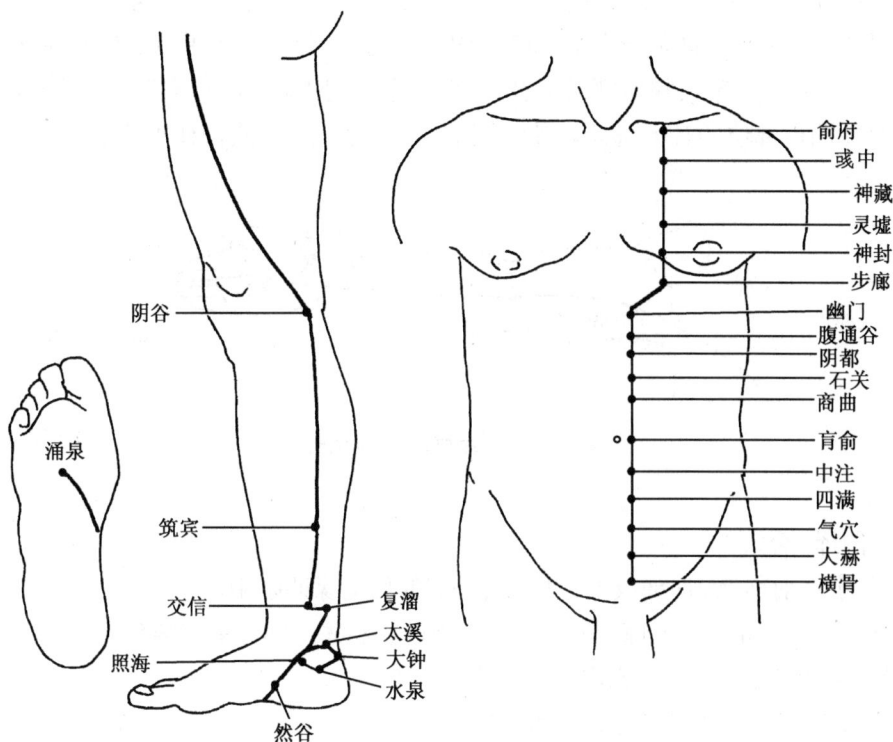

图 12-12　足少阴肾经穴

（1）涌泉（井穴）

【定位】在足底，屈足卷趾时足心最凹陷中。

【主治】发热，心烦，惊风；咽喉肿痛，咳嗽，气喘；便秘，小便不利；足心热，腰脊痛。

【操作】直刺0.5～1寸。临床常用灸法或药物贴敷。

（2）太溪（输穴，原穴）

【定位】在足踝区，内踝尖与跟腱之间凹陷中。

【主治】遗精，阳痿，月经不调；咳嗽，气喘，咯血，胸痛；咽喉肿痛，齿痛；消渴，小便频数，便秘；腰脊痛，下肢冷痛，内踝肿痛。

【操作】直刺0.5～1寸。

（3）照海（八脉交会穴，通阴跷脉）

【定位】在踝区，内踝尖下1寸，内踝下缘边际凹陷中。

【主治】失眠,癫痫;目赤肿痛,咽干,咽痛;月经不调,痛经,赤白带下,阴挺,小便频数,癃闭。

【操作】直刺0.5～0.8寸。

（4）复溜（经穴）

【定位】在小腿内侧,内踝尖上2寸,跟腱的前缘。

【主治】腹胀,泄泻;多汗,无汗,水肿;腰脊强痛,下肢痿痹。

【操作】直刺0.5～1寸。

9. **手厥阴心包经**　本经从胸走手,起于天池穴,止于中冲穴,与手少阳三焦经相接。包括天池、天泉、曲泽、郄门、间使、内关、大陵、劳宫及中冲穴,左右各9个腧穴（图12-13）。主要分布在胸前部及上肢内侧中间。常用来治疗心胸疾患、胃部疾病、神志病及经脉循行部位的其他病证。其常用腧穴的定位、主治及操作见下。

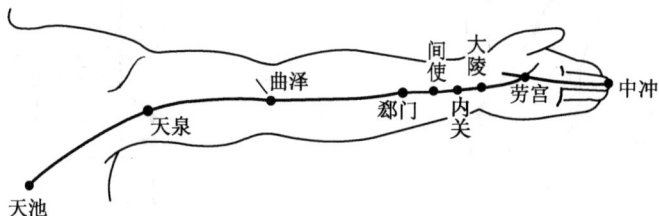

图 12-13　手厥阴心包经穴

（1）曲泽（合穴）

【定位】在肘前区,肘横纹上,肱二头肌腱的尺侧缘凹陷中。

【主治】心痛,心悸,善惊;胃痛,吐血,呕吐;热病,口干;肘臂挛痛。

【操作】直刺1～1.5寸,或用三棱针点刺出血。

（2）内关（络穴;八脉交会穴,通阴维脉）

【定位】在前臂前区,腕掌侧远端横纹上2寸,掌长肌腱与桡侧腕屈肌腱之间。

【主治】心悸,心痛,胸闷;胃痛,呕吐,呃逆;癫狂痫;肘臂挛痛。

【操作】直刺0.5～1寸。

（3）大陵（输穴;原穴）

【定位】在腕前区,腕掌侧远端横纹中,掌长肌腱与桡侧腕屈肌腱之间。

【主治】心痛,心悸;胃痛,呕吐,吐血;悲恐善笑,癫狂痫;胸胁痛,手臂痛。

【操作】直刺0.3～0.5寸。

（4）劳宫（荥穴）

【定位】在掌区,横平第3掌指关节近端,第2、3掌骨之间偏于第3掌骨。

简便取穴法:握拳屈指时,中指尖下是穴。

【主治】口疮,口臭,口渴;心痛,烦满;热病,癫狂痫;呕吐,吐血;鹅掌风。

【操作】直刺0.3～0.5寸。

10. **手少阳三焦经**　本经从手走头,起于关冲穴,止于丝竹空穴,与足少阳胆经相接。包括关冲、液门、中渚、阳池、外关、支沟、会宗、三阳络、四渎、天井、清泠渊、消泺、臑会、肩髎、天髎、天牖、翳风、瘈脉、颅息、角孙、耳门、耳和髎及丝竹空穴,左右各23个腧穴(图12-14)。主要分布在上肢外侧中间、颈侧部、耳旁及侧头部。常用来治疗头面五官疾病、胸胁病变、热病及经脉循行部位的其他病证。其常用腧穴的定位、主治及操作见下。

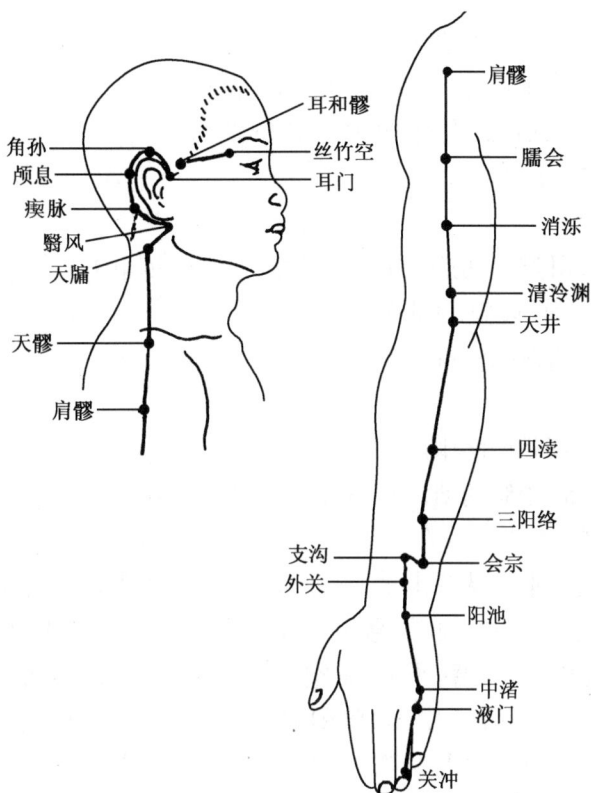

图12-14　手少阳三焦经穴

(1)中渚(输穴)

【定位】在手背,第4、5掌骨间,第4掌指关节近端凹陷中。

【主治】头痛,耳鸣,耳聋,目痛,咽喉肿痛;热病;肩背、肘臂酸痛,手指屈伸不利。

【操作】直刺0.3~0.5寸。

(2)外关(络穴;八脉交会穴,通阳维脉)

【定位】在前臂后区,腕背侧远端横纹上2寸,尺骨与桡骨间隙中点。

【主治】耳鸣,耳聋;热病,瘰疬;胸胁痛,上肢痿痹。

【操作】直刺0.5~1寸。

(3)支沟(经穴)

【定位】在前臂后区,腕背侧远端横纹上3寸,尺骨与桡骨间隙中点。

【主治】耳鸣,耳聋,暴喑;便秘,呕吐;热病,瘰疬;胸胁痛。

【操作】直刺0.5~1寸。

（4）肩髎

【定位】在三角肌区，肩峰角与肱骨大结节两骨间凹陷中。

取法：当臂外展时，肩峰外侧缘前后端呈现两个凹陷，前一较深凹陷为肩髃，后一凹陷即本穴。垂肩时，肩髎后约 1 寸。

【主治】肩痛不举，臂痛。

【操作】直刺 0.8～1.2 寸。

（5）翳风（手、足少阳经交会穴）

【定位】在颈部，耳垂后方，乳突下端前方凹陷中。

【主治】耳鸣，耳聋；口眼㖞斜，颊肿，口噤；瘰疬。

【操作】直刺 0.5～1 寸。

（6）耳门

【定位】在耳区，耳屏上切迹与下颌骨髁突之间的凹陷中。

【主治】耳鸣，耳聋；齿痛，颊肿痛。

【操作】微张口，直刺 0.5～1 寸。

（7）丝竹空

【定位】在面部，眉梢凹陷中。

【主治】目赤肿痛，眼睑瞤动，目上视；头痛，眩晕，癫痫。

【操作】平刺 0.5～1 寸。不灸。

11. 足少阳胆经　本经从头走足，起于瞳子髎穴，止于足窍阴穴，与足厥阴肝经相接。包括瞳子髎、听会、上关、颔厌、悬颅、悬厘、曲鬓、率谷、天冲、浮白、头窍阴、完骨、本神、阳白、头临泣、目窗、正营、承灵、脑空、风池、肩井、渊腋、辄筋、日月、京门、带脉、五枢、维道、居髎、环跳、风市、中渎、膝阳关、阳陵泉、阳交、外丘、光明、阳辅、悬钟、丘墟、足临泣、地五会、侠溪及足窍阴穴，左右各 44 个腧穴（图 12-15）。主要分布在头面部、项部、肩部、胸腹侧面、下肢外侧面及足背外侧。常用来治疗头面五官疾病、肝胆病变、神志病、热病及经脉循行部位的其他病证。其常用腧穴的定位、主治及操作见下。

（1）瞳子髎（手太阳经、手少阳经、足少阳经交会穴）

【定位】在面部，目外眦外侧 0.5 寸凹陷中。

【主治】目赤肿痛，青盲，目翳，白内障；头痛。

【操作】直刺或平刺 0.3～0.5 寸。

（2）听会

【定位】在面部，耳屏间切迹与下颌骨髁突之间的凹陷中。

取法：张口，耳屏间切迹前方的凹陷中，听宫直下。

【主治】耳鸣，耳聋，聤耳。

【操作】张口，直刺 0.5～0.8 寸。

（3）风池（足少阳经与阳维脉交会穴）

【定位】在颈后区，枕骨之下，胸锁乳突肌上端与斜方肌上端之间的凹陷中。

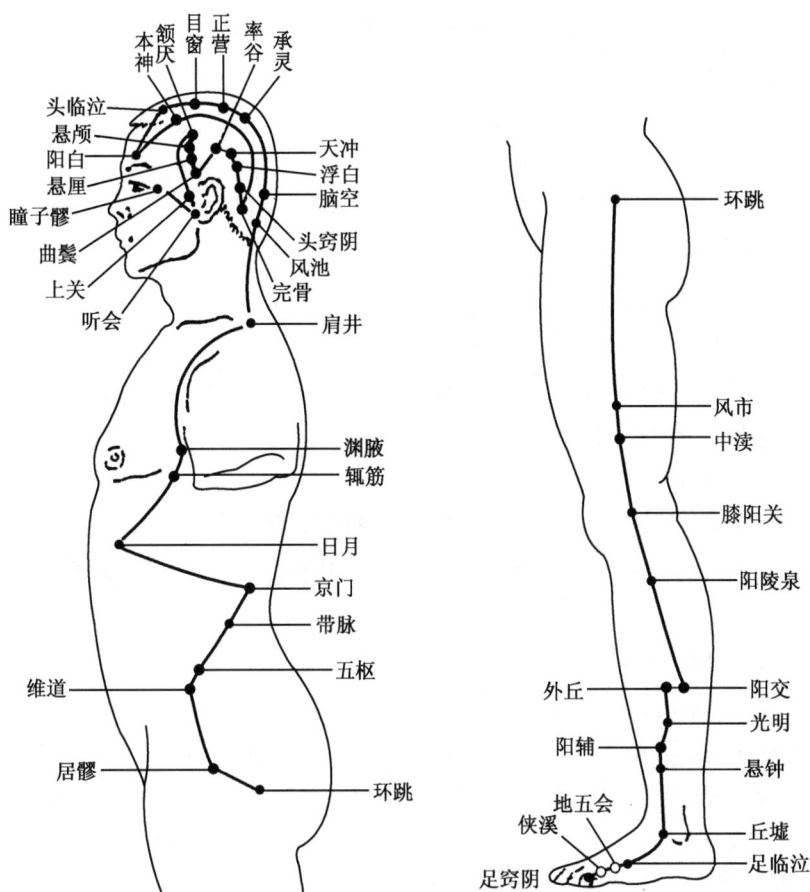

图 12-15　足少阳胆经穴

取法：项部枕骨下两侧，横平风府，胸锁乳突肌与斜方肌两肌之间凹陷中。

【主治】头痛，眩晕，中风，癫狂痫；耳鸣，耳聋，目赤肿痛，鼻衄，鼻塞；发热；颈项强痛。

【操作】向鼻尖方向斜刺 0.8～1.2 寸。

（4）肩井（手少阳经、足少阳经、足阳明经、阳维脉交会穴）

【定位】在肩胛区，第 7 颈椎棘突与肩峰最外侧点连线的中点。

【主治】头痛，眩晕；乳痈，乳汁少，滞产；瘰疬；颈项强痛，肩背疼痛，上肢不遂。

【操作】直刺 0.3～0.5 寸，切忌深刺、捣刺。孕妇禁用。

（5）环跳（足少阳经、足太阳经交会穴）

【定位】在臀区，股骨大转子最凸点与骶管裂孔连线的外 1/3 与内 2/3 交点处。

取法：侧卧，伸下腿，上腿屈髋屈膝取穴。

【主治】腰痛，胯痛，下肢痿痹，半身不遂。

【操作】直刺 2～3 寸。

（6）阳陵泉（合穴；胆之下合穴；八会穴之筋会）

【定位】在小腿外侧，腓骨头前下方凹陷处。

【主治】口苦,呕吐,吞酸,胁痛;膝肿痛,下肢痿痹;小儿惊风。

【操作】直刺1～1.5寸。

(7)光明(络穴)

【定位】在小腿外侧,外踝尖上5寸,腓骨前缘。

【主治】目痛,夜盲,目翳,近视;下肢痿痹;乳胀,乳少。

【操作】直刺1～1.5寸。

(8)悬钟(八会穴之髓会)

【定位】在小腿外侧,外踝尖上3寸,腓骨前缘。

【主治】痴呆,中风;腹满,食欲不振;颈项强痛,胸胁满痛,下肢痿痹,足痉挛痛。

【操作】直刺0.5～0.8寸。

(9)丘墟(原穴)

【定位】在踝区,外踝的前下方,趾长伸肌腱的外侧凹陷中。

【主治】目视不明,目翳;颈项痛,腋下肿,胸胁痛,小腿酸痛,外踝肿痛,足内翻,足下垂。

【操作】直刺0.5～0.8寸。

(10)足临泣(输穴;八脉交会穴,通带脉)

【定位】在足背,第4、5跖骨底结合部的前方,第5趾长伸肌腱外侧凹陷中。

【主治】偏头痛,眩晕;乳痈,月经不调;疟疾;瘰疬;胁痛,膝痛,足痛。

【操作】直刺0.3～0.5寸。

12. 足厥阴肝经 本经从足走胸,起于大敦穴,止于期门穴,与手太阴肺经相接。包括大敦、行间、太冲、中封、蠡沟、中都、膝关、曲泉、阴包、足五里、阴廉、急脉、章门和期门穴,左右各14个腧穴(图12-16)。主要分布在下肢内侧、侧腹部及胸部。常用来治疗肝胆疾患、脾胃病、妇科病、前阴病变及经脉循行部位的其他病证。其常用腧穴的定位、主治及操作见下。

(1)行间(荥穴)

【定位】在足背,第1、2趾间,趾蹼缘后方赤白肉际处。

【主治】疝气,少腹疼痛,前阴痛;遗尿,癃闭;月经不调,痛经,闭经,崩漏,带下;目赤肿痛,口干,胁痛,急躁易怒,善太息;中风,癫痫,头痛,眩晕;脚膝肿痛。

【操作】直刺0.5～0.8寸。

(2)太冲(输穴;原穴)

【定位】在足背,第1、2跖骨间,跖骨底结合部前方凹陷中,或触及动脉搏动。

【主治】中风,癫狂痫,小儿惊风,头痛,眩晕;目赤肿痛,咽干,咽痛;阴疝,前阴痛,少腹肿,遗尿,癃闭;月经不调,痛经,经闭,带下;黄疸,胁痛,腹胀,呕逆。

【操作】直刺0.5～1寸。

(3)蠡沟(络穴)

【定位】在小腿内侧,内踝尖上5寸,胫骨内侧面的中央。

取法:髌尖与内踝尖连线的上2/3和下1/3交点,胫骨内侧面的中央,横平筑宾。

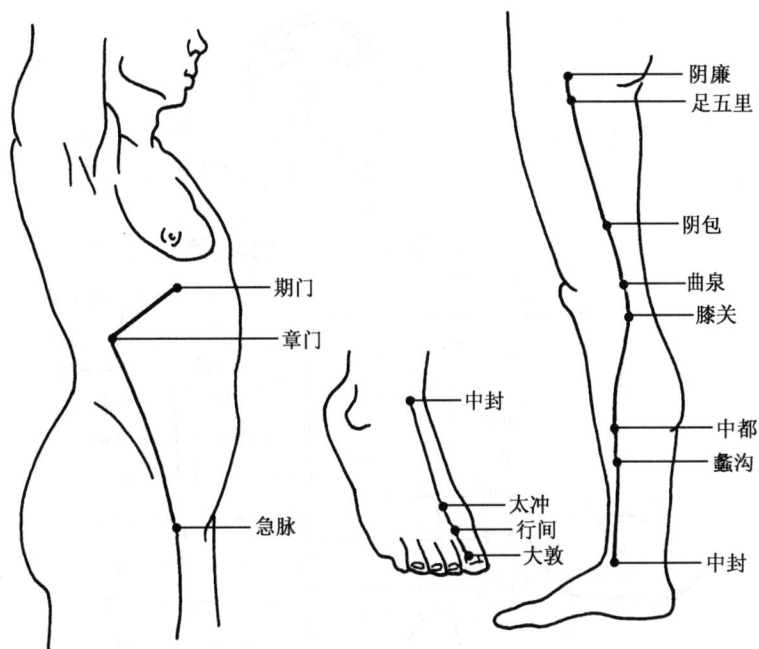

图 12-16　足厥阴肝经穴

【主治】月经不调,赤白带下,阴痒;阴疝,睾丸肿痛;小便不利,遗尿;足胫疼痛。

【操作】平刺 0.5～0.8 寸。

（4）曲泉（合穴）

【定位】在膝部,腘横纹内侧端,半腱肌肌腱内缘凹陷中。

【主治】月经不调,带下,阴挺,阴痒;遗精,阳痿;疝气,少腹痛,前阴痛,小便不利;膝肿痛,下肢痿痹。

【操作】直刺 1～1.5 寸。

（5）章门（脾之募穴;八会穴之脏会;足厥阴经、足少阳经交会穴）

【定位】在侧腹部,在第 11 肋游离端的下际。

【主治】腹痛,腹胀,肠鸣,呕吐;胁痛,黄疸,痞块。

【操作】直刺 0.8～1 寸。

（6）期门（肝之募穴,足厥阴经、足太阴经、阴维脉交会穴）

【定位】在胸部,第 6 肋间隙,前正中线旁开 4 寸。

【主治】胸胁胀痛,胁下积聚,气喘,呃逆;呕吐,腹胀,泄泻;乳痈。

【操作】斜刺 0.5～0.8 寸。

（二）奇经八脉

1. 任脉　任脉行于胸腹正中,起于会阴穴,止于承浆穴。包括会阴、曲骨、中极、关元、石门、气海、阴交、神阙、水分、下脘、建里、中脘、上脘、巨阙、鸠尾、中庭、膻中、玉堂、紫宫、华盖、璇玑、天突、廉泉及承浆穴,共 24 个腧穴（图 12-17）。主要分布在躯干前正中线及颜面部。常用来治疗头面、颈、胸、腹部的局部病症及相应的内脏病变。其常用腧穴的定位、主治及操作见下。

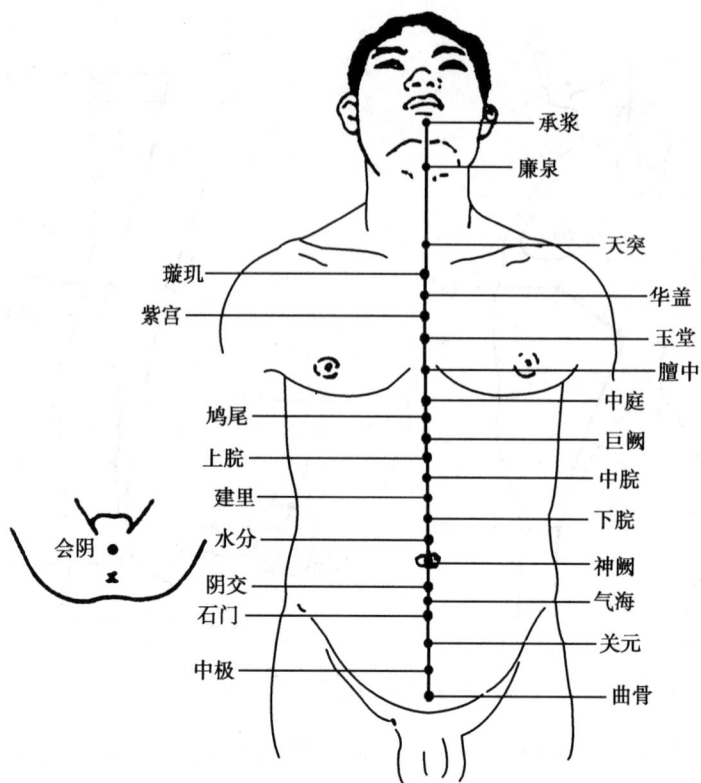

图 12-17    任脉经穴

（1）中极（膀胱之募穴；任脉、足三阴经交会穴）

【定位】在下腹部，脐中下 4 寸，前正中线上。

【主治】遗尿，小便不利；月经不调，崩漏，阴挺，阴痒，不孕，恶露不尽，带下；疝气，遗精，阳痿。

【操作】直刺 1～1.5 寸，需在排尿后进行针刺。孕妇禁针。

（2）关元（小肠之募穴；任脉、足三阴经交会穴）

【定位】在下腹部，脐中下 3 寸，前正中线上。

【主治】癃闭，尿频，遗精，阳痿；月经不调，痛经，经闭，崩漏，带下，阴挺，恶露不尽，不孕；疝气，小腹疼痛；腹泻；中风脱证，虚劳羸瘦。

【操作】直刺 1～2 寸，需在排尿后进行针刺。孕妇慎用。

（3）气海

【定位】在下腹部，脐中下 1.5 寸，前正中线上。

【主治】疝气，小便不利，遗尿，遗精，阳痿；月经不调，带下，阴挺，恶露不尽；泄泻，腹中绞痛；虚脱，虚劳羸瘦，脏气衰惫，乏力。

【操作】直刺 1～2 寸。孕妇慎用。

（4）神阙

【定位】在脐区，脐中央。

【主治】脐中痛，腹胀，肠鸣，泄泻；水肿，小便不利；虚脱，中风脱证。

【操作】禁刺,可灸。

（5）中脘（胃之募穴；八会穴之腑会；任脉、手太阳经、手少阳经、足阳明经交会穴）

【定位】在上腹部,脐中上4寸,前正中线上。

取法:剑胸结合与脐中连线的中点处。

【主治】胃痛,腹胀,纳呆,腹中积聚,泄泻,便秘,呕吐;黄疸。

【操作】直刺1～1.5寸。

（6）膻中（心包之募穴；八会穴之气会；任脉、足太阴经、足少阴经、手太阳经、手少阳经交会穴）

【定位】在胸部,横平第4肋间隙,前正中线上。

【主治】胸闷,心痛,咳嗽,气喘;产后乳少,乳痈,乳癖;噎膈。

【操作】平刺0.3～0.5寸。

（7）天突

【定位】在颈前区,胸骨上窝中央,前正中线上。

【主治】咳嗽,气喘,胸痛,咯血;咽喉肿痛,暴喑;噎膈;瘿气,梅核气。

【操作】先直刺0.2寸,当针尖超过胸骨柄内缘后,即向下沿胸骨柄后缘、气管前缘慢慢向下刺入0.5～1寸。必须严格掌握针刺的角度、方向和深度,以免刺伤肺和有关动、静脉。

2. **督脉**　督脉起于长强穴,止于龈交穴。包括长强、腰俞、腰阳关、命门、悬枢、脊中、中枢、筋缩、至阳、灵台、神道、身柱、陶道、大椎、哑门、风府、脑户、强间、后顶、百会、前顶、囟会、上星、神庭、印堂、素髎、水沟、兑端及龈交穴,共29个腧穴（图12-18）。主要分布在躯干后正中线及头面部正中线上。常用来治疗神志病、热病、头项腰背病症及相应的内脏病变。其常用腧穴的定位、主治及操作见下。

（1）长强

【定位】尾骨下方,尾骨端与肛门连线的中点处。

【主治】泄泻,便秘,便血,痔疾,脱肛;癫狂痫,小儿惊风;腰痛,尾骶骨痛。

【操作】斜刺,针尖向上与骶骨平行刺入0.5～1寸。不得刺穿直肠,以防感染。

（2）命门

【定位】在脊柱区,第2腰椎棘突下凹陷中,后正中线上。

【主治】腰脊强痛,少腹痛;月经不调,赤白带下;遗精,阳痿;下肢痿痹。

【操作】直刺0.5～1寸。

（3）大椎

【定位】在脊柱区,第7颈椎棘突下凹陷中,后正中线上。

【主治】热病,疟疾,寒热;咳嗽,气喘,骨蒸潮热;颈项强痛,脊痛,癫狂痫,小儿惊风;风疹,痤疮。

【操作】斜刺0.5～1寸。

（4）风府（督脉与阳维脉交会穴）

【定位】在颈后区,枕外隆凸之下,两侧斜方肌之间凹陷中,后发际正中直上

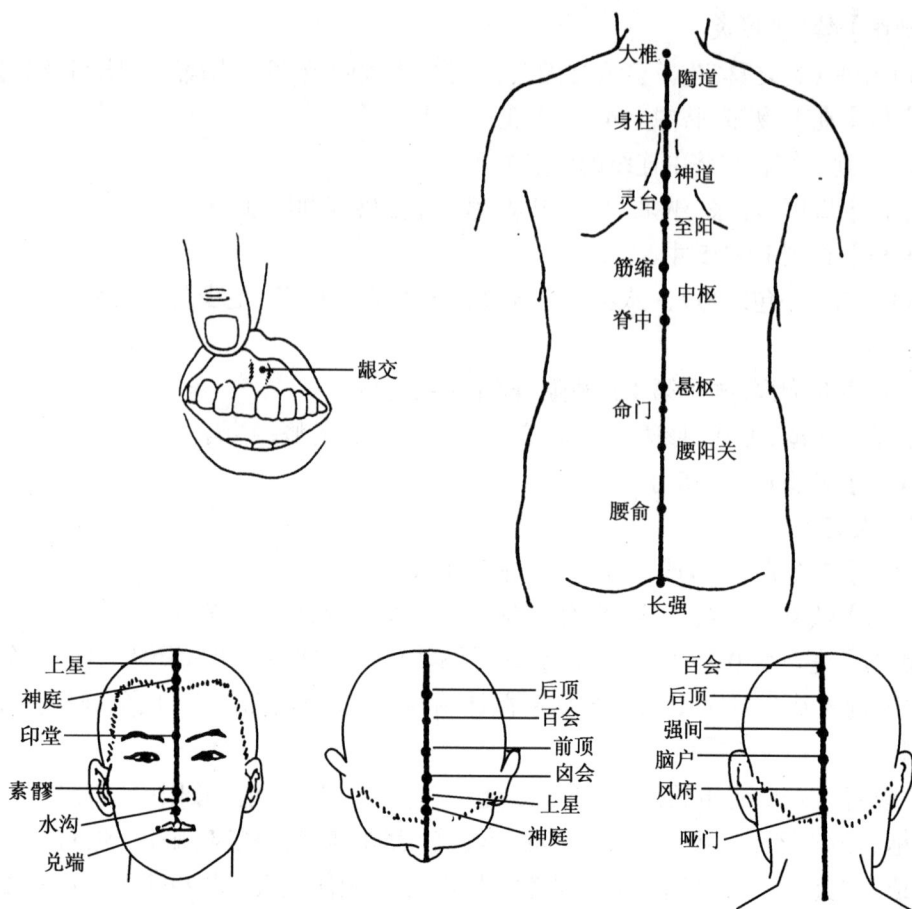

图 12-18　督脉经穴

1寸处。

【主治】咽喉肿痛,鼻衄,暴暗;头痛,眩晕,癫狂痫;中风,舌强不语;颈项强痛。

【操作】伏案正坐,使头微前倾,项肌放松,向下颌方向缓慢刺入 0.5～1 寸。针尖方向不可向上,以免刺入枕骨大孔,误伤延髓。

（5）百会(督脉与足太阳经交会穴)

【定位】在头部,前发际正中直上 5 寸。

取法 1:在前、后发际正中连线的中点向前 1 寸凹陷中。

取法 2:折耳,两耳尖连线向上连线的中点。

【主治】中风,神昏,癫狂痫,惊风,痴呆;头痛,目痛,眩晕,耳鸣,鼻塞;脱肛,阴挺。

【操作】平刺0.5～1寸。

（6）神庭(督脉、足太阳经、足阳明经交会穴)

【定位】在头部,前发际正中直上 0.5 寸。

取法:发际不明或变异者,从眉心直上 3.5 寸处取穴。

【主治】头痛,眩晕,目眩,目赤,鼻渊,鼻衄;失眠,惊悸,癫狂痫。

【操作】平刺 0.3～0.5 寸。

（7）水沟（督脉、手阳明经、足阳明经交会穴）

【定位】在面部，人中沟的上 1/3 和中 1/3 交点处。

【主治】昏迷，晕厥，中风，癫痫；口眼㖞斜，流涎，口噤，鼻塞，鼻衄；消渴，面肿；腰脊强痛。

【操作】向上斜刺 0.3～0.5 寸（或用指甲掐按）。一般不灸。

**（三）经外奇穴**

经外奇穴的分布虽然较为分散，主治范围相对比较单纯，但因其对某些病证确有奇佳的疗效，故在腧穴学中同样占有重要的位置，在临床上也被广泛应用。临床常用的经外奇穴见下。

（1）四神聪

【定位】在头部，百会前后左右各旁开 1 寸，共 4 穴。

【主治】头痛，眩晕；失眠，健忘，癫痫。

【操作】平刺 0.5～0.8 寸。

（2）太阳

【定位】在头部，眉梢与目外眦之间，向后约一横指的凹陷处。

【主治】头痛，齿痛，目疾，面痛。

【操作】直刺或斜刺 0.3～0.5 寸，或用三棱针点刺出血。

（3）安眠

【定位】在项部，在翳风穴与风池穴连线之中点处。

【主治】失眠，头痛，眩晕；心悸；癫狂。

【操作】直刺 0.8～1.2 寸。

（4）定喘

【定位】在脊柱区，横平第 7 颈椎棘突下，后正中线旁开 0.5 寸，即大椎旁开 1.5 寸处。

【主治】哮喘，咳嗽；落枕，肩背痛，上肢疼痛不举。

【操作】直刺，或偏向内侧，0.5～0.8 寸。

（5）夹脊

【定位】在脊柱区，第 1 胸椎至第 5 腰椎棘突下两侧，后正中线旁开 0.5 寸，一侧 17 穴。

【主治】胸 1～5 夹脊：心肺、胸部及上肢疾病。胸 6～12 夹脊：胃肠、脾、肝、胆疾病。腰 1～5 夹脊：下肢疼痛，腰、骶、小腹部疾病。

【操作】稍向内斜刺 0.5～1 寸，待有麻胀感即停止进针，严格掌握进针的角度及深度，防止损伤内脏或引起气胸。

（6）十七椎

【定位】在腰区，第 5 腰椎棘突下凹陷中。

【主治】痛经，崩漏，月经不调；遗尿；腰骶痛。

【操作】直刺 0.5～1 寸。

（7）腰痛点

【定位】在手背，第2、3掌骨间及第4、5掌骨之间，腕背侧远端横纹与掌指关节中点处，一手2穴。

【主治】急性腰扭伤。

【操作】直刺0.3～0.5寸。

（8）外劳宫

【定位】在手背，第2、3掌骨间，掌指关节后0.5寸，与劳宫前后相对。

【主治】落枕；手指麻木，手指屈伸不利。

【操作】直刺0.5～0.8寸。

（9）断红

【定位】位于手背部，当第2、3掌骨之间，指端下1寸，即八邪之上都穴位置取穴。握拳取之。

【主治】月经过多，崩漏。

【操作】毫针针刺加灸法。沿掌骨水平方向刺入1.5～2寸，使针感上行至肩，留针20分钟。起针后灸之，以艾条行雀啄术灸法，灸10～15分钟，灸时患者自觉有一股热气直窜至肘者佳。

（10）四缝

【定位】在手指，第2～5指掌面的近侧指间关节横纹的中央，一手4穴。

【主治】小儿疳积；百日咳。

【操作】直刺0.1～0.2寸，挤出少量黄白色透明黏液或出血。

（11）十宣

【定位】在手指，十指尖端，距指甲游离缘0.1寸（指寸），左右共10穴。其中中指尖端穴点即中冲。

【主治】昏迷，晕厥，中暑，癫痫；高热；咽喉肿痛。

【操作】浅刺0.1～0.2寸；或用三棱针点刺出血。

（12）子宫

【定位】在下腹部，脐中下4寸，前正中线旁开3寸。

【主治】子宫脱垂，不孕，痛经，崩漏，月经不调。

【操作】直刺0.8～1.2寸。

（13）独阴

【定位】在足底，第2趾的跖侧远端趾间关节的中点。

【主治】胞衣不下，月经不调，疝气；胸胁痛，卒心痛。

【操作】直刺0.1～0.2寸。孕妇禁用。

## 第三节　临床选穴原则与配穴方法

中医护理技术是根据选穴原则和配穴方法，结合具体病证特点选取腧穴和经络，以腧穴和经络为主要操作部位的治护方法。常用的选穴原则和配穴方法介绍如下。

## 一、选穴原则

选穴原则是临证选穴应该遵循的基本法则,主要包括近部选穴、远部选穴、辨证选穴和对症选穴。近部选穴和远部选穴是主要针对病变部位而确定腧穴的选穴原则;辨证选穴和对症选穴是针对疾病表现出来的证候或症状而确立的选穴原则。

### (一)近部选穴

近部选穴是指在病症的局部或临近部位选取穴位的方法,又称局部选穴。这一选穴原则是根据腧穴能治疗所在部位的局部和临近部位的病症这一普遍规律提出的。多用于治疗病位较局限和体表部位反应较明显的病症。如鼻塞选迎香,胃痛选中脘,肩痛选肩髎,眼病选睛明,耳病选听宫等。

### (二)远部选穴

远部选穴是指在距离病变部位较远的部位选取穴位,又称远道选穴。这一选穴原则是根据腧穴具有远治作用的特点提出来的。人体的许多腧穴,尤其是四肢肘、膝关节以下的经穴,不仅能治疗局部病症,还可以治疗本经循行所及的远隔部位的病症。如胃痛选足三里,腰背痛选委中,上牙痛选内庭,下牙痛选合谷等。

### (三)辨证选穴

辨证选穴是根据疾病的证候特点,分析病因病机而辨证选取穴位的方法。临床上有许多病症,如发热、晕厥、虚脱、癫狂、失眠、嗜睡、多梦、自汗、盗汗、贫血、月经不调等均无明显局限的病变部位,而呈现全身症状,因无法辨别病位,不能应用上述部位选穴的方法,此时就需辨证选穴,如肾阴不足导致的虚热选肾俞、太溪;心肾不交导致的失眠选心俞、肾俞等。

### (四)对症选穴

对症选穴是针对个别突出的症状而选取穴位。由于对症选穴是长期临床经验的总结,疗效较好,又称为"经验选穴"。这是腧穴特殊治疗作用及临床经验在针灸处方中的具体运用,如发热取大椎,痰多取丰隆,哮喘取定喘,虫证取百虫窝,落枕取外劳宫,腰痛取腰痛点,面瘫取牵正等。

## 二、配穴方法

在选穴原则的指导下,针对疾病的病位、病因、病机等,选取主治相同或相近,具有协同作用的腧穴加以配伍应用的方法。其目的在于加强腧穴之间的协同作用,相辅相成,提高治疗效果。具体的配穴方法很多,可概括为按部位配穴和按经脉配穴两大类。

### (一)按部配穴

按部配穴是结合身体上腧穴分布的部位进行穴位配伍的方法,主要包括远近配穴法、上下配穴法、前后配穴法、左右配穴法。

1. **前后配穴法**　前后配穴法叫腹背阴阳配穴法,前指胸腹,后指腰背。前后腧穴配合使用,谓之前后配穴法。此法多用于治疗脏腑病证。如胃脘痛,前选中脘、建里,后选胃俞、脊中;心胸疾病,前取巨阙,后取心俞;肺虚咳嗽,前取中府,后取肺俞等。

2. **远近配穴法**　远近配穴法是以病变部位为依据,在病变的近部和远部同时选穴配伍成方的方法。此法临床应用较广,可治疗头面、四肢、躯干、脏腑病证。如胃病取中脘、足三里;鼻塞取迎香、合谷;头晕取百会、太冲;腰痛取肾俞、大肠俞、委中等。

3. **上下配穴法**　上下配穴法是指上部腧穴与下部腧穴同时配伍组方治疗疾病的方法。上,指上肢和腰部以上的腧穴;下,指下肢和腰部以下的腧穴。此法临证应用较广,可治疗头面、四肢、躯干、脏腑病证。如偏头痛,上肢取外关,下肢取丘墟;头项强痛,上取天柱,下取昆仑;胸胁痛,上取支沟,下取阳陵泉;偏瘫,上取肩髃、曲池、合谷,下取环跳、足三里、解溪;胃痛,上取内关,下取足三里。

4. **左右配穴法**　左右配穴法是根据经脉循行交叉的道理,左病可以右取,右病可以左取,还可以左右同时并取。如左侧面瘫取右侧合谷,右侧面瘫取左侧合谷;左侧偏头痛取右侧阳陵泉、侠溪,右侧偏头痛取左侧阳陵泉、侠溪;心悸取双侧内关;胃痛取双侧足三里等。

**(二)按经配穴**

按经配穴是根据经脉理论和经脉之间的联系进行配穴的方法。主要包括本经配穴法、表里经配穴法、同名经配穴法等。

1. **本经配穴法**　本经配穴法是指某一脏腑、经脉发生病变时,选用本经脉的腧穴配伍组成处方的方法。如胆经郁热导致的少阳头痛,可取率谷、风池、侠溪;胃火循经上扰的牙痛,可取颊车、内庭;咳嗽可取中府、太渊;急性胃痛取足三里、梁丘等。

2. **表里经配穴法**　表里经配穴法是以脏腑、经脉的阴阳表里配合关系为依据的配穴方法。当某一脏腑经脉发生疾病时,取本经和其相表里经脉的腧穴配合组成处方。如风热袭肺导致的感冒咳嗽,可选肺经的尺泽和大肠经的曲池、合谷;胃痛取三阴交、足三里;肝病取期门、太冲配阳陵泉。

3. **同名经配穴法**　同名经配穴法是将手足同名经的腧穴相互配合组成处方的方法。本法是基于同名经"同气相通"的理论,即名称相同的经络相互沟通、交会。如阳明头痛取手阳明经的合谷配合足阳明经的内庭;太阳头痛取手太阳经的后溪配足太阳经的昆仑;失眠、多梦,取手少阴神门配足少阴太溪。

**复习思考题**

1. 简述经络系统的组成。
2. 简述十二经脉的走向和交接规律。
3. 简述十二经脉常用腧穴的定位与主治。
4. 简述针灸的选穴原则与配穴方法。

# 第十三章　围产常用中医护理技术

**学习目的**

通过本章内容学习,掌握各项中医护理技术操作方法,熟悉各项操作的适应证、禁忌证和注意事项,为临床开展中医护理技术奠定基础。

**学习要点**

常用中医护理技术基本操作、适应证、禁忌证、用物准备、注意事项,选穴原则和配穴方法。

中医护理技术是中医学的重要内容和特色,具有操作简单、疗效确切、成本低廉、群众易接受等特点,千百年来,其为人民群众的健康和卫生保健事业作出了重大的贡献。临床上常用的中医护理技术主要包括针刺法、灸法、推拿疗法、拔罐法、刮痧法、耳穴压豆法、热熨法、熏洗法、湿敷法、贴敷法、涂药法、中药保留灌肠法、换药法、蜡疗法、中药超声雾化吸入、中药离子导入及足底疗法等。本章主要介绍针刺法、灸法、推拿法、拔罐法、刮痧法、耳穴压豆法、热熨法、熏洗法、湿敷法、贴敷法、涂药法、中药保留灌肠法、换药法、蜡疗法、中药超声雾化吸入、中药离子导入及足底疗法等技术的适应证与禁忌证、用物准备、操作方法、注意事项等。各项技术操作前均应评估患者的病情、操作部位皮肤、心理状况及环境等。

## 第一节　针　刺　法

针刺法,是利用不同的针具,在人体的一定部位(或穴位)施以不同的手法,给予一定的刺激,从而激发经络之气,以达到扶正祛邪、防治疾病目的的一种诊疗方法。目前临床使用的针具,材质有金、银、合金、不锈钢等不同,常用的针有毫针、皮内针、皮肤针、三棱针等。本节主要介绍常用的毫针刺法、皮内针法、皮肤针法、水针法、电针法及各针法应用。

### 一、毫针刺法

毫针为古代"九针"之一,因其针体微细,故又称"微针""小针",是古今临床运用最广泛的一种针刺方法。

#### (一)适应证

毫针刺法的应用范围很广,能治疗内、外、妇、儿、五官等各种病证,甚至能进行手术中的麻醉,效果迅速而显著。

（二）禁忌证

1. 有凝血功能障碍者,不宜针刺。

2. 饥饿、过饱、过度疲劳、精神紧张等患者,不宜针刺。体虚者针刺强度不宜过大。

3. 女性妊娠 3 个月以内,不宜针刺小腹部的腧穴;若妊娠 3 个月以上者,腹部、腰骶部腧穴不宜针刺。在妊娠期间,一些通经活血的腧穴,如三阴交、合谷、昆仑等腧穴禁刺。女性行经期,若不是为了调经,亦不宜针刺。

4. 小儿囟门未合时,头顶部的腧穴不宜针刺。

5. 皮肤有水肿、感染、溃疡、瘢痕或者肿瘤的部位,不宜针刺。

（三）毫针的构成、规格

1. **毫针的结构**    多由不锈钢制成,也有用金、银或其他合金制成的。毫针由针尖、针身、针根、针柄、针尾五个部分构成。

2. **毫针的规格**    主要以针身的直径和长度加以区别。临床上粗细为 28～30 号（0.32～0.38mm）、长短为 1～3 寸（25～75mm）的毫针最为常用。其中 15～25mm 的毫针多用于头面等浅表穴位,40～50mm 的毫针多用于躯干、四肢穴位,75～100mm 的毫针多用于肌肉丰满处,如环跳穴,或用于透穴。

（四）用物准备

治疗盘,一次性毫针,皮肤消毒液,无菌干棉球,镊子,弯盘,必要时备浴巾、垫枕、屏风等。

（五）操作方法

1. **体位**    体位以施术者方便取穴、患者舒适、便于留针为原则。临床常用的体位有仰卧位、侧卧位、俯卧位、仰靠坐位、俯伏坐位、侧伏坐位等。

2. **进针方法**    完成毫针操作的手分"刺手"与"押手",一般将持针的右手称为"刺手",按压穴位局部的左手称为"押手"。临床上常用的进针方法有单手进针法和双手进针法。

（1）单手进针法:只用刺手将针刺入穴位。用刺手拇指、示指夹持针柄,中指指端靠近穴位,指腹抵住针身下段,当拇、示指向下用力时,中指随势屈曲,针尖迅速刺透皮肤。

（2）双手进针法:是指刺手与押手相互配合将针刺入的方法。①指切进针法是以左手拇指指甲端切按在穴位旁,右手持针,紧靠左手指甲,将针刺入皮肤。主要适用于短针的进针,临床最常用。②夹持进针法是以左手拇、示二指夹持消毒干棉球。夹住针身下端,将针尖对准所刺穴位,右手捻动针柄,三指同时用力,将针刺入。主要适用于长针的进针。③提捏进针法是以左手拇、示二指将针刺部位的皮肤捏起,右手持针从捏起部的上端将针刺入。适用于皮肉浅薄部位的进针（如面部进针）。④舒张进针法是以左手拇、示二指将针刺部位的皮肤向两侧撑开绷紧,右手将针从左手拇、示二指的中间刺入。适用于皮肤松弛或有褶皱部位,如腹部进针。

3. **针刺的角度、深度和方向**    在针刺操作过程中,正确掌握针刺的角度、方向和深度,是增强针感、施行补泻、提高疗效、防止针刺意外发生的重要环节。

（1）角度:是指进针时针身与皮肤表面形成的夹角,主要依腧穴所在部位的解剖特点和治疗要求而定。①直刺,是指针身与皮肤表面成 90° 角,垂直刺入,适用于人体大部分腧穴,可深刺或浅刺,尤其是肌肉的腰、臀、腹、四肢部位的腧穴。②斜刺,针身与皮肤表面成 45° 角左右倾斜刺入,适用于骨骼边缘的腧穴,或内有重要脏器不宜深刺部位的腧穴。③平刺,又称沿皮刺、横刺,针身与皮肤表面成 15° 角左右沿皮刺入。适用于皮肤特别浅薄的腧穴。

（2）方向:是指进针时和进针后针尖所朝的方向,简称针向。一般根据经脉循行方向、腧穴部位特点和治疗的需要而定。有时为使针感到达病所,可将针尖方向对准病痛处。顺经而刺为补法,逆经而刺为泻法。

（3）深度:是指针身刺入腧穴皮肉的深浅。一般根据患者的体质、年龄、病情及针刺部位而定。体弱形瘦者宜浅刺,体壮肥胖者宜深刺;小儿娇嫩之体及年老体弱者宜浅刺,中青年身强体壮者宜深刺;阳证、表证、虚证、新病宜浅刺,阴证、里证、实证、久病宜深刺;头面和胸背及皮薄肉少处的腧穴宜浅刺,四肢、臀、腹及肌肉丰满处的腧穴宜深刺。

**4. 行针与得气**

（1）行针:又名"运针",是指进针后为了使患者产生针刺感应而施行的各种针刺手法。一般分为基本手法和辅助手法。

基本手法:①提插法,是将针尖刺入腧穴一定深度后,施行上提下插的操作方法。将针尖由浅层刺向深层为插,由深层退至浅层为提。②捻转法,是将针刺入腧穴一定深度后,施以向前向后捻转动作,使针在腧穴内反复来回旋转的行针手法。捻转角度一般在 180°～360°,不能单向捻针。

辅助手法:①循法,针刺后用手指沿穴位所属经脉的循行路线上下轻轻地按揉或叩打。②刮法,是指将针刺入一定深度后,用指甲刮动针柄的方法。可用拇指或示指抵住针尾,再用拇、示指或中指指甲从下向上频频刮动针柄。③弹法,是将针刺入腧穴的一定深度后,用手轻弹针柄,使针体微微振动的一种操作方法。具有催气、行气的作用。④搓法,是将针刺入腧穴的一定深度后,将针向内或外如搓线状单向捻转的一种操作手法。可用于气至之前,使之得气;或用于得气之后,以增强得气感应。⑤摇法,是将针刺入腧穴的一定深度后,手持针柄进行摇动,如摇橹之状。若直立针身而摇,多用以出针泻邪;若卧针斜刺或平刺而摇,可使针感单向传导。⑥震颤法,是将针刺入腧穴一定深度后,右手持针柄,以小幅度、快频率的提插捻转动作,使针身产生轻微的震颤,可促使得气。

（2）得气:又称"针感",是指将针刺入腧穴后,针刺部位产生的酸、麻、重、胀等感觉,并从局部向一定方向传导,以及施术者针下的沉紧感。

**5. 补泻手法**　即通过针刺腧穴,采用适当的手法激发经气以补益正气、疏泄病邪而调节脏腑经络功能,促使阴阳平衡而恢复健康。针刺手法是产生补泻作用的主要手段。

（1）补法:进针慢而浅,提插、捻转幅度小,频率慢,用力轻,留针后不捻转,出针后多揉按针孔。多用于虚证。

（2）泻法：进针快而深，提插、捻转幅度大，频率快，用力重，留针时间长，并反复捻转，出针后不揉按针孔。多用于实证。

（3）平补平泻：进针深浅适中，采用均匀的提插、捻转，幅度、频率中等。进针、出针用力均匀。适用于一般患者。

### 6. 留针与出针

（1）留针：是指针刺得气，施行补泻后将针留置在穴内一定时间。目的是加强针刺的作用和便于继续行针。一般留针时间为15～30分钟。但对一些顽固性、疼痛性、痉挛性疾病，须增加留针时间，可延长至1小时至数小时，并间歇予以行针，保持一定刺激量，以增强疗效，但老人、小儿、危重病症不宜久留针。

（2）出针：又叫起针、拔针，在行针施术或留针后，即可出针。左手持无菌干棉球按压针孔周围皮肤，右手持针轻微捻转，缓缓退至皮下，然后迅速拔出，并用消毒干棉球按压针孔，以防出血。出针后清点针数，防止遗漏，嘱患者稍休息后再活动。

### （六）针刺意外的护理与预防

针刺治疗一般比较安全，但如患者体位不当，或施术者操作不慎、手法不当、对人体解剖部位不熟悉，以及针具质量等原因，在临床治疗过程中会出现一些异常情况，常见的有以下几种。

**1. 晕针**　是指在针刺过程中患者突然出现精神疲倦、头晕目眩、面色苍白、恶心欲吐、胸闷心慌、汗出肢冷、脉细弱，严重者可见神志不清、四肢厥冷、唇甲青紫、血压下降、二便失禁，脉微欲绝。

（1）原因：多见于初次接受治疗的患者，可因精神紧张、体质虚弱、过度劳累、饥饿，或大汗、大泻、大失血后，或体位不适，或施术者手法过重、刺激量过大，或治疗室空气不流通、闷热，或室温太低、寒冷等引起。

（2）处理：立即停止针刺，将针全部起出，让患者平卧，注意保暖；轻者给饮温开水或糖水后，静卧片刻即可恢复；重者在上述处理的基础上，指掐或针刺人中、合谷、内关、足三里，也可灸百会、气海、关元，苏醒后休息片刻即可恢复；若仍不省人事，配合医生进行其他治疗及抢救措施。

（3）预防：对初次接受针刺、体弱及精神过度紧张者，应先做好解释，消除对针刺的顾虑，同时选择舒适的体位，选穴宜少，手法宜轻；对饥饿、大量出汗后、疲劳者应先进食、饮水，休息后再行针刺；注意室内通风，保持空气新鲜；针刺和留针过程中，随时观察患者的神色，及时发现晕针先兆并处理。

**2. 滞针**　是指针刺过程中发生的，施术者感觉针身捻转提插困难，严重时不能捻转提插，也不能出针，患者疼痛难忍的现象。

（1）原因：患者精神紧张，针刺后局部肌肉强烈挛缩，或因行针时捻转角度过大过快和持续单一方向捻转等，致肌纤维缠绕针身所致。另外留针时间太长，有时也会出现滞针。

（2）处理：解除患者紧张情绪，使肌肉放松，或在滞针腧穴附近进行循按、弹击针柄,或在附近再刺1~2针,以宣散气血,待肌肉松弛后再起针;因单向捻针造成,应反向将针捻回,并用刮柄、弹柄法,使缠绕的肌纤维回解,即可消除滞针。

（3）预防:对精神紧张者,针前应做好解释工作,消除顾虑;操作方法要正确,行针时避免单向连续捻转。

3. **弯针**　是指进针后针身在体内形成弯曲的现象。

（1）原因:施术者针刺手法过猛,针尖碰到坚硬组织;针刺或留针过程中患者移动体位,或针柄受到外力压迫、碰撞;滞针后未作及时处理。

（2）处理:针身轻微弯曲,将针缓慢拔出;弯曲角度较大,应顺着弯曲的方向顺势将针退出。若针身弯曲不止一处,须视针柄扭转倾斜的方向,逐渐分段慢慢拔出;由体位改变引起者,应协助患者慢慢恢复原来体位,使局部肌肉放松,再行退针,切忌强行拔针,以防折针。

（3）预防:施术者手法要熟练,指力要均匀轻巧,避免进针过猛、过速;患者体位要舒适,不要随意变换体位,注意保护针柄不受外力碰撞;及时处理滞针。

4. **断针**　即折针,是指针刺过程中针身折断在患者体内。

（1）原因:针具质量欠佳,针身或针根有损伤、锈蚀、裂痕,针刺前未检查;行针时手法过猛过强;留针时患者体位改变或针柄受到外力碰撞;滞针、弯针未能及时正确地处理。

（2）处理:嘱患者不要惊慌,保持原有体位以免残端向深层陷入。若断针尚有部分露于皮肤之外,可用镊子或止血钳拔出。若断端与皮肤相平,可轻轻下压周围组织,使针体显露,再拔。若折断部分全部深入皮下,须在X线下定位,手术取出。

（3）预防:认真检查针具,不合要求者剔除不用;针刺手法熟练、轻巧,不可强力猛刺,使用电针切忌突然增强电流量;留针时嘱患者不要随意变换体位;针刺时勿将针身全部刺入,应留3~5mm于皮肤之外;及时处理滞针、弯针。

5. **血肿**　指针刺部位出现皮下出血并引起肿痛的现象。

（1）原因:针刺时刺伤小血管,或针尖弯曲带钩,碰伤血管或刺伤皮下组织;有出血倾向的患者,针刺后易发生血肿。

（2）处理:微量皮下出血而致小块青紫者,一般不必处理,可自行消退;局部肿胀疼痛剧烈,青紫面积较大者,可先冷敷止血后,再行热敷或在局部轻轻揉按,以促进局部瘀血吸收消散。

（3）预防:仔细检查针具,避免使用锈针及带钩的针具;熟悉人体解剖部位,避开血管针刺;出针时立即用消毒干棉球按压针孔1~2分钟。

6. **气胸**　指针刺时误伤肺组织,使空气进入胸腔,引起肺萎缩。轻者突然胸闷、胸痛、咳嗽、心悸,重者出现呼吸困难、唇甲发绀、气促、出汗等危急现象;患侧叩诊呈过清音,听诊呼吸音减弱或消失,心率增快,脉搏细弱、血压下降,X线胸部透视或摄片可发现气管向健侧移位。

（1）原因:针刺胸背部及锁骨附近腧穴时,因针刺角度、深度不当,或患者突然咳嗽,或突遇不当外力等均可误伤肺脏,引起气胸。

（2）处理：发现气胸应立即报告医生，让患者卧床或取半坐卧位，避免咳嗽；轻者经卧床休息、镇咳、消炎等处理后，可自行吸收而痊愈；重者应立即配合医生采取抢救措施，如胸腔减压术、给氧、抗休克等。

（3）预防：凡对胸背部及锁骨附近腧穴进行针刺治疗时，应严格掌握针刺的深度和角度，可采用斜刺、横刺等手法，不宜直刺、深刺，留针时间不宜过长，在上述部位留针时，嘱患者不要改变体位。

## 二、皮内针法

皮内针法又称"埋针法"，是以特制的小型针具刺入并固定于腧穴部位皮内或皮下，进行较长时间埋藏的一种方法，与古代的"静以久留"意义相似。其作用是给皮部以微弱而较长时间的刺激，达到防治疾病的目的。临床上有图钉型和麦粒型两种针具。

### （一）适应证

临床常用于某些慢性顽固性疾病及经常发作的疼痛性疾病，如高血压、神经衰弱、三叉神经痛、偏头痛、面肌痉挛、支气管哮喘、胃脘痛、胆绞痛、关节痛、扭挫伤、月经不调、痛经、遗尿等。

### （二）禁忌证

贫血，低血糖，有血液病或出血倾向者，有肝、肾、心脏严重疾患者禁用本法；局部皮肤溃疡、破损处不宜使用本法；孕妇、年老体弱者慎用。

### （三）用物准备

治疗盘，无菌皮内针（麦粒型皮内针或图钉型皮内针），无菌有齿镊或持物钳，皮肤消毒液，无菌棉签，胶布，清洁弯盘，必要时备浴巾、垫枕、屏风等。

### （四）操作方法

皮内针、镊子和埋刺部皮肤消毒后，实施相应的皮内针刺法。

1. **麦粒型皮内针法**　用镊子夹住针柄，沿皮下横刺入真皮内，针身埋入皮内0.5～1cm左右，然后用胶布顺针身方向固定留在皮肤外的针柄。

2. **图钉型皮内针法**　用镊子夹住针圈，将针尖对准穴位刺入，使环型针柄平附于皮肤上，用胶布固定。此针较多用于耳穴。

皮内针留置时间：天气热时，一般1～2天，天气冷时3～7天。留置期间，每隔4小时左右用手按压埋针处1～2分钟，以加强刺激，增强疗效。

### （五）注意事项

1. 埋针宜选择较好固定和不妨碍肢体活动的穴位，不宜在肢体关节处埋针。

2. 埋针后，如患者感觉疼痛或妨碍肢体活动，应将针取出，改选穴位重埋。

3. 夏季出汗较多，埋针时间不宜过长。埋针期间，针处不宜着水，以免感染。发现针处感染，应及时处理。

## 三、皮肤针法

皮肤针法是以多支短针浅刺人体一定部位的治疗方法。以多针浅刺，刺皮不伤肉，如拔毛状为特点。根据针数和式样的不同,有不同的名称,如"梅花针""七星针""罗汉针"等。现代皮肤针法由《内经》中记载的"毛刺""扬刺"等刺法发展而来,主要作用机制是通过对人体体表的一定部位进行浅刺,激发并调节脏腑功能,以达到防治疾病的目的。

**（一）适应证**

皮肤针的适用范围很广,临床各种病证均可应用,如近视、视神经萎缩、急性扁桃体炎、感冒、咳嗽、慢性肠胃病、便秘、头痛、失眠、腰痛、皮神经炎、斑秃、痛经、功能失调性子宫出血等。

**（二）禁忌证**

贫血,低血糖,有血液病或出血倾向者,有肝、肾、心脏严重急患者禁用本法;局部皮肤溃疡、破损处不宜使用本法;孕妇、年老体弱者慎用。

**（三）针具的构造**

皮肤针的针头呈小锤形,针柄一般长 15～19cm,一端附有莲蓬状的针盘,针盘下面散嵌着不锈钢短针。根据所嵌不锈钢短针的数目不同,可分别称为梅花针（五支针）、七星针（七支针）、罗汉针（十八支针）等。现代又创造了一种滚刺筒,是用金属制成的筒状皮肤针,具有刺激面广、刺激量均匀、使用方便等优点。

**（四）用物准备**

治疗盘、皮肤针、皮肤消毒液、无菌棉签、弯盘等。

**（五）操作方法**

1. **持针式**　手握针柄,用环指和小指将针柄末端固定于手掌小鱼际处,针柄尾端露出手掌 1～1.5cm,再以中指和拇指夹持针柄,示指按于针柄中段,这样可以充分利用手腕弹力。

2. **叩刺法**　将针具及皮肤消毒后,针尖对准叩刺部位,使用手腕之力,将针尖均匀而有节奏地弹刺在皮肤上。弹刺时落针要稳、准,针尖与皮肤呈垂直接触;提针要快,发出短促而清脆的"哒"声。

3. **刺激强度**

（1）弱刺激:用较轻腕力进行叩刺,以局部皮肤潮红、患者无疼痛为度。适用于老弱妇儿、虚证患者,或用于皮肉浅薄部位。

（2）中刺激:用力介于强、弱两种刺激之间,局部皮肤潮红,但无渗血,患者稍觉疼痛为度。适用于一般疾病和多数患者。

（3）强刺激:用较重腕力进行叩刺,使局部皮肤隐隐出血,患者有疼痛为度。适用于年壮体强、实证患者,或用于肌肉丰厚处。

4. **叩刺部位**　一般可分循经叩刺、穴位叩刺和局部叩刺三种。

**（六）注意事项**

1. 叩刺前注意常规消毒,认真检查针具,针尖必须平齐、无钩、无锈,针柄与针尖连接处必须牢固,以防叩刺时滑动,影响操作。

2. 叩刺时动作要轻捷,用力要均匀,落针要稳、准、垂直而下,起针要垂直而起,切忌慢、压、斜、拖、钩、挑等动作,以减少患者痛苦。

3. 滚刺时注意检查滚刺筒转动是否灵活,滚刺筒不要在骨骼突出部位处滚动,以免产生疼痛或出血。

4. 循经叩刺时,每隔1cm左右叩刺1下,一般可循经叩刺8～16次。

5. 重刺出血后,先用干棉球将局部皮肤的渗血擦净,再用酒精棉球消毒,注意保持局部清洁,以防感染。

6. 叩刺躯干部位时,注意保暖,避免受凉。

## 四、水针法

水针又称穴位注射,是将水剂药物注入穴位,利用穴位的刺激作用和药物的药理作用发挥综合效能,以达到防治疾病的一种注射方法。

### (一)适应证

水针法的适用范围非常广泛,凡是毫针治疗的适应证大部分可以用本法治疗,临床常用于关节痛、腰腿痛、头痛、心悸、心痛、咳嗽、支气管哮喘、胃痛、腹泻、脑血管意外后遗症、高热、小儿麻痹后遗症、慢性鼻炎、斑秃、子宫脱垂等。

### (二)禁忌证

疲劳、饥饿和精神高度紧张者;皮肤有水肿、感染、溃疡、瘢痕或肿瘤的部位;有出血倾向者;孕妇的下腹部和腰骶部等。

### (三)用物准备

治疗盘,皮肤消毒液,无菌注射器及针头,无菌棉签或棉球,污物桶,药物,砂轮。

### (四)操作方法

1. 患者取舒适体位,选择适宜的注射器和针头,按无菌原则抽取适量药液。

2. 根据病情选择合适的穴位,局部消毒后,施术者左手绷紧皮肤,右手持注射器(吸药并已排出空气),对准穴位,快速刺入皮下,然后缓慢进针,提插"得气"后,回抽无回血可将药物注入。急性病、体强者可用较强刺激,推液可快;慢性病、体弱者,宜用较轻刺激,推液宜慢。药液多时,可由深至浅,边推药液边退针,或将注射针向几个方向注射药液。

3. 注射剂量根据药物说明书规定的剂量执行。做小剂量注射时,可用原药剂量的1/5～1/2。一般以穴位部位来定,耳穴每穴可注射0.1ml,头面部每穴可注射0.3～0.5ml,四肢部每穴可注射1～2ml,胸背部每穴可注射0.5～1ml,腰背部每穴可注射2～5ml。

4. 急性病患者每日1～2次,慢性病患者一般每日或隔日1次,6～10次为1个疗程。每个疗程间可休息3～5日。

### (五)注意事项

1. 严格无菌操作,防止感染;防止晕针、弯针、滞针情况的发生。

2. 操作前应向患者说明治疗特点和注射后的正常反应。如注射后局部可能有酸胀感,8小时内局部有轻度不适,有时持续时间较长,但一般不超过1日。

3. 注意药物的性能、药理作用、剂量、有效期、配伍禁忌、副作用及有无过敏反应，凡能引起过敏反应的药物，必须先做皮肤过敏试验，结果为阴性后，方可使用，副作用大或刺激性较强的药物不宜做穴位注射。

4. 药液不可注入血管、关节腔、脊髓腔、胸腔内，以免造成不良后果。

## 五、电针法

电针法是在针刺腧穴得气后，在针上通以接近人体生物电的微量电流，利用针与电两种刺激相结合以防治疾病的一种方法。此种方法不仅提高了毫针的治疗效果，而且扩大了针灸的治疗范围。

### （一）适应证

电针的适用范围基本和毫针刺法相同，临床常用于各种痛证、痹病、痿病，心、胃、肠、胆、膀胱、子宫等器官的功能失调，肌肉、韧带及关节的损伤性疾病，针刺麻醉等。

### （二）禁忌证

皮肤有水肿、感染、溃疡、瘢痕或肿瘤的部位，孕妇下腹部及腰骶部，安装了心脏起搏器的患者，心脏和颈静脉窦附近禁忌电针。

### （三）用物准备

治疗盘，电针治疗仪，毫针盒，无菌持物镊，无菌干棉球，无菌棉签，皮肤消毒液，弯盘，浴巾，屏风。

### （四）操作方法

1. 先按毫针刺法针刺得气。

2. 使用前把电针治疗仪强度调节旋钮调至零位（无输出），再将电针仪上每对输出的 2 个电极分别连接在 2 根毫针上。

3. 打开电针仪的电源开关，选择适当波形（密波：其高频脉冲一般在 50～100 次/s，能降低神经应激功能，常用于止痛、镇静、缓解肌肉和血管痉挛、针刺麻醉等；疏波：为低频，其频率为 2～5 次/s，刺激作用较强，能引起肌肉收缩，提高肌肉韧带的张力，常用于治疗痿病和各种肌肉、关节、韧带、肌腱的损伤等；其他尚有疏密波、断续波、锯齿波等），慢慢旋转电位器由小到大逐渐调节输出电流到所需量值（患者出现酸、胀、热等感觉，或局部肌肉做节律性收缩）。

4. 治疗时间一般持续通电 15～20 分钟。

### （五）注意事项

1. 电针治疗仪在使用前须检查其性能、导线接触是否良好，如电流输出时断时续，应检修后再用，干电池使用过一段时间后，如电流输出微弱，需更换新电池。

2. 电针仪最大输出电压在 40V 以上时，最大输出电流应控制在 1mA 以内，避免发生触电事故。

3. 调节电流量时，应从小到大，切勿突然增强，防止引起肌肉强烈收缩，患者不能忍受或造成弯针、断针、晕针等意外。体质虚弱、精神紧张者，尤其应注意电流不宜过大。

4. 一般将同一对输出电极连接在身体的同侧,有心脏病者,避免电流回路通过心脏;在延髓和脊髓附近使用电针时,电流宜小,以免发生意外;孕妇慎用电针。

5. 毫针的针柄经温针火烧以后,表面氧化不导电,不宜使用,若使用,输出导线可夹在针体上。

6. 其他注意事项同毫针刺法。

# 第二节　灸　　法

灸法是指利用某些燃烧材料,熏灼或温熨体表一定部位,通过调整经络脏腑功能,达到防治疾病的一种方法。《本草纲目》说:"艾叶能灸百病。"《医学入门》曰:"药之不及,针之不到,必须灸之。"这就说明了灸法具有独特的疗效,能弥补药物及针刺的不足。现代研究表明,灸法对血液、循环、呼吸、消化、神经内分泌系统及机体的免疫功能均有良性影响,并具有解热镇痛的作用。灸法的种类很多,常用的有艾炷灸、艾条灸、温针灸。

## 一、艾炷灸

艾炷灸是将纯净的艾绒放到平板上面,用手指搓捏成大小不等的圆锥形的艾炷(小者麦粒大、中者半截枣核大、大者半截橄榄大),直接或间接地置于腧穴部位或患处,点燃后进行烧灼熏烤的一种治疗方法。艾炷灸又分为直接灸和间接灸两种。每烧一个艾炷,称为一壮。

### (一)适应证

风寒湿痹病,寒凝血滞的胃脘痛、痛经、闭经、寒疝、腹痛、痢疾、遗尿、脱肛、崩漏、带下、阴挺、久泻,各种虚寒证、虚脱证、寒厥证和中气不足,以及用于增加机体的抵抗力和防病保健。

### (二)禁忌证

1. 实热证、阴虚发热、邪热内炽者禁灸或慎用。

2. 颜面部、心前区、大血管、关节和肌腱处不可瘢痕灸;关节活动部位不宜用瘢痕灸,孕妇的下腹部、腰骶部不宜用瘢痕灸;乳头、外生殖器不宜直接灸,以免烫伤形成瘢痕。

3. 疲劳、饥饿、醉酒和精神高度紧张者慎灸。

### (三)用物准备

治疗盘,艾炷,酒精灯,火柴,线香,凡士林,弯盘,镊子,纱布块,必要时备浴巾、屏风、姜片、蒜片、附子饼、精盐等。

### (四)操作方法

艾炷灸分为直接灸和间接灸两种。

1. **直接灸**　直接灸就是将大小适宜的艾炷,直接放到皮肤上施灸的方法。根据灸后对皮肤的刺激程度不同,有无烧伤或化脓,可分无瘢痕灸和瘢痕灸两种。

（1）无瘢痕灸（非化脓灸）：施灸前先在操作部位或患处涂少量的凡士林，然后将大小适宜的艾炷，置于应灸部位，用线香点燃施灸。当艾炷燃剩 2/5 左右，患者感到灼痛时，即可换炷再灸。一般灸 3～7 壮，以局部皮肤灸至红晕、充血为度。此法因施灸后的皮肤无灼伤，所以灸后不化脓，不留瘢痕，故称无瘢痕灸。临床上常用于虚寒性疾病、风寒湿痹病、哮喘、眩晕、慢性腹泻等。

（2）瘢痕灸（化脓灸）：施灸前于应灸部位的皮肤上涂少量大蒜汁，然后将大小适宜的艾炷置于应灸部位，点燃艾炷施灸。但是每壮艾炷必须燃尽，除去灰烬，方可换炷再灸。一般灸 7～9 壮。当艾火烧灼皮肤产生剧痛时，可用手在施灸部位或患处的周围轻轻拍打，以减轻疼痛。一般情况下，灸后 1 周左右可化脓形成灸疮。灸疮需要 5～6 周才能愈合，结痂脱落后留有瘢痕，故称为瘢痕灸。因此，施灸前须征求患者及家属的同意与合作，才能使用此法。临床上常用于治疗慢性胃肠炎、哮喘、肺痨、瘿瘤、瘰疬病等。

**2. 间接灸**　是在施灸部位或患处的皮肤与艾炷之间用药物或其他材料隔开，而进行施灸的一种治疗方法，也称隔物灸。古代所用的间隔物很多，多数为中药。因此，在治疗时既能发挥艾灸的作用，又能发挥药物的作用，故有着特殊的双重疗效。临床常用的有隔姜灸、隔蒜灸、隔盐灸和隔附子饼灸。

（1）隔姜灸：将鲜姜切成直径约 2～3cm，厚约 0.2～0.3cm 的薄片，用粗针在中间刺数孔后，把姜片放于施灸部位或患处，然后再将艾炷置于姜片上，点燃施灸。待艾炷燃尽后，可换炷再灸。一般要灸完规定的壮数（5～10 壮），以皮肤出现红晕而不起疱为度。此法有散寒止痛、温胃止呕等作用。临床常用于因寒而致的呕吐、泄泻、腹痛、风湿痹病等。

（2）隔蒜灸：将鲜大蒜头切成 0.2～0.3cm 的薄片，中间用粗针刺数孔后，把蒜片放于施灸部位或患处，再将艾炷置于蒜片上，点燃施灸。待艾炷燃尽后，可换炷再灸，一般 5～10 壮。此法有清热解毒、杀虫等作用，故临床常用于肺痨、瘰疬、瘿瘤、初起的肿疡等病证。

（3）隔盐灸：因此法只能用于脐部，故称神阙灸。将纯净干燥的精盐填敷于脐部，使之与脐平，也可在盐上面再放置一薄姜片，上放大艾炷施灸，一般灸 5～10 壮。因此法有回阳救逆、固脱之功，故需要连续施灸，而不限壮数，以脉起、肢温、证候改善为止。临床多用于治疗急性寒性腹痛、中风脱证、吐泻、痢疾等病证。

（4）隔附子饼灸：将附子研成粉末用黄酒调和，做成直径约 3cm，厚约 0.8cm 的附子饼，中间用粗针刺数孔后，将其放在施灸部位或患处，上面再置艾炷施灸。因附子有辛温、大热、温补肾阳等作用，故临床上常用于治疗命门火衰而致的阳痿、遗精、早泄、疮疡久溃不敛及宫寒不孕等病证。

**（五）注意事项**

1. 施灸部位，宜先上后下，先阳后阴；先灸头顶、背腰部，后胸腹、四肢。

2. 施灸过程中要密切注意观察患者的病情、生命体征及对施灸的反应。

3. 施灸后，若皮肤局部出现灼热微红，属正常现象，无须处理。如局部出现水疱，小者可任其自然吸收；大者可用消毒针挑破，放出水液，涂以聚维酮碘溶液，并以无菌纱布包敷。保持干燥，防止感染。

4. 瘢痕灸者，在其灸疮化脓期间，要加强营养，注意适当休息，并保持灸疮局部清洁，防止感染，也可用无菌敷料保护灸疮，待其自然愈合。

5. 使用温针灸时，针柄上的艾绒团必须捻紧，防止艾灰脱落灼伤皮肤或烧坏衣物。艾条灸、艾炷灸的施灸过程中，同样要防止艾火灼伤皮肤或烧坏衣物。

6. 施灸用过的艾条熄灭后，必须装入小口玻璃瓶内，注意安全，防止艾火复燃，发生火灾。

## 二、艾条灸

艾条灸又称艾卷灸，是用桑皮纸将艾绒制成圆柱形的艾卷，将其一端点燃，对准腧穴或患处施灸的一种方法。施灸时将艾条悬放在距离腧穴或患处一定高度上，进行烧灼、熏烤，不使点燃的艾条直接接触皮肤，故又称悬起灸。根据实际操作方法的不同，艾条灸又分为温和灸、雀啄灸、回旋灸。

### （一）适应证

适用于多种慢性病，如消化不良、贫血、低血压眩晕、失眠、肌肉劳损、关节痛和痛经、胎位不正等。

### （二）禁忌证

1. 实热证、阴虚发热、邪热内炽者禁灸或慎用。

2. 疲劳、饥饿、醉酒或精神高度紧张者慎灸。

### （三）用物准备

治疗盘，艾条，酒精灯，火柴，小口瓶，弯盘，纱布，必要时备浴巾、屏风等。

### （四）操作方法

1. **温和灸**　施灸时将艾条的一端点燃，对准施灸部位的腧穴或患处，距离皮肤约2～3cm进行烧灼熏烤，以患者局部皮肤有温热感而无灼痛为宜。一般每穴或患处施灸10～15分钟，至局部皮肤出现红晕为度。

2. **雀啄灸**　施灸时，将艾条的一端点燃，置于施灸部位的皮肤上方，并不固定在一定的距离，而是像鸟雀啄食一样，一下一上地施灸，给施灸局部一个变量刺激。

3. **回旋灸**　施灸时，将艾条的一端点燃，与施灸的部位皮肤保持一定的距离，但并不固定在一个点上，而是向左右或上下方向，反复旋转或移动地施灸。

上述三种方法对一般适用灸的病证都可使用，但是温和灸常用于治疗慢性疾病，而雀啄灸、回旋灸常用于治疗急性疾病。

### （五）注意事项

熄灭后的艾条，应装入小口瓶内，以防复燃，发生火灾。余同艾炷灸。

## 三、温针灸

温针灸是针刺与艾灸结合使用的一种方法，又称针上加灸、针柄灸、烧针尾等。此法早在殷商时期就有应用,明代高武在《针灸聚英》中记载:"近有为温针者,乃楚人之法。其法针于穴,以香白芷做圆饼,套针上,以艾蒸温之,多以取效。"临床多适用于治疗既需要留针,又需要施灸的疾病。

**(一)适应证**

本法对风、寒、湿痹等经络闭塞不通的痛证,如风湿性关节炎、肢体麻木、瘫痪等最为适宜。对泄泻、慢性肠炎、胃痛、胃下垂、小儿遗尿、癃闭、遗精、阳痿、不孕症等均有较好疗效。

**(二)禁忌证**

1. 实热证、阴虚发热、邪热内炽者禁灸或慎用。

2. 皮肤感觉障碍的患者慎用。

3. 疲劳、饥饿、醉酒和精神高度紧张者慎灸。

**(三)用物准备**

治疗盘,无菌持物钳,艾绒或艾条,酒精灯,火柴,线香,无菌棉签,皮肤消毒液,无菌棉球,镊子,无菌毫针。

**(四)操作方法**

常规消毒针刺局部皮肤及施术者手指后进针,运针得气后,用5cm×5cm大小的硬方块纸片套住针根周围,以防脱落的艾火烧灼患者皮肤,再用2cm长的艾条段或艾绒套住针柄。点燃艾条段或艾绒的底部,以便艾绒或艾条段底部燃烧,热力逐渐传于穴位,燃烧完后再换艾条段或艾绒,可连续灸2~3次。

**(五)注意事项**

1. 向针尾装包艾条段或艾绒时要捻紧,并嘱患者不要随便改变体位,以防烫伤皮肤。

2. 温针灸时针刺的深度要有所控制,否则针柄太靠近皮肤易产生灼痛感,甚至烧伤皮肤。

3. 艾段应从下端点燃,可使热力直接向下传导和熏射,以加强疗效。

4. 防止晕灸的发生。针上插入艾段燃烧时产生的烟和热,易熏及取坐位患者的颜面部而导致晕灸,故施灸时应密切观察患者的表情,一旦有晕灸现象发生,立即按晕针处理。

## 四、温灸器灸

温灸器是一种专门用于施灸的器具,用温灸器施灸的方法称温灸器灸,临床常用的有温灸盒、灸架和温灸筒等。

**(一)温灸盒灸**

将适量的艾绒置于灸盒的金属网上,点燃后将灸盒放于施灸部位灸治即可。适用于腹、腰等面积较大部位的治疗。

**(二)灸架灸**

将艾条点燃后,燃烧段插入灸架的顶孔中,对准选定穴位施灸,并用橡皮带给予固定,施灸完毕将剩艾条插入灭火管中。适用于全身体表穴位的治疗。

### (三)温灸筒灸

将适量的艾绒置于温灸筒内,点燃后盖上灸筒盖,执筒柄于患处施灸即可。

# 第三节　推拿疗法

## 一、推拿疗法概述

推拿疗法是以中医理论为指导,运用各种手法作用于人体特定部位的一种治疗方法,又称"按摩疗法",属于中医外治法范围。推拿疗法在我国历史悠久,它不但用于治病,还广泛用于预防保健。推拿疗法具有简便易行、行之有效、安全易学等优点。特别是小儿推拿疗法能免除针药之苦,容易被家长和小儿接受,在临床护理应用较为广泛,护理人员熟悉推拿知识,有利于提高临床护理质量。

### (一)推拿的作用原理

推拿手法通过作用于人体体表特定部位的操作,而对机体的生理、病理产生影响。概括地说,推拿具有疏通经络、调和气血、理筋整复、滑利关节、调整脏腑功能、增强抗病能力等作用。

**1. 疏通经络,调和气血**　经络为人体内经脉和络脉的总称。它通达表里,贯穿上下,像网络一样,通布全身,将人体所有的组织器官联结成一个统一的有机整体。推拿手法作用于体表的经络穴位上,可引起局部经络反应,起到激发和调整经气的作用,并通过经络影响所连属的脏腑、组织、肢节的功能活动,以调节机体的生理、病理状况,达到使人体恢复正常功能的目的。

气血是构成人体和维持人体生命活动的基本物质,是脏腑、经络、组织器官进行生理活动的基础。人体一切疾病的发生、发展均与气血相关。推拿手法可以通过健运脾胃,疏通经络,加强肝的疏泄功能,以促进气血化生和运行。同时,推拿手法直接刺激人体体表并做功,可以在局部组织产生热效应,使毛细血管扩张,血液循环加快,而达到加速气血流动,通畅经脉的作用。

**2. 理筋整复,滑利关节**　中医学的"筋",又称"经筋",是指与骨及关节相连的肌筋组织,为现代解剖学的肌肉、肌腱、筋膜、韧带、关节囊腱鞘等软组织。筋、骨及关节受损,必累及气血,以致脉络损伤、气滞血瘀、肿胀疼痛,从而影响肢体关节的活动。

《医宗金鉴·正骨心法要旨》有云:"因跌仆闪失,以致骨缝开错,气血郁滞,为肿为痛,宜用按摩法。"说明推拿可以理筋整复,滑利关节。该作用表现为以下三个方面:一是通过手法促进局部气血运行,理气止痛,消肿祛瘀,改善局部营养,促进新陈代谢;二是应用整复手法纠正正筋出槽、过节错缝,达到理筋整复的目的;三是运用恰当的手法和功法可以起到松解粘连,滑利关节的作用。

**3. 调整脏腑功能,增强抗病能力**　疾病的发生、发展及其转归的全过程,是正气和邪气互相斗争,盛衰消长的结果。"正气存内,邪不可干",说明只要人体有充分的抗病能力,致病因素就不起作用。反之,若人体的抗病能力处于相对劣势,邪气就会乘虚而入。

人体脏腑是化生气血、通调经络、主持生命活动的主要器官,脏腑功能直接关系着人体正气盛衰。推拿手法作用于人体体表的特定部位,并通过经络的连属与传导作用,对脏腑功能进行调节,可以达到治疗疾病和增强抗病能力的目的。

现代研究证实,在足三里穴上运用按揉或一指禅推法,既能使分泌过多的胃液减少,抑制肠胃的功能,也可以使分泌不足的胃液增多,兴奋肠胃功能;用按法、拿法较强刺激内关,可使心率加快,治疗心动过缓;按法、揉法较弱刺激内关穴,又可使心率减慢,可用于治疗心动过速。以上都说明了在临床治疗中选用适宜的推拿手法,可以使脏腑功能得到相应改善。

### (二)推拿的适应证与禁忌证

推拿疗法作为一种自然疗法,没有药物不良反应,更是一种无创伤疗法,但有一定的适应证和禁忌证。

1. **适应证** 推拿疗法的适应证广泛,对运动系统、神经系统、消化系统、呼吸系统、循环系统、泌尿系统、生殖系统等疾病都有一定的疗效,涵盖了临床各学科。如妇科中的月经失调、痛经、闭经、慢性盆腔炎与产后耻骨联合分离等;儿科病证中的发热、咳嗽、腹泻、呕吐、疳积、痢疾、便秘、尿闭、夜啼、遗尿、惊风、百日咳、肌性斜颈与小儿麻痹症等。

2. **禁忌证** 为确保患者的治疗安全,施术者应严格掌握推拿疗法的禁忌证。下列情况不适合运用推拿手法。

(1)诊断不明的急性脊髓损伤或伴有脊髓症状的患者。

(2)各种骨折、骨关节结核、骨髓炎、骨肿瘤、严重的老年性骨质疏松症患者,为防止引起病理性骨折,肿瘤扩散转移或炎症发展扩散,不宜推拿治疗。

(3)有出血倾向或血液病的患者,或严重脏器功能衰竭、心脑血管病患者及久病、高龄、身体过于虚弱者。

(4)急性传染病、急性腹膜炎、急性阑尾炎、肿瘤以及各种疮疡患者。

(5)传染性皮肤病、湿疹、水火烫伤、皮肤溃疡等患者的皮损部位不宜推拿。

(6)女性处于经期或妊娠3个月以上时,不宜在腹、臀、腰骶等部位推拿。

(7)精神病患者或精神过度紧张时不宜推拿治疗。

## 二、成人常用推拿手法

### (一)𢷬法

1. **定义** 用手背近小指部分或小指、环指和中指的掌指关节着力于一定穴位或部位上,通过前臂的旋转摆动,连同肘关节做屈伸外旋的连续动作,使之产生的力持续地作用于部位或穴位上的一种手法。

2. **操作方法** 取站势,两脚呈"丁字步",沉肩、垂肘,肘关节下屈成130°,置于身体侧前方。操作时要吸定于着力穴位或部位,发力应均匀、柔和,有明显的滚动感。

动作宜协调、连续、有节律,移动时要循经或者做直线往返运动。手法频率每分钟以120~160次为佳(图13-1)。

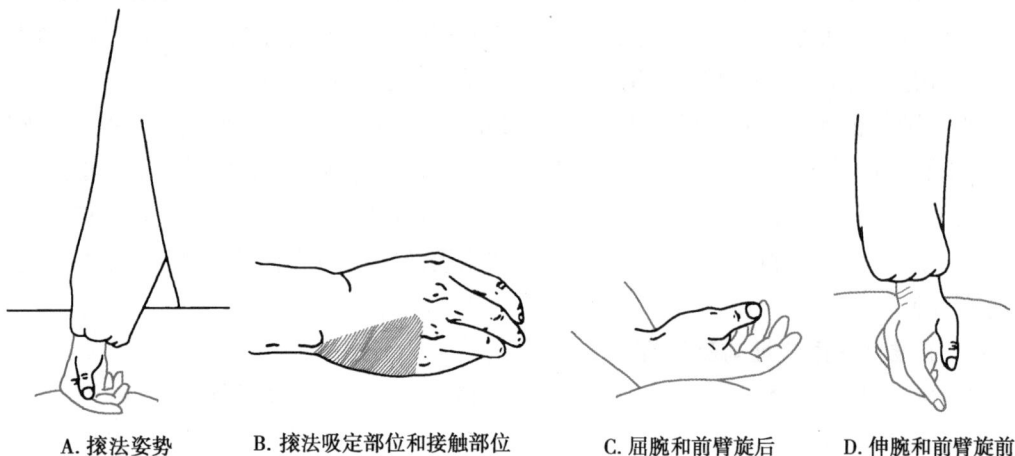

A. 𢱟法姿势    B. 𢱟法吸定部位和接触部位    C. 屈腕和前臂旋后    D. 伸腕和前臂旋前

图 13-1    𢱟法

3. **功效**    缓解肌肉和韧带痉挛,增强肌肉和韧带活力,促进局部循环,消除肌肉疲劳。

**(二)一指禅推法**

1. **定义**    用大拇指指端,或指面,或偏锋着力于一定穴位或部位上,沉肩、垂肘、悬腕,通过前臂与腕部的协调摆动和指间关节的屈伸活动,使之产生的力持续作用于穴位或部位上的一种手法。

2. **操作方法**    端坐位或站姿。拇指自然用力,不要用力下压,推动时着力点要吸定,摆动幅度与速度要始终一致,动作要灵活。移动时应缓慢地循经或作直线往返运动,即"紧推慢移",手法频率以每分钟120~160次为宜(图13-2)。

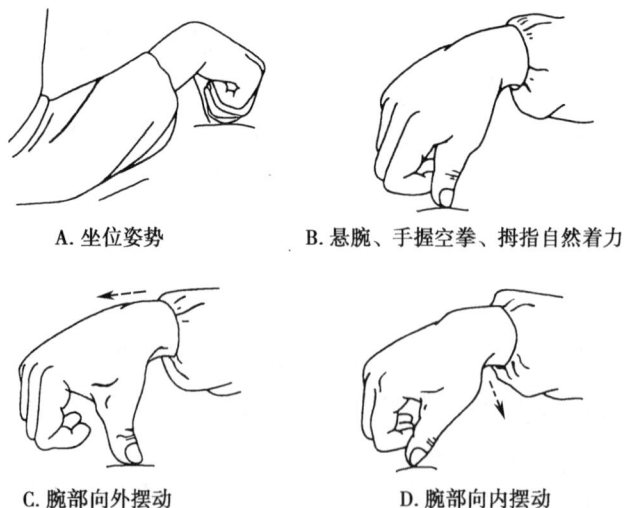

A. 坐位姿势    B. 悬腕、手握空拳、拇指自然着力

C. 腕部向外摆动    D. 腕部向内摆动

图 13-2    一指禅推法

3. **功效**　调和营卫,理气消积,健脾和胃,舒筋活络。

（三）揉法

1. **定义**　用掌或掌根,或大鱼际,或小鱼际,或手指拇指面以及肘尖等其他部位着力,固定于一定的穴位或部位上,做轻柔缓和的回旋揉动的一种手法。

2. **操作方法**　取站势或坐势,沉肩、垂肘,上肢放松置于身体前侧,腕部放松,手指自然伸开,前臂发力、摆动,带动腕部连同皮下组织一起做回旋运动。操作时呼吸均匀、自然、气沉丹田,不可屏气或用力下压。揉动的幅度可大可小,亦可由小渐大,揉动时的力量可轻可重,亦可由轻渐重。揉动的穴位或部位要固定,不能滑动摩擦,揉动的方向可顺时针方向,亦可逆时针方向,移动时要缓慢。揉法速度一般在每分钟60~120圈。

揉法最常与其他手法同时使用,组成众多的复合手法,如按揉、拿揉、点揉、掐揉及捏揉等,其目的是增强手法的作用效果或缓解某种手法的反应。

3. **功效**　温通气血,活血止痛,温中理气,消积导滞,疏通筋络,缓解痉挛。

（四）摩法

1. **定义**　用手掌掌面或示指、中指、环指三指指面,附着于一定的穴位或部位上,以腕关节连同前臂在皮肤做环形有节律的抚摩的一种手法。

2. **操作方法**　坐势,亦或取站势,沉肩、垂肘,上肢放松,呼吸均匀、自然,指、掌、腕、前臂同时做缓和协调的环旋抚摩而不带动皮下组织,方向可顺时针或逆时针。用力平稳、均匀、轻快柔和,不得按压、滞着。其用力要领是上臂甩动来带动前臂及腕部,摩法速度一般在每分钟60~120圈。

此外,在操作本法时,常借用介质,即裸露被操作部位,先涂上介质（如药膏、药水等）,然后进行手法操作,以增加治疗效果,此即是古代的"膏摩"。

3. **功效**　理气止痛,消积导滞,健脾和中,活血化瘀,调节胃肠蠕动。

（五）推法

1. **定义**　用指端或掌根、大鱼际、小鱼际、肘面、肘后鹰嘴凸起部着力于一定穴位或部位,缓缓地做单方向的直线推动的一种手法。

2. **操作方法**　取站势,沉肩、垂肘,肘关节屈曲,呼吸自然、深沉,气沉丹田,不能屏气。着力部贴于皮肤,做缓慢的直线推动,用力均匀、一致,切忌耸肩、左右滑动及忽快忽慢和用力下压。推动距离应尽量长,然后顺势返回,手法频率以每分钟30~60次为佳。

3. **功效**　舒筋活络,行气活血,消肿止痛,增强肌肉兴奋性,促进局部循环。

（六）擦法

1. **定义**　是指用四指面,或手掌掌面及大小鱼际部位附着于一定的部位上,做直线往返摩擦的一种手法。

2. **操作方法**　取弓箭步或马步,沉肩、垂肘,肘关节屈曲,腕平指直,呼吸自然,气沉丹田,不要屏气。着力部贴附于肌肤上,做稳实、均匀、连续的往返摩擦,不能用力下按或按压。手法频率在每分钟60~120次。

在临床运用擦法过程中,有时要使用介质,如按摩油、药膏等以防止擦破表皮;亦能借助介质中的药物渗透来加强疗效,因而本法最常作为治疗结束时的最后一个手法。

**3. 功效**  温通经络,祛风散寒,温中止痛,行气活血,消肿散结,调理脾胃。

**(七)搓法**

**1. 定义**  用双手掌面,或小鱼际部位,对称地夹住肢体的一定部位,相对用力,自上而下地做快速搓揉的一种手法。

**2. 操作方法**  取马步,沉肩、垂肘,上肢放松,呼吸自然,气沉丹田,切忌屏气发力。掌与指自然伸直,夹持的部位要松紧适宜。搓动时要轻快、柔和、均匀、连续,移动时要缓慢,并顺其势自然而下。手法频率每分钟120次以上。

本法轻快和缓,常治疗损伤性疾病与风湿痹症而用于四肢,并常作为治疗的结束手法与捻、抖两法同时配合应用。

**3. 功效**  舒筋通络,活血行气,缓解肌肉痉挛。

**(八)抹法**

**1. 定义**  用双手或单手拇指指面为着力部位,贴于一定的部位上,上下或左右轻轻地往返移动推抹的一种手法。

**2. 操作方法**  取站势,沉肩、垂肘,拇指指面着力,其余四指固定被操作的部位。用力轻柔、稳实、均匀,移动缓慢或轻快,不能往返按压。

本法轻快柔和,常作为治疗的开始或结束手法而使用。临床以头面、颈项、胸腹、腰背及骶部等部位应用最多。

**3. 功效**  清醒头目,疏肝理气,消食导滞,活血通络,解除痉挛。

**(九)按法**

**1. 定义**  以手指拇指端或中指端,或掌根部,或肘尖部,或肢体的其他部位为着力点,按压一定穴位或部位,逐渐用力深按,按而留之的一种手法。

**2. 操作方法**  取站势或坐势,沉肩、垂肘,气沉丹田,自然呼吸,意念集中于着力部位。所按穴位或部位要准确,用力须平稳并逐渐加重。使气力深透,以有"得气感"为度。按压时,不可移位,按压时间在10秒至2分钟之间。

由于其刺激力能强能弱,而气力较深透,故临床运用不仅灵活多变,同时常与其他手法同时操作,组成众多的复合手法,亦为气功推拿的辅助手法。

**3. 功效**  诱导止痛,通经活络,解痉散结,放松肌肉,矫正畸形。

**(十)点法**

**1. 定义**  以指峰或屈指后第一指间关节突起部为着力部位,在一定穴位或部位用力下压的一种手法。本法是伤科推拿的主要手法,亦是自我保健推拿以及治疗运动损伤的常用手法。

**2. 操作方法**  沉肩、垂肘,气沉丹田,呼吸自然,意念在着力部位,选取的穴位或部位要准确。用力平稳,并随呼吸逐渐加重为度,不可久点。

因其刺激力较强,虽适用于全身各个部位,但多用于穴位或压痛点,故历来有"以指代针"和"点穴"之说。同时在使用时,时间不可长,且要视患者的体质和耐受性酌情选用。另外,在点法操作的过程中应随时观察患者的反应,以防刺激太过,发生意外。

3. **功效**　镇静止痛,解除痉挛,开通闭塞,疏通经络,调节脏腑功能。

（十一）捏法

1. **定义**　用拇指与示指、中指三指的指腹部为着力部位,捏住一定部位,将皮肉捏起,对称用力做连续捻转挤捏的一种手法。

2. **操作方法**　沉肩、垂肘,自然呼吸,以腕关节活动带动掌指关节做连续不断的、灵活轻快的捻转挤捏,不能跳跃和间断,移动缓慢,用力柔和、均匀,不能生硬死板,速度可快可慢。其手法较为柔和,故常用于颈、肩、脊柱及四肢和腰胁等部位,尤其是脊柱与四肢运用最多,在四肢运用时常与拿法结合同时操作,组成拿捏的复合手法;而用于脊柱时,其操作较为特殊,即用拇指指面顶住皮肤,示指、中指两指前按,两指同时对称用力提拿捻捏,双手交替移动向前;或示指屈曲,以中节指骨桡侧顶住皮肤,拇指前按,两手同时对称用力提拿捻捏,双手交替移动向前,从尾部捏至大椎穴。一般每次捏3～5遍,其中第2、第4遍,在捏的过程中,每捏3下,双手即用力将皮肤向上提一下,称为"捏三提一法",此法只用于脊柱,对消化系统病症有较好的治疗作用,对增强人的体质亦有一定的作用,也称之为"捏脊疗法"。

3. **功效**　疏通经络,行气活血,缓解痉挛,增强肌肉活力,恢复肢体疲劳。

（十二）拿法

1. **定义**　用拇指与其他手指指面或拇指与示、中二指为着力部位,对称用力,一松一紧,一拿一放,拿取一定的穴位或部位的一种手法。本法是伤科推拿、内科推拿与小儿推拿的主要手法。同时,本法又是急救时常用的手法之一。

2. **操作方法**　沉肩、垂肘、悬腕,以腕关节与掌指关节的协调活动为主导,对称用力,一紧一松。拿取的穴位和部位要准,用力扎实,由轻渐重,不可屏气突然用力,整个操作要和缓而有节律。

因其刺激力较强,常作为治疗时的开始手法,用于全身各部位,尤其是颈、肩、腰、胁及四肢部运用较多。

3. **功效**　开窍止痛,祛风散寒,舒筋活络,解除痉挛。

（十三）捻法

1. **定义**　用拇指、示指夹住治疗部位,进行往返有节律搓揉的手法。本法动作幅度小,主要是靠拇指、示指的力量对指、趾和耳部进行捻动搓揉。可用于治疗指间关节扭挫伤、类风湿性关节炎及腱鞘炎等病证。

2. **操作方法**　用拇指螺纹面与示指桡侧缘或螺纹面相对夹住治疗部位,拇指、示指做对称快速搓揉的动作,如捻线状。

3. **功效**　疏通皮部,理筋通络,调养神志。

（十四）拍法

1. **定义**　用虚掌或实掌或拍子,拍打体表一定部位的一种手法。本法是捏筋拍打推拿派的主要用法,也是伤科推拿流派的常用手法,除胸部、腹部外,适用于全身各个部位,尤其以颈肩部、背部、腰骶部及大腿部、臀部运用最多。此外,本法是自我保健推拿、治疗运动损伤及运动前后准备、放松的常用手法之一。

2. **操作方法**　沉肩、垂肘,腕部应放松,然后前臂带动,甩动腕部,掌指关节微屈成虚掌,五指并拢。拍打要平稳而有节奏,拍打后迅速提起,拍打的部位要准确一致。本法在运用时,可单手操作,亦可双手交替同时操作,操作时一般称用手掌拍为掌拍法,用特制的拍子拍打为拍打法,拍打法常用的部位较掌拍法更广,运用更加灵活、方便。

3. **功效**　疏经活络,调和气血,缓解痉挛,消除疲乏。

**(十五)抖法**

1. **定义**　用双手握住肢体远端,用力做缓缓的、连续不断的、小幅度的、上下抖动的一种手法。本法属比较轻松、柔和、舒畅的一种手法。

2. **操作方法**　取马步,上身微前倾,沉肩、垂肘,肘关节屈曲130°左右,两手同时作快速小幅度的抖动,并由小缓慢增大,频率始终保持一致。呼吸自然、均匀、深长,不能屏气,意念在两手,令被抖动的肢体放松。

本法在运用中,只适用于上肢、腰部与下肢,并常常与搓法、捻法一同配合运用,组成治疗中的一套结束手法。常与拔伸法结合,组成牵抖的复合手法而多用于腰骶部和下肢部;与提、拿法结合,组成提拿抖、提抖或拿抖的复合手法,多用于腰部、膝部、肩部等。

3. **功效**　调和气血,舒筋活络,放松关节,解除痉挛。

**(十六)弹拨法**

1. **定义**　以拇指、手掌或肘深按于治疗部位,进行单向或往返的移动,称为弹拨法,又称拨法或指拨法。

2. **操作方法**　以拇指、手掌或肘着力于治疗部位,向下按压,做与腹肌、肌腱、腱鞘、韧带、条索等成垂直方向的单向或来回拨动。

3. **功效**　缓解肌肉痉挛,松解粘连。

## 三、小儿推拿手法

小儿推拿也称小儿按摩,是推拿疗法的一个重要分支,是医护人员以中医理论为指导,应用手法作用于小儿的特定部位和穴位,以调整脏腑经络气血功能,从而防病治病的外治疗法。小儿推拿具有适应范围广、疗效明显、操作方便、安全可靠、无副作用等优点,适用于12岁以下儿童,临床多用于6岁以下小儿。另外,临床上小儿以外感病和内伤饮食者居多,手法多用解表、清热、消导为主的方法。因篇幅有限,且小儿推拿手法与成人手法大致类似,此处只介绍临床应用最为广泛的捏脊法。

1. **小儿捏脊操作方法**　用拇指桡侧缘抵住皮肤,示、中指前按,三指同时用力提拿皮肤,双手交替捻动向前;或示指屈曲,以示指中节桡侧顶住皮肤,拇指前按,两指用力同时提拿肌块,双手交替捻动向前。操作时捏起皮肤多少及提拿用力大小要适当,而且不可拧转。若捏起皮肤过紧,不容易向前捻动推进;若捏起皮肤范围过小,则不易提起皮肤。捻动向前时,需作直线前进,不可歪斜(图 13-3 )。

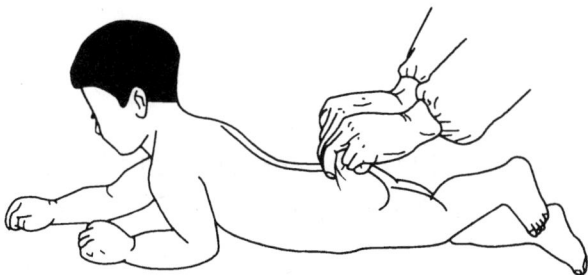

图 13-3　小儿捏脊法

2. **小儿捏脊功效**　调和阴阳,健脾和胃,疏通经络,行气活血。常用于治疗小儿积滞、疳积、厌食、腹泻、呕吐等常见病症,能够取得比较满意的疗效。

### 四、推拿疗法注意事项

1. 根据患者的年龄、性别、病情、病位选取相应的部位,采用合适的体位和手法。
2. 操作前应修剪指甲,将手洗净,避免损伤患者皮肤。
3. 为减少阻力或提高疗效,施术者手上可蘸水、滑石粉、液状石蜡、姜汁、酒等。
4. 在腰腹部施术前,应先嘱患者排尿。治疗中要注意保暖,防止受凉。
5. 手法应柔和、有力、持久、均匀,运力能达组织深部。一般每次做 15～20 分钟。

## 第四节　拔　罐　法

拔罐法,又称癖血疗法,古称"角法""吸筒法",是一种以罐为工具,借助热力或抽吸排除其中的空气,造成负压,使罐吸附于施术部位,造成局部充血或瘀血现象,以达到防治疾病目的的一种外治疗法。拔罐法具有温经通络、除湿散寒、消肿止痛、拔毒排脓的作用。

### 一、适应证和禁忌证

拔罐法的适用范围较广泛,但某些疾病和部位也应禁用或避免拔罐。

#### (一)适应证

适用于风湿痹痛、各种神经麻痹,以及一些急慢性疼痛,如腹痛、腰背痛、痛经、头痛等;还可用于感冒、咳嗽、哮喘、消化不良、胃脘痛、眩晕等脏腑功能紊乱方面的病证。此外,如丹毒、红丝疗、毒蛇咬伤、疮疡初起未溃等外科疾病亦可用拔罐法。

#### (二)禁忌证

1. 急性严重疾病、接触性传染病、严重心脏病;血小板减少性紫癜、白血病及血友病等出血性疾病;精神分裂症、抽搐、高度神经质及不合作者;瘰疬、疝气处及活动性肺结核患者。

2. 皮肤过敏、传染性皮肤病及皮肤肿瘤(肿块)部、皮肤溃烂部;急性外伤性骨折、中度和重度水肿部位;孕妇腹部及腰骶部;心尖区、体表大动脉搏动处、静脉曲张处及其他大血管部位。

## 二、用物准备

治疗盘,95% 酒精棉球,直止血钳,玻璃罐(竹罐或负压吸引罐),火柴(打火机),弯盘,凡士林或按摩乳,棉签,皮肤消毒液,无菌持物镊,干棉球等。以上用物可根据拔罐方法选用。

## 三、操作方法

### (一)罐的种类

罐的种类很多,各有其优点,临床常用的有竹罐、陶罐、玻璃罐、抽气罐等。

1. **竹罐**　用直径 3～5cm 坚固无损的竹子,截成 6～8cm 或 8～10cm 长的竹管,一端留节作底,另一端作罐口,用刀刮去青皮及内膜,制成形如腰鼓的圆筒,用砂纸磨光,使罐口光滑平整。其优点是取材容易、经济易制、轻巧、不易摔碎。缺点是容易爆裂、漏气。

2. **陶罐**　用陶土烧制而成,罐的两端较小,中间略向外凸出,状如瓷鼓,底平,口径大小不一,口径小者较短,口径大者略长。优点是吸力大,但质地较重,容易破碎。

3. **玻璃罐**　是在陶制罐的基础上,改用玻璃加工而成,其形如球状,罐口平滑,分大、中、小三种型号。其优点是质地透明,使用时可直接观察局部皮肤的变化,便于掌握时间,临床应用较普遍,其缺点是容易破碎。

4. **抽气罐**　用透明塑料制成,顶部设置活塞,用抽气方式形成负压。其优点是操作方便,不易破碎,缺点是不具有热力作用的温热效应。

### (二)拔罐方法

临床常用的有火罐法、水罐法和气罐法三种。

1. **火罐法**

(1)闪火法:用止血钳夹住 95% 浓度的酒精棉球,点燃后在罐内绕 1～2 圈,立即退出,迅速将罐扣在施术部位。适用于各种体位,特别适用于闪罐法和走罐法。此法吸拔后罐内无火,比较安全,是目前临床最常用的方法。

(2)投火法:将酒精棉球或纸片点燃后投入罐内,迅速将罐扣在施术部位。此法因罐内有燃烧物质,容易落下烫伤皮肤,适用于侧面横位拔罐。

(3)贴棉法:先用 0.5～1cm² 的脱脂棉球片,四周拉薄后略吸酒精,贴于罐内上中段,点燃后迅速扣在施术部位。适用于侧面横拔位。此法需注意棉花内的酒精不宜过多,否则燃烧的酒精滴下时,容易烫伤皮肤。

(4)滴酒法:用 95% 的酒精,滴入罐内 1～3 滴,沿罐内壁摇匀,用火点燃后,迅速将罐扣在施术部位。滴入酒精时切勿过多,以免流出,烧伤皮肤。

2. **水罐法**　煮锅内加水或加水后放入中药包,将竹罐投入锅内煮 5～10 分钟,用长镊子将罐夹出,罐口朝下,迅速用湿毛巾紧扣罐口,再立即将罐扣在应拔部位上,留罐10～20分钟。观察水罐吸附情况,如患者感到过紧疼痛或烫痛,应立即起罐。本法适用于任何部位拔罐,但吸附力较小,操作时宜轻快。

3. **抽气法**　选定穴位后将玻璃罐口按扣在局部皮肤上,连续抽气数次,吸牢后可留置20～30分钟。留置过程中,可从玻璃罐外观察皮肤呈现稍微红肿或有细小出血点,若无其他变化和不适,可增加负压,继续留置10分钟左右起罐。

### (三)拔罐法的应用

1. **留罐**　拔罐后留置5～15分钟,使局部皮肤充血。此种方法常用,可单个罐留罐,也可多个罐留罐。

2. **走罐**　在施术部位和罐口涂上一层凡士林或按摩乳,将罐拔好后,用手握住,向上下或左右往返推移,直至皮肤充血为止。适用于脊背、腰臀、大腿等肌肉丰厚,面积较大的部位。

3. **闪罐**　将罐拔住后立即起下,反复多次地拔住、起下,直至皮肤潮红、充血或瘀血即可。多用于肌肉松弛部位,常用于治疗局部疼痛、麻木或功能减退的虚证患者。

4. **针罐**　此法是将针刺与拔罐相结合的一种方法。在针刺得气留针时,将罐拔在以针为中心的部位上,留罐与针5～10分钟,然后起罐、起针。重症及病情复杂的患者尤为适用。

5. **单罐**　此法适用于范围较小的病变或压痛点。可采用各类拔罐的操作方法。

6. **多罐**　此法适用于病变范围比较广泛的疾病。可按病变部位、解剖形态等情况,酌情吸拔数个。依罐距离的不同分为密排法(罐距小于3.5cm)和疏排法(罐距大于7cm)。在背部拔多个罐时,宜按照由上往下的顺序。

7. **刺血(刺络)拔罐**　用三棱针、粗毫针或注射器针头,按刺血法刺破小血管,然后拔上火罐,可以加强刺血法的效果。适用于各种急慢性软组织损伤、神经性皮炎、皮肤瘙痒、丹毒、神经衰弱、胃肠功能紊乱等。注意无菌操作原则。

### (四)起罐方法

起罐时用一手轻按罐具使其向一侧倾斜,另一只手示指或拇指按住罐口的皮肤,使罐口与皮肤之间形成空隙,空气进入罐内则罐自起。不可硬拉或旋转罐具,以免损伤皮肤。在背部拔多个罐时,应按顺序先上后下起罐,以防止发生头晕脑涨、恶心呕吐等不良反应。起罐后用纱布轻轻擦去罐斑处皮肤上的小水珠,瘙痒者切不可抓破皮肤。治疗疮疡时,应预先在罐口周围填以脱脂棉花或纱布,以免起罐时脓血污染衣服被褥等,起罐后擦净脓血,适当处理伤口。

## 四、注意事项

1. 拔罐时应采取合适的体位,使之舒适持久。尽量选择肌肉丰厚的部位拔罐,骨骼凹凸不平和毛发较多处不宜拔罐。皮肤有过敏、水肿、溃疡、肿瘤、大血管处,孕妇腰骶部、腹部均不宜拔罐。

2. 根据部位不同选择大小合适的罐,并检查罐口周围是否光滑,有无裂痕。

3. 拔罐时,动作要快、稳、准,起罐时切勿强拉。用火罐时注意勿灼伤或烫伤皮肤。若烫伤或留罐时间太长而皮肤起水疱时,小的水疱无须处理,仅敷以消毒纱布,防止擦破即可。水疱较大时,用消毒针将水疱刺破放出水液,涂以聚维酮碘溶液,或用消毒纱布包敷,以防感染。

4. 火罐疗法可隔日或每日 1 次,如每日 1 次,必须更换穴位与部位。治疗急性病,如腹泻、重症风湿时,亦可每日行 2 次。若 1 日多次置罐,则留罐时间不宜过长。火罐疗法一般 10 次为 1 个疗程,慢性病可连续 2~3 个疗程。置罐数可根据病变部位而定,腰背部如病情需要,可同时置 4~8 罐,一般部位可置 1~2 罐。

# 第五节　刮　痧　法

刮痧法是应用边缘钝滑的器具蘸取一定的介质,在患者体表一定部位或者穴位的皮肤上反复刮动,使局部皮下出现瘀斑或痧痕,使脏腑秽浊之气经腠理通达于外,从而促使气血流畅,达到防治疾病目的的一种治疗方法。

## 一、适应证和禁忌证

刮痧疗法适用于临床各种疾病,但对于某些疾病和症状,或某些部位也应禁用或避免应用。

### (一)适应证

颈肩痛、腰腿痛、头痛、感冒、咳嗽、失眠、便秘等,以及夏秋季节发生的各种急性疾病,如中暑、外感、肠胃道疾病等。现多用于消化系统和呼吸系统疾病的防治,同时还具有保健、美容等功效。

### (二)禁忌证

1. 心脏病出现心力衰竭者、肾功能衰竭者、肝硬化腹水者、全身重度水肿者禁刮;白血病、血小板减少者;体型过于消瘦、有出血倾向者、女性月经期、过饥过饱者。

2. 孕妇的腹部、腰骶部及女性的乳头禁刮;小儿囟门未合,头部禁用刮痧;皮肤病变处禁用。

## 二、用物准备

治疗盘,刮具(牛角刮板、瓷匙、铜钱或硬币、圆口杯等),治疗碗(内盛少量润滑剂),干棉球(或棉签),纱布,镊子,弯盘,必要时备大毛巾、屏风。

## 三、操作方法

### (一)刮痧工具

1. **刮痧板**　多用水牛角或黄牛角制成。
2. **硬币、铜钱**　取边缘较厚而又没有缺损的硬币或铜钱。
3. **小蚌壳**　取边缘光滑的蚌壳,多为渔民习用。

4.**其他**　亦可选取边缘光滑而没有破损的瓷碗、瓷酒盅、瓷汤匙、不锈钢汤匙、嫩竹片、玻璃棍等。

（二）刮痧部位与常用体位

1.**常用部位**　头部的眉心、太阳穴,颈部的喉头左右两侧和项部,胸部沿肋间隙方向及胸骨中线、肩背部的两肩部,背部脊柱旁两侧,上臂肘内侧,下肢委中穴上下、大腿内侧、跟腱处等。另外,现也根据疾病辨证选穴刮痧,如高血压选肝经、肾经上的穴位来刮治。

2.**常用体位**

（1）反骑坐位:适用于颈部、背部。

（2）坐位:适用于头面部、上肢部。

（3）仰卧位:适用于胸部、腹部、下肢内外前侧。

（4）俯卧位:适用于颈项部、背部、腰部、下肢后侧。

（三）刮痧方法

1.先充分暴露刮治部位,并做适当清洁。

2.施术者手持刮具,蘸取植物油或清水,在选定的部位,从上至下,由内向外朝单一方向反复刮动,用力以患者能耐受为度。刮动数次后,感觉涩滞时,需蘸植物油再刮,一般刮10～20次,以皮肤出现紫红色斑点或斑块为度。

3.一般要求先刮颈项部,再刮脊椎两侧部,然后再刮胸部及四肢部位。刮背时,应在脊柱两侧,沿肋间隙呈弧线由内向外刮,每次8～10条,每条长6～15cm。

4.如果有出血性疾病,比如血小板减少症者,无论头部还是其他部位都不宜刮痧。神经衰弱患者,最好选择在白天进行头部刮痧。

5.刮痧时间一般为20分钟左右,或以患者能耐受为度。

## 四、注意事项

1.操作时,室内要保持空气流通,注意避免感受风寒。用力应均匀,力度适中;对不出痧或出痧少的部位不可强求出痧,禁用暴力。

2.刮痧工具必须边缘光滑,没有破损。不能干刮,应时时蘸取润肤介质保持润滑,以免刮伤皮肤。

3.刮痧过程中要随时观察病情变化,如患者出现面色苍白、出冷汗等,应立即停刮,并报告医生,配合处理。

4.刮痧后应保持情绪稳定,避免发怒、烦躁、焦虑情绪等不良刺激;禁食生冷、油腻之品。

5.使用过的刮具,应清洁消毒处理后备用(牛角刮痧板禁用水泡)。

6.刮痧间隔时间一般为3～6天,或以痧痕消退为准,3～5次为1个疗程。

7.下肢静脉曲张,刮拭方向应从下向上刮,用轻手法。如刮背部,应在脊柱两侧沿肋间隙呈弧线由内向外刮拭,每次刮8～10条,每条长6～15cm。颈、腹、四肢,由上向下刮拭。

# 第六节　耳穴压豆法

耳穴压豆法,又称耳穴贴压法、耳穴埋籽法,是在耳针疗法的基础上发展起来的中医护理操作技术,是用胶布将药豆或磁珠粘贴于耳穴处,给予适度的揉、按、捏、压,使其产生热、麻、胀、痛等刺激感应,通过经络传导,从而达到防治疾病目的的一种外治疗法。耳穴压豆法具有以丸代针、刺激持久、疗效确切、取材方便、易学易懂、操作方便、不良反应少等特点,临床使用广泛。

## 一、耳郭与耳穴

耳郭为外耳的一部分,主要由软骨构成。左右耳郭各分布 93 个耳穴,耳穴既是耳针、耳穴压豆或耳部刮痧等的施术点,也可用以诊断疾病。

### (一)耳与经络和脏腑的关系

耳与经络之间有着密切的关系。医学帛书《阴阳十一脉灸经》中有关于"耳脉"的记述。《内经》对耳与经脉、经别、经筋的关系作了较详细的阐述。认为六阳经经脉循行于耳或分布于耳周,六阳经经脉通过各自的经别间接上达于耳,奇经八脉中,阳跷脉并入耳后,阳维脉循头入耳。所以《灵枢·口问》说:"耳者,宗脉之所聚也。"

耳与脏腑的关系密切。据《内经》《难经》等书记载,耳与五脏均有生理与功能上的联系,如《灵枢·脉度》说:"肾和则耳能闻五音矣。"因此形成了耳穴治病、耳郭视诊的主要依据,其所治病种遍及内、外、妇、儿各科。常用的操作手法有耳穴毫针刺法、耳穴埋针法、耳穴放血法、夹耳法、耳灸法、耳穴按摩法、耳穴磁疗法等。本节重点介绍耳穴压豆法。

### (二)耳郭表面解剖

耳郭分为凹面的耳前和凸面的耳背,其体表解剖名称如下(图 13-4)。

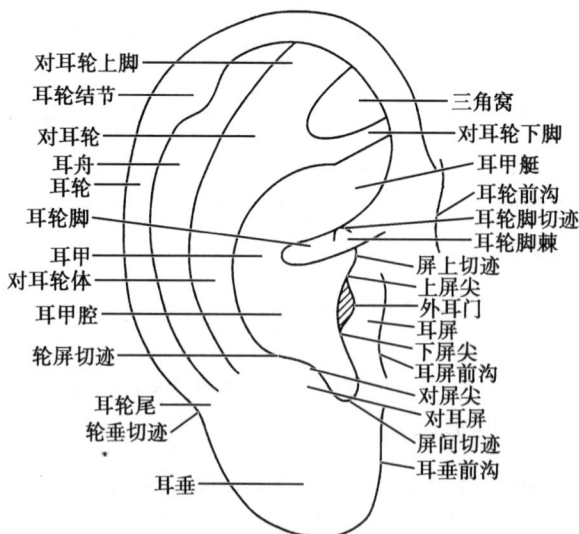

图 13-4　耳郭解剖名称

1. **耳轮**　耳郭最外圈的卷曲部分。

2. **耳轮脚**　耳郭深入到耳腔内的横行突起部分。

3. **耳轮结节**　耳轮后上方稍突起处。

4. **耳轮尾**　耳轮末端与耳垂的交界处。

5. **对耳轮**　在耳轮内侧，与耳轮相对的隆起部。其上方有两分叉，向上分叉的一支称对耳轮上脚；向下分叉的一支称对耳轮下脚。

6. **三角窝**　对耳轮上、下脚之间的三角形凹窝。

7. **耳舟**　耳轮与对耳轮之间的凹沟。

8. **耳屏**　耳郭前面的瓣状突起，又称耳珠。

9. **屏上切迹**　耳屏上缘与耳轮脚之间的凹陷。

10. **对耳屏**　对耳轮下方与耳屏相对的隆起部。

11. **屏间切迹**　耳屏与对耳屏之间的凹陷。

12. **屏轮切迹**　对耳屏与对耳轮之间的稍凹陷处。

13. **耳垂**　耳部下部无软骨之皮垂。

14. **耳甲艇**　耳轮脚以上的耳腔部分。

15. **耳甲腔**　耳轮脚以下的耳腔部分。

16. **外耳道开口**　在耳甲腔内，为耳屏所遮盖处。

（三）耳穴的分布规律

耳郭分为凹面的耳前和凸面的耳背。当人体发生疾病时，往往会在耳郭相应的部位出现"阳性反应点"，如压痛、变形、变色、结节等。这些反应点就是耳针防治疾病的刺激点，又称耳穴。耳穴的分布有一定的规律，总体上形如一个倒置的胎儿，与头面相应的穴位在耳垂，与上肢相应的穴位在耳舟，与下肢和躯干相应的穴位在对耳轮体部和对耳轮上、下脚，与腹腔脏器相应的穴位集中在耳甲艇，与胸腔脏器相应的穴位在耳甲腔，与消化道相应的穴位在耳轮脚周围，与耳鼻喉相应的穴位在耳屏四周。

（四）常用耳穴的定位与主治（表 13-1）

表 13-1　常用耳穴定位与主治

| 耳穴名称 | 定位 | 主治病证 |
| --- | --- | --- |
| 耳中 | 耳轮脚 | 呃逆、荨麻疹、皮肤瘙痒症、小儿遗尿、咯血、出血性疾病 |
| 耳尖 | 在耳郭向前对折的上部尖端处 | 发烧、高血压、急性结膜炎、睑腺炎、牙痛、失眠 |
| 坐骨神经 | 在对耳轮下脚的前 2/3 处 | 坐骨神经痛、下肢瘫痪 |
| 交感 | 在对耳轮下脚前端与耳轮内缘相交处 | 胃肠痉挛、心绞痛、胆绞痛、输尿管结石、自主神经功能紊乱 |
| 神门 | 在三角窝后 1/3 的上部 | 失眠、多梦、痛证、癫痫、高血压 |
| 内生殖器 | 在三角窝前 1/3 的下部 | 痛经、月经不调、白带过多、功能失调性子宫出血、阳痿、遗精、早泄 |

续表

| 耳穴名称 | 定位 | 主治病证 |
|---|---|---|
| 肾上腺 | 在耳屏游离缘下部尖端 | 低血压、风湿性关节炎、腮腺炎、眩晕、哮喘、休克 |
| 咽喉 | 在耳屏内侧面上 1/2 处 | 声音嘶哑、咽炎、扁桃体炎、哮喘 |
| 缘中 | 在对屏尖与屏轮切迹之中点处 | 遗尿、内耳眩晕症、尿崩症、功能失调性子宫出血 |
| 皮质下 | 在对耳屏内侧面 | 痛证、神经衰弱、假性近视、间日疟 |
| 枕 | 在对耳屏外侧面的后部 | 头晕、头痛、神经衰弱、哮喘、癫痫 |
| 心 | 在耳甲腔正中凹陷处 | 心动过速、心律不齐、心绞痛、无脉症、神经衰弱、癔症、口舌生疮 |
| 气管 | 在心区与外耳门之间 | 哮喘、支气管炎 |
| 肺 | 在心、气管区周围处 | 咳喘、胸闷、声音嘶哑、皮肤瘙痒症、荨麻疹、扁平疣、便秘 |
| 肝 | 在耳甲艇的后下部 | 胁痛、眩晕、经前期紧张综合征、月经不调、围绝经期综合征、高血压、眼病 |
| 脾 | 在耳甲腔的后上部 | 腹胀、腹泻、便秘、食欲缺乏、功能失调性子宫出血、白带过多、内耳眩晕症 |
| 肾 | 在对耳轮下脚下方后部 | 腰痛、耳鸣、神经衰弱、肾盂肾炎、遗尿、哮喘、月经不调、遗精、阳痿、早泄 |
| 胰胆 | 在耳甲艇的后上部 | 胆囊炎、胆石症、胆道蛔虫症、急性胰腺炎、偏头痛、中耳炎、耳鸣、带状疱疹 |
| 内分泌 | 在屏间切迹内、耳甲腔的底部 | 痛经、月经不调、围绝经期综合征、痤疮、甲状腺功能亢进或减退症 |
| 三焦 | 在外耳门后下,肺与内分泌区之间 | 便秘、腹胀、上肢外侧疼痛 |
| 胃 | 在耳轮脚消失处 | 胃痉挛、胃炎、胃溃疡、消化不良、恶心呕吐 |
| 大肠 | 在耳轮脚上方前部 | 腹泻、便秘、咳嗽、痤疮 |
| 小肠 | 在耳轮脚下方中部 | 消化不良、腹痛、腹胀、心动过速 |
| 膀胱 | 在对耳轮下脚下方中部 | 膀胱炎、遗尿、尿潴留、腰痛、坐骨神经痛、后头痛 |
| 眼 | 在耳垂正面中央部 | 各种眼病 |
| 面颊 | 在耳垂正面眼区与内耳区之间 | 面瘫、三叉神经痛、痤疮、面肌痉挛、腮腺炎 |
| 耳背沟 | 在耳背、对耳轮沟和对耳轮上、下脚沟处 | 高血压、皮肤瘙痒症 |
| 耳迷根 | 在耳轮脚后沟的耳根处 | 胆道疾患、心动过速、腹痛、腹泻 |

**（五）选穴原则**

临床常用的选穴原则如下。

1. **按相应部位选穴** 当机体患病时，在耳郭的相应部位上有一定的敏感点，它便是本病的首选穴位，如胃病取"胃"穴等。

2. **按辨证取穴** 根据中医基础理论辨证选用相关的耳穴。如脱发取"肾"，皮肤病取"肺""大肠"等。

3. **按西医理论取穴** 耳穴中一些穴名是根据现代医学理论命名的，如"交感""肾上腺""内分泌"等，这些穴的功能基本上与西医学理论一致，故在选穴时应考虑到其功能。如炎性疾病取"肾上腺"穴，是应用它的"四抗"作用之一的抗炎症功能；如糖尿病可取"内分泌"穴。

4. **按临床经验取穴** 从临床实践中发现有些耳穴对某些疾病具有特异的治疗作用，如"外生殖器"穴可治腰腿痛，"神门"穴可治疗痛症。

**（六）取穴方法**

人体患病时，往往会在耳郭相应的区域出现"阳性反应"点，如胃病时在胃穴区、肺病时在肺穴区等可见反应点。反应点可表现为变形、变色、脱屑、丘疹、压痛明显和皮肤电阻低等特征。这些反应点可用于辅助诊断和治疗。常用的探查方法如下。

1. **观察法** 用眼直接观察耳部的形态、色泽等方面的病理性改变。如硬结、丘疹、凹陷、水疱、充血、脱屑等阳性反应点。

2. **按压法** 可以用探针、火柴棒、毫针柄等在与疾病相应的耳区周围进行按压寻找压痛点。

3. **电阻测定法** 可以用耳穴探测仪或经络探测仪在耳郭探查导电性能良好的良导点。

## 二、适应证和禁忌证

耳穴压豆法在临床适用范围很广，但有些疾病和部位应禁用或慎用。

**（一）适应证**

1. **疼痛性疾病** 如各种扭挫伤、头痛、神经痛等。

2. **炎性疾病及传染病** 如急慢性结肠炎、牙周炎、咽喉炎等。

3. **功能紊乱性疾病** 如胃肠功能紊乱、心律不齐、高血压、神经衰弱等。

4. **过敏及变态反应性疾病** 如哮喘、过敏性鼻炎、荨麻疹。

5. **内分泌代谢紊乱性疾病** 如糖尿病、围绝经期综合征。

6. **其他** 内、外、妇、儿、五官、伤科的功能性疾病，亦可用于预防感冒、晕车、晕船及预防和处理输血、输液反应。

**（二）禁忌证**

1. 耳郭上有湿疹、炎症、溃疡、冻疮破溃者禁用。

2. 有习惯性流产的孕妇；女性妊娠期也应慎用，尤其不宜用子宫、卵巢、内分泌、肾等穴。

3. 年老体弱、有严重器质性疾病者慎用。

### 三、用物准备

治疗盘,皮肤消毒液,棉签,镊子,探棒,治疗碗,胶布,剪刀,弯盘,王不留行籽,磁珠或菜籽,耳压板。

### 四、操作方法

1. 患者取合适体位,检查耳部皮肤有无破损和污垢,必要时擦净双耳。

2. 进行耳穴探查,找出阳性反应点,并结合病情,确定主、辅穴位。

3. 皮肤消毒后,一手指托持耳郭,一手用镊子夹取割好的方块胶布,中心粘上准备好的药豆或磁珠,对准穴位紧贴压其上,并轻轻揉按 1~2 分钟。每次以贴压 5~7 个穴为宜,每日按压 3~5 次,隔 1~3 天换 1 次,两耳交替或同时贴用。

4. 操作后协助患者取舒适卧位,整理床单位,进行耳穴压豆指导。

### 五、注意事项

1. 贴压耳穴应注意防水,以免脱落。夏天易出汗,贴压耳穴不宜过多,时间不宜过长,以防胶布潮湿脱落或皮肤感染。

2. 对过度饥饿、疲劳、精神高度紧张、年老体弱者及孕妇宜轻按压,急性疼痛性病证患者宜重手法强刺激。

3. 根据不同病证采用相应的体位,如胆石症患者取右侧卧位,冠心病患者取坐位,泌尿系结石患者取患侧在上的侧卧位等。

## 第七节　热　熨　法

热熨法是将药物或其他物品加热后,在患病部位或特定穴位适时来回或回旋运转,借助温热之力,将药性由表达里,通过皮毛腠理,循经运行,内达脏腑,疏通经络,温中散寒,畅通气机,镇痛消肿,调整脏腑阴阳,从而防治疾病的一种方法。临床常用方法有药熨法、坎离砂法、葱熨法、盐熨法、大豆熨法及热砖熨法。

### 一、适应证和禁忌证

#### (一)适应证

热熨法主要适用于由脾胃虚寒引起的胃脘疼痛、腹冷泄泻、寒性呕吐等;跌打损伤等引起的局部瘀血、肿痛等;扭伤引起的腰背不适、行动不便等;风湿痹证引起的关节冷痛、麻木、沉重、酸胀等;小便癃闭、痉闭、瘫痪等。

#### (二)禁忌证

各种实热证或麻醉未清醒者;腹部包块性质不明及孕妇腹部;身体大血管处、皮肤有破损处及病变部位感觉障碍者;患者急性软组织损伤、恶性肿瘤、有金属移植物的部位等。

## 二、用物准备

治疗盘,治疗碗,竹筷,陈醋,双层纱布袋,凡士林,棉签,坎离砂成品(或药物、盐、麸皮、晚蚕沙等),炒锅,电炉,必要时备大毛巾、屏风。

## 三、操作方法

### (一)热熨包准备

1. **药熨包** 将药物用少许白酒或食醋搅拌后放入炒锅内,用文火炒,炒时用竹铲或竹筷翻拌,至药物温度达60～70℃时,将其装入双层纱布中,用纱布包裹后备用。

2. **坎离砂熨包** 将坎离砂放入治疗碗内加陈醋,以坎离砂湿润为宜,拌匀后装入布袋,待发热备用。

### (二)操作方法

1. 患者取合适体位,暴露热熨部位,注意保暖,必要时用屏风遮挡。

2. 患处涂少量凡士林,将药袋放到患处或相应穴位用力来回推熨。力量要均匀,开始时用力要轻,速度可稍快,随着药袋温度的降低,力量可增大,同时速度减慢。药袋温度过低时,可更换热熨包。操作过程15～30分钟。

3. 热熨过程中观察患者局部皮肤情况,询问患者有无不适,以防烫伤。

4. 热熨后擦净局部皮肤,安置患者。

## 四、注意事项

1. 药熨前先嘱患者排空小便,冬季注意保暖。

2. 药熨温度不宜超过70℃,年老、婴幼儿及感觉障碍者,药袋温度不宜超过50℃,以免烫伤。

3. 操作过程中注意保持药袋温度,凉后应及时更换或加热。如患者感到疼痛应停止操作。

4. 布袋用后清洗消毒备用,中药可连续使用1周。

5. 炒药过程中注意安全,中途加入白酒应将炒锅离开热源,以免发生危险。

6. 热熨治疗后的患者应注意避风保暖,不过度疲劳,饮食宜清淡。

# 第八节 熏 洗 法

熏洗法是将根据辨证选用的药物煎汤煮沸后,利用药液所蒸发的药气熏洗患部,待药液稍温后,再洗涤患部的一种技术。根据所用药物不同,分别具有疏通腠理、行气活血、清热解毒、消肿止痛、祛风除湿、去腐生肌、发汗解表、杀虫止痒等作用。根据熏洗的部位,可分为四肢熏洗法、眼部熏洗法、坐浴法等。

## 一、适应证和禁忌证

### （一）适应证

1. **内科** 如感冒、咳嗽、哮喘、肺痈、中风、高血压病、头痛、呕吐、腹胀、便秘、淋证等。

2. **外科** 如疮疡、痈疽、乳痈、痔疮、肛裂、流火、软组织损伤、丹毒、脱疽、烧伤后遗症等。

3. **妇科** 如闭经、痛经、阴部瘙痒、外阴溃疡、带下病、外阴白斑、阴肿、阴疮、宫颈柱状上皮异位、盆腔炎、子宫脱垂、会阴部手术等。

4. **儿科** 如湿疹、腹泻、痄腮、麻疹、遗尿、小儿麻痹症等。

5. **骨科** 如筋骨疼痛、跌仆损伤、关节肿痛、骨折后恢复期等。

6. **五官科** 如睑缘炎、急慢性结膜炎、巩膜炎、泪囊炎、鼻蛆、鼻窦炎、唇炎、耳疮等。

7. **皮肤科** 如皮肤疮疡、湿疹、手足癣、瘙痒症等。

8. **肛肠科** 如外痔肿痛、肛周脓肿、内痔脱落、痔疮发炎、痔切除或瘘管术后等。

9. **美容美发** 如痤疮、头疮、斑秃、增白悦颜、祛斑等。

10. **其他** 如瘫痪、痿证、痹证等。

### （二）禁忌证

1. 女性月经期和妊娠期禁用坐浴。

2. 大汗、饥饿、饱食及过度疲劳者。

3. 昏迷、急性传染病、恶性肿瘤、严重心脏病、严重高血压、呼吸困难及有出血倾向者。

4. 眼部肿瘤、眼出血、急性结膜炎等。

5. 有大范围感染性病灶并已化脓破溃者。

## 二、用物准备

熏洗盆、药液、治疗盘、浴巾、水温计、弯盘、镊子、纱布，眼部熏洗时另备治疗碗、有孔巾及药液等。

## 三、操作方法

根据熏洗部位的不同，有四肢熏洗法、眼部熏洗法、坐浴法及全身熏洗法等。

### （一）四肢熏洗法

1. 遵医嘱备好药液，准备好脸盆、毛巾、橡胶单、治疗巾。

2. 将煎好的药液倒入盆内，加热水至所需量，患肢架于盆上，用浴巾围盖患肢及盆，使蒸汽熏蒸患部，待温度适宜后，再将患肢浸泡在药液中浸洗，时间约 10～20 分钟。

3. 熏洗完毕，擦干患肢，撤去橡胶单，避风。药液可留至下次再用，一般每剂药液可泡2～3次。

**（二）眼部熏蒸法**

1. 遵医嘱备好药液，准备好治疗盘、治疗碗、纱布、镊子、胶布、眼罩。

2. 将煎好的药液（50～70℃为宜）倒入治疗碗，盖上带孔的多层纱布，患者取端坐姿势，头部向前倾，将患者眼贴至带孔的纱布上熏蒸。

3. 待药液温度适宜时（38～41℃），用镊子夹取纱布蘸药液淋洗眼部，稍凉即换，每次15～30分钟。洗眼杯法：将溶液倒至洗眼杯内侧标记线处；脸朝下将洗眼杯扣压在眼睛上；紧持洗眼杯，抬头后仰，使眼浸泡在洗眼液中，其间眨眼3～6次，然后将溶液倒掉；用清水洗净杯子，同法洗另一只眼。

4. 熏洗完毕，闭目5～10分钟，根据需要用无菌纱布盖住患眼，胶布固定或戴上眼罩。

**（三）坐浴法**

1. 遵医嘱备好药液，备好坐浴架、浴盆、毛巾，必要时备屏风。

2. 将煎好的中药液趁热倒入盆内，放在坐浴架上。

3. 患者暴露臀部，坐在坐浴架上熏蒸。

4. 待药液不烫时，让患者将臀部坐于盆内浸泡，当药液偏凉时，应添加热药液，每次熏洗20～30分钟。

5. 熏洗完毕，需换药，上药后敷盖无菌敷料，更换干净的内裤，安置舒适卧位。一般每天熏洗1～3次，每次20～30分钟。其疗程视疾病而定，以痊愈为准。

**（四）全身熏洗法**

1. 备齐物品，将浴室温度调节在20～22℃，把煎好的中药液趁热倒入盆内，加适量开水。盆内放活动支架或小木凳，高出水面约10cm。

2. 协助患者脱去衣裤，扶入浴盆坐在活动架或小木凳上，用布单或毯子从上面盖住，勿使热气外泄，露出头面部，借药物蒸汽进行熏疗。

3. 待药液不烫时，让患者将躯体及四肢浸泡于药液中，当药液温度继续下降时，应添加热水，使药液温度始终保持在38～41℃，每次熏洗20～30分钟，以出汗为度。熏洗时间不宜超过40分钟，以免患者疲劳。

4. 采用中草药熏洗机做全身熏洗时，先用冷水浸泡药物20～60分钟后，放入熏洗机储药罐内，接通电源预热机身（夏天15分钟，冬天20分钟以上），然后调好机身温度（夏天32℃，秋天32～35℃），患者暴露躯体坐在椅上或卧于治疗床上熏蒸，每次20～30分钟，每日1～2次。擦干汗液。

**四、注意事项**

1. 熏洗过程注意室内避风，冬季注意保暖，洗毕应及时擦干药液和汗液，暴露部位应尽量加盖衣被。

2. 煎好的药液用干净纱布过滤，以免药中杂质在熏洗时刺激皮肤。熏洗药液温度适宜，以防烫伤。熏蒸时一般以50～70℃为宜；浸泡时，一般控制在38～41℃。操作中应随时询问患者感觉,老年人、小儿熏洗温度宜稍低。

3. 操作中根据不同部位辨证用药,如头部及某些敏感部位,不宜选用刺激性太强的药物,孕妇忌用麝香等药物,以免引起流产等后果。

4. 局部熏洗时,局部应与药液保持适当的距离,以温热舒适,不烫伤皮肤为度。颜面部熏洗后 30 分钟才能外出,以防感冒;局部有伤口者,按无菌操作进行;包扎部位熏洗时,揭去敷料,熏洗完毕后,更换消毒敷料。

5. 饭前、饭后 30 分钟不宜熏洗。蒸汽浴室应设观察窗口,以便随时观察患者情况;全身熏洗时,在熏洗前适量饮水可防过多出汗而虚脱,熏洗时间不宜超过 40 分钟,如患者出现心慌、气促、面色赤热或苍白、出大汗等情况应立即停止操作,并做出相应的处理;用中草药熏蒸机应先检查机器的性能以及有无漏电现象,以防发生意外。

6. 注意保护患者,必要时进行遮挡。所用物品需清洁消毒,用具一人一份一消毒,避免交叉感染。熏洗一般每天 1 次(视病情可每天 2 次),每次 20~30 分钟,5~7 天 1个疗程。治疗中如发现患者有过敏现象或治疗无效时,应及时与医生联系,调整治疗方案。

# 第九节　湿　敷　法

湿敷法,又称溻渍法,是用中药煎汤后用敷布浸透,趁热湿敷、淋洗、浴渍患部,以达到疏通腠理、清热解毒、消肿散结等目的的一种外治方法。

## 一、适应证和禁忌证

### (一)适应证
皮损渗出液较多或脓性液体分泌物较多的急慢性皮肤炎症及筋骨关节损伤等。

### (二)禁忌证
疮疡脓肿迅速扩散者、大疱性皮肤病、剥脱性角质松解症等。

## 二、用物准备

治疗盘,药液及容器,水温计,敷布数块(4~6 层无菌纱布制成),凡士林,长镊子 2把,弯盘,橡胶单,中单,纱布,棉签等。

## 三、操作方法

1. 根据患部,嘱患者取合理体位,暴露湿敷部位,下垫橡胶单、中单,局部涂以凡士林。

2. 将药液倒入容器内,置敷布于药液中浸透,用镊子拧干、抖开,折叠后敷于患处(温度以不烫手为宜)。每隔 5~10 分钟以无菌镊子夹纱布浸药后,淋药液于敷布上,保持湿度和温度,每次湿敷 30~60 分钟。

3. 湿敷完毕后,擦干局部药液,取下弯盘、中单、橡胶单,协助患者穿好衣服。

## 四、注意事项

1. 冬季注意保暖,防止受凉。药液温度不宜过热,避免烫伤。严格无菌操作,避免交叉感染。敷布应大于患部。

2. 治疗过程中应密切观察局部皮肤反应,如出现苍白、红斑、水疱、痒痛或破溃等症状时,应立即停止治疗,并作相应处理。

# 第十节 贴 敷 法

贴敷法又称穴位贴敷法,是指在一定的穴位上贴敷药物,通过药物和穴位的共同作用以治疗疾病的一种外治方法。其中某些带有刺激性的药物贴敷穴位可以引起局部发泡化脓,又称为"天灸"或"自灸",现代也称"发泡疗法"。若将药物贴敷于神阙穴,通过脐部吸收或刺激脐部以治疗疾病时,又称"敷脐疗法"或"脐疗"。贴敷法具有通调腠理、清热解毒、消肿散结的作用。

## 一、适应证和禁忌证

贴敷法临床适用范围广泛,但某些部位和某些疾病应禁用或慎用。

### (一)适应证

包括多种临床急、慢性疾患,还可用于防病保健。

1. **内科** 感冒、咳嗽、哮喘、自汗、盗汗、胸痹、不寐、胃脘痛、泄泻、呕吐、便秘、食积、黄疸、胁痛、头痛、眩晕、口眼㖞斜、消渴、遗精、阳痿等。

2. **外科** 疮疡肿毒、关节肿痛、跌打损伤等。

3. **妇科** 月经不调、痛经、子宫脱垂、乳痈、乳核等。

4. **五官科** 喉痹、牙痛、口疮等。

5. **儿科** 小儿夜啼、厌食、遗尿、流涎等。

### (二)禁忌证

患者眼部、唇部等处慎用。药物过敏或皮肤易起丘疹水疱的患者应慎用。

## 二、用物准备

治疗盘,膏药或新鲜中草药,根据需要准备添加的药末、酒精灯、火柴、剪刀、胶布、绷带。必要时准备备皮刀、滑石粉。

## 三、操作方法

操作时若敷新鲜中草药,则需将草药切碎,捣烂,以研钵研成细末。若敷药膏,则根据患处面积,取大小合适的棉纸,用油膏刀或压舌板将药膏均匀地摊在纸上,厚薄适当,将棉纸四周反折。

1. 根据所选穴位,采取适当体位,使药物能敷贴稳妥。贴药前,定准穴位,用温水将局部洗净,或用酒精棉球擦净,然后敷药。

2. 对于所敷之药,无论是糊剂、膏剂或捣烂的鲜品,均应妥善固定,以免移动或脱落。

3. 一般情况下,刺激性小的药物,每隔 1～3 天换药 1 次;不需溶剂调和的药物,可适当延长至 5～7 天换药 1 次;刺激性大的药物,应视患者的反应和发疱程度敷数分钟至数小时不等,如需再贴敷,应待局部皮肤基本正常后再敷药。

4. 对于寒性病证,可在敷药后,于药上行热敷或艾灸。

## 四、注意事项

1. 凡用溶剂调敷药物,需现调现用。

2. 若用膏药贴敷,应掌握好温度,以免烫伤或贴不住。

3. 对胶布过敏者,可改用其他方法固定贴敷药物。

4. 对刺激性强、毒性大的药物,贴敷穴位不宜过多,贴敷面积不宜过大,贴敷时间不宜过长,以免发疱过大或发生药物中毒。

5. 对久病体弱消瘦及有严重心脏病、肝病等重症患者,使用药量不宜过大,贴敷时间不宜过久,并在贴敷期间注意病情变化和有无不良反应。

6. 对于孕妇、幼儿,应避免贴敷刺激性强、毒性大的药物。

7. 对于残留在皮肤的药膏等,不可用汽油或肥皂等有刺激性的物品擦洗。

# 第十一节　涂　药　法

涂药法是用棉签、毛笔或擦药棒将各种药物直接涂于皮肤损害处的一种操作技术,古时又称擦药疗法。《华佗神方》载有苎麻丝搓擦患部出水,再用药末搽患处治疗皮肤病的方法。现代以药物浸制成各种洗擦剂、油剂、乳剂等,外涂用于各种皮肤科疾病。

## 一、适应证与禁忌证

### (一)适应证
用于各种皮肤病及疮疡、水火烫伤、蚊虫咬伤等。
### (二)禁忌证
药物过敏者应禁用。

## 二、用物准备

治疗盘内备治疗碗,弯盘,镊子,棉球,皮肤清洁剂(生理盐水、1∶5 000 高锰酸钾溶液、植物油或液状石蜡),擦药工具(棉签、毛笔或擦药棒),橡胶单,治疗巾,视皮损情况酌情备纱布、绷带或胶布。

## 三、操作方法

根据皮损涂药部位,协助患者取合适体位。暴露患处,并酌情铺上橡胶单及治疗巾,必要时用屏风遮挡。根据具体情况选用相应的清洁剂,对患部皮肤进行清洁消毒。用干棉球拭干皮肤上的水分,细心观察皮损情况。

1. 把相应的药物倒在治疗碗内,用大头棉签或毛笔蘸取干湿度适宜的药物均匀地涂于患处,涂药应厚薄均匀,必要时用纱布覆盖,胶布或绷带固定。

2. 协助患者穿好衣裤,安排舒适体位,整理床单位。

3. 整理用物,所用物品带回处置室分类浸泡消毒处理。

4. 洗手、记录、签名,30 分钟后巡视患者 1 次,了解药物反应情况。

### 四、注意事项

1. 涂药前需询问有无药物过敏史,认真观察皮损情况,注意对患部进行清洁处理。

2. 涂药次数依病情、药物而定,混悬液必须摇匀后涂擦,年老体弱者,1 次涂擦面积不得超过体表面积的 1/3;油液调敷时,要防止油渍衣服和被褥等。

3. 涂药不宜过厚过多,忌用于面部及婴幼儿。

4. 毛发长的部位应先将毛发剃去再涂药。

5. 涂药后密切观察局部皮肤情况,面部涂药时切勿误入口眼,慢性皮炎涂药时应稍用力擦涂,使药物渗入肌肤。

6. 刺激性较强的药物,如有奇痒、肿胀或丘疹等过敏现象,应立即将药物拭净或清洗,记录过敏药名,协助医生进行抗过敏处理。

# 第十二节　中药保留灌肠法

中药保留灌肠是将中药药液从肛门灌入直肠至结肠,使药液保留在肠道内,通过肠黏膜吸收达到治疗疾病的方法。临床上常用的中药保留灌肠法有直肠注入法和直肠滴注法两种。

## 一、适应证与禁忌证

### (一)适应证
慢性结肠炎、慢性痢疾、慢性盆腔炎、盆腔包块、尿毒症等。

### (二)禁忌证
肛门、直肠和结肠手术或大便失禁患者,下消化道出血,妊娠女性等。

## 二、用物准备

### (一)中药直肠滴注法
大治疗盘内放灌肠筒一套,弯盆,肛管(14～16 号),液状石蜡,棉签,止血钳,止水夹,水温计,输液架,橡胶单,治疗巾,卫生纸,量杯,便盆。按医嘱准备药液汤剂。必要时备屏风。

### （二）中药直肠注入法

大治疗盘内放量杯，50ml 注射器或漏斗肛管（14～16号），温开水，液状石蜡，棉签，止血钳，水温针，橡胶单，治疗巾，卫生纸，便盆。按医嘱准备中药汤剂。必要时备屏风。

## 三、操作方法

### （一）中药直肠滴注法

1. 视病变部位协助患者取舒适的卧位，如病变部位在直肠和乙状结肠，取左侧卧位；在回盲部，取右侧卧位。用小枕垫高臀部10cm，下垫胶单和治疗巾，保暖，仅暴露臀部。

2. 测量药液温度（39～41℃），倒入灌肠筒内，挂于输液架上，润滑肛管前端，肛管连接输液管，排气后夹住肛管，轻轻插入直肠约25cm，松开止血钳，调节滴数（80～100滴/min）。

3. 药液滴完，夹紧输液管，拔出肛管，用卫生纸轻轻按揉。整理床单位，嘱患者卧床休息，保留1小时以上，以利药物的吸收。

### （二）中药直肠注入法

1. 视病变部位协助患者取合适的卧位，用小枕垫高臀部10cm，下垫胶单和治疗巾，保暖，仅暴露臀部。

2. 测量药液温度（39～41℃），润滑肛管前端，用注洗器或注射器吸取药液，连接肛管，排气后夹住肛管，轻轻插入直肠约10～15cm，松开止血钳缓缓注入药液。注入完毕，灌入温开水5～10ml，夹住肛管，分离注洗器，轻轻拔出，肛管放入弯盘，用卫生纸轻轻按揉肛门，嘱患者尽量保留药液，取舒适体位。

## 四、注意事项

1. 操作前先了解患者的病变部位，以便掌握灌肠的卧位和肛管插入的深度。

2. 为减轻肛门刺激，宜选用小号肛管，压力宜低，药量宜小；为促进药液吸收，插管不宜太浅。灌肠前应排空粪便，每次灌肠的药液不应超过200ml。

3. 肠道疾病患者应在夜间睡前灌入，并减少活动。

4. 灌肠筒、肛管应做消毒灭菌处理。

5. 清热解毒药温度应偏低，以10～20℃为宜；清热利湿药温度则稍低于体温，以20～30℃为宜；补气温阳，温中散寒之药以38～40℃为宜，老年人药温宜稍偏高。冬季药温宜偏高，夏季可偏低。

# 第十三节　换　药　法

换药法是对病证的创面进行清洗、用药处理、包扎等操作的方法。通过换药，药物直达病位，可起到清热解毒、提脓祛腐、生肌收口、镇痛止痒等作用，可使伤口清洁，促进愈合。不同的伤口，其愈合过程不同，只有掌握各种伤口愈合的规律，运用适当的换药方法，才能促使伤口在短时间内愈合。同时也可通过换药护理观察评估伤口的生长情况，进而根据病情制订出适合的治疗及换药方案，缩短病程，使患者早日康复。

## 一、适应证与禁忌证

### （一）适应证

外科、皮肤、肛肠等各科疾病，如痔疮、跌打损伤、虫咬伤、烫伤、烧伤、痔瘘、乳痈、丹毒等病证。

### （二）禁忌证

无绝对禁忌证。

## 二、用物准备

治疗盘，酒精棉球，盐水棉球，干棉球，换药碗，弯盘，镊子，剪刀，探针，纱布，油纱条，胶布。相应的清洁液：0.9% 生理盐水、黄连水、黄柏溶液、过氧化氢溶液等。酌情备探针、绷带、脚架等。临床常用的掺药如下。

1. **消散药** 适用于肿疡初起，而肿势局限于一处者。如阳毒内消散、阴毒内消散、红灵丹、桂麝散、黑退消等。

2. **提脓祛腐药** 适用于溃疡初期，脓栓未落，腐肉未脱；或脓水不净，新肉未生之际。如九一丹、八二丹、七三丹、五五丹、黑虎丹等。

3. **腐蚀平胬药** 适用于肿疡脓成未溃时；或痔疮、瘰疬、赘疣、息肉等；或疮疡破溃以后，疮口太小，或疮口僵硬；或胬肉突出；或腐肉不脱等妨碍收口时。如白降丹、枯痔散、三品一条枪、平胬丹等。

4. **生肌收口药** 适用于腐肉已脱，脓水将尽时。如生肌散、八宝丹、生肌白玉膏、生肌玉红膏等。

5. **止血药** 适用于溃疡或创伤出血者。如桃花散、圣金刀散、三七粉等。

6. **清热收涩药** 青黛散、三石散等。

7. **酊剂** 红灵酒、10% 土槿皮酊、白屑风酊等。

## 三、操作方法

1. 换药前 30 分钟避免更换床单位及打扫室内卫生，以免尘埃飞扬污染伤口。

2. 向患者做好解释工作，并协助取合适体位，以能充分暴露创面，患者感到舒适为原则。

3. 解开创面敷料，用手取下外层敷料，内面向上放入弯盘，再用镊子轻轻顺着伤口长轴方向揭取内层敷料，以免伤口裂开或出血。若内层敷料被分泌物干结粘住伤口，可用生理盐水湿润后揭去，以免损伤肉芽组织和新生上皮组织。

4. 用酒精棉球由创缘向外消毒伤口周围皮肤 2 次，勿使酒精流入伤口；再用盐水棉球清洗伤口分泌物，然后根据不同伤口，敷以生理盐水纱布、凡士林纱布或适当放置引流物。

5. 用酒精棉球消毒创面周围皮肤后，用消毒敷料覆盖伤口，以胶布粘贴固定，胶布粘贴方向应与肢体或躯干长轴垂直，不能贴成放射状。胶布不易固定时可用绷带包扎。

6. 协助患者穿好衣服，使患者处于舒适卧位，如切口有引流物应卧向患侧，以利引流。

7. 敷料倒入污物桶内。特异性感染和芽孢杆菌污染的敷料应随即烧毁,器械、器皿应浸泡在消毒液中,清洗后行高压灭菌,刀、剪单独浸泡后清洗,擦干后浸泡在消毒液中备用。

8. 洗手,必要时做好记录。

### 四、注意事项

1. 护士应树立严格的无菌操作观念,注意凡接触伤口的器械、药品及敷料均应为无菌;用过的换药用品,均视为已污染的用品,未经消毒处理,不能再用于另一伤口,以防交叉感染。

2. 换药室应保持清洁,室内须每日消毒,换药护士应洗净双手,戴好口罩、帽子。对于特异性感染伤口,应采取更加严格的隔离与消毒灭菌措施。

3. 换药时,一把镊子用来传递无菌物品,另一把镊子接触伤口。

4. 换药顺序为先清洁后污染,先缝合后开放;先换感染轻的伤口,后换感染重的伤口;特殊感染的伤口,换药应在最后,由专人负责;一般清洁伤口术后 3 天换药 1 次,感染伤口一般隔日换药 1 次,分泌物较多的伤口每日换药 1~2 次。

5. 换药时勿将棉球或其他引流物遗留在脓腔内,以免造成伤口不愈合。脓腔伤口必须保持引流通畅。

6. 观察伤口情况,注意肉芽组织、创缘新生上皮组织生长趋势,并注意保护。

## 第十四节　放 血 疗 法

放血疗法又称"刺络疗法""刺血疗法""针刺放血疗法",是用针或刀等工具刺破或划破人体特定的穴位或施治部位,通过放出少量血液,使里蕴之热毒随血外泄,从而达到防治疾病目的的一种外治方法。放血疗法具有清热解毒、消肿止痛、祛风止痒、开窍醒神、通经活络和镇吐止泻等功效。放血疗法最早的文字记载见于《内经》,如"络刺者,刺小络之血脉也""菀陈则除之者,出恶血也"。

三棱针为临床最常用的放血器具,由不锈钢制成,针尖部有三面三棱,非常锋利。分为粗细两种,粗针长 7~10cm,针柄直径 2mm,适用于四肢、躯干部放血;细针长 5~7cm,针柄直径 1mm,适用于头面及手足部放血。亦可选用小尖刀,刀长 7~10cm,刀刃约 1cm,十分锋利。如无上述针具,可就地取材,借用缝衣针、注射针头、刮脸刀片等代替。

### 一、适应证和禁忌证

#### （一）适应证

放血疗法的应用范围很广泛,内科疾病如高热、中暑、咽喉肿痛、头痛、感冒、昏厥、中风等;外科疾病如荨麻疹、疖肿、丹毒等;妇科疾病如痛经、围绝经期综合征等都可应用。

#### （二）禁忌证

同毫针刺法的禁忌证,另外严重贫血者和低血压者禁用。

## 二、用物准备

治疗盘内放置一次性无菌三棱针或小尖刀、皮肤消毒液、无菌棉签、消毒干棉球。

## 三、操作方法

1. 根据病情及治疗部位,协助患者取安全舒适体位。松解患者衣着,充分暴露治疗部位皮肤,注意保暖,必要时床帘遮挡。

2. 根据医嘱选择适宜的操作方法。

(1)刺络法:①点刺法,又称速刺法,是指在施治穴位或部位迅速点刺出血的一种方法。多用于手指或足趾末端穴位,如十宣、十二井,或头面部的太阳、印堂、攒竹等穴。针刺前先轻轻推按被刺穴位或部位,使血液积聚于点刺部位。常规消毒后,施术者右手持针,左手拇、示、中三指夹紧被刺穴位或部位,将针尖对准穴位或部位迅速刺入1.5~3mm,立即出针,用手指轻轻挤压针孔周围皮肤,使出血数滴,然后用消毒干棉球或棉签按压针孔。②缓刺法:是指用针具缓慢刺入浅静脉,使之少量出血的一种方法。适用于头面部、肘窝、腘窝等处的浅表静脉,用于治疗急性腰扭伤、急性淋巴管炎、中暑等。止血带系于针刺部位上约6cm,使被刺部位静脉充分暴露。常规消毒后,施术者左手拇指按压在被刺部位下端,右手持针对准被刺部位静脉缓慢刺入1~2mm,再缓缓出针,使之放出少量血液,然后松止血带,并用消毒干棉球或棉签按压针孔。③散刺法:又称豹纹刺或围刺,是指在病变局部周围进行点刺的一种方法。适用于局部瘀血、扭挫伤、顽癣等,常与拔罐疗法联合应用。点刺时应从病变部位外缘呈环形向中心点刺。点刺速度宜快、刺入宜浅,以少量血液渗出为度。点刺次数取决于病变部位大小,病变部位较大者可点刺10~20针以上。

(2)划割法:适用于口腔内黏膜、耳背静脉等处的放血。多采用小尖刀,持刀法以操作方便为宜,持刀时使刀身与划割部位大致垂直,然后进刀划割。

3. 操作完毕,协助患者衣着,整理床单位,安排舒适体位,健康教育。

## 四、注意事项

1. 操作前应对患者或家属充分解释说明,以消除其紧张和顾虑。

2. 严格无菌技术,使用的针、刀具必须严格消毒,防止感染。

3. 放血时进针勿过深,切口不宜过大,以免损伤其他组织。使用划割法时,宜划破即可,切不可割断血管。

4. 每次放血量一般为5滴左右,每日或隔日1次,每周放血不超过2次。如出血不易止者,可采取压迫止血法。放血后局部不宜沾水或污物,以防感染。

# 第十五节 蜡 疗 法

蜡疗法是将医用蜡加热融化后,涂抹贴敷于人体体表或穴位,以达到防治疾病目的的一种外治方法。蜡疗法的原理是通过加热的蜡在人体体表或穴位上,产生刺激作用或温热作用,使局部血管扩张,血流加快而改善周围组织的营养,促进组织愈合;或起到温通经络、行气活血、祛湿散寒的作用,从而达到温中散寒、消肿止痛之功效。另外,热蜡在冷却过程中,体积渐渐缩小,产生柔和的机械压迫作用,能防止组织内的淋巴液和血液渗出,从而促进渗出液吸收。此法操作简单、取材容易,是一种常用的温热疗法。

## 一、适应证和禁忌证

### (一)适应证

1. **各种损伤** 肌肉劳损、韧带或肌腱的扭挫伤等。
2. **关节病变** 如关节强直或挛缩、肩周炎、腱鞘炎、滑囊炎等。
3. **外伤或手术后遗症** 如瘢痕、粘连、愈合不良的伤口或营养性溃疡。
4. **神经性疼痛** 神经炎、周围神经病变、神经性皮炎等。
5. **消化道疾病** 胃脘痛、腹痛腹泻、胃炎、胃及十二指肠溃疡等。
6. **妇科疾病** 如慢性盆腔炎等。

### (二)禁忌证

婴幼儿,高热、恶性肿瘤、结核、甲状腺功能亢进、肾功能不全、有出血性倾向、局部感觉障碍者和皮肤感染处均禁用。

## 二、用物准备

治疗盘,固体医用石蜡,容器,勺子,无菌毛刷,温度计,火源,瓦锅,薄膜纸,温度计,清洁巾等。

## 三、操作方法

1. **蜡饼的准备** 将固体医用石蜡置于加热的容器内加热至熔化(60℃),将薄膜纸置于容器底部,用勺子将液态蜡盛于容器中定型,蜡表层凝固后备用。
2. **蜡袋的准备** 将医用蜡熔化后装入橡皮袋内,或将医用蜡装入袋内再行熔化,蜡液应占袋装容积的1/3左右,待蜡袋表面温度达治疗所需之时,即可贴敷于患处。
3. **蜡液的准备** 将医用石蜡加热到100℃,然后冷却到50~60℃。
4. 根据病情协助患者取安全舒适体位,松解患者衣着,充分暴露治疗部位皮肤,注意保暖,必要时床帘遮挡。
5. 根据医嘱选择石蜡疗的种类和方法。
(1)蜡布贴敷法:用无菌纱布垫浸蘸热蜡液,待冷却至患者能耐受的温度,贴敷于治疗部位;然后用另一块较小的、温度在60~65℃的高温热蜡布,盖在第一块蜡布上,用棉被、大毛巾等物品覆盖保温。每日或隔日1次,每次治疗30分钟,15次为1个疗程。
(2)蜡饼贴敷法:将适量医用石蜡加热熔化,倒入底部铺有一层薄膜纸的容器中,厚度约2~3cm;待蜡层表面温度降至50℃左右时,连同薄膜纸一同取出,贴敷于患处;容器底部也可不铺薄膜纸,熔化的蜡液可直接倒入容器内,待石蜡冷却成饼后,用刀分离切成适当块状置放患处,保温包扎。每次治疗30分钟,15次为1个疗程。

（3）蜡袋贴敷法:将医用石蜡熔化后装入橡皮袋内,或将医用蜡装入袋内再行熔化,蜡液占袋装容积的1/3左右,待蜡袋表面温度达治疗所需之时,即可贴敷于患处。

（4）蜡液涂贴法:将医用蜡加热到100℃,经15分钟消毒后,冷却至50~60℃,用无菌毛刷向患处涂抹。涂抹第一层蜡液时要尽量做到厚薄均匀,面积大些,以形成保护膜;此后可涂抹温度稍高一些的石蜡液,温度以不致烫伤皮肤为宜。各层宜尽快涂抹,厚度达1cm为止,最后以保温物品(如棉垫)包裹。

（5）蜡液浸泡法:将医用石蜡间接熔化,放入保温器皿中,温度控制在55.5~57.5℃为宜;将患部浸入蜡液之中(形成较厚蜡层时开始计算浸入蜡液的时间),手部治疗时应将手指分开,15分钟后抽出,脱去蜡层。每日1~2次,15次为1个疗程。本法以四肢疾患为宜。

6. 操作过程中应经常巡视并询问患者感受,随时观察患者局部皮肤变化,治疗时间视病情及患者体质而定,一般为15~30分钟。

7. 操作完毕,去除蜡液体或蜡袋,观察患者治疗部位皮肤,清洁皮肤。并协助患者取舒适体位,整理床单位,告知注意事项,再次核对医嘱。

### 四、注意事项

1. 协助患者取舒适持久的体位。

2. 蜡疗过程中注意询问患者的感受,观察蜡疗部位的皮肤情况。如发现局部潮红应停止使用,并涂抹凡士林或湿润烧伤膏;如患者出现蜡疗部位瘙痒、红疹、水疱等过敏现象,应立刻停止蜡疗。

3. 加热蜡时应用隔水加热法,并防止水进入蜡液中。

4. 蜡疗的温度,要因人因病而异,既要防温度过低而影响疗效,又要防温度过高而烫伤皮肤。

5. 用过的蜡,其性能(可塑性及黏稠性)降低,重复使用时,每次要加入15%~25%新蜡。但用于创面或体腔的蜡,不能重复再用。

### 复习思考题

1. 试述针刺疗法的适应证、禁忌证、操作方法及注意事项。

2. 试述常见针刺意外的处理。

3. 试述各种艾灸操作方法的异同。

4. 试述各种技术操作的方法和注意事项。

5. 查阅文献,综述耳穴压豆法在临床的应用研究现状。

# 附录　常用经典名方

## 二　画

**八味黑神散**(《卫生家宝产科备要》)(见胞衣不下)：熟地黄　当归　白芍　蒲黄　肉桂　干姜　黑大豆　炙甘草

**八珍汤**《正体类要》(见胎位不正、妊娠贫血、产后发热、产后乳汁自出)：当归　白芍　川芎　熟地　党参　白术　茯苓　甘草

**二至丸**《医便》(见月经失调、经间期出血、崩漏、产后恶露不绝)：女贞子　墨旱莲

**人参黄芪汤**(《证治准绳》)(见堕胎、小产)：人参　黄芪　当归　白术　白芍　艾叶　阿胶

**人参养荣汤**(《太平惠民和剂局方》)(见闭经)：熟地　桂心　人参　黄芪　白术　茯苓　远志　陈皮　五味子　当归　白芍　炙甘草

## 三　画

**大补元煎**(《景岳全书》)(见月经失调、妊娠贫血)：人参　山药　熟地黄　杜仲　当归　山茱萸　枸杞　炙甘草

**大黄牡丹皮汤**(《金匮要略》)(见癥瘕)：大黄　芒硝　丹皮　桃仁　冬瓜子

**大黄䗪虫丸**(《金匮要略》)(见癥瘕)：大黄　黄芩　甘草　桃仁　杏仁　白芍　生地　干漆　水蛭　虻虫　蛴螬　䗪虫

**三甲复脉汤**(《温病条辨》)(见产后痉证)：炙甘草　阿胶　白芍　地黄　麦门冬　生牡蛎　生鳖甲　生龟甲　火麻仁

**下乳涌泉散**(《清太医院配方》)(见产后缺乳)：当归　白芍　川芎　生地黄　柴胡　青皮　天花粉　漏芦　通草　桔梗　白芷　穿山甲　王不留行　甘草

## 四　画

**丹栀逍遥散**(《内科摘要》)(见月经失调、产后恶露不绝、产后乳汁自出)：柴胡　丹皮　栀子　当归　白芍　白术　茯苓　炙甘草　煨姜　薄荷

**开郁种玉汤**(《傅青主女科》)(见不孕症)：当归　白芍　丹皮　香附　白术　茯苓　天花粉

**六君子汤**(《校注妇人良方》)(见子嗽)：党参　白术　茯苓　甘草　法半夏　陈皮　生姜　大枣

**木通散**(《妇科玉尺》)(见产后小便异常)：枳壳　槟榔　木通　滑石　冬葵子　甘草

**内补丸**(《女科切要》)(见带下病)：鹿茸　菟丝子　潼蒺藜　黄芪　肉桂　桑螵蛸　肉苁蓉　制附子　白蒺藜

**牛黄清心丸**(《痘疹世医心法》)(见子痫)：牛黄　郁金　黄连　黄芩　栀子　朱砂

**牛膝汤**(《妇人大全良方》)(见胞衣不下)：牛膝　瞿麦　当归　通草　滑石　葵子

**少腹逐瘀汤**(《医林改错》)(见痛经、癥瘕、不孕症)：小茴香　干姜　延胡索　没药　当归　川芎　肉桂　赤芍　蒲黄　五灵脂

**五味消毒饮**(《医宗金鉴》)(见带下病、产后发热、乳痈)：蒲公英　金银花　野菊花　紫地丁　天葵子

**乌药汤**(《兰室秘藏》)(见月经失调)：乌药　香附　木香　当归　甘草　紫菀茸

**止抽散**(验方)(见子痫)：羚羊角　地龙　天竺黄　郁金　黄连

**止带方**(《世补斋》)(见带下病)：猪苓　茯苓　车前子　泽泻　茵陈　赤芍　丹皮　黄柏　栀子　牛膝

**长胎白术散**(《叶氏女科证治》)(见胎萎不长)：炙白术　川芎　川椒　干地黄　炒阿胶　黄芪　当归　牡蛎　茯苓

## 五　画

**艾附暖宫丸**(《沈氏尊生书》)(见月经失调)：黄芪　艾叶　香附　当归　川芎　白芍　官桂　地黄　续断　吴茱萸

**半夏白术天麻汤**(《医学心悟》)(见子晕)：半夏　白术　天麻　茯苓　橘红　甘草

**白术散**《全生指迷方》(见子肿)：白术　茯苓　大腹皮　生姜皮　橘皮

**瓜蒌牛蒡汤**(《医宗金鉴》)(见乳痈)：瓜蒌仁　牛蒡子　天花粉　黄芩　生栀子　连翘　皂角刺　金银花　生甘草　陈皮　青皮　柴胡

**归脾汤**(《脾胃论》)(见妊娠贫血、产后郁证)：人参　黄芪　甘草　当归　陈皮　升麻　柴胡　白术

**加减一阴煎**(《景岳全书》)(见闭经)：生地　熟地　白芍　地骨皮　知母　麦冬　炙甘草

**加味四物汤**(《医宗金鉴》)(见产后小便异常)：熟地　川芎　白芍　当归　蒲黄　瞿麦　桃仁　牛膝　滑石　木香　甘草梢　木通

**加味温胆汤**(《医宗金鉴》)(见妊娠恶阻)：陈皮　制半夏　茯苓　甘草　枳实　竹茹　黄芩　黄连　麦冬　芦根　生姜

**加味五淋散**(《医宗金鉴》)(见子淋、产后小便异常)：黑栀子　赤茯苓　当归　黄芩　白芍　甘草　生地　泽泻　车前子　木通　滑石

**平胃散**(《太平惠民和剂局方》)(见胎死不下)：苍术　厚朴　陈皮　甘草

**四君子汤**(《太平惠民和剂局方》)(见胎萎不长)：人参　炙甘草　茯苓　白术

**生化汤**(《傅青主女科》)(见堕胎、小产、产后恶露不绝、产后发热、产后腹痛)：当归

川芎　桃仁　炮姜　炙甘草

**生化加参汤**《傅青主女科》（见胎衣不下）：人参　当归　川芎　白术　香附

**生脉散**（《内外伤辨惑论》）（见产后自汗盗汗）：人参　麦冬　五味子

**四物汤**（《太平惠民和剂局方》）（见妊娠身痒、产后大便难）：当归　熟地黄　川芎　白芍

**圣愈汤**（《兰室秘藏》）（见痛经、妊娠腹痛、胎漏、胎动不安、产后大便难）：人参　黄芪　当归　川芎　熟地黄　生地黄

**右归丸**（《景岳全书》）（见崩漏、不孕症）：制附子　肉桂　熟地　山药　山茱萸　枸杞　菟丝子　鹿角胶　当归　杜仲

**玉真散**（《外科正宗》）（见产后痉证）：天南星　白附子　防风　白芷　羌活　天麻

**左归丸**（《景岳全书》）（见崩漏）：熟地　山药　枸杞子　山茱萸　菟丝子　鹿角胶　龟板胶　川牛膝

**正气天香散**（《证治准绳》）（见子肿）：香附　陈皮　乌药　甘草　干姜　紫苏

# 六　画

**安宫牛黄丸**（《温病条辨》）（见子痫）：牛黄　郁金　黄连　朱砂　麝香　珍珠　山栀子　雄黄　黄芩　金箔衣　梅片

**百合固金汤**（《医方集解》）（见子嗽）：百合　熟地　生地　麦冬　白芍　当归　贝母　生甘草　玄参　桔梗

**当归地黄饮子**（《证治准绳》）（见妊娠身痒）：当归　川芎　白芍　生地黄　防风　荆芥　黄芪　甘草　白蒺藜　首乌

**当归芍药散**《金匮要略》（见妊娠腹痛、胎水肿满）：当归　白芍　川芎　茯苓　白术　泽泻

**导赤散**（《小儿药证直诀》）（见子淋）：生地　木通　甘草　淡竹叶

**夺命散**（《妇人大全良方》）（见产后血晕）：没药　血竭末

**托里消毒散加减**（《外科正宗》）（方见乳痈）：人参　川芎　白芍　黄芪　白术　茯苓　当归　金银花　白芷　甘草　桔梗　皂角刺

**芎归泻心汤**（《普济方》）（见产后郁证）：当归　川芎　延胡索　蒲黄　牡丹皮　桂心　五灵脂

**血府逐瘀汤**（《医林改错》）（见闭经）：桃仁　红花　当归　生地黄　川芎　赤芍　牛膝　桔梗　柴胡　枳壳　甘草

# 七　画

**补肾固冲丸**（《中医学新编》）（见滑胎）：续断　杜仲　当归　熟地　鹿角霜　枸杞子　阿胶　党参　菟丝子　巴戟天　白术　大枣　砂仁

**补中益气汤**（《脾胃论》）（见月经失调、产后小便异常）：人参　黄芪　白术　当归　陈皮　升麻　柴胡　炙甘草

苍附导痰丸(《叶氏女科诊治秘方》)(见闭经、癥瘕、不孕症、产后缺乳)：茯苓　法半夏　陈皮　甘草　苍术　香附　胆南星　枳壳　生姜　神曲

沉香散(《医宗必读》)(见产后小便异常)：沉香　石韦　滑石　当归　王不留行　瞿麦　赤芍　白术　冬葵子　炙甘草

佛手散(《普济本事方》)(见不孕症)：当归　川芎

两地汤(《傅青主女科》)(见月经失调、产后恶露不绝、产后大便难)：生地　地骨皮　玄参　白芍　阿胶　麦冬

杞菊地黄丸(《医级》)(见子晕)：熟地　山茱萸　山药　泽泻　丹皮　茯苓　枸杞子　菊花

芩术汤(《女科秘诀大全》)(见子悬)：黄芩　白术

寿胎丸(《医学衷中参西录》)(见妊娠腹痛、胎漏、胎动不安)：菟丝子　桑寄生　续断　阿胶

身痛逐瘀汤(《医林改错》)(见产后身痛)：秦艽　川芎　桃仁　红花　甘草　羌活　没药　当归　五灵脂　香附　牛膝　地龙

完带汤(《傅青主女科》)(见带下病)：白术　山药　人参　白芍　苍术　甘草　陈皮　黑芥穗　柴胡　车前子

肠宁汤(《傅青主女科》)(见产后腹痛)：当归　熟地　人参　阿胶　山药　续断　肉桂　麦冬　甘草

## 八　画

固冲汤(《医学衷中参西录》)(见崩漏)：白术　黄芪　煅龙骨　煅牡蛎　山茱萸　白芍　棕炭　海螵蛸　茜草根

固阴煎(《景岳全书》)(见月经失调)：人参　菟丝子　山药　熟地黄　山茱萸　续断　五味子　炙远志　炙甘草　五倍子

苓桂术甘汤(《金匮要略》)(见子肿)：桂枝　茯苓　白术　炙甘草

肾气丸(《金匮要略》)(见癥瘕、妊娠小便不通)：地黄　山药　山萸肉　泽泻　茯苓　丹皮　桂枝　附子

香棱丸(《济生方》)(见癥瘕)：木香　丁香　小茴香　枳壳　川楝子　青皮　三棱　莪术

香砂六君子汤(《名义方论》)(见妊娠恶阻)：人参　白术　茯苓　甘草　制半夏　陈皮　木香　砂仁　生姜　大枣

知柏地黄丸(《医宗金鉴》)(见带下病、子淋、产后小便异常)：知母　黄柏　熟地黄　山萸肉　山药　泽泻　茯苓　丹皮

## 九　画

保产神效方(《傅青主女科》)(见胎位不正)：全当归　川芎　厚朴　菟丝子　川贝母　枳壳　羌活　荆芥穗　黄芪　蕲艾　炙甘草　白芍　生姜

保阴煎（《景岳全书》）（见胎漏、胎动不安、胎萎不长、产后恶露不绝）：生地黄 熟地黄 黄芩 黄柏 白芍 山药 续断 甘草

独活寄生汤（《备急千金要方》）（见产后身痛）：独活 桑寄生 秦艽 防风 细辛 白芍 川芎 地黄 杜仲 牛膝 茯苓 桂枝 当归 人参 甘草

独参汤（《十药神书》）（见产后血晕）：人参

茯苓导水汤（《医宗金鉴》）（见胎水肿满）：茯苓 槟榔 猪苓 砂仁 木香 陈皮 泽泻 白术 木瓜 大腹皮 桑白皮

茯神散（《医宗金鉴》）（见产后郁证）：人参 黄芪 熟地 白芍 桂心 茯神 琥珀 龙齿 当归 牛膝

济生肾气丸（《济生方》）（见产后小便异常）：车前子 熟地 山药 山萸肉 丹皮 茯苓 官桂 泽泻 附子 川牛膝

济生汤（《达生篇》）（见胞衣先破）：枳壳 香附 甘草 当归 苏子 川芎 大腹皮

荆防四物汤（《张皆春眼科证治》）（见产后发热）：荆芥 防风 地黄 当归 川芎 白芍

胎元饮（《景岳全书》）（见胎漏、胎动不安、胎萎不长）：人参 杜仲 白芍 熟地黄 白术 陈皮 炙甘草 当归

养精种玉汤（《傅青主女科》）（见不孕症）：熟地 山茱萸 白芍 当归

养荣壮肾汤（《叶氏女科证治》）（见产后身痛）：桑寄生 川断 杜仲 独活 当归 防风 肉桂 生姜 川芎

养心汤（《胎产心法》）（见产后郁证）：人参 黄芪 当归 川芎 茯苓 远志 柏子仁 酸枣仁 五味子 肉桂 甘草

# 十 画

桂枝茯苓丸（《金匮要略》）（见癥瘕、滑胎）：桂枝 茯苓 丹皮 桃仁 赤芍

桂枝汤（《伤寒论》）（见妊娠身痒）：桂枝 白芍 甘草 生姜 大枣

胶艾汤（《金匮要略》）（见妊娠腹痛）：阿胶 艾叶 当归 芍药 川芎 干地黄 甘草

消风散（《外科正宗》）（见妊娠身痒）：荆芥 防风 蝉蜕 牛蒡子 苍术 苦参 知母 当归 生地 胡麻 生甘草 木通 滑石 桑叶 龙骨 牡蛎

逍遥散（《太平惠民和剂局方》）（见妊娠腹痛、产后郁证）：柴胡 当归 茯苓 白芍 白术 炙甘草 煨姜 薄荷

调肝汤（《傅青主女科》）（见痛经）：当归 白芍 山茱萸 巴戟天 阿胶 山药 甘草

调经散（《太平惠民和剂局方》）（见产后郁证）：当归 肉桂 没药 琥珀 赤芍 白芍 细辛 麝香

透脓散（《外科正宗》）（见乳痈）：黄芪 炮山甲 川芎 当归 皂角刺

通乳丹（《傅青主女科》）（见产后缺乳）：人参 黄芪 当归 麦冬 木通（易通草）

桔梗　七孔猪蹄

**泰山磐石散**(《景岳全书》)(见滑胎)：人参　黄芪　当归　续断　黄芩　川芎　白芍　熟地　白术　炙甘草　砂仁　糯米

**益气导溺汤**(《中医妇科治疗学》)(见妊娠小便不通)：党参　白术　扁豆　茯苓　桂枝　炙升麻　桔梗　通草　乌药

**逐瘀止崩汤**(《安徽中医验方选集》)(见崩漏)：当归　川芎　三七　没药　五灵脂　丹皮炭　炒丹参　炒艾叶　阿胶(蒲黄炒)　龙骨　牡蛎　乌贼骨

**逐瘀止血汤**(《傅青主女科》)(见经间期出血)：大黄　生地　当归尾　赤芍　丹皮　枳壳　龟板　桃仁

## 十 一 画

**黄芪桂枝五物汤**(《金匮要略》)(见产后身痛)：黄芪　桂枝　白芍　生姜　大枣

**黄芪汤**(《济阴纲目》)(见产后自汗、盗汗)：黄芪　白术　防风　熟地黄　煅牡蛎　白茯苓　麦冬　甘草　大枣

**救母丹**(《傅青主女科》)(见胎死不下)：人参　当归　川芎　益母草　赤石脂　荆芥穗(炒黑)

**羚角钩藤汤**(《重订通俗伤寒论》)(见子痫)：羚羊角　钩藤　桑叶　菊花　贝母　生地　茯神　白芍　鲜竹茹　甘草

**清肝止淋汤**(《傅青主女科》)(见经间期出血)：当归　白芍　生地　丹皮　黄柏　牛膝　制香附　阿胶　黑豆　红枣

**清经散**(《傅青主女科》)(见月经失调)：丹皮　地骨皮　白芍　熟地黄　青蒿　白茯苓　黄柏

**清热固经汤**(《简明中医妇科学》)(见崩漏)：生地　地骨皮　炙龟板　牡蛎粉　阿胶　黄芩　藕节　陈棕炭　甘草　焦栀子　地榆

**清热调血汤**(《古今医鉴》)(见痛经)：丹皮　黄连　生地　当归　白芍　川芎　红花　桃仁　莪术　香附　延胡索

**脱花煎**(《景岳全书》)(见堕胎、小产、胎死不下)：当归　川芎　肉桂　牛膝　红花　车前子

## 十 二 画

**平胃散**(《太平惠民和剂局方》)(见子悬)：苍术　厚朴　陈皮　甘草

**温经汤**(《金匮要略》)(见月经失调、痛经)：人参　当归　川芎　白芍　桂枝　丹皮　吴茱萸　法半夏　阿胶　麦冬　生姜　甘草

**温经汤**(《妇人大全良方》)(见月经失调)：人参　当归　川芎　白芍　桂心　莪术　牡丹皮　甘草　牛膝

**温土毓麟汤**(《傅青主女科》)(见胎萎不长)：巴戟天　覆盆子　白术　人参　山药　神曲

## 十 三 画

**催生饮**(《济阴纲目》)(见难产)：当归　川芎　大腹皮　枳壳　白芷

## 十 四 画

**蔡松汀难产方**(经验方)(见难产、胞衣先破)：黄芪(蜜炙)　当归　茯神　党参　龟甲(醋炙)　川芎　白芍(酒炒)　枸杞子

**膈下逐瘀汤**(《医林改错》)(见痛经)：当归　川芎　赤芍　桃仁　红花　枳壳　延胡索　五灵脂　丹皮　乌药　香附　甘草

**漏芦散**(《济阴纲目》)(见产后缺乳)：漏芦　蛇蜕　瓜蒌

**毓麟珠**(《景岳全书》)(见不孕症)：当归　熟地　白芍　川芎　人参　白术　茯苓　炙甘草　菟丝子　杜仲　鹿角霜　川椒

## 十 五 画

**鲤鱼汤**(《备急千金要方》)(见胎水肿满)：鲤鱼　白术　白芍　当归　茯苓　生姜